眼及眼附属器肿瘤

Ocular and Adnexal Tumors

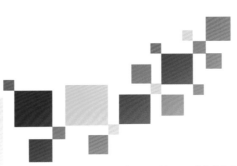

主　编　林锦镛　赵　红　王　雁

编　者（按姓氏笔画排序）

王　雁　王玉川　丛春霞　刘　冬　孙春华

李　静　李弘勋　杨丽红　张　楠　张　蕾

林锦镛　赵　云　赵　红　潘　叶　魏树瑾

单　位　天津市眼科医院

　　　　南开大学附属眼科医院

　　　　天津医科大学眼科临床学院

人民卫生出版社

·北 京·

图书在版编目（CIP）数据

眼及眼附属器肿瘤 / 林锦镛，赵红，王雁主编. —
北京：人民卫生出版社，2024.3
ISBN 978-7-117-36118-7

Ⅰ.①眼…　Ⅱ.①林…②赵…③王…　Ⅲ.①眼病－
肿瘤－诊疗　Ⅳ.①R73

中国国家版本馆 CIP 数据核字（2024）第 059040 号

人卫智网	www.ipmph.com	医学教育、学术、考试、健康，
		购书智慧智能综合服务平台
人卫官网	www.pmph.com	人卫官方资讯发布平台

眼及眼附属器肿瘤
Yan ji Yanfushuqi Zhongliu

主　　编：林锦镛　赵　红　王　雁
出版发行：人民卫生出版社（中继线 010-59780011）
地　　址：北京市朝阳区潘家园南里 19 号
邮　　编：100021
E - mail：pmph @ pmph.com
购书热线：010-59787592　010-59787584　010-65264830
印　　刷：北京瑞禾彩色印刷有限公司
经　　销：新华书店
开　　本：889×1194　1/16　印张：33
字　　数：1022 千字
版　　次：2024 年 3 月第 1 版
印　　次：2024 年 6 月第 1 次印刷
标准书号：ISBN 978-7-117-36118-7
定　　价：298.00 元

打击盗版举报电话：**010-59787491**　**E-mail：WQ @ pmph.com**
质量问题联系电话：**010-59787234**　**E-mail：zhiliang @ pmph.com**
数字融合服务电话：**4001118166**　　**E-mail：zengzhi @ pmph.com**

主 编
CHIEF EDITOR

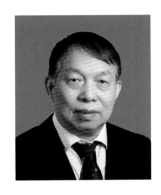

林锦镛

    天津市眼科医院主任医师，天津市医学会眼科学分会眼病理学组组长，天津市医师协会病理科医师分会委员，曾任中华医学会眼科学分会病理学组委员，中华医学会天津市病理学分会委员。从事眼科临床病理工作 30 余年，擅长眼肿瘤和相关眼科疾病的临床病理诊断。近年来主编《实用眼科病理学》《眼科病理学图谱》两部专著，副主编《眼科病理学》（第 2 版），参与了 10 余部眼科专业和病理专业书籍的编写工作，于核心期刊发表专业论文50 余篇，曾获国家卫健委和天津市科学技术进步奖 6 项。

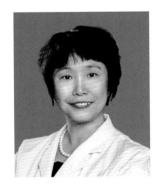

赵 红

    眼科学博士、主任医师、硕士研究生导师，天津市眼科医院眼眶病眼整形科主任，天津市"131"创新型人才培养工程第二层次人才，中国抗癌协会眼肿瘤专业委员会委员，天津市医学会眼科学分会眼眶病眼整形学组副组长，中国超声医学工程学会眼科超声专业委员会委员，天津市抗癌协会肿瘤整形外科专业委员会委员，天津市医学会肿瘤学分会委员，天津市医学会显微外科学分会委员。师从眼眶病创始人宋国祥教授，专注眼眶病 30 余年，在眼及眼眶肿瘤诊断与治疗方面具有丰富的临床经验，发表论文百余篇，培养研究生 10 人。参编《实用眼眶病学》《现代眼科影像学》《实用眼整形美容手术学》《眼与眼眶疾病超声诊断》《甲状腺相关眼病》，参译《眼眶疾病》（*Diseases of the Orbit*, second edition）等多部眼眶病专著。

主 编
CHIEF EDITOR

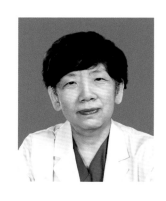

王 雁

主任医师，教授，博士生导师（南开大学、天津医科大学、天津大学）
客座教授（美国东南大学、美国太平洋大学、香港理工大学）
享受国务院政府特殊津贴专家
天津市医师协会眼科医师分会会长
南开大学眼科学研究院院长
天津市眼科学与视觉科学重点实验室主任

中国医师协会眼科医师分会屈光手术专业委员会主任委员，国际屈光外科理事会（ISRS）国际理事，世界屈光手术和视觉科学学院（WCRS）成员

于天津市眼科医院从事临床、科研、教学等工作 40 余年，师从我国著名眼科专家赵堪兴教授，曾在天津市眼科医院病理室跟随李恩江主任、林锦镛主任学习眼科病理学，获亚太地区青年学者基金，在澳大利亚墨尔本皇家眼耳鼻喉医院学习角膜屈光手术并做相关病理学研究，先后发表多篇角膜屈光手术后有关伤口愈合、组织病理学改变及超微结构改变等相关研究。

担任 *Ophthalmology*，*IOVS*，*JCRS*，*BJO* 等 30 余部国际学术期刊审稿人，《中华眼科杂志》《中华实验眼科杂志》《中华眼视光学与视觉科学杂志》《医用生物力学》等多部学术期刊编委，主编由人民卫生出版社出版的《飞秒激光屈光手术学》《波前像差与临床视觉矫正》等专著，主译《视觉与眼科医学简史》《角膜生物力学：从理论到实践》等，参编国内外学术专著 30 余部，其中包括由 Springer 等出版英文著作 10 部。先后在国内外学术期刊发表研究成果 400 余篇，其中 SCI 收录 200 余篇。获天津市科学技术进步奖一等奖 4 项。已获得国家发明专利 20 余项，实用新型专利 7 项。先后荣获天津市"十佳"医务工作者、首批海河医学学者、天津市杰出人才、全国优秀科技工作者、五洲女子科技奖、亚太眼科学会杰出贡献奖、中华眼科学会奖、全国五一劳动奖章等。

序 一

眼和眼附属器是颅面部的重要组成部分，这一区域解剖结构复杂，包含许多重要的神经血管，不仅是视觉形成和传导的重要部位，还是维持人体颜面部容貌外观的主要结构。发生于眼和眼附属器的肿瘤临床少见，对这一部位肿瘤的诊断治疗需要眼科学、肿瘤学、影像学、病理学，以及耳鼻喉科、颌面外科、神经内科、神经外科等多学科知识相结合。目前，国内外专注于眼和眼附属器肿瘤临床和病理研究的医师屈指可数，但几乎每一位眼科临床医生在职业生涯中会或多或少地遇到发生于眼和眼附属器的肿瘤。大多数医生由于对这类疾病认识不足，缺乏诊疗经验，往往难以给患者带来满意的治疗结果。特别是发生于该部位的恶性肿瘤，不但影响患者的视力和外观，甚至可以出现远处转移影响患者生命。我们应该充分认识到，由于我国人口基数大，加之种族、地域和医疗水平等因素的差异，眼和眼附属器肿瘤表现出自身不同于西方国家的病理类型和临床特点。现阶段如何利用好丰富的临床病例资源，如何解决眼肿瘤专业医生匮乏的现状，如何弥补不同地区间诊疗水平的差距，已经成为我国眼肿瘤研究领域专家们的共同思考。多年来，我们在临床工作中参考的眼和眼附属器肿瘤专著多是外文文献或翻译图书，就在遗憾于国内鲜有这方面原创性著作出版时，我欣喜地看到天津市眼科医院林锦镛教授、赵红教授和王雁教授在繁忙的临床工作之余共同编写了《眼及眼附属器肿瘤》一书。

林锦镛教授从事眼科病理30余年，积累了丰富的眼科病理资料，已经主编和参编了多部眼科病理专著，在眼科病理领域颇有建树。赵红教授长期从事眼眶病眼肿瘤的临床科研工作，自研究生期间跟随我学习至今，已经在临床工作了三十年。特别是近二十年来在天津市眼科医院工作期间，她勤于思考、善于总结，与病理科林锦镛教授长期进行临床和病理合作，诊治了大量疑难眼肿瘤患者，积累了丰富的临床诊疗经验及影像资料。此次，天津市眼科医院眼眶病眼整形科和眼病理科的多位医生在繁忙的临床工作之余，共同参与编写了这本图文并茂、内容丰富、极具实用性的眼和附属器肿瘤专著。这本书内容全面，几乎涵盖了临床工作中所能见到的绝大多数眼和眼附属器肿瘤病理类型，为眼科、耳鼻喉科、整形科、肿瘤科、影像科和病理科医生提供了极具价值的学习参考。

宋国祥

2024年3月

序 二

　　在林锦镛主任医师、赵红主任医师和王雁主任医师主编的《眼及眼附属器肿瘤》大功告成即将面世之际，作者邀请我为之作序，余未加思索即应允了。原因有以下几方面：首先，病理学在临床医学诊断及精准治疗中的不可替代的作用。病理学检查在一定意义上说是诊断的"金标准"，也是临床医学科学研究中最难得、最珍贵的资料，是医学教育和医学研究的基础学科，是临床治疗方案制订及修订的依据。其次，由于学科建设的需要和变迁，绝大多数大学医院和综合医院乃至眼科专科医院都把眼科病理并入了大病理学科，而保留独立眼科病理科的医院则凤毛麟角。因此，来自大型眼科医疗机构的眼科病理标本及其专著就更为弥足珍贵。

　　林锦镛主任医师目前任天津市眼科医院眼病理科主任，他是中华医学会眼科学分会眼病理学组委员，是我国著名眼科病理专家李恩江教授的得意门生和关门弟子，他的治学态度和严谨学风得益于魏景文教授和李恩江教授的言传身教。魏景文教授1944年毕业于北京大学医学院，李恩江教授1956年毕业于北京协和医学院，林锦镛主任长期在两位巨人身边工作成长，耳濡目染，受益匪浅。他已经成长为我国有影响力的眼科病理学专家，临床病理诊断经验丰富。

　　赵红主任医师是我国著名眼科专家、眼眶眼肿瘤专业奠基人和开拓者宋国祥教授的博士，天津市眼科医院眼眶病眼整形科主任，中华医学会眼科学分会眼整形眼眶病学组委员。20世纪80年代毕业于天津医科大学临床医学八年制专业，赵主任深得名师指导，在眼眶眼肿瘤临床诊断和治疗方面经验丰富，是我国知名的眼眶眼肿瘤专家。

　　王雁主任医师是我的博士，多年来从事屈光手术及眼生物力学研究，倾心研究角膜屈光手术后的组织病理学改变。研究成果曾三次获得天津市科技进步奖一等奖，在国际屈光手术领域具有很高影响力，著作颇丰。天津市眼科医院大量临床手术积累的经验和素材，使她与林主任、赵红主任合著此书相得益彰。

　　作者们都是那种拼命三郎、踏踏实实工作的朴实无华的事业型人才，治学严谨并具有创新的禀赋。此番带领他们的团队整理了我院几十年积累的眼科肿瘤和病理资料，完成了这部《眼及眼附属器肿瘤》专著。该书共分六章，收录2 000余幅精美图片，可谓图文并茂。该著作是眼和眼附属器肿瘤诊断的重要参考书，是各层次眼科医生成长的良师益友。作为献给天津市眼科医院百年华诞的礼物，她凝聚着天津市眼科医院几代人踔厉发展的精神和成果。

　　衷心祝贺林锦镛、赵红和王雁主任珠联璧合之大作在人民卫生出版社出版，期待更多眼科医生获益，期待更多患者得到正确诊断和精准治疗。

中华医学会眼科学分会原主任委员
中国医师协会眼科医师分会原会长
2024年3月

前　言
PREFACE

　　眼和眼附属器肿瘤是眼科学的重要分支学科之一,随着现代临床医学、影像学、病理学、免疫学和分子生物学技术的快速发展,人们对眼和眼附属器肿瘤的认识不断深入,在临床诊断和治疗方面也有了很多改进和提升。因此,结合现代医学发展,提高对眼和眼附属器肿瘤的分类、病因学、临床表现、病理学和治疗方法的认识,对于眼部肿瘤的正确诊断和选择合理的治疗方案非常重要。

　　天津市眼科医院有近百年历史,百年辉煌是由历代人的努力铸造而成。眼科病理室组建至今已有 60 年,经过几代人努力,积累了宝贵而丰富的眼部肿瘤病例资料。眼肿瘤眼眶病专业组建亦有 20 余年,也积累了大量或典型或复杂的富有临床内涵和值得借鉴的临床诊断、治疗经验,以及各种影像资料。为适应临床工作的需要,在我国著名眼眶病眼肿瘤专家宋国祥教授的鼓励下,在医院领导的大力支持下,经过几年时间,我们收集整理了天津市眼科医院近 20 年来收治的眼和眼附属器肿瘤病例的临床、影像学和病理学资料,从中甄选了一些或常见或罕见的病例,汇集编纂了《眼及眼附属器肿瘤》,以期对临床医师及相关研究人员有所启发和帮助。

　　全书包括六章,精选 2 000 余幅眼科临床、影像学和病理图片,分别从临床、影像学和病理学方面系统阐述了葡萄膜、视网膜、视神经、眼睑、角膜、结膜、泪道和眼眶肿瘤及某些瘤样病变的特点,临床和病理相结合,文字简明、图文并茂、图像清晰。力求临床实用与资料汇集兼顾,虽然随着医学及各种检查检测手段的发展会产生更新的认识,但至少在现阶段能为眼科、肿瘤科和病理科医生的临床工作提供较好的帮助。

　　本书的编写,得益于医院领导的大力支持,亦受益于医院相关科室同事的辛苦工作和密切配合,在此表示由衷的感谢。感谢人民卫生出版社领导的大力支持和编辑部各位编辑的辛勤工作。

　　非常感谢我国著名眼眶病眼肿瘤专家宋国祥教授、著名眼科专家赵堪兴院长为本书作序。

　　由于作者水平和能力有限,书中难免有不当或错误之处,敬请广大读者和同道多加指正。

　　谨以此书献给天津市眼科医院建院 100 周年!

林锦镛　赵　红　王　雁

2024 年 3 月

目 录
CONTENTS

第一章 绪论 ·· 1

第一节 眼和眼附属器肿瘤的基本概念 ·················· 2
　　一、肿瘤命名 ······································· 2
　　二、肿瘤分类 ······································· 2
　　三、肿瘤的形状和生长方式 ··························· 2
　　四、肿瘤诊断中常用的术语 ··························· 3
　　五、肿瘤的分级和临床分期 ··························· 4
第二节 眼和眼附属器肿瘤的分类 ······················ 11
　　一、眼睑肿瘤 ······································ 11
　　二、结膜和角膜的肿瘤 ······························ 12
　　三、葡萄膜肿瘤的类型 ······························ 14
　　四、眼内色素上皮起源的肿瘤 ························ 14
　　五、视网膜和视神经肿瘤 ···························· 15
　　六、眼眶肿瘤和瘤样病变 ···························· 15
第三节 眼与眼附属器肿瘤的临床诊断 ·················· 19
　　一、病史采集 ······································ 19
　　二、眼部肿瘤的临床检查 ···························· 20
第四节 肿瘤病理诊断 ································· 26
　　一、常规组织病理学检查 ···························· 26
　　二、分子遗传技术 ·································· 26
　　三、病理会诊 ······································ 27
第五节 眼及眼附属器肿瘤的治疗 ······················ 27
　　一、术前准备 ······································ 27
　　二、麻醉 ·· 27
　　三、眼睑肿瘤的治疗 ································ 28
　　四、眼内肿瘤的治疗 ································ 29
　　五、眼眶肿瘤治疗 ·································· 30

第二章 眼睑肿瘤 ·· 35

第一节 正常眼睑和眼附属器的组织解剖特点 ············ 36
第二节 眼睑表皮的肿瘤 ······························ 37
　　一、眼睑表皮的良性肿瘤 ···························· 37
　　二、眼睑表皮的交界性和恶性肿瘤 ···················· 45

第三节　眼睑皮肤附属器的肿瘤 ················58
　　一、眼睑汗腺和副泪腺的肿瘤 ···········58
　　二、眼睑毛囊肿瘤 ·····················68
　　三、眼睑皮脂腺和睑板腺肿瘤 ··········75
第四节　眼睑皮肤黑色素细胞性肿瘤 ·········86
　　一、色素痣 ··························86
　　二、黑色素瘤 ························93
第五节　眼睑皮下软组织起源的肿瘤 ·········95
　　一、眼睑血管瘤 ·····················95
　　二、眼睑淋巴管瘤 ··················102
　　三、眼睑血管肉瘤 ··················104
　　四、眼睑黄色瘤 ····················105
　　五、黄色肉芽肿 ····················107
　　六、眼睑皮肤纤维瘤 ················108
　　七、眼睑血管平滑肌瘤 ··············110
　　八、眼睑孤立性局限性神经瘤 ·········111
　　九、眼睑神经纤维瘤和神经纤维瘤病 ····112
　　十、眼睑皮肤 Merkel 细胞癌 ··········113
第六节　眼睑其他肿瘤和瘤样病变 ···········115
　　一、眼睑囊肿性病变 ················115
　　二、黑头粉刺痣 ····················120
　　三、皮肤感染性病变 ················121
　　四、结节病 ························126
　　五、眼睑皮肤钙沉着 ················127
第七节　眼睑淋巴瘤和转移性肿瘤 ···········128
　　一、眼睑淋巴瘤 ····················128
　　二、眼睑转移癌 ····················131
第八节　泪囊和泪器的肿瘤和瘤样病变 ·······134

第三章　结膜和角膜肿瘤及瘤样病变 ···········143

第一节　正常结膜和角膜的组织解剖特点 ·····144
第二节　结膜和角膜上皮性肿瘤 ···········145
　　一、鳞状细胞乳头状瘤 ··············145
　　二、日光性角化病 ··················151
　　三、结膜上皮内瘤变 ················155
　　四、鳞状细胞癌 ····················158
　　五、淋巴上皮癌 ····················166
　　六、黏液表皮样癌 ··················167
　　七、结膜内眦部其他上皮性肿瘤 ·······168
第三节　黑色素细胞性肿瘤 ···············170
　　一、色素痣 ························170
　　二、原发性获得性黑变病 ············178

　　　　三、黑色素瘤 ……………………………………………………………… 182
　第四节　迷芽瘤 …………………………………………………………………… 192
　　　　一、皮样瘤 ………………………………………………………………… 192
　　　　二、皮样脂肪瘤 …………………………………………………………… 194
　　　　三、骨性迷芽瘤 …………………………………………………………… 196
　　　　四、复杂性迷芽瘤 ………………………………………………………… 197
　　　　五、其他类型的结膜迷芽瘤 ……………………………………………… 199
　第五节　结膜囊肿 ………………………………………………………………… 202
　　　　一、原发性结膜上皮囊肿 ………………………………………………… 202
　　　　二、泪阜部皮脂腺囊肿 …………………………………………………… 205
　　　　三、继发性结膜上皮囊肿 ………………………………………………… 206
　　　　四、泪腺导管囊肿 ………………………………………………………… 208
　第六节　其他组织来源的结膜肿瘤 ……………………………………………… 210
　　　　一、结膜血管性肿瘤 ……………………………………………………… 210
　　　　二、结膜淋巴管瘤和血管淋巴管瘤 ……………………………………… 213
　　　　三、结膜纤维瘤 …………………………………………………………… 214
　　　　四、结膜黏液瘤和血管黏液瘤 …………………………………………… 215
　　　　五、结膜肌成纤维细胞瘤 ………………………………………………… 218
　　　　六、结膜孤立性纤维性肿瘤 ……………………………………………… 218
　　　　七、结膜幼年性黄色肉芽肿 ……………………………………………… 220
　　　　八、结膜朗格汉斯细胞组织细胞增生 …………………………………… 220
　　　　九、神经纤维瘤和神经纤维瘤病 ………………………………………… 221
　　　　十、结膜下淋巴组织增生 ………………………………………………… 222
　　　　十一、结膜淋巴瘤 ………………………………………………………… 224
　　　　十二、结膜淀粉样变性 …………………………………………………… 231
　　　　十三、结节病 ……………………………………………………………… 232
　　　　十四、睑裂斑 ……………………………………………………………… 232

第四章　葡萄膜肿瘤 ………………………………………………………… 235

　第一节　葡萄膜的组织解剖和肿瘤类型 ………………………………………… 236
　第二节　葡萄膜黑色素性肿瘤 …………………………………………………… 237
　　　　一、良性黑色素性肿瘤 …………………………………………………… 237
　　　　二、恶性黑色素瘤 ………………………………………………………… 245
　第三节　葡萄膜非黑色素性肿瘤 ………………………………………………… 275
　　　　一、脉络膜血管瘤 ………………………………………………………… 275
　　　　二、脉络膜骨瘤 …………………………………………………………… 282
　　　　三、睫状体平滑肌瘤 ……………………………………………………… 286
　　　　四、神经鞘瘤 ……………………………………………………………… 290
　　　　五、葡萄膜神经纤维瘤 …………………………………………………… 291
　第四节　葡萄膜转移癌 …………………………………………………………… 292
　第五节　眼内色素上皮和无色素上皮细胞肿瘤和瘤样病变 …………………… 302
　　　　一、睫状体髓上皮瘤 ……………………………………………………… 302

　　　　二、睫状体无色素上皮腺瘤和腺癌 …………… 304
　　　　三、Fuchs 腺瘤 ………………………………… 306
　　　　四、虹膜睫状体色素上皮和 RPE 腺瘤和腺癌 … 306
　　第六节　虹膜囊肿 ……………………………………… 311
　　　　一、原发性虹膜色素上皮囊肿 ………………… 311
　　　　二、原发性虹膜基质囊肿 ……………………… 314
　　　　三、上皮植入性虹膜囊肿 ……………………… 316

第五章　视网膜和视盘肿瘤 …………………………… 319
　　第一节　视网膜母细胞瘤 ……………………………… 320
　　第二节　视网膜血管瘤 ………………………………… 328
　　第三节　视网膜星形细胞瘤 …………………………… 332
　　第四节　视盘黑色素细胞瘤 …………………………… 334

第六章　眼眶肿瘤和瘤样病变 ………………………… 339
　　第一节　眼眶肿瘤性和瘤样病变的分类和临床诊断 … 340
　　　　一、眼眶肿瘤性和瘤样病变的分类 ………… 340
　　　　二、眼眶肿瘤性和瘤样病变的临床诊断 …… 340
　　第二节　泪腺肿瘤和瘤样病变 ………………………… 343
　　　　一、多形性腺瘤 ……………………………… 343
　　　　二、恶性多形性腺瘤 ………………………… 350
　　　　三、腺样囊性癌 ……………………………… 352
　　　　四、非特异性腺癌 …………………………… 355
　　　　五、泪腺其他上皮性肿瘤 …………………… 357
　　　　六、泪腺非上皮性肿瘤和瘤样病变 ………… 364
　　第三节　眼眶血管和淋巴管性肿瘤和瘤样病变 ……… 364
　　　　一、毛细血管瘤 ……………………………… 364
　　　　二、海绵状血管瘤 …………………………… 365
　　　　三、血管内乳头状内皮增生 ………………… 368
　　　　四、静脉型血管瘤 …………………………… 370
　　　　五、淋巴管瘤 ………………………………… 373
　　　　六、骨内血管瘤 ……………………………… 376
　　第四节　眼眶间叶组织性肿瘤 ………………………… 378
　　　　一、横纹肌肉瘤 ……………………………… 378
　　　　二、血管平滑肌瘤 …………………………… 381
　　　　三、平滑肌肉瘤 ……………………………… 383
　　　　四、脂肪组织肿瘤 …………………………… 384
　　　　五、纤维细胞性肿瘤和瘤样病变 …………… 389
　　第五节　骨源性肿瘤 …………………………………… 408
　　　　一、骨瘤 ……………………………………… 408

二、骨化纤维瘤 …………………………………………………… 410

三、骨肉瘤 ………………………………………………………… 411

四、间叶性软骨肉瘤 ……………………………………………… 414

第六节　神经源性肿瘤 ………………………………………… 418

一、脑膜瘤 ………………………………………………………… 418

二、视神经胶质瘤 ………………………………………………… 423

三、神经鞘瘤 ……………………………………………………… 426

四、神经纤维瘤 …………………………………………………… 434

五、腺泡状软组织肉瘤 …………………………………………… 439

六、髓上皮瘤 ……………………………………………………… 442

七、颗粒细胞瘤 …………………………………………………… 443

八、婴儿黑色素性神经外胚瘤 …………………………………… 445

九、嗅神经母细胞瘤 ……………………………………………… 446

第七节　眼眶淋巴细胞和组织细胞性肿瘤 …………………… 448

一、淋巴组织增生性病变 ………………………………………… 448

二、泪腺和眼眶淋巴瘤 …………………………………………… 455

三、朗格汉斯细胞组织细胞增生症 ……………………………… 468

四、成人眼眶黄色肉芽肿病 ……………………………………… 471

五、淀粉样变性 …………………………………………………… 475

第八节　眼眶内囊肿性病变 …………………………………… 477

一、皮样囊肿 ……………………………………………………… 477

二、表皮样囊肿 …………………………………………………… 483

三、黏膜上皮细胞性囊肿 ………………………………………… 483

四、黏液囊肿 ……………………………………………………… 484

五、血囊肿 ………………………………………………………… 486

六、骨囊肿 ………………………………………………………… 489

七、先天性小眼球伴发囊肿 ……………………………………… 491

八、眼眶内植入性囊肿 …………………………………………… 493

第九节　眼眶炎性假瘤和非感染性眼眶炎症 ………………… 494

一、特发性眼眶炎性假瘤 ………………………………………… 494

二、特发性眼眶硬化性炎症 ……………………………………… 496

三、Wegener 肉芽肿 ……………………………………………… 498

四、结节病 ………………………………………………………… 500

五、眼眶脂肪肉芽肿 ……………………………………………… 501

六、胆固醇性肉芽肿 ……………………………………………… 502

第十节　眼眶继发性和转移性肿瘤 …………………………… 504

一、眼眶内继发性肿瘤 …………………………………………… 504

二、眼眶转移性肿瘤 ……………………………………………… 508

第一章

绪　论

第一节　眼和眼附属器肿瘤的基本概念　2

第二节　眼和眼附属器肿瘤的分类　11

第三节　眼与眼附属器肿瘤的临床诊断　19

第四节　肿瘤病理诊断　26

第五节　眼及眼附属器肿瘤的治疗　27

第一节

眼和眼附属器肿瘤的基本概念

　　眼和眼附属器肿瘤具有很强的专业特点,临床医生应该了解各种不同肿瘤诊断名称的含义,正确地使用它们,并且在与患者的交流中,适当地给患者和家属解释这些诊断名称的含义,使他们对所患疾病有恰当的认识。

一、肿瘤命名

　　肿瘤(tumor)是机体在各种致病因子作用下,引起细胞遗传物质改变导致基因表达异常、细胞异常增殖所形成的新生物,通常表现为机体局部的异常组织团块。肿瘤命名的原则一般是根据其组织或细胞类型以及生物学行为来命名。良性肿瘤命名一般是在组织或细胞类型的名称后面加一个"瘤"字,有时还结合肿瘤的形态特点,例如:鳞状细胞乳头状瘤、皮脂腺腺瘤、脉络膜血管瘤、纤维瘤或脂肪瘤等。恶性上皮性肿瘤统称为癌,如眼睑睑板腺癌、泪腺腺癌或结膜鳞状细胞癌等。间叶组织发生的恶性肿瘤称为肉瘤,如眼眶的横纹肌肉瘤、纤维肉瘤或骨肉瘤等。有些肿瘤的形态类似发育过程中的某种幼稚细胞或组织,称为母细胞瘤,如视网膜母细胞瘤。有些肿瘤的名称虽然为"瘤"或"病",实际上属于恶性肿瘤,例如黑色素瘤、淋巴瘤或白血病等。神经系统的恶性肿瘤一般称为神经母细胞瘤、恶性神经鞘瘤。有些肿瘤根据细胞形态分为不同等级,如视神经星形细胞瘤Ⅰ～Ⅱ级通常为良性肿瘤,细胞增殖活性较低;而星形细胞瘤Ⅲ～Ⅳ级为恶性肿瘤。如果肿瘤呈多发状态,称为瘤病,如神经纤维瘤病。

　　由一种衬覆上皮、充满液体或油脂性物质所形成的肿块,称为囊肿(cyst),如临床上常见的结膜上皮囊肿、眼眶皮样囊肿或表皮样囊肿。胚胎发育过程中,一些组织异位到邻近部位增生而形成的肿物称为迷芽瘤(choristoma),如结膜皮样脂肪瘤、角膜皮样瘤等。

二、肿瘤分类

　　根据细胞的形态特点和生物学行为,通常将肿瘤分为良性肿瘤、交界性肿瘤或恶性肿瘤三大类。

　　1. 良性肿瘤(benign tumor)　是指生长缓慢,具有良性细胞形态,侵袭性较弱且不会转移到身体其他部位的肿瘤,例如眼睑鳞状细胞乳头状瘤、眼眶神经鞘瘤等。良性肿瘤通常边界清楚或有完整的包膜,生长比较缓慢,瘤细胞分化程度较高,对机体危害较小。少数眼部血管性肿瘤虽然属于良性肿瘤,但肿瘤可弥漫性生长,侵及周围组织或眼眶深部,如静脉型血管瘤、血管淋巴管瘤。

　　2. 恶性肿瘤(malignant tumor)　是指具有浸润性生长和转移能力的肿瘤,例如眼睑皮脂腺癌、眼眶横纹肌肉瘤、泪腺腺样囊性癌、脉络膜黑色素瘤等。恶性肿瘤通常无包膜,肿瘤生长较快,具有异型性细胞特征,侵袭性较强,容易转移到身体其他部位。

　　3. 交界性肿瘤(borderline tumor)　又称为中间型肿瘤,是指一些组织形态和生物学行为介于良性和恶性之间的肿瘤,这类肿瘤具有发展为恶性肿瘤的倾向或其生物学行为还难以确定,例如眼眶孤立性纤维性肿瘤、炎性肌成纤维细胞瘤等。交界性肿瘤具有局部侵袭性生长或偶有转移性的特征。

三、肿瘤的形状和生长方式

　　1. 肿瘤形状　可因发生部位、组织类型和生长方式不同,表现出不同的形状。如眼睑表皮鳞状细胞乳头状瘤通常呈外生性生长,肿物外观呈乳头状或菜花状,而眼睑基底细胞癌呈浸润性生长,外观通常呈结节溃疡性肿物。

2. 肿瘤颜色　通常不同组织来源的肿瘤，其外观颜色不同。脉络膜和结膜的黑色素瘤，因瘤细胞产生黑色素，大多数呈棕褐色或棕黑色。眼睑皮脂腺癌的细胞内含有大量类脂性物质，肿物外观常呈黄白色。有些眼睑皮肤基底细胞癌的细胞内或间质中含有大量黑色素，肿物外观可呈灰褐色或灰黑色。

3. 肿瘤大小　肿瘤体积大小与肿瘤性质、发生部位和病史长短有关。大多数眼睑皮脂腺腺瘤的体积一般较小，直径很少≥5mm；而眼睑皮脂腺癌随着肿物增长，肿物可长得很大，有助于两者鉴别。一般情况下，结膜鳞状细胞乳头状瘤直径很少≥5mm；如果肿物体积较大，可能提示有恶变倾向或是鳞状细胞乳头状癌。

4. 肿瘤数目　大多数肿瘤呈单发性肿物，多发性肿物比较少见。眼睑神经纤维瘤病患者通常表现眼部和全身多发性肿物。临床工作中偶可见到多发性结膜鳞状细胞乳头状瘤、眼眶多发性海绵状血管瘤、多发性脂溢性角化病或皮肤疣等。另外，眼内视网膜母细胞瘤可表现为多发性视网膜肿物。偶可见到眼内脉络膜血管瘤合并睫状体黑色素细胞瘤。

5. 生长方式　肿瘤主要有三种生长方式，包括膨胀性生长、外生性生长和浸润性生长。大多数眼眶内良性肿瘤呈膨胀性生长，肿瘤呈圆形或椭圆形，表面有较薄的纤维膜包绕，如海绵状血管瘤、泪腺多形性腺瘤、神经鞘瘤等。恶性肿瘤常呈浸润性生长，与周围组织边界不清，如泪腺腺癌、腺样囊性癌和眼眶横纹肌肉瘤等。眼睑和结膜的肿瘤通常呈外生性生长，表现为眼睑表面或球结膜表面乳头状、菜花状、丘疹状、疣状或结节状肿物。但有些眼睑或结膜恶性肿瘤在外生性生长的同时，深层细胞向下浸润性生长。除上述三种生长方式外，有些眼部肿瘤可呈现弥漫性生长方式，如淋巴细胞性肿瘤、眼眶炎性假瘤、部分眼睑皮脂腺癌和鳞状细胞癌。大多数葡萄膜转移癌和少数葡萄膜黑色素瘤呈弥漫性扁平状肿物。

四、肿瘤诊断中常用的术语

1. 癌前病变（precancerous lesions）　是指某些病变虽然本身不是恶性肿瘤，但具有发展为恶性肿瘤的潜能，患者发生相应恶性肿瘤的风险增加。这类疾病在眼科肿瘤中并不少见，例如结膜上皮内瘤变、日光性角化病和原发性获得性黑变病等，这些病变具有发展为鳞状细胞癌或黑色素瘤的可能性。

2. 异型增生（atypical hyperplasia）　指肿瘤组织结构和细胞形态与相应的正常组织有不同程度的差异，通常表现为细胞体积增大、大小和形态很不一致，胞核增大，形状不规则，核染色质变深或异常，核浆比增大等。异型性是肿瘤组织和细胞出现成熟障碍和分化障碍的表现，通常用于对恶性肿瘤或具有恶变倾向的肿瘤诊断中，是区别良性和恶性肿瘤的重要指标。一般来讲，良性肿瘤通常无明显异型性，交界性肿瘤或癌前病变常伴有不同程度的细胞异型增生，恶性肿瘤的细胞异型性较大或出现许多瘤巨细胞。分化程度越低的恶性肿瘤，其异型性越明显。例如低分化的眼睑睑板腺癌常伴有明显细胞异型性。有些良性肿瘤也会伴有局部或轻度异型增生，例如角膜缘鳞状细胞乳头状瘤，通常会伴有瘤细胞增生活跃或部分细胞异型增生，这些肿瘤具有复发和恶变的倾向，应当密切随访。

3. 肿瘤分化（tumor differentiation）　是指肿瘤组织在形态和功能上与某种正常组织的相似之处。相似的程度称为肿瘤的分化程度，通常用于对恶性肿瘤的描述。肿瘤的组织形态越是类似某种正常组织，说明其分化程度越高或分化好，与正常组织相似性越小，则分化程度越低或分化差。例如，临床上眼睑皮脂腺癌根据其细胞分化程度，分为高分化、中度分化或低分化性皮脂腺癌，高分化性皮脂腺癌的瘤细胞常呈腺泡状排列，胞浆内含有数量不等的脂滴，而低分化性皮脂腺癌的瘤细胞常排列成不规则的团块或条索状，胞浆内脂滴不明显。一般来讲，高分化的肿瘤预后较好，低分化的肿瘤预后较差。

4. 肿瘤扩散（tumor spreading）　指恶性肿瘤在原发部位浸润生长、直接蔓延到邻近器官或组织的表现，通常是恶性肿瘤的特征。视网膜母细胞瘤可通过视神经蔓延到颅内，也可以通过侵犯巩膜壁向后蔓延到眼眶。有些结膜或眼睑的恶性肿瘤可直接蔓延到眼眶。有些泪腺腺样囊性癌可经眶上裂直接蔓延到颅内。同样，一些鼻窦肿瘤或颅内肿瘤可以直接蔓延到眼眶内。肿瘤直接蔓延的现象还可见于某些良性肿瘤或瘤样病变，这种情况不应视为肿瘤扩散。例如有些眼眶内血管性病变可以随着肿瘤不断增长，蔓延到前部结膜下或合并眼睑病变，视神经的胶质瘤或脑膜瘤可以蔓延到颅内，一些炎性假瘤性病变可以累及眼眶深部组织或眶上裂。临床诊断中应注意与恶性肿瘤鉴别。要特别注意有些结膜淋巴瘤是眼眶淋巴瘤向前部蔓延所致。对首诊为原因不明的继发性青光眼患者，在准备施行抗青光眼手术前，首先应排除眼内肿瘤性病变，避免肿瘤细胞通过手术部位向眼外蔓延。

5. **肿瘤转移（tumor metastasis）**　是指原发部位的恶性肿瘤细胞通过侵入淋巴管、血管迁徙到身体其他部位，持续生长，形成同样类型的肿瘤，其所形成的肿瘤称为转移性肿瘤。如脉络膜和结膜黑色素瘤容易通过血管转移到肝脏，眼睑皮脂腺癌容易通过淋巴管转移到同侧耳前或颌下淋巴结。同样，一些身体其他部位的肿瘤也可以转移到眼内、眼眶、眼睑或结膜下，最多见的是脉络膜转移癌。临床上并非所有恶性肿瘤都会发生转移。例如，眼睑皮肤的基底细胞癌，多在局部造成组织破坏和浸润性生长，很少发生全身转移。

6. **瘤样病变（tumor-like lesions）或假肿瘤性病变（pseudo-neoplastic lesions）**　指本身不是真性肿瘤，但其临床表现或组织形态类似肿瘤的病变，例如眼眶内炎性假瘤、结节病性肉芽肿或眼睑皮肤疣。一些瘤样病变甚至容易被误认为恶性肿瘤。因此，充分了解这一类病变的临床特点并在鉴别诊断时予以充分考虑，是十分重要的。

五、肿瘤的分级和临床分期

（一）肿瘤分级

肿瘤分级（tumor grading）是对肿瘤恶性程度描述的一个重要指标，通常根据肿瘤细胞分化程度、异型性和核分裂的数目，对恶性肿瘤进行分级。目前普遍使用的三级分类：Ⅰ级为高分化，肿瘤恶性程度较低；Ⅱ级为中度分化；Ⅲ级为低分化，肿瘤细胞异型性明显，恶性程度较高。例如高分化眼睑睑板腺癌的恶性程度相对较低，低分化眼睑睑板腺癌的恶性程度较高，容易反复复发和局部淋巴结转移。有些低分化肿瘤的诊断比较困难，需要做相关的免疫组织化学染色或特殊染色后辅助诊断。有些肿瘤性病变采用低级别和高级别两级别分级法，高级别肿瘤的恶性程度较高。如结膜上皮内瘤变，一般根据异型细胞累及上皮的程度，分为低级别上皮内瘤变和高级别上皮内瘤变，后者容易发展为浸润性鳞状细胞癌。

（二）肿瘤临床分期

肿瘤临床分期（tumor clinical staging）一般用于恶性肿瘤，是指当患者确诊为恶性肿瘤后，对原发肿瘤的大小、浸润深度、浸润范围、邻近器官受累情况、局部和远处转移等进行评估，是制订正确治疗方案和评估预后的重要指标，有利于多中心临床研究的标准化。一般来讲，临床分期值越高，生存率越低，预后越差。目前国际上广泛采用美国癌症联合会（American Joint Committee on Cancer，AJCC）制定的 TNM 分期标准。T 是指原发性肿瘤的范围，随着肿瘤体积增大和邻近组织受累的范围，依次用 $T_1 \sim T_4$ 来表示。N 是指有无区域淋巴结转移的情况。淋巴结未受累时，用 N_0 表示；随着淋巴结受累范围的增加，依次用 $N_1 \sim N_3$ 表示。M 指远处转移，没有远处转移者用 M_0 表示，有远处转移者用 M_1 表示。

表 1-1-1～表 1-1-9 分别显示了 2017 年第 8 版 AJCC 癌症分期手册中关于眼睑癌、结膜癌、结膜黑色素瘤、虹膜黑色素瘤、睫状体和脉络膜黑色素瘤、视网膜母细胞瘤、泪腺癌、眼附属器淋巴瘤和眼眶肉瘤的最新分期标准。表 1-1-1 的 TNM 分期适用于所有原发于眼睑的癌，包括基底细胞癌、鳞状细胞癌、皮脂腺癌和汗腺癌等。在 AJCC 癌症分期系统中，首先根据睫状体和脉络膜黑色素瘤的瘤体厚度和基底径，将其分为四类（图 1-1-1），然后在此基础上依据有无累及睫状体和眼外侵犯病灶的直径大小，进行 T 分期（表 1-1-5）。眼眶肉瘤非常少见，主要是原发于眼眶软组织和骨的恶性肿瘤，临床分期主要依据病史、临床检查、影像学检查和病理活检（表 1-1-9）。

 表 1-1-1　眼睑癌 TNM 分期（AJCC，2017 年第 8 版）

T	原发肿瘤
T_X	原发肿瘤无法评估
T_0	无原发肿瘤证据
Tis	原位癌
T_1	肿瘤最大径≤10mm

续表

	T_{1a}	肿瘤未侵及睑板或睑缘
	T_{1b}	肿瘤侵及睑板或睑缘
	T_{1c}	肿瘤侵及眼睑全层
	T_2	10mm＜肿瘤最大径≤20mm
	T_{2a}	肿瘤未侵及睑板或睑缘
	T_{2b}	肿瘤侵及睑板或睑缘
	T_{2c}	肿瘤侵及眼睑全层
	T_3	20mm＜肿瘤最大径≤30mm
	T_{3a}	肿瘤未侵及睑板或睑缘
	T_{3b}	肿瘤侵及睑板或睑缘
	T_{3c}	肿瘤侵及眼睑全层
	T_4	肿瘤侵及邻近眼、眼眶或面部组织
	T_{4a}	肿瘤侵及眼球或眶内结构
	T_{4b}	肿瘤侵及眶骨或延伸至鼻窦，或侵犯泪囊/鼻泪管或脑
N		区域淋巴结
	N_X	区域淋巴结无法评估
	N_0	无区域淋巴结转移
	N_1	单个同侧区域淋巴结转移，最大径≤3cm
	N_{1a}	单个同侧区域淋巴结转移，通过临床评估或影像学发现
	N_{1b}	单个同侧区域淋巴结转移，通过淋巴结活检发现
	N_2	单个同侧区域淋巴结转移，最大径＞3cm 或者对侧/双侧淋巴结转移
	N_{2a}	通过临床评估或影像学发现
	N_{2b}	通过淋巴结活检发现
M		远处转移
	M_0	无远处转移
	M_1	有远处转移

表 1-1-2　结膜癌 TNM 分期（AJCC，2017 年第 8 版）

T		原发肿瘤
	T_X	原发肿瘤无法评估
	T_0	无原发肿瘤证据
	Tis	原位癌
	T_1	肿瘤最大径≤5mm，穿过结膜基底膜，但未侵及邻近组织
	T_2	肿瘤最大径＞5mm，穿过结膜基底膜，但未侵及邻近组织
	T_3	肿瘤侵犯邻近组织（除外眼眶）
	T_4	肿瘤侵犯眼眶伴/不伴更深部侵犯
	T_{4a}	肿瘤侵犯眼眶软组织，无骨侵犯
	T_{4b}	肿瘤侵犯骨壁
	T_{4c}	肿瘤侵犯邻近的鼻窦
	T_{4d}	肿瘤侵犯脑

续表

N	区域淋巴结
N_X	区域淋巴结无法评估
N_0	无区域淋巴结转移
N_1	区域淋巴结转移
M	**远处转移**
M_0	无远处转移
M_1	有远处转移

表 1-1-3　结膜黑色素瘤 pTNM 分期（AJCC，2017 年第 8 版）

T	原发肿瘤
T_X	原发肿瘤无法评估
T_0	无原发肿瘤证据
Tis	肿瘤局限于结膜上皮内
T_1	肿瘤位于球结膜
T_{1a}	球结膜肿瘤侵及固有层的厚度≤2.0mm
T_{1b}	球结膜肿瘤侵及固有层的厚度 >2.0mm
T_2	肿物位于球结膜以外的睑结膜，穹窿部结膜和泪阜
T_{2a}	球结膜以外的肿瘤侵及固有层的厚度≤2.0mm
T_{2b}	球结膜以外的肿瘤侵及固有层的厚度 >2.0mm
T_3	伴有局部侵犯的任何体积的肿瘤
T_{3a}	侵犯眼球
T_{3b}	侵犯眼睑
T_{3c}	侵犯眼眶
T_{3d}	侵犯鼻泪管，和 / 或泪囊，和 / 或鼻窦
T_4	任何体积的肿瘤侵犯鼻窦和 / 或中枢神经系统
N	**区域淋巴结**
N_X	区域淋巴结无法评估
N_0	无区域淋巴结转移
N_1	区域淋巴结转移
M	**远处转移**
M_0	无远处转移
M_1	有远处转移

表 1-1-4　虹膜黑色素瘤 TNM 分期（AJCC，2017 年第 8 版）

T	原发肿瘤
T_1	肿瘤局限于虹膜
T_{1a}	肿瘤局限于虹膜，体积≤3 个钟点
T_{1b}	肿瘤局限于虹膜，体积 >3 个钟点
T_{1c}	肿瘤局限于虹膜，伴继发性青光眼
T_2	肿瘤融合或者延伸至睫状体或脉络膜，或两者同时受累
T_{2a}	肿瘤融合且延伸至睫状体，无继发性青光眼

续表

T$_{2b}$	肿瘤融合且延伸至睫状体脉络膜,无继发性青光眼	
T$_{2c}$	肿瘤延伸至睫状体或脉络膜,或两者同时受累,伴继发性青光眼	
T$_3$	肿瘤融合或延伸至睫状体或脉络膜,或两者同时受累,侵及巩膜	
T$_4$	肿瘤巩膜外侵犯	
T$_{4a}$	肿瘤巩膜外侵犯,最大径≤5mm	
T$_{4b}$	肿瘤巩膜外侵犯,最大径>5mm	
N	**区域淋巴结**	
N$_1$	区域淋巴结转移,或者有眶内的肿瘤结节	
N$_{1a}$	1个或更多区域淋巴结转移	
N$_{1b}$	无区域淋巴结阳性,但是有眶内的肿瘤结节,与眼部肿瘤无延续	
M	**远处转移**	
M$_0$	临床检查证实无远处转移	
M$_1$	有远处转移	
M$_{1a}$	转移灶最大径≤3cm	
M$_{1b}$	转移灶最大径3.1~8cm	
M$_{1c}$	转移灶最大径≥8.1cm	

注:若少于一半的肿瘤位于虹膜部位,肿瘤可能是起源于睫状体,应该按照睫状体的黑色素瘤分期。

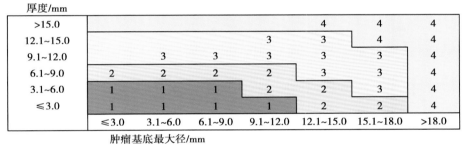

图 1-1-1　睫状体和脉络膜黑色素瘤分类

依据肿瘤基底径和厚度分为四类,图中分别用不同颜色背景区域标示出不同类型肿瘤的基底径和肿瘤厚度。

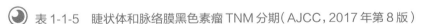

表 1-1-5　睫状体和脉络膜黑色素瘤 TNM 分期(AJCC,2017 年第 8 版)

T	原发肿瘤	
T$_1$	肿瘤大小1类	
T$_{1a}$	肿瘤大小1类,无睫状体受累和眼外侵犯	
T$_{1b}$	肿瘤大小1类,睫状体受累	
T$_{1c}$	肿瘤大小1类,无睫状体受累,伴有眼外侵犯的最大径≤5mm	
T$_{1d}$	肿瘤大小1类,睫状体受累,伴有眼外侵犯的最大径≤5mm	
T$_2$	肿瘤大小2类	
T$_{2a}$	肿瘤大小2类,无睫状体受累和眼外侵犯	
T$_{2b}$	肿瘤大小2类,睫状体受累	
T$_{2c}$	肿瘤大小2类,无睫状体受累,伴有眼外侵犯的最大径≤5mm	
T$_{2d}$	肿瘤大小2类,睫状体受累,伴有眼外侵犯的最大径≤5mm	

续表

T_3	肿瘤大小 3 类	
T_{3a}	肿瘤大小 3 类,无睫状体受累和眼外侵犯	
T_{3b}	肿瘤大小 3 类,睫状体受累	
T_{3c}	肿瘤大小 3 类,无睫状体受累,伴有眼外侵犯的最大径≤5mm	
T_{3d}	肿瘤大小 3 类,睫状体受累,伴有眼外侵犯的最大径≤5mm	
T_4	肿瘤大小 4 类	
T_{4a}	肿瘤大小 4 类,无睫状体受累和眼外侵犯	
T_{4b}	肿瘤大小 4 类,睫状体受累	
T_{4c}	肿瘤大小 4 类,无睫状体受累,伴有眼外侵犯的最大径≤5mm	
T_{4d}	肿瘤大小 4 类,睫状体受累,伴有眼外侵犯的最大径≤5mm	
T_{4e}	任何大小肿瘤,伴眼外侵犯的最大径>5mm	
N	**区域淋巴结**	
N_1	区域淋巴结转移,或者有眶内的肿瘤结节	
N_{1a}	1 个或更多区域淋巴结转移	
N_{1b}	无区域淋巴结阳性,但是有眶内的肿瘤结节,与眼部肿瘤无延续	
M	**远处转移**	
M_0	临床检查证实无远处转移	
M_1	有远处转移	
M_{1a}	转移灶最大径≤3cm	
M_{1b}	转移灶最大径 3.1~8cm	
M_{1c}	转移灶最大径≥8.1cm	

注:①原发性睫状体和脉络膜黑色素瘤按照肿瘤大小分为四类(见图 1-1-1);②临床上,根据视盘直径估计肿瘤的基底最大径(1DD=1.5mm),根据屈光度估计肿瘤厚度(2.5 个屈光度=1mm);超声检查和眼底照相的测量更为准确。

 表 1-1-6　视网膜母细胞瘤 TNM 分期(AJCC,2017 年第 8 版)

T	原发肿瘤
T_X	未知的眼内肿瘤
T_0	无眼内肿瘤证据
T_1	视网膜内肿瘤,视网膜下渗液≤5mm(从肿瘤基底部测量)
T_{1a}	肿瘤≤3mm,肿瘤距离视盘和黄斑大于 1.5mm
T_{1b}	肿瘤>3mm,或肿瘤距离视盘和黄斑小于 1.5mm
T_2	眼内肿瘤,伴视网膜脱离、玻璃体种植或视网膜下种植
T_{2a}	视网膜下渗液>5mm(从肿瘤基底部测量)
T_{2b}	玻璃体种植,和/或视网膜下种植
T_3	进展期眼内肿瘤
T_{3a}	眼球痨
T_{3b}	肿瘤侵犯脉络膜、睫状体平坦部、睫状体、晶状体、睫状小带、虹膜或前房
T_{3c}	眼内压升高伴新生血管形成和/或牛眼
T_{3d}	前房积血和/或玻璃体大量积血
T_{3e}	无菌性眼眶蜂窝织炎
T_4	肿瘤侵犯眼眶,包括视神经

续表

	T_{4a}	影像学检查显示球后视神经受累或视神经增粗或眶组织受累
	T_{4b}	临床证实眼外肿瘤,伴眼球突出,和/或眼眶肿物
N		区域淋巴结
	N_X	区域淋巴结无法评估
	N_0	无区域淋巴结转移
	N_1	耳前、下颌下和颈前淋巴结转移
M		远处转移
	M_0	无颅内或远处转移
	M_1	有远处转移,无病理检查证实
	M_{1a}	临床或影像学检查证实远处转移(如骨髓、肝)
	M_{1b}	影像学检查证实肿瘤侵犯中枢神经系统(不包括三侧性视网膜母细胞瘤)
	pM_1	远处转移,有病理检查证实
	pM_{1a}	病理学证实远处转移(如骨髓、肝,或其他)
	pM_{1b}	病理学证实肿瘤侵犯脑脊液或中枢神经系统

表 1-1-7　泪腺癌 TNM 分期(AJCC,2017 年第 8 版)

T		原发肿瘤
	T_X	原发肿瘤无法评估
	T_0	无原发肿瘤证据
	T_1	肿瘤最大径≤2cm 有或无泪腺外眼眶软组织侵犯
	T_{1a}	无骨膜或者骨质侵犯
	T_{1b}	仅骨膜侵犯
	T_{1c}	骨膜和骨质侵犯
	T_2	2cm<肿瘤最大径≤4cm
	T_{2a}	无骨膜或者骨质侵犯
	T_{2b}	仅骨膜侵犯
	T_{2c}	骨膜和骨质侵犯
	T_3	肿瘤最大径>4cm
	T_{3a}	无骨膜或者骨质侵犯
	T_{3b}	仅骨膜侵犯
	T_{3c}	骨膜和骨质侵犯
	T_4	肿瘤侵及邻近结构,包括鼻窦、颞窝、翼窝、眶上裂、海绵窦或脑
	T_{4a}	肿瘤最大径≤2cm
	T_{4b}	2cm<肿瘤最大径≤4cm
	T_{4c}	肿瘤最大径>4cm
N		区域淋巴结
	N_X	区域淋巴结无法评估
	N_0	无区域淋巴结转移
	N_1	区域淋巴结转移
M		远处转移
	M_0	无远处转移
	M_1	有远处转移

⚫ 表 1-1-8 眼附属器淋巴瘤 TNM 分期（AJCC，2017 年第 8 版）

T		原发肿瘤
	T_X	淋巴瘤未确定
	T_0	无淋巴瘤证据
	T_1	肿瘤仅累及结膜，未累及眼睑或眼眶
	T_2	肿瘤累及眼眶，伴或不伴结膜受累
	T_3	肿瘤累及眼睑和/或眼眶，伴或不伴结膜受累
	T_4	眼眶附属器淋巴瘤和眶外淋巴瘤延伸至眶外邻近结构，如骨、鼻窦、上颌窦和脑
N		区域淋巴结
	N_X	受累区域淋巴结无法评估
	N_0	无区域淋巴结受累
	N_1	肿瘤累及区域淋巴结，或眼附属器淋巴回流区域，纵隔上（耳前、腮腺、下颌下腺和颈部淋巴结）
	N_{1a}	单个纵隔上区域淋巴结受累
	N_{1b}	两个或以上纵隔上区域淋巴结受累
	N_2	纵隔淋巴结受累
	N_3	外周或中央区域淋巴结弥漫性或播散性受累
M		远处转移
	M_0	无淋巴结以外受累证据
	M_{1a}	眼附属器之外组织或器官受累（腮腺、下颌下腺、肺、肝、脾、肾、乳腺）
	M_{1b}	骨髓受累
	M_{1c}	同时存在 M_{1a} 和 M_{1b} 期表现

⚫ 表 1-1-9 眼眶肉瘤 TNM 分期

T		原发肿瘤
	T_X	原发肿瘤无法评估
	T_0	无原发肿瘤证据
	T_1	肿瘤最大径≤2cm
	T_2	肿瘤最大径>2cm，无骨壁或眼球侵犯
	T_3	任意大小的肿瘤，伴骨壁侵犯
	T_4	任意大小的肿瘤，伴眼球或眶周结构侵犯，包括眼睑、结膜、颞窝、鼻腔、鼻窦，和/或中枢神经系统
N		区域淋巴结
	N_X	区域淋巴结无法评估
	N_0	无区域淋巴结转移
	N_1	区域淋巴结转移
M		远处转移
	M_0	无远处转移
	M_1	有远处转移

眼和眼附属器肿瘤的分类

● ● ●

眼和眼附属器肿瘤是指发生于眼球内、眼睑、结膜、角膜和眼眶内的肿瘤。肿瘤的分类主要依据肿瘤部位、组织类型和生物学行为。

一、眼睑肿瘤

眼睑肿瘤主要分为表皮性肿瘤、皮肤附属器来源的肿瘤、黑色素细胞性肿瘤、皮下软组织肿瘤、淋巴细胞性肿瘤和迷芽瘤（表 1-2-1，表 1-2-2），其中眼睑表皮性肿瘤和黑色素细胞性肿瘤最为常见。良性表皮性肿瘤中，脂溢性角化病和皮肤疣最为常见，均好发于眼睑睑缘部位。恶性表皮性肿瘤中主要是基底细胞癌，多见于成年人，好发于下眼睑及内外眦部皮肤。眼睑表皮发生的鳞状细胞癌很少见。眼皮肤附属器起源肿瘤有很多类型，临床上以汗腺囊瘤、毛母质瘤和皮脂腺癌最常见。眼睑睑板腺属于皮脂腺，其发生的肿瘤主要是皮脂腺癌。眼睑黑色素细胞性肿瘤主要是色素痣，好发于眼睑睑缘部位，大多数属于皮内痣或复合痣，其他类型色素痣很少见。眼睑皮下软组织肿瘤比较少见，主要是血管瘤或血管淋巴管瘤，有些患者伴有眼眶或结膜血管瘤性病变。泪道肿瘤是指发生于泪囊、泪小管和泪小点部位的肿瘤，比较少见。

表 1-2-1　眼睑表皮和皮肤附属器肿瘤类型

组织发生	良性肿瘤	癌前病变	恶性肿瘤
表皮肿瘤	鳞状细胞乳头状瘤	日光性角化病	基底细胞癌
	脂溢性角化病		鳞状细胞癌
	角化棘皮瘤		
	表皮样囊肿		
	皮样囊肿		
毛源性肿瘤	毛母质瘤		毛母质癌
	毛母细胞瘤		
	毛发上皮瘤		
	毛囊瘤		
	毛鞘瘤		
	黑头粉刺痣		
	外毛根鞘囊肿		
	毳毛囊肿		
汗腺肿瘤	汗腺腺瘤		顶泌汗腺癌
	汗腺囊瘤		腺样囊性癌
	乳头状汗管囊腺瘤		微囊性皮肤附属器癌
	皮肤混合瘤		黏液癌
	汗管瘤		腺泡细胞癌
	小汗腺螺旋腺瘤		

续表

组织发生	良性肿瘤	癌前病变	恶性肿瘤
皮脂腺肿瘤	皮脂腺瘤		皮脂腺癌
	皮脂腺腺瘤		
	皮脂腺囊肿		
	毛囊皮脂腺错构瘤		
睑板腺肿瘤			睑板腺癌

● 表 1-2-2　眼睑和泪囊黑色素性、间叶性和其他类型肿瘤及瘤样病变

组织发生	良性肿瘤	恶性肿瘤
黑素细胞性	色素痣	黑色素瘤
脉管性	血管瘤	血管肉瘤
	淋巴管瘤	
	血管淋巴管瘤	
间叶性	纤维瘤	
	纤维血管瘤	
	血管平滑肌瘤	
组织细胞性	黄色瘤	
	黄色肉芽肿	
	纤维组织细胞瘤	
淋巴细胞性	淋巴组织增生	淋巴瘤
神经源性	孤立性局限性神经瘤	Merkel 细胞癌
	神经纤维瘤	恶性神经纤维瘤
囊肿	皮样囊肿	
	表皮样囊肿	
	皮脂腺囊肿	
	外毛根鞘囊肿	
	毳毛囊肿	
瘤样病变	传染性软疣	
	皮肤疣	
	皮肤钙沉着	
	淀粉样变性	
	结节病	
泪囊上皮性	鳞状细胞乳头状瘤	鳞状细胞癌
	嗜酸细胞瘤	非角化型鳞状细胞癌
转移性肿瘤		转移癌

二、结膜和角膜的肿瘤

根据组织发生不同,主要分为上皮性肿瘤、黑色素细胞性肿瘤、迷芽瘤、淋巴细胞性肿瘤和结膜下基质的肿瘤(表 1-2-3)。结膜上皮性肿瘤比较常见,好发于角膜缘,主要是鳞状细胞乳头状瘤、上皮内瘤变

和鳞状细胞癌。有些肿瘤体积较大,可蔓延到角膜表面。原发于角膜表面的上皮性肿瘤非常少见。文献中使用的眼球表面鳞状细胞性肿物是一个临床诊断术语,包括了鳞状细胞乳头状瘤、日光性角化病、上皮内瘤变和鳞状细胞癌等多种良性、交界性或恶性上皮性肿瘤,其不能代替病理学诊断。

表 1-2-3　结膜和角膜肿瘤类型

组织发生	良性肿瘤	癌前病变	恶性肿瘤
上皮性	鳞状细胞乳头状瘤 皮脂腺腺瘤 嗜酸细胞瘤	上皮内瘤变 日光性角化病	鳞状细胞癌 梭形细胞癌 淋巴上皮癌 黏液表皮样癌
黑素细胞性	色素痣 黑色素细胞瘤	原发性获得性黑变病	黑色素瘤
迷芽瘤	皮样脂肪瘤 皮样瘤 复杂性迷芽瘤 骨性迷芽瘤 汗腺迷芽瘤		
囊肿性病变	上皮细胞性囊肿 表皮样囊肿 泪腺导管囊肿 皮脂腺囊肿		
脉管性	毛细血管瘤 淋巴管瘤 血管淋巴管瘤		
纤维性	纤维瘤 黏液瘤 血管黏液瘤 肌成纤维细胞瘤 孤立性纤维性肿瘤		
淋巴细胞性	淋巴组织增生 淋巴滤泡增生		淋巴瘤
其他类型	黄色肉芽肿 结节病 神经纤维瘤 淀粉样变性		

结膜黑色素细胞性肿瘤主要是色素痣,以交界痣、皮内痣和复合痣最为常见,其他类型色素痣非常少见。结膜原发性获得性黑变病(primary acquired melanosis, PAM)和黑色素瘤相对少见,主要发生于成年人,大多数为单眼发病。结膜和角膜迷芽瘤性病变以皮样瘤和皮样脂肪瘤最为常见,多发性或弥漫性迷芽瘤性病变可能属于 Jadassohn 皮脂腺痣或 Goldenhar 综合征的表现。原发性结膜上皮囊肿最常见于球

结膜和穹窿部结膜下，有些病例可能属于迷芽性瘤病变，由于胚胎期结膜上皮迷离在结膜下所致。结膜淋巴细胞病变主要是黏膜相关淋巴组织结外边缘区淋巴瘤（MALT 淋巴瘤），有些病变来源于眼眶病变的蔓延。其他类型淋巴瘤或淋巴组织增生性病变比较少见。结膜下基质发生的肿瘤主要是血管瘤、淋巴管瘤和黏液瘤。

三、葡萄膜肿瘤的类型

葡萄膜肿瘤主要包括黑色素性肿瘤、非黑色素性肿瘤、转移癌和虹膜囊肿性病变（表 1-2-4）。葡萄膜肿瘤中，最常见的是脉络膜黑色素瘤、脉络膜血管瘤和脉络膜骨瘤，其他类型肿瘤非常少见。随着癌症患者的生存期延长，葡萄膜转移癌的发生率逐年增高，转移性肿瘤主要发生在葡萄膜，尤其后部脉络膜。

表 1-2-4　葡萄膜肿瘤类型

组织发生	良性肿瘤	恶性肿瘤
黑素细胞性	虹膜色素痣	虹膜黑色素瘤
	睫状体色素痣	睫状体黑色素瘤
	脉络膜色素痣	脉络膜黑色素瘤
	黑色素细胞瘤	
非黑素细胞性	睫状体平滑肌瘤	淋巴瘤
	睫状体血管平滑肌瘤	
	脉络膜血管瘤	
	脉络膜骨瘤	
	神经纤维瘤	
	神经鞘瘤	
转移性		虹膜转移癌
		睫状体和脉络膜转移癌
虹膜囊肿	先天性虹膜基质囊肿	
	上皮植入性囊肿	

四、眼内色素上皮起源的肿瘤

眼内色素上皮包括虹膜睫状体色素上皮、视网膜色素上皮（retinal pigment epithelium，RPE）及睫状体无色素上皮，这些色素上皮起源的肿瘤很少见，主要是腺瘤、腺癌和髓上皮瘤（表 1-2-5）。虹膜睫状体色素上皮和 RPE 的细胞内含有许多粗大的黑色素颗粒，这些上皮发生的肿瘤称为色素上皮腺瘤或腺癌。睫状体无色素上皮覆盖在睫状体内表面，其所发生的肿瘤主要是髓上皮瘤、无色素上皮腺瘤或腺癌。

表 1-2-5　睫状体无色素上皮、虹膜睫状体色素上皮和 RPE 的肿瘤类型

组织发生	良性肿瘤	恶性肿瘤
睫状体无色素上皮	腺瘤	腺癌
	Fuchs 腺瘤	髓上皮瘤
	无色素上皮囊肿	
色素上皮和 RPE	腺瘤	腺癌
	色素上皮囊肿	

五、视网膜和视神经肿瘤

视网膜发生的肿瘤主要是视网膜母细胞瘤，其次是比较少见的视网膜星形细胞瘤和视网膜血管瘤（表1-2-6）。眼内淋巴瘤比较少见，主要类型为原发性眼内淋巴瘤，大多数患者伴有中枢神经系统弥漫性大B细胞淋巴瘤。少数病例属于继发性眼内淋巴瘤，为中枢神经系统以外的淋巴瘤累及眼内。视神经发生的肿瘤主要是视神经胶质瘤和视神经脑膜瘤，大多数视神经胶质瘤属于星形细胞瘤Ⅰ级或Ⅱ级。视网膜和视神经转移癌罕见，但要注意少数颅内星形细胞瘤可以蔓延到视神经。

 表1-2-6 视网膜和视神经肿瘤

肿瘤部位	良性肿瘤	恶性肿瘤
视网膜	视网膜细胞瘤	视网膜母细胞瘤
	视网膜星形细胞瘤	转移癌
	视网膜血管瘤	淋巴瘤
视盘部	黑色素细胞瘤	
	星形细胞瘤	
视神经	视神经胶质瘤Ⅰ～Ⅱ级	视神经胶质瘤Ⅲ～Ⅳ级
	视神经脑膜瘤	分化不良脑膜瘤

六、眼眶肿瘤和瘤样病变

眼眶内肿瘤或瘤样病变比较复杂，依据组织起源大致分为九种类型，包括泪腺肿瘤、软组织肿瘤、骨肿瘤、神经源性肿瘤、淋巴细胞组织细胞性肿瘤、囊肿性病变、炎性假瘤、继发性和转移性肿瘤。

（一）泪腺肿瘤

泪腺肿瘤和瘤样病变比较常见，其发病率大约占眼眶肿瘤的10%，主要发生于成年人。病理诊断主要依据世界卫生组织（WHO）关于唾液腺肿瘤的分类和诊断标准，分为上皮源性和非上皮源性肿瘤两大类，其发生率分别为53%和47%。泪腺上皮源性肿瘤主要是多形性腺瘤、恶性多形性腺瘤、腺样囊性癌和非特异性腺癌，其他类型肿瘤非常少见。泪腺非上皮源性肿瘤和瘤样病变主要是淋巴细胞性肿瘤、泪腺炎性假瘤或某些淋巴组织增生性病变，如IgG4相关性疾病、良性淋巴上皮病变（Mikulicz病）、嗜酸性淋巴肉芽肿或结节病等（表1-2-7）。

（二）眼眶间叶组织性肿瘤

眼眶间叶组织包括结缔组织纤维、脂肪、肌肉、血管和骨组织，发生于这些组织的肿瘤类型很多，但最为常见的是血管性肿瘤、孤立性纤维性肿瘤和横纹肌肉瘤，其他类型肿瘤比较少见（表1-2-8）。眼眶血管性肿瘤和瘤样病变是一组比较复杂的病变，大多数属于血管畸形、血管发育异常或错构瘤，包括毛细血管瘤、海绵状血管瘤、淋巴管瘤、静脉型血管瘤、血管内乳头状内皮增生，以及动静脉血管发育异常。眼眶内单一细胞性血管性肿瘤比较少见，包括血管内皮瘤和血管肉瘤。血管内皮瘤属于良性与恶性肿瘤之间的交界性肿瘤，部分病例具有侵袭性，很少数可发生全身转移。

横纹肌肉瘤是眼眶内最常见的间叶性恶性肿瘤，好发于儿童，主要是胚胎性横纹肌肉瘤，少数为腺泡状横纹肌肉瘤或多形性横纹肌肉瘤。眼眶间叶性肿瘤中，孤立性纤维性肿瘤比较常见，属于交界性肿瘤，主要发生于成年人。既往诊断的眼眶血管外皮瘤已经不再作为一个独立的病种，其多数属于孤立性纤维性肿瘤的一种排列模式。眼眶骨源性肿瘤比较少见，大多数发生在眼眶骨或邻近鼻窦部位，很少数病例可发生于眼眶内，称为骨外骨肉瘤和间叶性软骨肉瘤。

表 1-2-7   眼眶泪腺肿瘤和瘤样病变类型

组织发生	良性肿瘤	恶性肿瘤
上皮源性肿瘤	多形性腺瘤	恶性多形性腺瘤
	肌上皮瘤	腺样囊性癌
		腺癌
		黏液表皮样癌
		淋巴上皮癌
		腺泡细胞癌
		上皮 - 肌上皮癌
		肌上皮癌
非上皮源性肿瘤	非特异性淋巴组织增生	淋巴瘤
	炎性假瘤	
	IgG4 相关性疾病	
	结节病	
	嗜酸性淋巴肉芽肿	
	淋巴上皮病变	

表 1-2-8   眼眶间叶组织肿瘤类型

组织发生	良性肿瘤	交界性肿瘤	恶性肿瘤
脉管性肿瘤	毛细血管瘤	血管内皮瘤	血管肉瘤
	海绵状血管瘤		
	血管内乳头状内皮增生		
	静脉型血管瘤		
	淋巴管瘤		
	血管淋巴管瘤		
	骨内血管瘤		
纤维性肿瘤	结节性筋膜炎	孤立性纤维性肿瘤	
	纤维瘤	炎性肌成纤维细胞瘤	纤维肉瘤
	肌纤维瘤		
	肌成纤维细胞瘤	低度恶性肌成纤维细胞肉瘤	
纤维组织细胞	纤维组织细胞瘤	软组织巨细胞瘤	
横纹肌			横纹肌肉瘤
平滑肌	血管平滑肌瘤		平滑肌肉瘤
脂肪	脂肪瘤	非典型性脂肪瘤样肿瘤	脂肪肉瘤
	肌内和肌间脂肪瘤		
骨源性	骨瘤		骨肉瘤
	骨化性纤维瘤		骨外骨肉瘤
			间叶性软骨肉瘤

（三）眼眶神经源性肿瘤

眼眶内神经组织来源的肿瘤主要包括发生于视神经的脑膜瘤及胶质瘤，起源于外周神经的神经纤维瘤（神经纤维瘤病）和神经鞘瘤。有些眼眶内脑膜瘤也可发生于异位的脑膜细胞或来自颅内脑膜瘤的蔓延。其他类型神经源性肿瘤比较少见，包括颗粒细胞瘤、腺泡状软组织肉瘤、副神经节瘤、黑色素性神经外胚叶肿瘤、神经母细胞瘤和髓上皮瘤等（表 1-2-9）。

 表 1-2-9　眼眶神经源性肿瘤类型

良性肿瘤	恶性肿瘤
脑膜瘤	分化不良脑膜瘤
神经胶质瘤Ⅰ、Ⅱ级	神经胶质瘤Ⅲ、Ⅳ级
神经鞘瘤	恶性神经鞘瘤
神经纤维瘤（病）	恶性神经纤维瘤
颗粒细胞瘤	恶性颗粒细胞瘤
黑色素性神经外胚叶肿瘤	腺泡状软组织肉瘤
	髓上皮瘤
	嗅神经母细胞瘤

（四）眼眶淋巴细胞和组织细胞性肿瘤

近年来，眼眶淋巴瘤和淋巴组织增生性病变的发病率在世界范围内都有所增加，其发病率占眼眶肿瘤的 10% 左右，其可以发生于泪腺或眼眶软组织内。随着一些新的诊断技术的出现，尤其是免疫组织化学和分子生物学技术的应用，明显提高了眼和眼附属器淋巴细胞病变的正确诊断。临床工作中，眼眶淋巴组织增生性病变包括多种类型，如 Kimura 病、淋巴上皮病变、IgG4 相关性疾病，Castleman 病等，这些病变具有明确的临床特征和病理学特点。目前仍有些眼眶淋巴组织增生性病变病因不清，不能归类于目前已知的疾病分类。

眼眶泪腺和软组织淋巴瘤的诊断主要参照世界卫生组织（WHO）关于血液和淋巴组织的病理学和遗传学分类。按照 WHO 的诊断和分类标准，每一种类型的淋巴瘤都建立在对组织学形态、免疫表型、遗传学和临床特征的综合认识的基础之上，都与临床有密切关联。每一种类型的淋巴瘤均有不同程度的异质性，存在组织形态学、免疫表型和临床生物学行为等方面的特点。因此，大多数淋巴瘤的诊断和分类需要进行免疫组织化学染色，有些淋巴瘤还需要根据特殊的遗传学改变才能作出比较准确的诊断。

临床上眼眶淋巴瘤主要是非霍奇金性淋巴瘤，大多数是发生于成熟 B 细胞的小细胞性淋巴瘤，以黏膜相关淋巴组织结外边缘区淋巴瘤（extranodal marginal zone B-cell lymphoma of mucosa-associated lymphoid tissue，MALT lymphoma）最为常见，国内报道其占比为 81.3%～91%，国外为 52%～78%。除 MALT 淋巴瘤外，国内较为常见的是弥漫性大 B 细胞淋巴瘤。其他类型的淋巴瘤，包括滤泡性淋巴瘤，套细胞淋巴瘤，小细胞性淋巴瘤/慢性淋巴细胞白血病，淋巴浆细胞性淋巴瘤，结外 NK/T 细胞淋巴瘤鼻型（extranodal NK/T cell lymphoma，nosal type），Burkitt 淋巴瘤和髓外浆细胞瘤亦可发生于眼眶内，但其发病率较低（表 1-2-10）。大多数眼眶淋巴瘤为局限性病变，少数病例伴有全身其他器官或组织的淋巴瘤。

（五）眼眶囊肿性病变

眼眶囊肿性病变比较常见，类型较多，通常根据病因不同，分为原发性和获得性囊肿两大类型（表 1-2-11）。原发性囊肿多数为先天性，最常见的是皮样囊肿，很少数为黏膜上皮细胞囊肿、表皮样囊肿和先天性小眼球伴发囊肿；获得性囊肿通常继发于某些眼眶或鼻窦疾病，主要包括黏液囊肿、血囊肿、泪腺导管囊肿和植入性囊肿。每一种囊肿都具有特殊的临床表现和病理特点。

表 1-2-10   眼眶淋巴细胞和组织细胞性肿瘤类型

1. 淋巴组织增生性病变

非特异性淋巴组织增生

Kimura 病

IgG4 相关性疾病

良性淋巴上皮病变

Castleman 病

2. 淋巴瘤

黏膜相关淋巴组织结外边缘区淋巴瘤

弥漫性大 B 细胞淋巴瘤

滤泡性淋巴瘤

套细胞淋巴瘤

淋巴浆细胞性淋巴瘤

伯基特淋巴瘤

浆细胞瘤

结外 NK/T 细胞淋巴瘤鼻型

3. 组织细胞性肿瘤和瘤样病变

朗格汉斯细胞组织细胞增生症

成人眼眶黄色肉芽肿病

4. 淀粉样变性

 表 1-2-11   眼眶囊肿性病变类型

皮样囊肿

表皮样囊肿

黏膜上皮细胞性囊肿

黏液囊肿

泪腺导管囊肿

血囊肿

骨囊肿

先天性小眼球伴发眼眶囊肿

植入性上皮囊肿

（六）眼眶非感染性炎症

眼眶非感染性炎症并不少见，一些病变的临床和影像学表现类似于眼眶内肿物，临床诊断比较困难。此类病变大多数与自身免疫性疾病有关，其可为眼眶局部病变或属于全身性病变在眼眶的局部表现。根据临床病理学特点，眼眶非感染性炎症分为非特异性和特异性炎症，前者又称为特发性眼眶炎性假瘤，通常缺乏明确的病因和病理学特点；后者通常具有特殊的临床表现和组织学形态，如结节病、甲状腺相关性眼病、Wegener 肉芽肿、脂肪肉芽肿、胆固醇性肉芽肿、皮样囊肿破裂或眶内异物引起的肉芽肿性病变等。

眼与眼附属器肿瘤的临床诊断

眼与眼附属器肿瘤的临床诊断是正确治疗的基础。肿瘤的诊断方法很多,主要包括临床资料的收集和分析、临床各种检查和借助特殊的检查及检测,最终需要结合病理学的检查和诊断的确立。特殊检查指一些部位的肿瘤需要结合影像学检查和其他辅助检查,一些特殊肿瘤需要特殊组织化学染色、免疫组织化学染色及基因诊断技术辅助诊断等。

一、病史采集

临床诊断的第一步是病史的采集,详细耐心地询问病史,结合眼部表现和某些辅助检查作出比较正确的诊断。采集病史应注意起病时的状态、病变发展的过程以及伴随的其他症状,注意早期症状的鉴别,做到早期发现,早期处理。

(一)肿瘤和年龄的相关性

1. 眼睑肿瘤　儿童常见的眼睑肿瘤主要是色素痣、钙化上皮瘤、血管瘤和囊肿性病变。大多数眼睑上皮性肿瘤好发于成年人或老年人,良性上皮性病变主要包括脂溢性角化病、鳞状细胞乳头状瘤和某些皮肤疣,恶性肿瘤主要包括基底细胞癌、皮脂腺癌和鳞状细胞癌。眼睑黑色素瘤、汗腺癌、Merkel 细胞癌和淋巴细胞性肿瘤比较少见,主要发生于成年人。

2. 角膜和结膜肿瘤　儿童和青少年常见的肿瘤主要是色素痣、皮样脂肪瘤、皮样瘤、血管瘤、结膜上皮囊肿、错构瘤或迷芽瘤性病变。结膜上皮性肿瘤比较常见,主要发生于成年人,包括鳞状细胞乳头状瘤、日光性角化病、上皮内瘤变和鳞状细胞癌。有少数多发性鳞状细胞乳头状瘤可发生于儿童或青少年。结膜下基质起源的纤维瘤、黏液瘤和血管黏液瘤比较少见,可以发生在青少年或成年人。获得性结膜黑变病、结膜黑色素瘤和结膜淋巴细胞性肿瘤均好发于成年人,尤其是结膜 MALT 淋巴瘤好发于年轻女性。结膜滤泡状淋巴组织增生相对少见,主要发生于青少年,要注意与淋巴瘤鉴别。

3. 眼内肿瘤　儿童常见的眼内肿瘤主要是视网膜母细胞瘤,其次是髓上皮瘤、视网膜星形细胞错构瘤和先天性虹膜基质囊肿。大约 2/3 视网膜母细胞瘤的发病年龄在 3 岁以前,大龄儿童或成年人视网膜母细胞瘤比较少见。有些视网膜星形细胞错构瘤可伴发于先天性小眼球。成年人常见的眼内肿瘤主要是葡萄膜黑色素细胞瘤、葡萄膜黑色素瘤、葡萄膜转移癌、脉络膜血管瘤和脉络膜骨瘤等。眼内色素上皮腺瘤和腺癌以及眼内淋巴瘤非常少见,主要发生于成年人。睫状体平滑肌瘤可发生于儿童或成年人。

4. 眼眶肿瘤　儿童常见的良性肿瘤主要是血管淋巴管性肿瘤、皮样囊肿、视神经胶质瘤;恶性肿瘤主要是横纹肌肉瘤、绿色瘤和神经母细胞瘤。成年人常见的良性肿瘤主要是海绵状血管瘤、神经鞘瘤、泪腺多形性腺瘤、孤立性纤维性肿瘤和炎性假瘤;恶性肿瘤主要包括淋巴瘤、腺样囊性癌、软组织恶性肿瘤、骨肉瘤或转移癌等,其中腺样囊性癌、骨肉瘤更容易发生于中青年。

(二)病变进展与肿瘤的相关性

多数情况下,良性肿瘤发展缓慢,临床症状轻,而恶性肿瘤病史短、发展快。例如,眼睑皮肤脂溢性角化病和色素痣通常发展较慢,患者有多年病史。但要注意有些眼睑基底细胞癌,早期症状轻或类似于色素痣,进展慢,病史较长,易被忽略,直至发生肿物破溃后患者才来就诊。有些眼睑皮脂腺癌发病初期无明显症状或类似于睑板腺囊肿(霰粒肿),随着肿物缓慢增长,不仅破坏眼睑,甚至可以向眶内蔓延。因此,对于眼部肿物切除后的标本应进行常规病理学检查,排除恶性肿瘤的可能性。有些眼睑肿物切除后面临复杂的眼睑重建,重建后的眼睑又面临眼表功能障碍的风险,因此早期症状的鉴别尤为重要。眼眶横纹肌肉瘤、原发性泪腺腺癌、腺样囊性癌的病史较短,病变发展较快。

(三)病变位置与肿瘤的相关性

由于眼及眼附属器的组织来源和组织结构不同,所以不同肿瘤的好发部位不同。眼睑睑缘是表皮细胞和睑结膜上皮细胞交界部位,临床上大多数眼睑色素痣和表皮来源的肿瘤好发于睑缘部位,如鳞状细胞乳头状瘤、脂溢性角化病和基底细胞癌。角膜缘是球结膜上皮和角膜上皮移行部位,大多数结膜上皮内瘤变和结膜鳞状细胞癌好发在这个部位。结膜色素痣很少发生于睑结膜,对睑结膜的黑色素性病变要注意排除黑色素瘤。眼球后部脉络膜血管丰富,因此,大多数眼内转移癌发生在脉络膜,而虹膜和睫状体转移癌相对少见,视网膜转移癌更是罕见。单侧眼眶外上方肿瘤大多数是泪腺上皮性肿瘤,而双侧眼眶外上方肿瘤多数是炎性假瘤或淋巴组织增生性病变。围绕眼球壁生长的肿瘤多数为淋巴瘤或血管淋巴管瘤。位于视神经内的肿瘤主要是视神经脑膜瘤和视神经胶质瘤。眼眶肌锥内肿瘤常见海绵状血管瘤、神经源性肿瘤、间叶性肿瘤。眼眶内侧或内上方肿瘤可能是来源于鼻窦的黏液囊肿或肿瘤。眼眶壁周围的肿瘤包括皮样囊肿、骨瘤、骨纤维异常增生症、骨化性纤维瘤、脑膜瘤、胆脂瘤和朗格汉斯细胞组织细胞增生症等。

二、眼部肿瘤的临床检查

(一)眼睑肿瘤临床检查

眼睑肿瘤比较直观,对于有一定临床经验的医生,大多数肿瘤根据病史和肿瘤形态可以作出初步诊断。检查时要注意肿瘤的位置、生长方式、形态、分布、范围和浸润深度。眼睑肿瘤类型较多,大多数属于上皮性肿瘤或瘤样病变,其组织起源于眼睑表皮或眼睑附属器,肿瘤通常朝向眼睑皮肤表面生长。眼睑睑板腺是人体组织中最大的皮脂腺,是皮脂腺癌最常发生的部位,多数睑板腺癌朝向睑结膜面生长或侵及睑缘皮肤。其他比较常见的眼睑肿瘤包括黑色素细胞性肿瘤、软组织肿瘤、神经性肿瘤、淋巴细胞性肿瘤、组织细胞性肿瘤、迷芽瘤和许多瘤样病变。有些鼻窦、泪囊或眼眶肿瘤可侵及眼睑。眼睑转移癌比较少见。大多数眼睑肿瘤定位诊断明确,如果没有侵犯眶内,一般不需要借助影像检查,定性诊断主要依据临床表现和病理学诊断。对于体积较大的眼睑肿瘤,要通过 CT 或 MRI 检查,排除眼眶内肿瘤。

(二)眼表肿物的临床检查

1. 裂隙灯检查　眼表肿物指位于眼球表面的肿物,比较直观,大多数通过临床病史和裂隙灯检查可以作出初步诊断。裂隙灯检查时要注意肿瘤范围和有无侵及角膜。对一些需要随诊观察的病变应通过裂隙灯照相,拍摄下病变形态,以便了解病变有无发展。在临床诊断中,应考虑到大多数眼表肿物的好发部位与肿物类型有关,如眼球表面鳞状细胞性肿物好发于角膜缘,淋巴细胞性病变好发于穹窿部结膜,迷芽瘤好发于角膜缘或外眦部结膜下,黑色素瘤好发于球结膜或角膜缘。

2. 活体共聚焦显微镜检查　活体共聚焦显微镜(in vivo confocal microscopy, IVCM)是近年来应用于眼科临床的一种新型检查手段,可对眼表疾病在活体状态下进行细胞学成像分析。一些研究表明,IVCM 检查可为角结膜肿瘤,尤其是结膜上皮来源的肿瘤和黑色素性肿瘤的诊断及随诊提供依据,能有效区分眼表鳞状细胞性肿物不同阶段的病变。IVCM 检查可以显示眼表肿瘤的边界、细胞形态、细胞排列、有无乳头状结构和上皮下浸润。有些学者报道正常组织间界线不清,病灶中可见较多成簇、不均一高反光细胞和细胞异型性是结膜上皮内瘤变在 IVCM 下的形态特征,而角结膜下浅基质层异常细胞、明显核分裂象及旋涡状或巢状结构的出现可能提示鳞状细胞癌。

IVCM 是一种简单、安全、相对无创的方法,对某些眼表肿瘤的诊断、治疗方案选择及局部化疗药物反应的评估有一定作用。但应当注意目前 IVCM 检查相关的诊断标准还需要进一步完善,其扫描深度和分辨率有限,对于病变较厚的深部肿瘤组织结构不能进行很好的观察,不能完全取代组织病理学检查。

3. 眼表印迹细胞学检查　是一种用滤膜印取眼球表面细胞,并对细胞形态特征进行细胞学分析的检查方法。该方法具有无创、细胞破坏少、精确定位、可多次重复进行等优点。仅需使用表面麻醉剂就可完成操作、无副作用。国际通用的滤膜为孔径 0.025～0.450μm 的醋酸纤维膜。滤膜孔径的大小决定了所收集的眼表上皮细胞的密度及光镜下细胞的分辨率。目前国内外学者越来越重视印迹细胞学在某些眼表肿瘤诊断中的作用，对确定眼表肿瘤的性质，治疗方法的选择及预后判断有一定价值。

眼表鳞状细胞癌通常表现为胞核增大，核染色质增粗，核浆比例增大，细胞有明显异型性。对于非手术治疗的眼表肿瘤，印迹细胞学的定期检查可对药物治疗效果和并发症进行评价。但要注意眼表印迹细胞学获取的细胞通常是病变表层的细胞，对确定肿瘤性质有一定局限性，有些非肿瘤性病变亦可表现细胞非典型增生，活检组织的病理学检查仍然是最终的诊断结果。

（三）眼内肿瘤的临床检查

眼内肿瘤包括虹膜睫状体肿瘤、视网膜肿瘤和脉络膜肿瘤，通常根据裂隙灯或间接检眼镜下的典型特征表现，就可以对大多数虹膜肿瘤、视网膜母细胞瘤和脉络膜肿瘤作出初步临床诊断。对那些眼底表现不典型或屈光间质不透明的病例，辅助检查在诊断中作用更为重要，选择适当的辅助检查有助于进一步明确诊断和判定肿瘤病变范围。这些辅助检查包括：透照实验，眼底荧光素血管造影（fundus fluorescein angiography，FFA），吲哚菁绿血管造影（indocyanine green angiography，ICGA），眼超声检查，超声生物显微镜（ultrasound biomicroscopy，UBM），相干光断层扫描（optical coherence tomography，OCT），眼底自发荧光检查，计算机断层扫描（computed tomography，CT），磁共振成像（magnetic resonance imaging，MRI）和细针穿刺活检（fine-needle aspiration biopsy，FNAB）。

1. **眼底和裂隙灯检查**　是眼内肿瘤重要的检查手段，通过透明的屈光间质可以观察到眼内肿瘤的大小、形态、色泽、位置。脉络膜常见的肿瘤包括脉络膜黑色素瘤、脉络膜血管瘤、脉络膜转移癌、脉络膜骨瘤，在眼底检查中不同类型肿瘤的形态和色泽上均有不同。脉络膜血管瘤隆起度不高，呈橘红色或红色；脉络膜转移癌多呈扁平状、黄白色隆起的肿物，脉络膜骨瘤多为扁平，黄白色或橙红色，可以有伪足。绝大多数脉络膜黑色素瘤外观呈灰黑色或棕色的蕈状肿物，但肿瘤早期位于 RPE 下方，瘤体可呈扁平状棕褐色。有少数脉络膜黑色素瘤含有很少黑色素，眼底检查时应与转移癌相鉴别。

视网膜母细胞瘤发生于婴幼儿，常因瞳孔区猫眼样反光引起家长注意。有些患者因为视力丧失、斜视或出现眼红眼痛症状后才被发现。通过间接检眼镜和裂隙灯检查可见典型的白色肿瘤团块生长。但对于伴有视网膜脱离的外生型视网膜母细胞瘤，很难通过检眼镜观察到瘤体，容易误诊为 Coats 病。

睫状体部位比较隐匿，检眼镜检查不容易早期发现肿瘤，而瞳孔散大后裂隙灯检查有利于发现肿瘤。当出现一些特殊临床表现时应注意排除睫状体肿瘤，如原因不明的局限性晶状体混浊、晶状体变形或脱位。少数脉络膜黑色素瘤可伴发多发性虹膜色素痣。多数睫状体肿瘤可侵及前房角部位，一些体积较大的肿瘤会推挤虹膜晶状体向前移位，因此对一些不明原因的继发性青光眼要注意排除眼内肿瘤。

2. **透照实验**　是诊断睫状体和前部脉络膜黑色素瘤的重要手段。透照实验有几个不同的操作方法，其中包括经巩膜检查和经瞳孔检查。透照实验的方法是将明亮的聚光灯置于眼内肿瘤对侧的结膜穹窿处，在暗室中观察巩膜的正常透光情况。在含有色素的睫状体黑色素瘤中肿瘤相应位置可见投影。与此相反，囊肿性病变、睫状体平滑肌瘤和其他非黑色素性肿瘤可以透光，不会产生投影。该方法通常可以测量肿瘤病变的直径，为敷贴放射治疗方案的制订提供依据。但要注意睫状体黑色素细胞瘤与黑色素瘤的临床体征、瘤体外观很类似，单凭临床表现很难鉴别。

3. **FFA 和 ICGA 检查**　这种检查是通过造影剂在特定波长的激光激发后产生荧光，可以动态观察视网膜、脉络膜血液循环状态及血管性疾病的方法，可以用来辅助某些眼内肿瘤的临床诊断。脉络膜色素痣通常呈现持续遮蔽荧光，晚期无渗漏。脉络膜黑色素瘤多为球形或蕈菇状外观，FFA 呈斑驳状强荧光特点，早期弱荧光，动静脉期在弱荧光背景上出现散在强荧光；晚期呈现弥漫荧光；可呈现瘤体血管荧光与视网膜血管荧光同时出现的"双循环"现象。当肿瘤早期或者弥漫扁平型，FFA 呈斑点状强荧光；当肿瘤呈较大的球形隆起或者伴有广泛性视网膜脱离，FFA 各期瘤体始终不显荧光，呈现一弱荧光暗区，肿瘤边缘可有环状斑点状强荧光。脉络膜黑色素瘤根据瘤体内色素的多少，ICGA 可呈现多种表现，瘤体内黑色素较多时可出现自始至终的弱荧光或无荧光；而肿瘤内黑色素较少时可呈现"双循环"现象。早期瘤体内血管显影，晚期瘤体内荧光消退，其边缘有荧光晕轮。

脉络膜血管瘤因瘤体血管来自脉络膜动脉和睫状后短动脉,FFA 在动脉早期瘤体部位出现不规则强荧光,静脉期逐渐增强,快速渗漏并融合成片,晚期强荧光部分消退期间可残存部分强荧光点。ICGA 早期可清晰显示瘤体,随后荧光渗漏逐渐增强,中期呈现强荧光团;晚期可见瘤体内强弱荧光混杂存在,染料从瘤体逐渐排空,部分渗漏至脉络膜与视网膜下组织,形成类似桑葚状荧光。

脉络膜转移癌在 FFA 早期可表现为无脉络膜背景荧光的暗区,动静脉期可见视网膜血管爬行于瘤体表面伴有毛细血管扩张,晚期肿瘤呈斑驳状荧光与消退背景荧光对比明显。脉络膜骨瘤在 FFA 造影早期呈现斑片状强荧光,逐渐增强,晚期弥漫性荧光染色;ICGA 则在早晚期均呈现弱荧光。

视网膜母细胞瘤为富含血管的肿瘤,荧光素快速充盈,并显示晚期强荧光。血管充盈阶段,滋养动脉迅速充盈。通常在肿瘤的表面部分可以看到典型的细网状血管。在晚期肿瘤中可以发现荧光素渗漏到玻璃体腔和视网膜下腔。肿瘤治疗后,其血供会减少甚至消失,病灶呈现较低荧光。自发静止或消退的视网膜母细胞瘤也会呈现出不同程度的强荧光。但儿童荧光造影检查操作困难,临床诊断和随诊主要以眼底检查、超声、CT、MRI 为主。

4. 眼超声检查　超声是一种非侵入、快速的显像技术,其利用声波的声能反射波形图像反映病变的内部回声情况、形态轮廓情况及与周围组织结构的关系。标准的超声检查综合了 A 型、B 型及多普勒超声所获得的信息。A 型超声主要应用于眼部活体组织生物测量以及一些与眼轴长度相关疾病的诊断。B 型超声主要应用于眼屈光介质混浊时对眼内病变的探测以及眶内占位性病变的检查,可以明确显示出肿瘤的位置、形态和大小。彩色多普勒血流成像利用多普勒原理通过检测发射声波和返回声波信号产生的多普勒频移进一步推算出血流速度,观测眼部血流动力学变化的检查技术,可以提供关于血管分布的有关信息。根据不同的病变,应将这些方法综合起来应用。超声检查可以确定肿瘤的形态、大小、内部的血流供应,定位定性诊断上优于 CT。在 B 型超声的二维图上,玻璃体为无回声区,其后圆滑弧形光面为眼球后壁前界面超声图像。因此,眼内肿瘤在无回声的玻璃体腔内出现异常回声(表 1-3-1)。

(1)眼球内异常光团:正常玻璃体为均匀一致性暗区,眼球内异常光团多见于球内肿瘤、玻璃体内血块、晶状体后纤维增生症、永存原始玻璃体增生症等。成年人眼球内肿瘤多见于脉络膜黑色素瘤,表现为自眼球壁突向玻璃体腔的半球形、蘑菇形实性肿物,边界清晰,可以伴有视网膜脱离,在肿物的表面或两侧出现膜性回声。儿童常见的肿瘤是视网膜母细胞瘤,表现为玻璃体腔内半球形、球形或不规则形光团,多层面扫描可以看到与球壁相连,边界清晰而不整齐,内部光点大小不等、强弱不一、分布不均,通常伴有钙化的高反射病灶。彩色多普勒超声检查可以显示肿瘤内血流信号。弥漫型的视网膜母细胞瘤在超声上经常无明显肿块和钙斑,应当注意与 Coats 病或伴有视网膜脱离的非肿瘤性疾病加以鉴别。

(2)眼球内异常膜性回声:玻璃体腔内膜性回声,常见于视网膜脱离、视网膜劈裂、脉络膜脱离、玻璃体后脱离、玻璃体机化物、中心性浆液性脉络膜视网膜病变等。脉络膜肿瘤常引起继发性视网膜脱离,表现为自眼球壁突起的光团表面或周边纤细光带,厚度一致,回声均匀,光带与球壁间无回声暗区。

(3)眼球内异常光点和光斑:玻璃体积血和混浊可见弱光点或光斑,眼球内异物则表现为强光斑。脉络膜骨瘤常见于视盘附近,呈局限性扁平隆起突向玻璃体腔,后伴有声影。

表 1-3-1　常见眼内占位性病变的超声特征

病变类型	形态	回声	脉络膜凹陷	挖空征
视网膜母细胞瘤	半球形或不规则形	不均匀,有强回声	无	无
脉络膜黑色素瘤	半球形或蘑菇状	前缘回声光点多而强,向后渐少	可见	可见
脉络膜血管瘤	扁平或半圆形	均匀中等强度	无	无
脉络膜转移癌	薄厚不一的扁平隆起	回声多,强弱不一	无	无
脉络膜骨瘤	扁平隆起	强回声,后方声影明显,降低增益肿瘤回声持续存在	无	无

　　彩色多普勒超声检查，实体性肿瘤内部可以探及血流信号，虹膜睫状体囊肿病变内没有血流信号。脉络膜血肿亚急性期 MRI 的表现与黑色素的信号相同，有时易被误诊为黑色素瘤，彩色多普勒超声检查脉络膜血肿一般无血流信号可以鉴别。但应当注意如果血肿时间较久，内部可以有滋养血管而出现血流信号。

　　近年来，超声造影利用造影剂使后散射回声增强来动态显示微细血管，能有效地观察瘤体微循环模式，一般良性肿瘤造影剂较正常组织为慢进慢出型，恶性肿瘤造影剂呈快进快出型，而出血病变则无造影剂填充，将为肿瘤的鉴别诊断、预后及治疗后的随访提供较好的检查手段。

　　超声生物显微镜（ultrasound biomicroscopy，UBM）是一种超高频、无损伤的超声检查方法。具有实时、定量、不受不透光组织影响等优点，探头的频率高达 40～100MHz，分辨率 20～60μm，探测深度在 4～5mm，对大多数眼前节微小病变能够清楚显示。其声波能透过虹膜色素上皮，较清楚地显示虹膜前后和睫状体肿物，有助于了解肿物的位置、内部情况及与周围组织结构的关系。UBM 为诊断虹膜和睫状体肿瘤提供了一种新的无创性检查手段，为肿瘤的早期诊断及治疗方法选择提供依据。黑色素瘤是虹膜睫状体肿瘤中最常见的类型，UBM 检查通常显示睫状体区半球形棕色或黑棕色实性肿物，内部回声不均，声衰减不明显。UBM 的重要用途还在于确定周边虹膜肿瘤是否浸润到后部睫状体，对选择手术切除或敷贴放射治疗的方案提供依据。UBM 检查还可用于鉴别睫状体囊肿和黑色素瘤或其他实体性肿瘤。

　　5. 相干光断层扫描（OCT）检查　OCT 是一种最近出现的成像技术，在许多眼底疾病，尤其是黄斑变性的诊断和治疗中有重要辅助作用。在常见的脉络膜肿瘤中，OCT 的表现也各有不同，可以辅助鉴别诊断。如脉络膜血管瘤在 OCT 上隆起光带呈穹窿状隆起，较为光滑；脉络膜骨瘤在脉络膜层可以见到类似骨小梁样网状结构，外层细胞结构基本完整；而恶性肿瘤的隆起光带崎岖不平，粗糙不均匀，外层细胞结构多遭到明显破坏。

　　恶性肿瘤在神经上皮和色素上皮间多见高反射物质，而良性肿瘤则没有。在脉络膜黑色素瘤中，OCT 可用于观察瘤体周围有无视网膜下积液或瘤体表面的视网膜有无异常。另外，OCT 在早期发现脉络膜痣转化为黑色素瘤的已知危险因素方面很有价值。与超声检查相比，OCT 在测量小肿瘤厚度方面更有优势。根据现有文献报道，小的脉络膜黑色素瘤表现为光滑的穹窿样形态，表面存在视网膜下积液，可见新鲜的、绒毛状光感受器形态。尽管 OCT 尚不能特异性地鉴别脉络膜黑色素瘤、色素痣及其他肿瘤，但最近增强深度扫描模式（enhanced depth imaging OCT，EDI-OCT）的出现有希望为这方面提供更多精确的信息。

　　6. CT 和 MRI 检查　这两种检查通常用于眼内和眼眶内肿瘤的临床诊断。CT 对确定眼内肿瘤性质有一定的局限性，对于脉络膜肿瘤可以更容易地应用超声检查或 MRI 定位和定性诊断。CT 检查可以很好显示眼内钙化，如视网膜母细胞瘤、脉络膜骨瘤等。通过 CT 检查，脉络膜骨瘤表现为后部脉络膜内与眶骨一致的高密度影像。脉络膜黑色素瘤组织内的黑色素物质具有顺磁作用，MRI 呈现特征性的短 T_1 短 T_2 信号。MRI 检查可用于视网膜下出血和黑色素瘤的鉴别诊断，因为注射钆造影剂后出血不会增强，而黑色素瘤有增强表现。

　　一般情况下眼内肿块中有钙化灶，支持视网膜母细胞瘤的诊断，在对钙化的显示方面 CT 优于 MRI，但并没有比超声更有优势。CT 和 MRI 可以更好地显示巩膜外或视神经转移灶，眼眶浸润灶通常无明显钙化。MRI 提供优越的软组织分辨率，能显示 2mm 厚度的病灶，多数视网膜母细胞瘤表现为 T_1WI 高信号，T_2WI 上低信号。在显示眼眶内浸润或三侧性视网膜母细胞瘤中的松果体母细胞瘤方面，MRI 优于 CT。由于 CT 有少量辐射暴露，大多数情况下，对于儿童视网膜母细胞瘤 CT 检查不是必选项，可选择超声和 MRI 检查。

　　7. 细针穿刺活检（FNAB）　对于那些临床表现不典型、其他相关辅助检查不能确诊且需要结合肿瘤性质来选择治疗的疑难眼内肿瘤，FNAB 是重要的确诊方法。尤其是肿瘤个体化治疗的兴起，FNAB 活检变得尤为重要，可以有效指导治疗方案的选择。最常用的方法是在间接检眼镜引导下，使用 25～27 号穿刺针，经睫状体扁平部或玻璃体取材。应当注意 FNAB 容易引起一些并发症，如出血和视网膜脱离，或者会引起肿瘤转移扩散等，要慎重操作和选择病例。由于 FNAB 获取的组织较少，更需要有经验的病理医生进行诊断。

（四）眼眶肿瘤的临床检查

1. **一般检查**   多数眼眶肿瘤位于眶周或眼眶深部，早期不易发现，最常见的症状依次是眼睑肿胀、眼球突出、视物不清、复视和疼痛。眼眶肿瘤的检查分为一般性检查、眼部检查、眼眶检查、眼球运动检查。一般检查应该包括面部轮廓、面部对称性，眼睑、眼眶和眼部的结构检查。如神经纤维瘤病有眼睑外形的改变、皮肤的色斑，毛细血管瘤通常表现眼睑皮肤青紫或可见草莓痣样改变。临床检查中，应注意眼睑和眼眶周围组织是否有肿块、耳前和颈部淋巴结是否肿大、提上睑肌力是否减弱，眼睑及结膜有无相关的病变，如眼眶内淋巴瘤可合并结膜及结膜下的病变。

（1）视功能检查：主要包括最佳矫正视力、视野、色觉评估、瞳孔直径、对称性、直接间接对光反射、近反射和传入性瞳孔异常的检查。间接检眼镜下检查要注意眼底和视盘有无病变，如脉络膜皱褶、视盘水肿、视睫状血管等。

眼眶肿瘤对视力的影响与肿瘤性质和位置密切相关，眼眶中前部的肿瘤很少侵犯视神经，而眶尖部由于空间小，很小的肿瘤则会压迫视神经造成视力下降、视野缺损。对一些原因不明的视力下降，常规检查无明显异常者应通过影像学检查排除眶尖部肿瘤的可能。当中心视力正常，但主诉视物不清或者模糊，应注意视野的检查。多数情况下，良性肿瘤早期不影响视力，如肿瘤体积较大压迫视神经或眼球可以引起视力下降。某些眼眶炎性假瘤或恶性肿瘤可累及视神经，引起视力下降。

（2）眼球突出度检查：眼球突出是眼眶病的重要症状之一。正常眼球突出度为 12~14mm，一般眼球突出度相差 2mm 以上为眼球突出或眼球内陷。眼眶肌锥内的肿瘤多引起轴性眼球突出，泪腺区肿瘤可引起眼球突出并向下移位，额筛窦肿瘤引起眼球突出并向外下移位，眼球下方和上颌窦肿瘤引起眼球突出眼球向上移位。血管性病变患者眼球突出具有体位性，静脉型血管瘤患者头低位时眼球突出加重；静脉曲张患者直立或坐位时眼球突出度正常或者眼球内陷，让患者屏气，于坐位时屈身将头置于两腿间，这样就增加了胸前和腹腔压力，减少头颈部静脉回流，曲张血管充盈扩张则表现出眼球突出。当神经纤维瘤病伴大范围颅骨缺损时，可能有微弱的眼球搏动。

（3）眼球运动的评估：通过眼球运动的评估可以初步鉴别是浸润性和非浸润性病变。良性肿瘤一般不引起眼球运动障碍，恶性肿瘤和炎性假瘤累及眼外肌者可引起眼球运动受限或复视。用角膜映光法、单眼遮盖和交替遮盖加三棱镜检查评估是否有明显斜视。同视机九个诊断方位记录眼球功能位的斜视度。

（4）眶周扪诊：眼眶前部及眼眶周肿物通常可触及肿物。泪腺区肿瘤在颞上象限可触及肿块或者肿瘤前缘。眶深部肿瘤通常眶周不能触及肿块。多数良性病变没有压痛，有些恶性肿瘤由于侵及神经或者骨壁可有自发疼痛和压痛，如泪腺腺样囊性癌、泪腺腺癌。

2. **眼眶影像学检查**   眼眶影像学检查可以反映出肿瘤的位置、形态、大小、特性、与周围结构的关系、是否有包膜、包膜是否完整、是否存在浸润、浸润的程度、动态的变化和进展等特点。眼眶影像学检查中包括定位诊断和定性诊断。眼眶肿瘤常用影像检查方法有超声检查、CT 检查和 MRI 检查。

（1）超声检查：可以提供较多肿瘤组织结构信息。眼眶内充满脂肪小叶，在超声上表现为致密的回声，与低回声的肌肉、视神经形成眼球壁后横 W 形或 V 形强回声区图像。眼眶肿瘤回声低于眶脂肪回声，所以在球后致密的回声中出现相对低回声的团块。肿瘤回声的强弱与肿瘤组织结构相关，海绵状血管瘤由于瘤体呈海绵状纤维构架组成的血窦，回声界面丰富，超声表现为多而强的回声特征。恶性肿瘤的肿瘤细胞单一，瘤体内缺乏间隔，回声较少，通常表现为低回声。

多普勒超声在二维超声的基础上提供病变内的血流信息。主要应用于眼部血管血流参数测量，了解眼部缺血性疾病、眼眶内及眼内占位性病变的血流动力学情况。囊肿内部没有血流信号，实体性肿瘤内多可探及血流信号，恶性肿瘤血运丰富，病变区可探及丰富的血流信号。在低回声的病变中多普勒超声可以快速、有效地鉴别囊肿与肿瘤。海绵状血管瘤虽然充满了血液，但由于血窦内血液缺乏流动性，血液流速低于多普勒设备的探测阈值，难于捕捉到运动信号，所以海绵状血管瘤很少有血流信号，但给予海绵状血管瘤压迫检查可以发现在压迫和放松的瞬间同一位置上颜色相反的血流信号。静脉曲张在血管充盈和排空的过程中血流的方向相反，检查时在颈部加压和释放压力时，在彩色多普勒上呈现片状的红蓝变化的血流信号。

　　超声检查对眼眶尖部肿瘤和累及邻近眶骨、脑、鼻窦的病变显影不好，不能像 CT 和 MRI 一样提供全面信息，诊断困难。而且超声检查不同于 CT、MRI，其信息是在动态的检查中获得，检查质量和诊断准确性在一定程度上取决于检查者的水平，与检查者对眼眶肿瘤的认识和经验有直接关系。

　　（2）CT 检查：CT 可以提供非常好的眼眶软组织分辨率，还可提供高质量的骨结构解剖影像，对钙化和高密度的异物极其敏感。脂肪呈低密度，在眶内低密度的脂肪中，软组织影像清晰可见，眶内肿瘤很容易被识别，是眼眶肿瘤首选的影像技术。常规检查包括连续水平位和冠状位像，层厚通常 2mm，也可在 1～5mm 之间改变，轴位图像通常在平行于 OM 线（眦 - 耳线：orbitomeatal line，OM 线）——外眦角 - 外耳道中心连线，可以显示外侧和内侧骨壁、眶上裂、视神经管，冠状位在评价眶上壁和眶底的改变上优于轴状位，轴状位和冠状位都可以显示泪囊、鼻泪管及眶上裂、眶下管。然而，由于视神经管从后向前呈向下斜方向延伸，轴状位薄层扫描不能完全显示视神经走行，视神经管最好的图像是在于 OM 线基线呈 −15° 夹角处。

　　增强 CT 是通过静脉注射含碘水溶性造影剂后，血管中的造影剂充盈，使得组织密度增强。眼外肌、泪腺均有明显增强，视神经中央有很微弱的增强，而硬脑膜则增强明显，眼眶内血管增强，脉络膜血管丰富，所以眼环增强。软组织肿瘤密度与眶内正常组织密度接近，当肿瘤向眶内蔓延，与脑组织接触，则难以辨别，增强 CT 扫描则非常有助于鉴别。增强 CT 可用于眼眶脉管瘤性病变、视神经病变、囊肿性病变或实性肿物的诊断。多层面的 CT 重建，使肿瘤与眼眶正常组织、邻近眶壁、鼻窦、颅脑的关系显示更清楚，能够帮助医生选择适合的手术方式和手术范围。

　　（3）MRI 检查：MRI 通过对静磁场中的人体施加特定频率的射频脉冲，使人体组织中的氢质子受到激励从而发生共振现象。MRI 的信号强度依赖几个参数——T_1、T_2 弛豫时间，氢质子密度，不同组织的 T_1、T_2 弛豫时间不同，信号强度不同。适用于眼内、眼眶软组织病变及血管性病变的定位与定性诊断。

　　MRI 可以对病变部位进行多方位、多参数及多序列成像。①多方位成像：可以直接进行横轴位、冠状位、矢状位及任何方位的断层成像，有利于显示病变组织的空间结构关系。②多参数成像：T_1 加权像（T_1 weighted image，T_1WI），T_2 加权像（T_2 weighted image，T_2WI）和质子密度加权像（proton density weighted image，PdWI）。③多序列成像：自旋回波序列（spin echo，SE），快速自旋回波序列（fast spin echo，FSE）和梯度回波序列（gradient echo，GRE）等。人体正常组织与病变组织的弛豫时间的差别，导致相应的加权图像上信号强度的不同，是其诊断疾病的基础。此外，MR 通过特殊的成像技术，包括：MR 水成像、MR 血管成像、MR 弥散成像以及 MR 波普检查等，进一步显示病变特征，提高对病变的诊断能力。

　　与 CT 不同，MRI 图像是数字化的模拟图像，MRI 图像灰度表示组织的信号强度，反映的是弛豫时间的长短。MRI 信号都要特定的脉冲序列（pulse sequence）的激励才能获取，它控制系统施加射频脉冲、梯度场，以及数据采集的方式决定图像的加权。在自旋回波序列下眼眶组织的影像学特点：眼眶脂肪组织内含有丰富的氢核，在 T_1WI 及 T_2WI 呈现高信号；角膜、巩膜主要是由胶原纤维构成，在 T_1WI 及 T_2WI 呈现低信号；眼外肌、泪腺、视神经 T_1WI 上呈等信号，T_2WI 上呈等信号；房水、玻璃体 T_1WI 呈低信号，T_2WI 呈高信号；晶状体 T_1WI 等信号，T_2WI 呈极低信号；葡萄膜及视网膜在 MRI 图像上区分不清，在 T_1WI 联合脂肪抑制图像上呈现高信号。眼眶内血管因流空现象呈现流空信号，T_1WI、T_2WI 血管腔内出现低信号。眼眶骨皮质无信号，骨的显示较暗，不如 CT 直观。脂肪抑制技术通过排除脂肪的高信号，使软组织信号强度更明显。静脉内对比剂的应用，使血供丰富的结构容纳了更多的对比剂，缩短了这些组织的 T_1 弛豫时间，使 T_1WI 上病变的信号增强。

　　MRI 和 CT 均可以定位诊断眼眶内的肿瘤，但当肿瘤和神经肌肉重叠，或者眶颅沟通时，MRI 有明显的优势，并对术后复查鉴别瘢痕和肿瘤复发有一定的意义。扩张性血管性病变有明显的体位性，CT 检查时轴位扫描和冠状扫描，头位不同，显示出来的病变体积不同，阅片时应予以注意。MRI 扫描时体位不变，较难发现体位性的变化，检查时需要通过颈部加压来了解扩张性血管性病变的变化。

第四节

肿瘤病理诊断

眼和眼附属器肿瘤的诊断是一个多学科综合分析的过程。近年来,随着各种眼科检查和影像学检查设备的应用,临床医生对眼部和眼眶内肿瘤的诊断正确性有了很大提高。但要明确肿瘤类型、良恶性和浸润程度仍然依赖组织病理学诊断。

一、常规组织病理学检查

(一)标本的收取和固定

手术切除的组织均应送做病理学检查。手术切除下来的组织应立即放入10%的中性福尔马林固定液中固定24~48h。如果有些眼睑和结膜肿瘤需要观察切缘,可用不同颜色的缝线进行定位标记,并在病理申请单上注明。对于较小的标本要小心放入固定容器内。眼球是一类特殊器官,应放入充分的固定液固定。有些眼眶肿瘤体积较大,应及时将标本分层剖开,以保证标本充分固定。

(二)病理申请单书写

病理申请单中书写的内容非常重要,是病理医生诊断中需要参考的重要内容。病理申请单中书写的内容应包括患者姓名、年龄、性别、眼位、肿瘤部位、发病时间和主要临床表现。眼球标本应注明各项临床检查显示的肿瘤位置、体积,以便病理医生取材时参考和切到肿瘤的基底部。眼眶标本应注明肿物切除范围、有无邻近骨破坏,有些病例需注明是否伴有全身病变或血清免疫学检查结果。对于有些眼睑和眼表的肿物,必要时应提供临床外眼图像,以便病理诊断中参考。

(三)病理学检查的主要方法

1. 石蜡切片和HE染色 目前石蜡切片、HE染色和光学显微镜下观察仍然是组织病理学诊断最常用的方法。临床上大多数病变可通过此方法作出比较正确的诊断。

2. 免疫组织化学染色 免疫组织化学染色是病理诊断中最常用的辅助诊断方法,主要应用于某些肿瘤性质的诊断和鉴别诊断、淋巴细胞性肿瘤的分类、肿瘤细胞增殖活性、肿瘤预后推测和指导靶向药物的选择。但应当注意免疫组织化学染色是一种辅助性手段,受组织标本处理、抗体特异性等因素影响,免疫组织化学染色结果必须结合HE染色切片下的光镜观察和其他检查结果综合分析。

3. 冰冻切片 主要用于肿瘤定性和观察手术切缘,多用于眼睑肿瘤或眼球表面肿瘤的病理诊断。大多数眼睑恶性肿瘤手术都需要冰冻切片来观察手术切缘是否干净。冰冻切片还用于某些临床诊断困难,又需要根据病理诊断选择治疗方案的眼部肿瘤性病变。由于取材部位局限,冰冻切片效果差,有些肿瘤类型复杂,对淋巴细胞性肿瘤、小细胞性肿瘤和涉及眼球或眼眶内容摘除的病变诊断一定要慎重。由于冰冻切片有一定局限性,术后仍需通过常规石蜡切片方能作出最后诊断。

二、分子遗传技术

最近20多年来,随着分子遗传学和分子病理学的快速进展和精准医学时代的到来,肿瘤病理诊断中开展分子病理学检测的项目逐渐增多。目前常用的方法包括荧光原位杂交(FISH)技术、比较基因组杂交(CGH)技术、流式细胞学(FCM)、原位PCR技术、Southern印迹杂交技术和聚合酶链式反应(PCR)技术。在眼科肿瘤领域,这些检测方法主要应用于软组织肿瘤和淋巴细胞性肿瘤的诊断和分类方面。需要注意的是大多数分子遗传学技术仍处于科研探索阶段,传统的组织病理学仍然是分子病理学检测的根基。

三、病理会诊

临床病理诊断中，眼部肿瘤涉及许多种不同类型和不同性质的病变，尤其皮肤肿瘤、软组织肿瘤和淋巴细胞性肿瘤的分类复杂，有些病例诊断比较困难。需要通过病理会诊解决一些疑难病例和少见病例的诊断。另外临床医生应加强与病理科医生之间沟通，提供较详细的临床病史和辅助检查结果，如有些外眼肿瘤需要提供术前的外眼图像，眼眶肿瘤需要提供影像学资料等，以辅助病理医生的诊断。有些眼部肿瘤涉及全身病变，应注意相关的全身检查。如病理检查提示泪腺 IgG4 相关性疾病的患者，应注意有无唾液腺或其他部位淋巴结肿大和血清免疫学检查，排除系统性疾病。

第五节

眼及眼附属器肿瘤的治疗

眼及眼附属器肿瘤病种多样，且与全身其他部位关系密切。

一、术前准备

详细询问病史，发病时间、症状、治疗史，疾病转归等是诊断疾病的重要依据。并非所有患者都能在首诊时向医师描述所有病史，眼部肿瘤往往与全身状态相关，但部分患者会以为眼科就诊只看眼部疾病，而无意识地忽略主动述说其他部位异常。问诊过程中耐心帮助患者挖掘疾病的全部病史及治疗史至关重要。眼眶肿瘤大多不显露于体表，术前术者面诊患者，观察外观，触摸眶周，熟悉正常眼眶解剖，术前、术中注重分析各种影像资料，如超声、CT 或 MRI 等，必要时亲临影像检查现场，如海绵状血管瘤挤压后体积变化及血流变化，静脉曲张异常可在压迫颈动脉后增大，以全面掌握病情，制订治疗方案，对治疗中可能出现的风险有应对措施。

术前医患双方谈话应使患方了解自己的病情，充分沟通治疗目的，让患者感受到医患双方全程的共同努力，并对治疗方案全面肯定和配合，对可能发生的风险有心理准备，并对相应的应对措施有足够的理解。

术前对患者进行血压、血糖、心肺功能的评估，血生化、血常规及凝血功能的评估，抗凝药的使用，排查异常，必要时请相应科室会诊，协助诊治。眼局部排查隐蔽性感染。泪道检查，对泪囊及泪小管炎患者应先行手术解决炎症再考虑非炎症治疗。术前局部抗生素点眼，预防感染。对眼睑大范围切除后修复的取材设计及术前备皮，眼眶眉毛边缘切口前眉毛的局部刮除，均需要术前进行考虑。

二、麻醉

（一）局部麻醉

绝大多数眼睑、结膜及眶前部肿瘤手术，都可以在局部麻醉下进行。局部麻醉药对人体干扰较少，费用低，患者全程意识清晰，尤其在眼部肿瘤切除后整形过程中可配合术者术中调整。眼睑皮肤或结膜肿物可通过局部皮下或结膜下浸润麻醉达到满意的麻醉效果。手术部位的皮下或结膜下直接注射麻醉剂 1～3ml，范围应包含手术区域。眼睑皮下、内眦较深部或泪道肿瘤往往需要局部阻滞麻醉。眼部常用阻滞麻醉的神经有：①眶上神经，分布于除外眦一小部分以外的整个上睑及眉上的额部皮肤；②滑车上神经,分布于上睑的内侧 1/3,至同侧鼻背部及同侧额部内 1/3 的皮肤;③眶下神经,分布于下睑及同侧面颊部;④泪腺神经,分布于泪腺、上睑外侧 1/3 及外眦部皮肤;⑤鼻睫状神经,分布于内眦、泪囊及同侧相应平面的鼻背部皮肤;⑥球后阻滞:完全的球后阻滞麻醉可以阻滞动眼、滑车、展神经及睫状神经,眼球运动几乎完全丧失并有角结膜及葡萄膜的感觉麻痹。

(二)局部麻醉联合监护下麻醉管理

随着麻醉技术的进步,监护下麻醉管理(monitored anesthesia care,MAC)给患者带来了越来越大的益处,越来越多的患者可以在有意识状态下接受镇静,术中能够适当地响应术者命令,并保护气道。在 MAC 期间,有意识的镇静三个基本要素和目的是安全镇静、控制患者的焦虑和止痛。麻醉医师全程并监护生命体征,通过静脉镇静止痛以消除患者的焦虑紧张,提高患者术中的舒适度及耐受性,保证手术安全。对于全身情况较差,全身麻醉风险大,手术必须进行的患者可考虑在局部阻滞麻醉联合 MAC 进行手术治疗,但这种情况对术前的阻滞麻醉技术要求较高。

(三)全身麻醉

眼眶深部空间紧张,解剖结构复杂,对患者体位及配合度要求高,部分肿瘤手术时间较长,往往需要采用全身麻醉。此外,年幼患者、各种原因无法配合局部麻醉手术的成年人,如精神极度紧张或无自控能力者可考虑全身麻醉。手术可能致眼眶与鼻或鼻窦沟通的情况下应考虑行气管插管全麻。

三、眼睑肿瘤的治疗

(一)肿瘤局部切除

大多数眼睑及眼眶良性肿瘤可经局部完整切除治愈。较大肿瘤切除后眼睑缺损按照本章后述修复原则处理。对恶性或可疑恶性肿瘤不推荐局部切除。恶性肿瘤手术首要目标是彻底切除肿物,干净切缘,并保留功能和美观。

Mohs 显微手术切除方法是目前国际上公认的皮肤恶性肿瘤切除方法。按钟点标记肿瘤,沿肿瘤外观边缘外至少 2mm 切除肿瘤,刀片与皮肤夹角 45°,切缘平铺做冰冻病理切片,然后在显微镜下观察切除组织边缘薄层切片,与手术部位对应。如切缘残存肿瘤细胞,则重新于术区对应部位边缘外 2mm 标记,切除,行冰冻病理切片显微镜下检查,直至切缘无肿瘤细胞,以确保完整切除肿瘤组织,又尽量地保留了邻近健康组织。

Mohs 切除法不适用所有地域。笔者更重视术中周边及深层切缘评估(peripheral and deep en face margin assessment,PDEMA)病理检查。我国睑板腺癌临床指南专家共识(2017 年)中介绍了病理学检查控制下切除肿瘤法。肉眼判断肿瘤边界,并用亚甲蓝标记,标记线距离肿瘤边缘 2~3mm,沿标记线切除肿瘤,继续沿肿瘤周缘切除组织 1mm 送病理学检查。根据病理学检查结果,若切缘为阳性则继续扩大切除范围,直至所有的切缘均为阴性。李冬梅(2018)也强调术中冰冻病理检查检测切缘的重要性。冰冻切片技术可以可靠地评估大多数上皮性肿瘤的性质,如基底细胞癌和鳞状细胞癌,但对于黑色素瘤、淋巴细胞性肿瘤、低分化癌等,冰冻切片诊断比较困难,仍需要石蜡切片进行诊断。

眼睑为肿瘤高危区,术中冰冻病理明确肿瘤完全切除很重要。基底细胞癌通常应切除肿瘤周围正常组织 4mm 的范围。李冬梅提出睑板腺癌行术中冰冻切片病理学检查,保证切缘组织无肿瘤细胞,且肿瘤距切缘大于 3mm。前哨淋巴结是肿瘤扩散的第一站淋巴结,眼睑附近区域淋巴结是耳部、腮腺、唾液腺及颈部淋巴结。对恶性肿瘤行前哨淋巴结排查,以检测是否合并淋巴结转移。接诊时要排除体表耳部及颈部淋巴结肿大。睑板腺癌 $>T_{2c}$ 期(见表 1-1-1)或临床可疑淋巴结转移者,应考虑前哨淋巴结活检,显微镜下有转移者,行淋巴结清扫或放疗,并通过 PET-CT 评估是否转移。

(二)肿瘤切除后眼睑的修复

肿瘤切除后眼睑发生局部缺损。依据切除的部位及深度,缺损分为皮肤层、皮肤肌肉层或眼睑全层缺损。眼睑缺损的修复原则为:最大限度恢复眼睑外形,保持眼睑基本活动功能,减少并发症的发生。对于眼睑 <1/4 宽度的缺损,一般可直接拉拢对位缝合。对于眼睑 1/4~1/2 宽度的前层缺损,可采用分离皮下组织,局部滑行皮瓣或旋转皮瓣修复术;后层缺损可采用睑板结膜滑行瓣、游离睑板结膜瓣或使用

睑板替代物修复，使用替代物（如异体巩膜、皮肤修复膜）修复时需要同时对缺损结膜进行修复。对于≥眼睑全长 1/2 的眼睑缺损大都为全层缺损，其前层缺损可行眼周的滑行、旋转皮瓣或带血管蒂的皮瓣进行修复，而眼睑后层可采用睑板结膜瓣滑行前徙，异体巩膜等修复方法。

（三）其他治疗

1. **放射治疗（radiotherapy）** 是利用放射线在人体所产生的电离辐射作用而达到治疗目的。对于不能完全切除的恶性肿瘤术后辅助治疗，如基底细胞癌、鳞状细胞癌、癌性黑变病等；或某些较大肿瘤术前放疗，肿瘤体积缩小后手术治疗。眼睑恶性肿瘤中基底细胞癌对放疗敏感，睑板腺癌对放疗不敏感。

2. **冷冻疗法（cryotherapy）** 冷冻疗法利用低温冷冻原理，使肿瘤组织细胞内外电解质紊乱、脂蛋白变性，肿瘤组织中微循环衰竭，组织凝固、坏死、脱落，如眼睑及结膜血管瘤、鳞状细胞乳头状瘤等。

3. **药物治疗** 目前主要包括化学治疗、免疫疗法及靶向治疗，眼睑肿瘤中较少用，适用于某些不能充分切除或放射治疗不能充分控制的恶性肿瘤或转移性肿瘤。

四、眼内肿瘤的治疗

（一）肿瘤局部切除术

肿瘤局部切除术主要用于某些葡萄膜肿瘤的治疗，手术分为通过巩膜切口切除整个肿瘤（外切术）和通过玻璃体切除整个肿瘤（内切术）两种方式。外切术适用于虹膜、睫状体和周边脉络膜黑色素瘤；内切术适用于位于赤道后的脉络膜黑色素瘤。大多数虹膜睫状体的良性肿瘤可经局部切除治疗。一些学者建议对无玻璃体内种植、睫状体肿瘤不超过 4～5 个钟点、肿瘤基底直径 <15mm、全身情况良好、无眼外侵犯及全身转移、尚有部分视力者均可选择眼内肿瘤局部切除术。

玻璃体视网膜显微手术下眼内肿瘤局部切除术可以保留患眼及视力，并可通过病理检查明确诊断。经放射治疗后的残余肿瘤亦有局部切除报道。对年轻患者、肿瘤性质难以确定或良性肿瘤患者可优先考虑肿瘤局部切除术。局部切除肿瘤时，若巩膜面有肿瘤残余或肿瘤距手术切除范围边缘较近，还可补充进行敷贴放射治疗，以防肿瘤复发。对弥漫性扁平状生长的葡萄膜黑色素瘤不建议做局部切除手术。局部切除术后主要并发症有继发性视网膜脱离、增殖性玻璃体视网膜病变和眼内出血等。

（二）放射治疗

敷贴器将带有放射性的物质固定于病变部位，多用于眼球内肿瘤病变，可进行近距离放射治疗。敷贴放射是基底最大直径≤18mm，厚度≤10mm 中小型肿瘤的首选治疗方法。粒子放射治疗是以带电荷的粒子为放射源的远距离放射治疗，其对周围正常组织损伤小，靶向性好，剂量分布均匀，是脉络膜黑色素瘤放射治疗的首选方法。与敷贴放射治疗相比，粒子放射治疗具有更好的肿瘤控制力，但发生眼前节并发症的概率更多。主要并发症包括放射性视网膜病变、放射性视神经病变和白内障等。

（三）经瞳孔温热疗法

经瞳孔温热疗法（transpupillary thermotherapy，TTT）是一种非侵入性治疗方法，可以使激光精确聚集，使肿瘤细胞即时坏死，对周围正常脉络膜损伤较小；操作方便，可重复治疗。TTT 治疗的相对适应证为肿瘤厚度 <4mm 且位于视盘及黄斑外、原发或通过玻璃体切除整个肿瘤手术后局部复发的小型肿瘤。TTT 治疗对体积较小、厚度≤2.5mm 脉络膜黑色素瘤有一定疗效。对厚度 >3mm 的肿瘤应采用敷贴放射治疗联合 TTT，即"三明治"疗法。文献中报道 TTT 治疗潜在的并发症包括视网膜前膜、视网膜分支静脉阻塞、视网膜牵拉性和继发性孔源性视网膜脱离。

（四）光动力疗法

光动力疗法（photodynamic therapy，PDT）是通过非热激光激活光敏染料诱导血管闭合、肿瘤坏死和细胞凋亡。PDT 治疗主要用于体积较小和少色素性脉络膜黑色素瘤的治疗，以及放射治疗的辅助治疗或放射治疗失败后的补充治疗等。

（五）眼球摘除术

对于肿瘤体积较大、患眼无视力、不宜选择局部切除或放射治疗、合并严重眼内并发症或顽固性青光眼以及对放射治疗无反应的患者，眼球摘除仍是需要考虑的治疗方法。对视网膜母细胞瘤患者，眼球摘除术的适应证为：肿瘤体积＞50%的眼球体积、合并严重的新生血管性青光眼，前房、玻璃体或视网膜下出血导致屈光间质混浊，肿瘤侵犯筛板后视神经、脉络膜（范围直径＞2mm）、肿瘤细胞侵犯巩膜及前房内。对于体积较大（肿瘤基底直径＞20mm或厚度＞12mm）的脉络膜黑色素瘤、肿瘤侵犯视神经或眼眶内，以及合并严重继发性青光眼的患者仍需选择眼球摘除手术。眼球摘除术需谨慎操作，手术过程中应避免过度挤压眼球。

（六）药物治疗

虽然眼内恶性肿瘤的眼球摘除依然在全球范围内被广泛实施，但化学治疗是目前眼内期视网膜母细胞瘤的一线治疗方法，根据注药途径分为静脉化疗（卡铂、依托泊苷和长春新碱），经眼动脉灌注化疗（美法仑、托泊替康和卡铂）和玻璃体腔注药化学治疗。以信号通路为靶点的靶向治疗药物在研制当中。如BET溴结构域抑制剂可以起到防止癌基因激活的作用。β-Lapachone、紫杉醇脂质体、磷脂酰肌醇-3激酶抑制剂、Lineariifolianoids A、Japonicones A均为最新研究发现对视网膜母细胞瘤具有治疗潜力的靶向药物。也有实验研究发现曲古菌素、托泊替康、雷公藤红素等对视网膜母细胞瘤具有抑制作用。

对于眼内淋巴瘤，目前主流的眼局部化疗药为甲氨蝶呤和利妥昔单抗。甲氨蝶呤是一种具有免疫抑制活性和抗肿瘤代谢剂和抗叶酸剂。其与二氢叶酸还原酶结合并抑制该酶活性，从而抑制嘌呤核苷酸和胸苷酸的合成，最终抑制脱氧核糖核酸和核糖核酸的合成。玻璃体腔注射甲氨蝶呤治疗效果良好，虽无统一治疗方案，但形成了诱导—巩固—维持治疗模式的共识；在诱导期进行频繁注射控制眼部症状，在巩固期和维持期逐渐降低注射控制眼部症状，再在巩固期和维持期逐渐降低注射频率防止疾病复发。利妥昔单抗的注射频率多变，可从1次/周至1次/数月，持续时长尚无统一定论。

五、眼眶肿瘤治疗

眼眶肿瘤与眶内正常组织关系复杂，且眼眶与颅脑及鼻窦等组织结构相邻，眼眶医生需要根据肿瘤的性质和类型、与周围组织的关系、全身状况等全面综合考虑，给予适宜的治疗方案。随着现代治疗学的发展，眼眶肿瘤的治疗方法不断完善和提高。

（一）随诊观察

大多数眼眶良性肿瘤生长缓慢，体积较小时并无明显症状，许多患者为查体发现眶内肿瘤，这类患者可以选择随诊观察，并非发生眼眶肿瘤就一定要清除。如眼眶中部体积较小的海绵状血管瘤，对视神经、眼球没有压迫，没有眼部症状，可以定期复查，半年或一年进行一次影像学检查，对于老年人眼眶内小的良性肿瘤可以带瘤生存。

（二）外科手术

外科手术仍然是眼眶肿瘤的主要治疗方法。眼眶医生面对眼眶肿瘤首先要做好诊断，包括定性诊断和定位诊断，术前准确的定性定位诊断有利于手术入路的设计和手术操作。一般情况下肿瘤的位置决定了手术入路的选择，但同一位置的不同性质的肿瘤则可以选择不同的手术入路。

眼眶肿瘤手术入路选择主要取决于病变的位置、病变的范围及性质，在手术安全的基础上兼顾患者美容要求。手术入路分为：前路穹窿结膜开眶术、前路皮肤开眶术、外侧开眶术、内外联合开眶术，以及经颅开眶术等。随着内镜技术发展，经鼻内镜下行眶尖肿瘤切除亦有很大的突破。手术入路选择的原则：①通路上重要结构少；②与肿瘤最接近的入路；③切口相对隐蔽，兼顾美容要求；④手术医生熟悉和安全的入路；⑤在繁与简之间选择简单术式，缩短手术时间，减少并发症。

1. 结膜切口前路开眶 经结膜切口前路开眶主要应用于粘连不明显的海绵状血管瘤、球周的肿瘤等。分内上穹窿结膜切口、内下穹窿结膜切口、外下穹窿结膜切口、泪阜结膜切口。由于外上穹窿结膜处有泪腺及其导管开口，一般不选择外上结膜切口眶内肿瘤切除术。结膜切口位置选择主要依据肿瘤与视神经的相对关系而定。肿瘤位于视神经的内上方则选择内上穹窿结膜切口，肿瘤位于视神经的内下方则选择内下结膜切口，肿瘤位于视神经的外下方选择外下结膜切口，肿瘤位于视神经的外上方，则不选择外上结膜切口，而替代为眉弓皮肤切口为宜。

结膜切口术野小，由于空间小，脂肪多，不宜暴露肿瘤，需要术者具有足够的眼眶手术经验，同时需要熟练的助手配合，做好充分的术野暴露。对于眼睑张力较大，手术暴露困难者可以外眦剪开并剪断外眦韧带上支或下支，扩大手术视野。结膜切口入路时注意自穹窿结膜剪开，向眶内分离，避免剪开球结膜破坏 Tenon 囊。眶内脂肪分离以钝性分离为主，避免剪切组织。内上方注意避免上斜肌，一般情况下自上斜肌的第二肌腹下方进入眶内，内下方结膜入路要注意避免下斜肌损伤。

2. 皮肤切口前路开眶 皮肤切口前路开眶肿瘤切除是眼眶肿瘤切除术常采用的手术入路。皮肤切口的设计根据肿瘤的位置和性质而定。较常用的有，眉弓外下缘皮肤切口、眉弓内下缘皮肤切口、下睑睫毛下皮肤切口，这些切口的选择相对隐蔽，术后愈合良好，瘢痕不显著。而内侧皮肤切口和眶下缘皮肤切口在病变位于内侧和下方时虽然与肿瘤的位置最接近，但由于瘢痕明显，经验丰富的眼眶医生较少使用，多由内侧结膜切口入路和睫毛下皮肤切口或下方结膜切口替代。

（1）眉弓外下缘皮肤切口：适用于泪腺区肿瘤或者是位于视神经外上方的肿瘤。术中注意沿眉下缘弧形切口，避免在眉中央将眉切成两层。眶上缘中内 1/3 处有眶上切迹，眶上神经自此出睑支配额部皮肤感觉，皮肤切口应注意不超过眶上切迹。分离皮下组织、轮匝肌暴露眶缘和眶隔，打开眶隔时注意用尖刀在眶外上缘挑开眶隔，紧贴眶缘剪开眶隔，此时注意避免损伤提上睑肌腱膜，经验不足时可以用剥离子插入眶隔下保护眶内组织再剪开眶隔。打开眶隔后，自提上睑肌腱膜的外角上方三角间隙处进入眶内，将上直肌提上睑肌用脑压板向内上方牵拉保护，外直肌下外下方牵拉保护，暴露肿瘤，小心分离摘除肿瘤。对于泪腺上皮性肿瘤应将骨膜一并剥离切除。泪腺多形性腺瘤的非接触完整取出尤为重要，瘤体较大，手术间隙较小时，为避免瘤体挤压破裂，可以咬除眶缘骨质，扩大入路空间，并连同骨膜剥离取出；对于眶外上象限皮样囊肿或骨源性病变，可以不打开眶隔，沿眶缘切开骨膜，在骨膜下分离切除病变。术毕注意探查提上睑肌是否完整在位，一般在牵拉分离中，提上睑肌腱膜外角易损伤，注意修复，避免术后上睑下垂或者外侧低垂。

（2）眉弓内下缘皮肤切口：主要应用于视神经内上方病变。该区域血管丰富易出血，且入眶需经滑车和上斜肌第二肌腹，术中应注意避免滑车和上斜肌的损伤，操作时可以自外侧紧贴眶缘挑剪开眶隔，用手指探查上斜肌第二肌腹与肿瘤的相对关系，用窄脑板将上斜肌第二肌腹拉向一侧进行保护。

（3）睫毛下皮肤切口：往往经眶隔前向眶下缘潜行分离，打开眶隔进入眶内，该入路与下穹窿结膜入路适应证基本相同，医生可以根据自己的熟悉程度做相应选择。

3. 外侧开眶术 外侧开眶是球后肿瘤切除常用手术方法之一，主要应用于球后肌锥内肿瘤、眶尖肿瘤、眶外上方较深的骨内病变，如皮样囊肿或表皮样囊肿、胆脂瘤等。该入路主要是通过暴露眶外缘骨壁，用锯片锯开眶外壁上部和下部，移除骨瓣扩大术野，进行球后操作。皮肤切口则可以有多种选择：①外眦剪开，外眦部皮肤水平切口 2.5～3mm；②下睑或上睑睑缘皮肤切口致外眦部水平延伸 2.5～3mm；③上下睑外侧睑缘皮肤切口致外眦部合并水平延伸呈 Y 字形；④如果眶外上方较深肿瘤，采用眉弓外下缘弧形切口向下延伸致外眦部水平转向外侧。

但对于术前诊断海绵状血管瘤，肿瘤后部眶尖保留有脂肪影像的，可以经结膜前路开眶摘除海绵状血管瘤，避免外侧开眶。对于泪腺上皮性肿瘤或者考虑为恶性肿瘤，骨壁作为一个屏障可以减少肿瘤向颞窝发展，尽量避免外侧开眶。

4. 内外联合开眶 位于视神经内侧肌锥内的肿瘤，体积较大时，内侧结膜切口术野小，肿瘤摘除困难，外侧开眶又不能充分暴露视神经内侧肿瘤，则需要内外联合开眶。标准的外侧开眶：打开骨瓣切开外侧骨膜，使眼球可以向外移位，然后自内侧泪阜结膜入路，根据肿瘤位置，可以自内直肌和上直肌间，或者内直肌下直肌间进入肌锥，分离暴露肿瘤。

5. 内镜经鼻、筛入路 位于眶尖、视神经内下方的肿瘤，由于外科操作空间狭小，视力丧失风险高，可采用内镜下经鼻、经筛入眶摘除肿瘤。

6. 眼眶内容物摘除术 眼眶内容物摘除术（也称眶内容剜除术）是一种导致严重畸形的手术，应谨慎选择，适用于单纯手术切除或放疗无法控制的原发性眼眶和眼附属器恶性肿瘤，如眼睑、结膜恶性肿瘤侵及眼眶，眼内恶性肿瘤眶内蔓延，偶尔也适用于伴有顽固性疼痛的炎性假瘤或眼眶真菌感染的非恶性进展性疾病。眼眶内容摘除术包括全眶内容摘除术和部分眶内容摘除术。眶前部恶性肿瘤，如眼睑、结膜恶性肿瘤侵犯眼眶时，可选择保留后部软组织的部分眶内容摘除术；眶尖部恶性肿瘤或视神经脑膜瘤眶尖复发，可选择保留眶前部组织（包括眼球）的部分眶内容摘除术。

术前肿瘤的综合评估决定手术入路，如肿瘤位置、范围、病变性质等。肌锥内占位病变选择外侧开眶，但与周围组织无明显粘连的深部海绵状血管瘤即使体积较大，可以考虑前路穹窿结膜切口娩出，但这一术式对助手的暴露配合技能较高。如果术前影像提示粘连较重，位置较深，与视神经关系密切，则可能需要外侧开眶取出。眼球后视神经内侧的占位病变，选择内、外侧联合开眶；或内上方穹窿结膜入路或眶上方皮肤切口前路入眶；或鼻内镜筛窦入眶。眶前部占位病变可经皮肤或结膜前路开眶。外上方经眉下皮肤入眶适于泪腺区肿瘤，颅眶沟通性病变需要联合神经外科进行经颅开眶手术。

眼眶眶腔小，充满脂肪，术中术野的暴露非常重要，应注意牵拉眼球和视神经时用力要柔和，3～5min 放松，避免持续压迫导致视神经受损或供血障碍。眼眶手术一般不需要引流，但当眶内有弥漫出血难以充分止血时，可以放置引流条，24～48h 撤除。

眼眶手术属 I 类切开，一般不需要抗生素，对于糖尿病患者或手术时间过长，可以预防使用抗生素 1～2d。术后加压包扎 3～5d，5～7d 拆除结膜缝线，7d 拆除皮肤缝线。

（三）放射治疗

放射治疗是恶性肿瘤治疗的主要方法之一。眼眶空间狭小、重要结构集中，对于恶性肿瘤难以做到外科意义上的广泛切除，因此术前和术后的放射治疗是眼眶恶性肿瘤综合治疗的重要组成。适用放射治疗的眼眶恶性肿瘤有淋巴瘤、横纹肌肉瘤、泪腺恶性肿瘤（泪腺腺样囊性癌、腺癌）、视网膜母细胞瘤的视神经断端残留肿瘤细胞、基底细胞癌等。主要放射治疗方法包括外照射、短距离透照及敷贴器治疗。

眼眶淋巴瘤由于病变常包绕眼球、围绕视神经、浸润眼外肌，手术不能完全切除，且易出现上睑下垂、眼球运动障碍等并发症，手术往往部分切除获取病理诊断。放射治疗是眼眶淋巴瘤的重要治疗方法，适用于各种分期和类型的眼眶淋巴瘤，质子和光子照射均可取得良好效果，不同亚型的淋巴瘤对放射治疗的敏感性不同，所需剂量不同。低剂量放射治疗是治疗眼眶 MALT 淋巴瘤的一线治疗方法，可对肿瘤起到很好的局部控制作用。剂量过低容易复发，甚至可继发中枢神经系统病变。但剂量过高也更易并发不良反应，所以建议放射治疗剂量应低于 36Gy。早期眼眶套细胞淋巴瘤的推荐放射治疗剂量为 28～30Gy，其他非 MALT 淋巴瘤的放射治疗剂量要高于 MALT 淋巴瘤，平均约 40Gy。弥漫性大 B 细胞淋巴瘤可在行化学治疗或免疫疗法后行放射治疗进行巩固治疗。虽然放射治疗强调对肿瘤的局部可有所控制，但放射治疗对病程和预后的影响仍不清楚，缺乏长期随访评估资料。

放射治疗对早期局限性眼眶淋巴瘤有效，但 MALT 淋巴瘤发展缓慢，建议患者治疗后长期随诊，密切监视淋巴瘤复发。放射治疗剂量超过 36Gy 引起眼部并发症的风险更大，包括结膜炎、白内障、干眼症、角膜炎、视网膜疾病、角膜溃疡和青光眼，放射治疗时间越长，发生并发症的可能就越大。需辅以对症处理。结膜炎发生率最高，可使用含糖皮质激素的滴眼液。最常见的远期并发症为白内障，发生率在 20%～50%，常见有晶状体后囊膜下白内障，也可见皮质性白内障和核硬化，若伴有视力下降可行手术治疗。

放射治疗亦用于不能完全切除的恶性肿瘤术后辅助治疗，如泪腺恶性肿瘤（泪腺腺样囊性癌、腺癌）、视网膜母细胞瘤的视神经断端残留肿瘤细胞、基底细胞癌眶内侵犯等。腺样囊性癌对化疗不敏感，原则上泪腺腺样囊性癌的患者术后均需要联合放疗，目前主流照射方法是调强放疗技术，通常剂量为 60～66Gy，对于无法手术的腺样囊性癌患者，单纯放疗是常用的治疗，剂量可为 66～70Gy，建议术后 4～6 周开始进行放疗，一般不晚于 8 周。

横纹肌肉瘤主要采取综合治疗，手术明确病理诊断后可经化疗或放疗 3～6 个月后体积缩小后再手术。放疗建议采用三维适形或调强放疗技术，分多次照射，单次剂量不超过 180cGy。有条件的情况下，可以考虑采用质子放疗能更好地保护靶区周围的正常组织。

对于手术风险大的眶尖部良性肿瘤，如粘连严重的海绵状血管瘤、某些视神经病变、眶颅沟通病变，也可考虑行伽马刀治疗。

（四）药物治疗

眼眶肿瘤外科手术治疗仍是主要治疗方法，药物治疗主要应用于眼眶恶性肿瘤综合治疗中。泪腺腺样囊性癌对化疗并不敏感，并无标准的化疗方案，目前采用的方案有：CAP（环磷酰胺、阿霉素、顺铂），CEF（顺铂、表柔比星、5-氟尿嘧啶），CVF（环磷酰胺、长春新碱、5-氟尿嘧啶）。此外西妥昔单抗、吉西他滨在腺样囊性癌中也有应用报道，结果有待进一步验证。对于晚期肿瘤和高复发风险患者，经动脉细胞减容化学治疗（intra-arterial cytoreductive chemotherapy，IACC）通过股动脉插管将抗癌药直接注射到泪腺肿瘤附近，联合静脉化疗使肿瘤体积缩小后再进行手术切除，在局部肿瘤控制和总体生存率提高方面有一定作用。

眼眶淋巴瘤通常局限于原发区域，首选放射治疗，很少用到化学治疗，其作用效果还未明确。化疗是治疗高级别或播散性眼眶淋巴瘤的一种常见治疗方法，通常与手术、放疗、糖皮质激素或免疫治疗等其他治疗方式结合使用。最常用的组合方案是 CHOP（环磷酰胺、阿霉素、长春新碱和泼尼松龙）。其他常见的还有 hyper-CVAD（环磷酰胺、长春新碱、阿霉素、地塞米松、甲氨蝶呤和阿糖胞苷）和 CVP（环磷酰胺、长春新碱和泼尼松）。单克隆抗体的免疫疗法是一种相对较新的治疗方式。利妥昔单抗是眼眶淋巴瘤患者最常用的单克隆抗体，明显提高了淋巴瘤患者的存活率。

眼眶横纹肌肉瘤：在手术不能完全切除肿瘤的情况下，可以辅助进行化疗。目前《中国儿童及青少年横纹肌肉瘤诊疗建议（CCCG-RMS-2016）》用药方案建议，低危组：VAC 方案（长春新碱 + 放线菌素 D + 环磷酰胺 + 美司钠），VA 方案（长春新碱 + 放线菌素 D）。中危组：VAC 方案 /VI 方案（长春新碱 + 伊立替康）交替进行。高危组：术前 VAC 方案 /VI 方案交替，术后 VDC（长春新碱 + 阿奇霉素 + 环磷酰胺）/IE（异环磷酰胺 + 依托泊苷）交替进行。目前儿童横纹肌肉瘤靶向治疗为临床带来了新的选择。目前在进行 II 期临床试验的靶向药有针对血管内皮生长因子受体的靶向治疗，如贝伐单抗、替西罗莫司、索拉菲尼；针对成纤维细胞生长因子受体的靶向治疗，如厄达替尼；针对表皮生长因子受体的靶向治疗，如阿法替尼、厄洛替尼；针对胰岛素样生长因子受体 -1 的靶向治疗，如 cixutumumab；针对 Aurora Kinase 的靶向治疗，如 alisertib；针对神经细胞黏附分子的靶向治疗，如 lorvotuzumab mertansine；针对多聚 ADP 核糖聚合酶的靶向治疗，如 olaparib。

（王 雁 林锦镛 王玉川 赵 红 孙春华 李弘勋）

参考文献

[1] 李彬，梁庆丰. 重视印迹细胞学检查在眼表肿瘤诊断中的作用. 中华眼科杂志，2016，52（10）：721-723.

[2] 李冬梅. 规范我国眼睑皮脂腺癌的临床诊断和治疗工作. 中华眼科杂志，2018，54（7）：481-483.

[3] 黄晶晶，梁庆丰，李彬. 活体共聚焦显微镜在角结膜肿瘤临床评价中的应用研究. 中华眼科杂志，2016，52（10）：789-793.

[4] 梁庆丰，黄晶晶，曹凯，等. 眼表鳞状上皮肿瘤的组织病理学与活体共聚焦显微影像学特征分析. 中华眼科杂志，2018，54（9）：652-660.

[5] 魏文斌，王倩. 采用玻璃体视网膜显微手术技术行眼内肿瘤局部切除手术. 中华眼科杂志，2020，56（4）：306-308.

[6] 魏文斌，王倩. 重视睫状体肿瘤的正确诊断及合理治疗. 中华眼底病杂志，2022，38（3）：178-181.

[7] 中华医学会眼科学分会，眼整形眼眶病学组. 我国睑板腺癌临床诊疗专家共识（2017 年）. 中华眼科杂志，2017，53（6）：413-415.

[8] 中国医药教育协会眼科专业委员会，中华医学会眼科学分会眼整形眼眶病学组，中国抗癌协会眼肿瘤专业委员会. 中国葡萄膜黑色素瘤诊疗专家共识（2021 年）. 中华眼科杂志，2021，57（12）：886-897.

[9] 中华医学会眼科学分会眼整形眼眶病学组. 中国单侧眼内期视网膜母细胞瘤诊疗专家共识（2019 年）. 中华眼科杂志，2019，55（4）：250-254.

[10] GHISI D, FANELLI A, TOSI M, et al. Monitored anesthesia care. Minerva Anestesiol, 2005, 71（9）: 533-538.

[11] BITTNER G C, CERCI F B, KUBO E M, et al. Mohs micrographic surgery: A review of indications, technique, outcomes, and considerations. An Bras Dermatol, 2021, 96（3）: 263-277.

[12] ANCONA-LEZAMA D, DALVIN L A, et al. Modern treatment of retinoblastoma: A 2020 review. Indian J Ophthalmol, 2020, 68（11）: 2356-2365.

[13] MIRZAYEV I, GÜNDÜZ A K, YAVUZ K, et al. Secondary intra-arterial chemotherapy and/or intravitreal chemotherapy as salvage treatment for retinoblastoma. Eur J Ophthalmol, 2021, 31(5): 2692-2698.

[14] KVOPKA M, LAKE S R, SMITH J R. Intraocular chemotherapy for vitreoretinal lymphoma: A review. Clin Exp Ophthalmol, 2020, 48(2): 240-248.

[15] OKTARIANA T P, ANDRIANA A, NUGROHO R S. The outcome of radiation therapy as a primary treatment in orbital lymphoma: A systematic review. Rep Pract Oncol Radiother, 2022, 27(4): 724-733.

[16] CHIK J Y K, LEUNG C W L, WONG K H. Palliative radiation therapy for patients with orbital and ocular metastases. Ann Palliat Med, 2020, 9(6): 4458-4466.

[17] LEE M J, LEE M Y, CHOE J Y, et al. Ultra-low-dose radiation treatment for early-stage ocular adnexal MALT lymphoma. Eur J Ophthalmol, 2022, 32(5): 3092-3096.

[18] KIM S E, YANG H J, YANG S W. Effect of radiation therapy on the meibomian glands and dry eye in patients with ocular adnexal mucosa-associated lymphoid tissue lymphoma. BMC Ophthalmol, 2020, 20(1): 24.

[19] ZHANG M, FATHY C, BREAZZANO M P, et al. Intra-arterial chemotherapy for lacrimal gland adenoid cystic carcinoma. Int Ophthalmol Clin, 2017, 57(1): 143-152.

[20] LE TOURNEAU C, RAZAK A R, LEVY C, et al. Role of chemotherapy and molecularly targeted agents in the treatment of adenoid cystic carcinoma of the lacrimal gland. Br J Ophthalmol, 2011, 95(11): 1483-1489.

[21] PANDA G, KALRA B, RISHI A, et al. Long-term clinical outcomes and sequelae of therapy in early stage orbital mucosa-associated lymphoid tissue lymphoma. Clin Lymphoma Myeloma Leuk, 2022, 22(7): 513-522.

[22] ZLOTO O, MINARD-COLIN V, BOUTROUX H, er al. Second-line therapy in young patients with relapsed or refractory orbital rhabdomyosarcoma. Acta Ophthalmol, 2021, 99(3): 334-341.

[23] HÄUßLER S M, STROMBERGER C, OLZE H, et al. Head and neck rhabdomyosarcoma in children: A 20-year retrospective study at a tertiary referral center. J Cancer Res Clin Oncol, 2018, 144(2): 371-379.

第二章
眼 睑 肿 瘤

第一节　正常眼睑和眼附属器的组织解剖特点　36

第二节　眼睑表皮的肿瘤　37

第三节　眼睑皮肤附属器的肿瘤　58

第四节　眼睑皮肤黑色素细胞性肿瘤　86

第五节　眼睑皮下软组织起源的肿瘤　95

第六节　眼睑其他肿瘤和瘤样病变　115

第七节　眼睑淋巴瘤和转移性肿瘤　128

第八节　泪囊和泪器的肿瘤和瘤样病变　134

正常眼睑和眼附属器的组织解剖特点

眼睑覆盖于眼球前表面，具有保护眼球和帮助瞳孔调节进入眼内光线的作用。眼睑分为上睑和下睑，上、下眼睑的游离缘，即眼睑皮肤和睑结膜交界处称为睑缘。上、下眼睑在内、外侧交汇的部位分别称为内眦部和外眦部。上、下睑缘近内眦部各有一个轻度隆起的小孔，称为泪小点。眼睑的血供非常丰富，眼睑动脉分别来自颈外动脉的面部动脉系统和颈内动脉的眼动脉系统的分支。眼睑静脉回流分为两个系统，睑板前的浅部静脉回流到颈内和颈外静脉；睑板后方的深部静脉回流到海绵窦和面深部静脉。眼睑的淋巴与静脉回流平行，眼睑外侧引流到耳前和腮腺淋巴结，眼睑内侧引流到颌下淋巴结，最终输入到颈深淋巴结。眼睑的神经包括来自面神经和动眼神经的运动神经纤维，来自三叉神经分支眼神经和上颌神经的感觉神经纤维及来自颈交感神经的交感神经纤维。

组织学上，眼睑从外向内分为 5 层：皮肤、皮下疏松结缔组织、肌层、睑板和结膜（图 2-1-1）。眼睑皮肤由表皮和真皮组成，表皮为复层鳞状上皮细胞，有 6~7 层细胞。眼睑皮下的结缔组织比较疏松，内有睫毛毛囊、汗腺、皮脂腺、少量浆细胞和肥大细胞。在睫毛毛囊旁有发育较好的皮脂腺，称为 Zeis 腺。毛囊后方有较大的汗腺，称为 Moll 腺。在结膜穹窿部和睑板上缘还存在少量副泪腺，分别称为 Krause 和 Wolfring 腺。睑板由致密结缔组织、弹力纤维和睑板腺组成。睑板腺又称为 Meibom 腺，属于一种变态的皮脂腺。睑结膜层位于睑板的内面，并且与睑板粘连紧密。

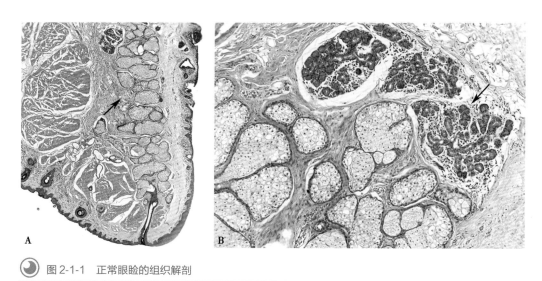

🌙 图 2-1-1　正常眼睑的组织解剖

A. 眼睑全层组织切面，睑板内含有与睑缘垂直并排的睑板腺（箭头），开口于睑缘灰线后，HE×20；B. 睑板腺为皮脂腺，在睑板上缘和睑板腺末端附近含有少量副泪腺，称为 Wolfring 腺（箭头），HE×100。

详细了解眼睑的解剖和组织学特点非常重要，可以帮助临床和病理医生分析眼睑肿瘤的来源、肿瘤性质、临床分期、肿瘤蔓延、转移途径，以及选择适当的治疗方案。眼睑肿瘤类型较多，大多数属于上皮性肿瘤或瘤样病变，其组织起源于眼睑表皮或眼睑附属器。眼睑睑板腺是人体组织中最大的皮脂腺，是皮脂腺癌最常发生的部位。其他比较常见的眼睑肿瘤包括黑色素细胞性肿瘤、软组织肿瘤、神经性肿瘤、淋巴细胞性肿瘤、组织细胞性肿瘤、迷芽瘤和许多瘤样病变。有些鼻窦、泪囊或眼眶肿瘤可侵及眼睑。眼睑转移癌比较少见。

第二节

眼睑表皮的肿瘤

一、眼睑表皮的良性肿瘤

（一）鳞状细胞乳头状瘤

【概述】鳞状细胞乳头状瘤（squamous papilloma）是一种由鳞状上皮细胞组成的良性肿瘤，好发于中老年人。大多数病例为非感染性上皮细胞增生，部分肿瘤与人乳头状瘤病毒感染有关。

【临床特点】好发于下眼睑睑缘或内眦部，大多数为单发病灶，边界清楚，表面有许多乳头状或桑葚状突起，皮色、灰白色或灰褐色，有蒂或无蒂，生长缓慢（图2-2-1）。有些睑缘部位的肿瘤可累及邻近的睑结膜。少数肿瘤体积较大，瘤体基底部范围比较宽广。如果肿瘤内血管丰富，触之容易出血。偶可伴发结膜鳞状细胞乳头状瘤。

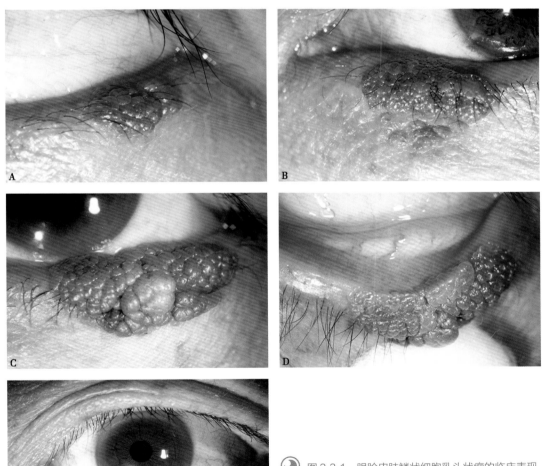

图2-2-1 眼睑皮肤鳞状细胞乳头状瘤的临床表现

A. 左眼下眼睑皮肤乳头状肿物，表面呈乳头状突起；B. 左眼下睑皮肤灰褐色乳头状肿物，累及睑缘，肿瘤下方边缘有数个小乳头状肿物；C、D. 左眼下眼睑皮肤体积较大的灰褐色乳头状肿物，翻转下眼睑可见肿瘤累及相邻的睑缘结膜；E. 左眼下睑缘皮肤黄褐色乳头状肿物，伴有内眦部结膜鳞状细胞乳头状瘤（箭头）。

【病理】大多数肿瘤呈外生性生长，鳞状上皮细胞和真皮乳头层向皮肤表面呈乳头状或指状增生。乳头的长短、粗细不等，乳头中央含有纤维血管束（图 2-2-2）。增生的表皮细胞分化较好，细胞大小和形态比较一致，排列整齐，细胞极向正常。表层上皮可伴有角化不全或角化过度，故有些瘤体触之较硬。有些肿瘤中含有少量散在的淋巴细胞浸润，可能与经常触摸或外部刺激有关。少数病例中肿瘤细胞增生比较活跃或伴有轻度非典型增生。

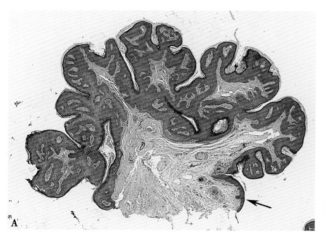
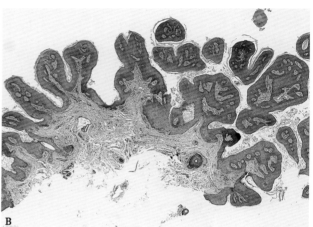
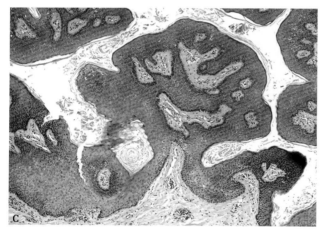

🔘 图 2-2-2　眼睑皮肤鳞状细胞乳头状瘤的病理

A. 病理图像显示鳞状细胞呈乳头状增生，肿瘤底部有一蒂（箭头），HE×25；B. 肿瘤的基底比较广泛，HE×25；C. 高倍图像显示增生的鳞状上皮细胞分化成熟，部分基底细胞层中黑素细胞增多，HE×100。

【鉴别诊断】本病主要应与眼睑皮肤脂溢性角化病、皮肤疣、高分化鳞状细胞癌鉴别。有些眼睑皮肤病变，如寻常疣、日光性角化病等亦可表现为表皮细胞乳头状瘤样增生。

【治疗和预后】主要是采用手术治疗，彻底切除肿物，一般预后良好。少数肿瘤切除后容易复发，尤其是基底比较宽广或无蒂的肿瘤。对反复复发的肿瘤应注意随诊观察，极少数病例可发生恶变。

（二）脂溢性角化病

【概述】脂溢性角化病（seborrheic keratosis），曾被称为基底细胞乳头状瘤或老年疣，是比较常见的皮肤良性肿瘤。近年来有些学者认为这种表皮肿瘤是单克隆性质，其主要特点为表皮基底样细胞增生，有些病例伴有不同程度的鳞状细胞分化。本瘤好发于中老年人眼睑和面部皮肤，病因不清，可能与过度日光照射、年龄或遗传因素有关。

【临床特点】好发于下眼睑睑缘部位，亦可发生于上睑、内眦部、外眦部或眉弓部。大多数为单发性病灶，早期表现为眼睑皮肤轻度隆起的浅黄色、棕色或色素性斑块，生长比较缓慢。随着肿瘤逐渐增长，可形成皮角状、疣状、乳头状瘤样或不规则形状的结节状肿物，表面光滑或粗糙，边界比较清楚（图 2-2-3）。大多数肿瘤直径小于 1.0cm。有些肿物由于瘤细胞内含有较多的黑色素，外观类似皮肤色素痣或黑色瘤，呈灰黑色或棕褐色，称为色素性脂溢性角化病（图 2-2-4）。文献报道有少数病例表现为突发的多发性病变，其中有些患者可能伴有胃肠道腺癌（Leser-Trelat 征）或其他内脏器官的恶性肿瘤（图 2-2-5）。

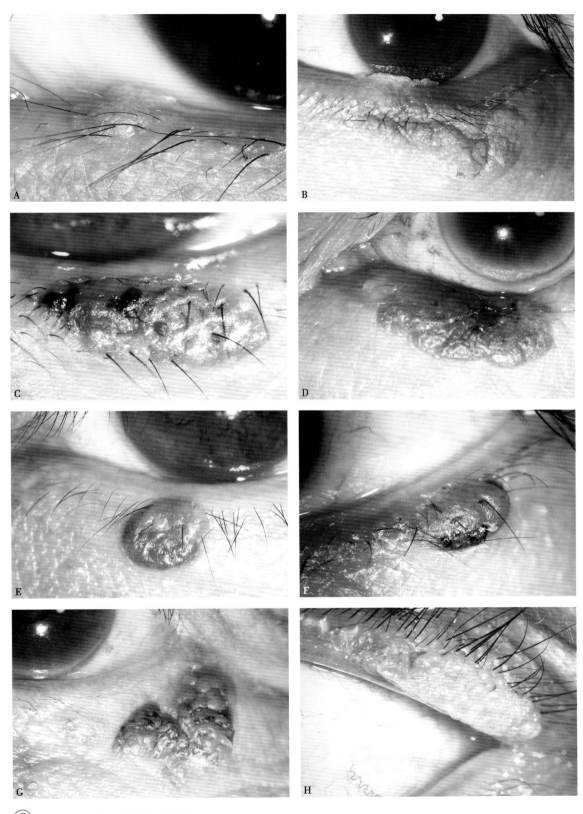

图 2-2-3　眼睑皮肤脂溢性角化病

A. 下睑缘呈皮色小疣状肿物；B. 下睑皮肤肿物呈浅黄色扁平的斑块状，表面呈乳头状，边界较清；C. 下睑肿物呈棕黄色斑块状，表面不平有睫毛；D. 下睑皮肤棕褐色扁平的乳头状肿物，基底较大；E. 下睑缘皮肤肿物呈棕褐色结节状、边界清楚；F. 下睑缘棕褐色肿物，表面有睫毛，外观类似色素痣；G. 下睑外眦部扁平隆起的灰褐色分叶状肿物，表面呈乳头状；H. 上睑缘皮肤疣状肿物，基底比较广泛。

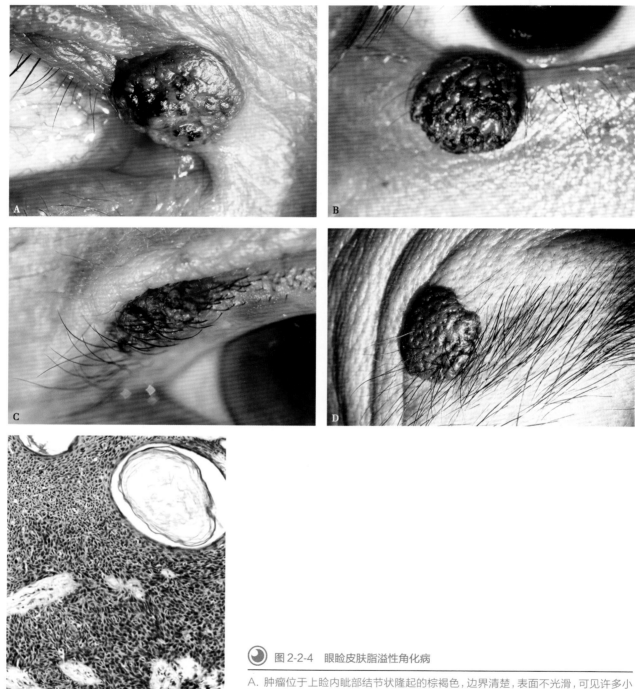

图 2-2-4　眼睑皮肤脂溢性角化病

A. 肿瘤位于上睑内眦部结节状隆起的棕褐色，边界清楚，表面不光滑，可见许多小乳头状突起；B. 下睑缘肿物呈棕黑色结节状，边界清楚，表面有许多小乳头状突起；C. 上睑缘灰黑色扁平的肿物，边界欠清；D. 眉弓部棕黑色结节状肿物；E. 上图病理图像显示增生的基底样细胞内含有大量黑色素，HE×100。

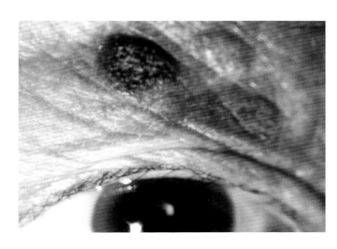

 图 2-2-5　眼睑皮肤多发性脂溢性角化病

外眼图像显示上睑皮肤多灶性、扁平的斑块状肿物,浅黄色或棕黑色。

　　激惹型脂溢性角化病(irritated seborrheic keratosis)是脂溢性角化病的一种特殊类型,曾被称为倒转性毛囊角化病(inverted follicular keratosis)。此型并不少见,多数病例的临床病史较短,表现为眼睑灰褐色或灰黑色结节状、疣状或乳头状肿物,边界清楚,瘤体周边部呈卷边状(图 2-2-6)。有些肿物体积较大,生长迅速,基底部皮肤轻度红肿,容易误诊为基底细胞癌或鳞状细胞癌。

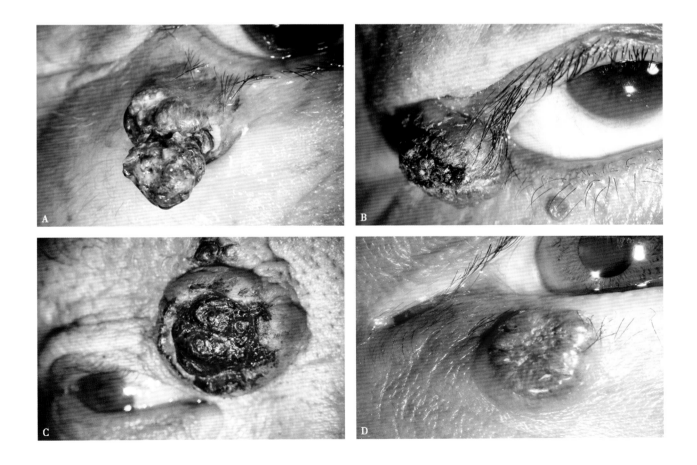

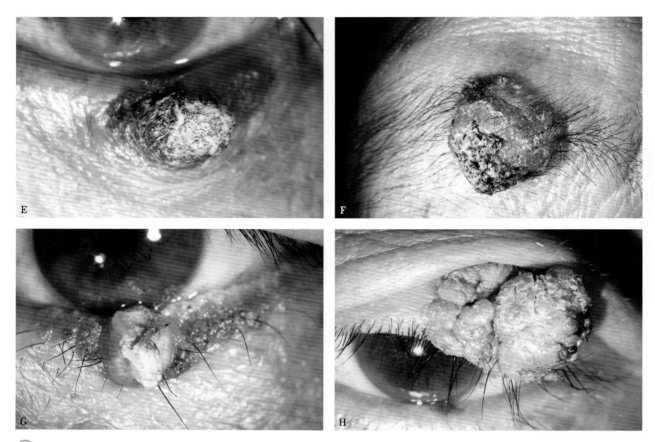

🌓 图 2-2-6　眼睑激惹型脂溢性角化病

A. 外眦部棕褐色结节状肿物,边界清楚,表面不平;B. 外眦部灰褐色结节状肿物,肿物边界清楚,边缘卷边状;C. 上睑内眦部皮肤灰褐色结节肿物,边缘呈卷边状,表面有破溃;D. 下睑皮肤类圆形肿物,类似基底细胞癌,中央有破溃和痂皮,肿物边缘红肿;E. 下睑缘肿物呈灰褐色结节,边界清楚,表面干痂状,肿物底部皮肤轻度红肿;F. 眉弓部灰褐色结节状肿物,边界清楚,表面有较厚的角化物质;G. 下睑皮肤弥漫性灰褐色疣状肿物,其表面破溃处覆盖有黄白色角化物质;H. 上睑肿物呈乳头状瘤样,表面有灰褐色角化物质。

　　【病理】肿物与邻近皮肤有明显界线,主要由增生的基底细胞样细胞和数量不等的鳞状细胞组成,表层细胞伴有不同程度角化。眼睑皮肤脂溢性角化病常见四种类型:棘层肥厚型、角化型、腺样型和扁平型,多数表现为不同类型的混合型(图 2-2-7)。增生的基底样细胞与表皮相连,宽窄不一的上皮芽突延长和相互交汇,其间有许多假性角质囊肿。瘤细胞分化较好,大小一致,胞浆较少,无明显细胞间桥。肿瘤一般不侵及真皮深层。

　　激惹型脂溢性角化病的特点为瘤体中可见分化成熟的鳞状细胞高度增生,形成旋涡状上皮珠,向真皮内呈假性浸润性生长,表层细胞可有角化不全或角化过度,肿物下缘常伴有少量淋巴细胞和浆细胞浸润。有些鳞状细胞增生比较活跃,核分裂象较易见,但无明显的异型性和上皮下浸润(图 2-2-8)。

　　【鉴别诊断】临床上本病主要应与眼睑皮肤色素痣、鳞状细胞乳头状瘤、黑色素瘤、基底细胞癌、鳞状细胞癌等鉴别。病理诊断中激惹型脂溢性角化病应与高分化的鳞状细胞癌鉴别,其特点为前者上皮细胞巢多限于真皮浅层,细胞分化良好,无异型性和上皮下浸润。

　　【治疗与预后】本病治疗主要是采用手术完整切除肿物,一般很少复发,预后较好。体积较小的病变可定期随诊观察。少数激惹型脂溢性角化病增生比较活跃,应当注意随诊。脂溢性角化病很少发生恶变,但少数病例可伴发眼睑皮肤基底细胞癌。多发性皮肤脂溢性角化病应注意排除 Leser-Trelat 征。

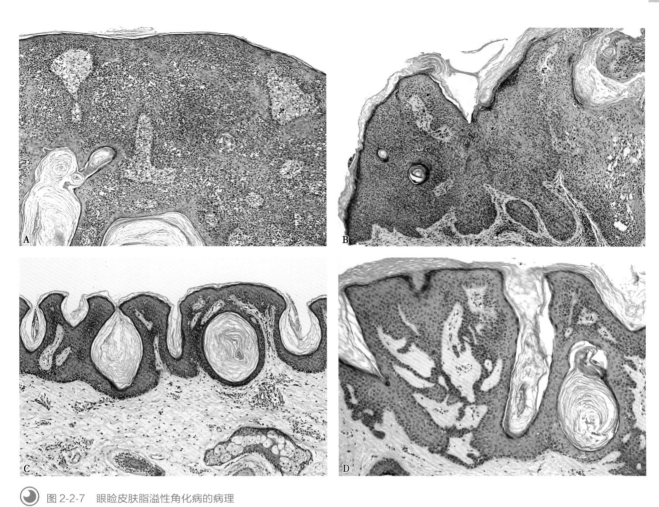

图 2-2-7　眼睑皮肤脂溢性角化病的病理

A. 棘层肥厚型脂溢性角化病，大量基底样细胞增生和角质囊肿，肿瘤表面光滑，HE×40；B. 乳头状瘤型脂溢性角化病，基底样细胞呈乳头状或疣状增生，其间可见角质囊肿，表层细胞高度角化，HE×40；C. 扁平状脂溢性角化病，HE×40；D. 腺样型脂溢性角化病，基底样细胞自表皮向下呈细条索状增生，含有较多黑色素，HE×100。

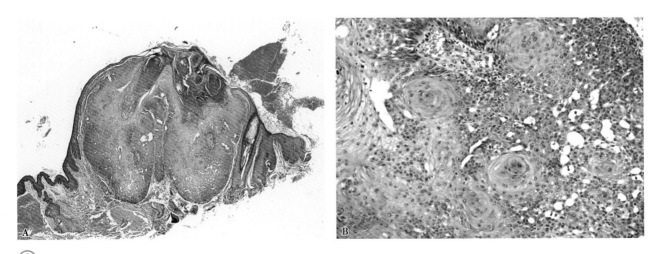

图 2-2-8　眼睑皮肤激惹型脂溢性角化病

A. 低倍病理图像示肿物边界清楚，上皮细胞高度增生，表面覆盖有大量角化物质，HE×25；B. 高倍图像显示基底样细胞间有许多分化较好、呈旋涡状排列的鳞状上皮细胞，HE×100。

（三）角化棘皮瘤

【概述】 角化棘皮瘤（keratoacanthoma）是一种特殊类型的表皮细胞假瘤样增生，好发于青年人或老年人面部和上眼睑等皮肤暴露的部位。大多数为单发病灶，少数为多发性肿物，后者可发生于免疫抑制患者或 Muir-Torre 综合征患者。有些报道在肾移植患者中发病率较高。对于本病性质有不同说法，多数认为角化棘皮瘤是一种良性上皮性肿瘤，但目前一些学者认为本瘤倾向于是一种具有自愈倾向的高分化鳞状细胞癌。

【临床特点】 本瘤好发于成年人和上眼睑，多数患者病史在 2 个月之内，病程较短，肿物生长较快。大多数为单发病灶，呈皮色或灰白色结节状肿物，其边缘隆起，中央似火山口样凹陷，其内充满黄白色的角质栓（图 2-2-9A～C）。多数肿物直径为 0.5～1cm，个别肿瘤体积可较大，基底较宽。有些肿物在 2～6 个月内可自行消退，病变局部遗留萎缩瘢痕。

【病理】 本病具有特殊的大体形态，肿瘤朝向皮肤表面呈半球状或结节状隆起，边缘与邻近正常的上皮细胞分界清楚。病变边缘的鳞状细胞常呈对称性唇状增生，病变中央的凹陷内充满大量红染的角化物质（图 2-2-9D～F）。凹陷底部的鳞状细胞常呈不规则条索状或小叶状增生，细胞分化较好，大小较一致，排列规则，可伴有大量角化珠，无明显异型性。增生的鳞状细胞巢周围可有慢性炎性细胞浸润。

【鉴别诊断】 本病主要应与眼睑高分化鳞状细胞癌鉴别，后者通常不具有杯状或火山口样凹陷的特征，且增生的鳞状细胞排列不规则，细胞有明显异型性和病理性核分裂象，可见舌状或单个瘤细胞浸润。

【治疗和预后】 由于部分肿瘤可缓慢自行消退，对于体积较小的肿物可随诊观察。对大多数不能消退的肿物，临床治疗以手术完整切除为主，一般很少复发。文献中报道病灶内局部注射 5- 氟尿嘧啶或涂抹 5- 氟尿嘧啶膏剂，3 次 /d，连续 3～6 周，有一定疗效。

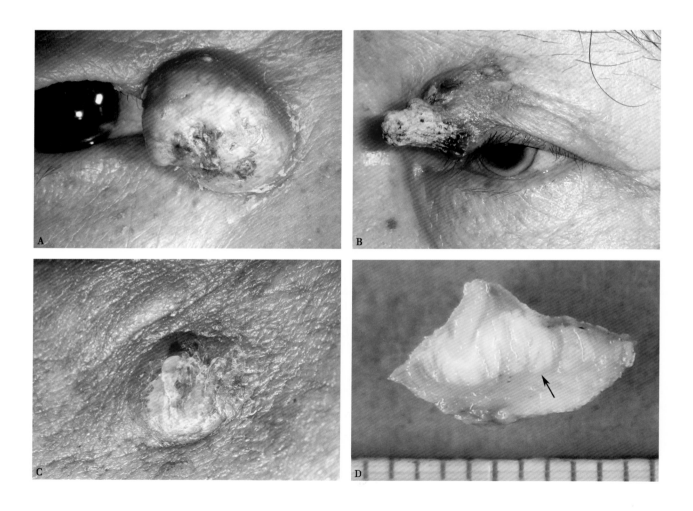

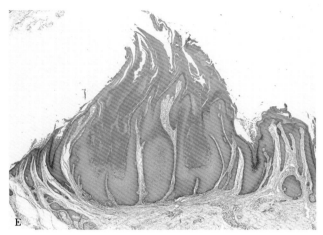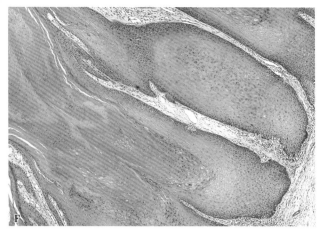

图2-2-9　眼睑皮肤角化棘皮瘤

A. 内眦部结节状肿物,边缘红肿呈卷边状,中央呈脐窝状,充填有灰褐色物质;B. 上睑缘肿物似兽角状,中央凹陷内有大量污黄色角化物,边缘皮肤轻度红肿;C. 结节状隆起的皮色肿物,中央呈脐窝状,充填有较多黄白色角化物质;D. 上图肿物大体切面示肿物呈灰白色,位于真皮浅层,肿物边缘和基底部界线清楚(箭头);E. 低倍显微镜图像显示肿物边界清楚,中央呈火山口状,其内充满大量红染的角化物质,HE×20;F. 高倍镜下见增生的鳞状上皮细胞分化成熟,无细胞异型性,上皮基底膜清楚,HE×100。

二、眼睑表皮的交界性和恶性肿瘤

眼睑表皮的交界性肿瘤是指可能会发展为上皮性恶性肿瘤的某些病变,又称为癌前病变,比较少见,主要是日光性角化病、原位癌和放射性皮肤病变。眼睑表皮起源的恶性肿瘤主要是基底细胞癌和鳞状细胞癌。

(一)日光性角化病

【概述】日光性角化病(actinic keratosis)又称为老年性角化病,是一种表皮内瘤变,伴有不同程度的上皮细胞非典型增生。一般认为本病与过度日光照射或某些环境因素刺激有关,多发生于中老年人皮肤暴露的部位。本病属于交界性病变,少数病变可恶变为浸润性鳞状细胞癌。

【临床特点】本病可发生于上眼睑、下眼睑或内眦部,多数病变表现为眼睑皮肤红斑样或斑块状病变,表面可有鳞屑。大部分病灶较小,病变直径为3~10mm(图2-2-10)。有些病变亦可表现为眼睑疣状或乳头状新生物。

【病理】日光性角化病表现多种组织形态,主要特点为表皮棘细胞层不同程度增生,基底层细胞可见非典型性增生的改变,包括细胞排列紊乱,胞核增大、深染;表层细胞伴有不同程度角化不全或角化过度(图2-2-10)。有些病变中上皮细胞形成不规则的芽突向真皮乳头层生长。真皮浅层通常伴有慢性炎性细胞浸润或弹力纤维变性。

【鉴别诊断】本病应与其他良性上皮性病变和早期鳞状细胞癌鉴别,后者真皮网状层中可见与表皮脱离的、异型增生的鳞状细胞团和角化珠形成。

【治疗和预后】体积较小的病变可定期观察或局部药物治疗。肿物持续增长或体积较大者,宜手术切除。对手术难以切除的多发性病变可选择局部化疗药物或冷冻疗法。大多数单发性病变预后较好,仅有很少数病变可能会发展为浸润性鳞状细胞癌。

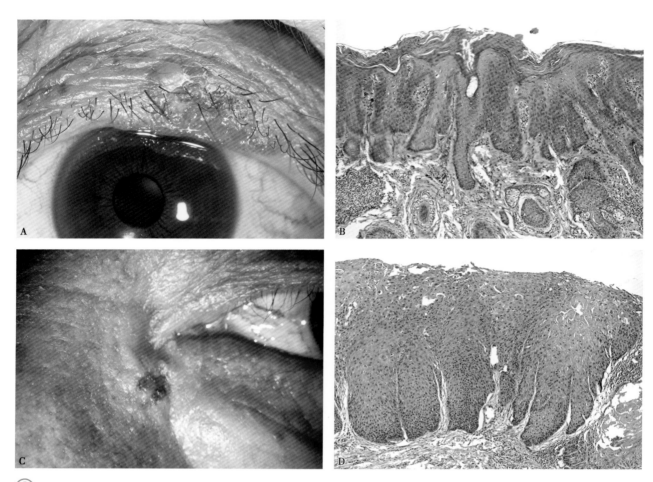

图 2-2-10 眼睑皮肤日光性角化病

A. 患者男, 74 岁, 左眼上睑缘肿物 2 年, 裂隙灯图像显示上睑缘轻度隆起的扁平状肿物, 表面有破溃和鳞屑; B. 上图患者病理图像显示上皮芽突变得细长, 表层细胞过度角化和角化不全, HE×100; C. 患者女, 56 岁, 左眼内眦部肿物 8 个月, 裂隙灯图像显示内眦部轻度隆起的扁平状、斑块状皮色肿物, 表面有破溃和结痂; D. 上图患者病理图像显示表皮增厚, 上皮芽突变宽并向下延伸, 浅层细胞角化亢进, 深层细胞增多且细胞核深染, HE×50。

（二）基底细胞癌

【概述】基底细胞癌（basal cell carcinoma）是以基底细胞样细胞异常增生为特征的皮肤恶性肿瘤, 是眼睑皮肤最常见的恶性上皮性肿瘤, 其发病率约占眼睑皮肤恶性肿瘤的 80%。肿瘤发生可能与长期日光照射、致癌性物质刺激或某些炎性病变有关。

【临床特点】一般为单眼发病、好发于中老年人的下眼睑和内眦部皮肤表面, 发病缓慢, 病史较长, 大多数无明显疼痛。少数病例亦可发生在上睑、外眦部或眉弓部皮肤。有些浸润性基底细胞癌容易累及眼睑和眼眶内神经, 患者伴有疼痛。眼睑基底细胞癌主要包括溃疡型、结节溃疡型、色素型、硬斑病样型和浅表型, 以溃疡型、结节溃疡型和色素型基底细胞癌最为常见, 有些病例表现为混合型。

1. **溃疡型和结节溃疡型** 通常表现珍珠样或结节状肿物, 肿物中央常形成溃疡。有些肿物表面覆盖有痂皮, 清除痂皮后溃疡底部容易出血, 溃疡边缘增厚并向表面卷起（图 2-2-11～图 2-2-13）。

2. **硬斑病样型基底细胞癌** 表现为皮肤表面轻度隆起的斑块状肿物, 质地较硬, 边界不清, 容易向深部组织浸润性生长（图 2-2-14）。

3. **色素型基底细胞癌** 通常表现为眼睑灰黑色或灰褐色结节状肿物, 容易误认为皮肤色素痣或黑色素瘤（图 2-2-15）。

4. **浅表型基底细胞癌**　好发于内眦部，表现为片状红斑，类似于皮炎，直径可从数毫米到数厘米，边界不清，可累及鼻梁部皮肤（图2-2-16）。

有些眼睑基底细胞癌可发生于睑缘部位或累及睑结膜（图2-2-17）。眼睑内眦部是基底细胞癌好发部位，体积较大的肿物可累及泪小点和鼻根部皮肤（图2-2-18、图2-2-19）。少数眼睑基底细胞癌可伴发眼睑色素痣或脂溢性角化病。偶见基底细胞癌发生于内眦部结膜或呈多灶性（图2-2-20）。

【**病理**】基底细胞癌表现多种病理类型，但大多数为混合型或以某一种类型为主。

1. **结节溃疡型**　最为常见，多侵及眼睑皮下浅层组织，肿物边缘及基底部的界线比较清楚（图2-2-21）。瘤细胞类似表皮的基底细胞，呈卵圆形或短梭形，胞浆少，胞核深染，常排列成大小不一的实性细胞巢或细胞条索，癌细胞巢边缘的瘤细胞呈栅栏状排列（图2-2-21C、D）。

2. **色素型基底细胞癌**　主要特点为瘤细胞内或瘤细胞间含有较多的黑色素，间质中可见较多的噬黑素细胞，因此外观上肿瘤常呈灰黑色，类似于黑色素瘤或色素痣（图2-2-21E）。此型多混杂于其他类型基底细胞癌中。

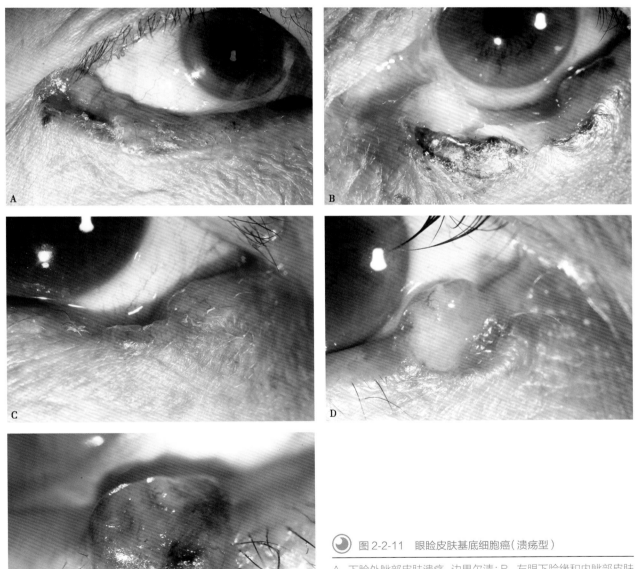

图2-2-11　眼睑皮肤基底细胞癌（溃疡型）

A. 下睑外眦部皮肤溃疡，边界欠清；B. 左眼下睑缘和内眦部皮肤溃疡，病变范围较大，边缘呈卷边状并覆盖有痂皮；C. 左眼下睑缘皮肤凹陷和溃疡，近外眦部有结节状隆起；D. 左眼下睑缘近外眦部溃疡呈圆盘状，边缘增厚呈卷边状；E. 下睑灰褐色肿物，中央有较深溃疡，边缘增厚呈卷边状。

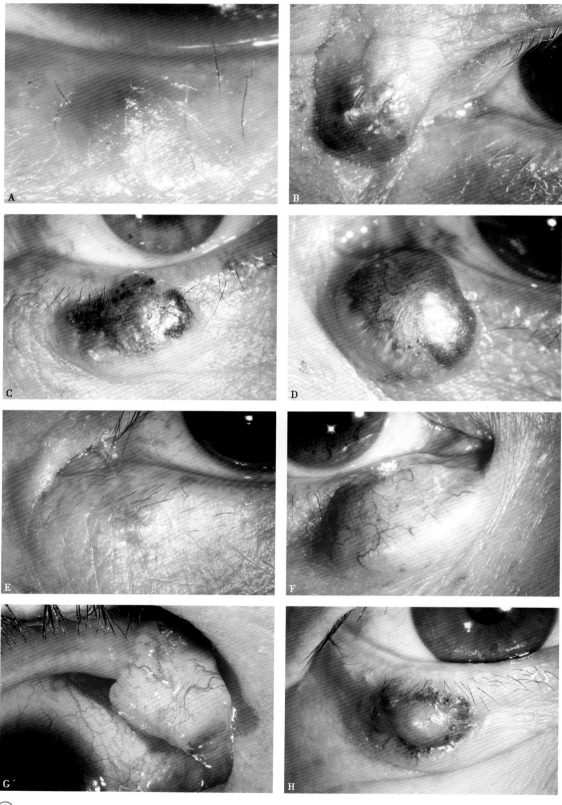

图 2-2-12　眼睑皮肤基底细胞癌（结节型）

A. 下睑皮肤体积较小的灰褐色结节状肿物；B. 眼睑内眦部皮色结节状肿物，肿瘤顶部呈灰黑色，无明显皮肤溃疡；C. 下睑皮肤灰褐色轻度隆起的结节状肿物，表面有不均匀的黑色素；D. 下睑内眦部皮肤灰褐色结节状肿物，界界比较清楚，表面血管扩张；E. 左眼下睑内眦部皮肤皮色肿物；F. 右眼下睑内眦部体积较大的皮色肿物，界界比较清楚，表面血管扩张，无明显皮肤溃疡；G. 右眼上睑缘灰白色隆起的结节状肿物，边缘有少许色素；H. 下睑皮肤皮色结节状肿物，瘤体基底部色素沉着。

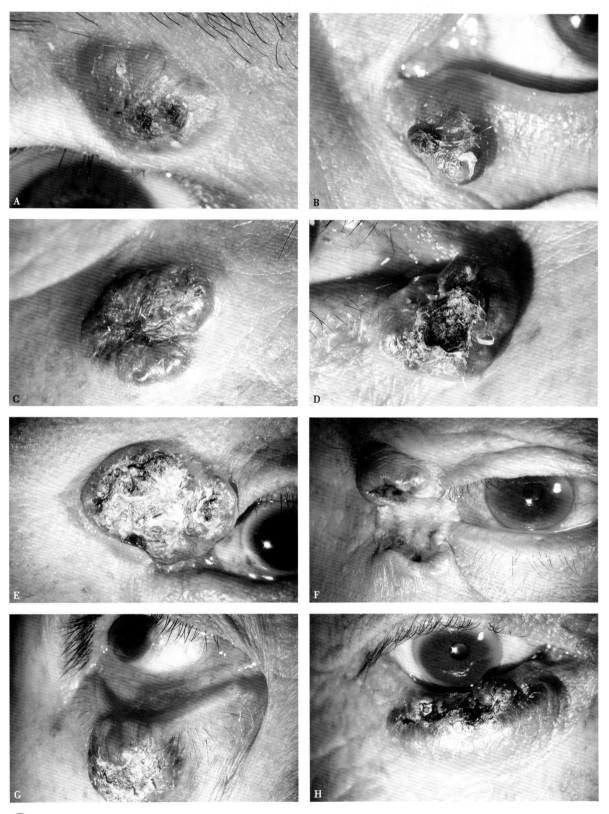

图 2-2-13 眼睑皮肤基底细胞癌（结节溃疡型）

A. 上睑皮肤浅红色结节状肿物，表面皮肤有溃破；B. 下睑内眦部结节状肿物，表面有灰褐色痂皮；C. 下睑皮肤灰红色结节状肿物，表面皮肤有溃烂；D. 下睑外眦部皮肤灰褐色结节状肿物，中央有溃破；E. 内眦部皮肤灰褐色结节状肿物，中央有溃疡和很厚的痂皮，边缘隆起呈卷边状；F. 内眦部结节状黑色肿物的下方有很深的皮肤溃疡；G. 下睑皮肤结节状肿物，表面有溃疡和灰黄色痂皮，下睑缘外翻；H. 肿物灰黑色，累及下眼睑大部分，表面有溃疡，底部皮肤红肿。

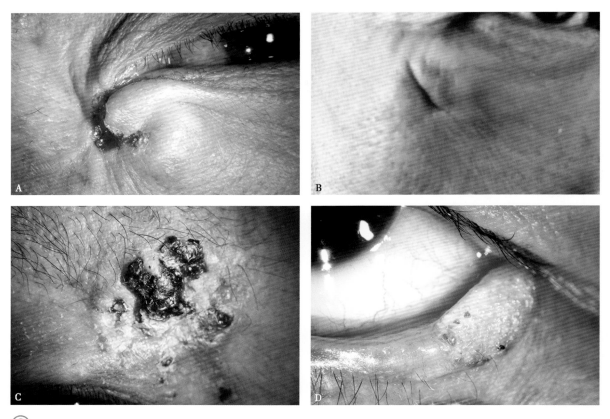

图 2-2-14　眼睑皮肤基底细胞癌（硬斑病样型）

A. 下睑内眦部轻度隆起的皮色结节状肿物，局部有溃疡，肿物边界不清；B. 下睑皮肤轻度隆起的皮色斑块状肿物，边界不清，肿物中央可见不规则形状的脐窝；C. 上眼睑和颞侧眉弓部皮肤浅红色斑块状肿物，边界不清，肿物表面有血痂覆盖；D. 外眦部下睑睑缘增厚，局部呈黄白色。

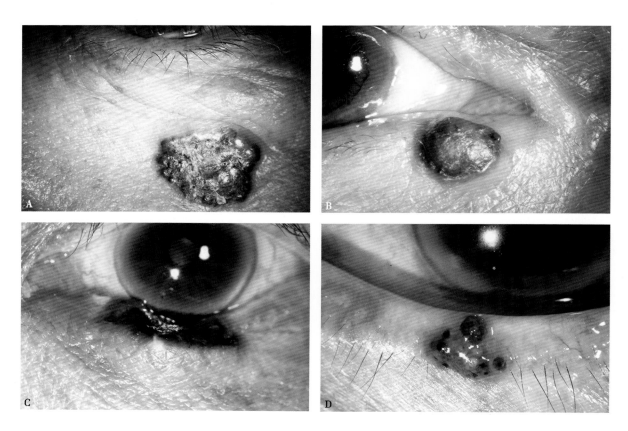

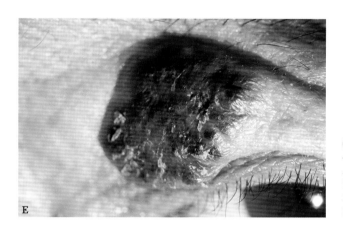

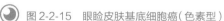
图 2-2-15 眼睑皮肤基底细胞癌（色素型）

A. 下睑皮肤边界清楚的黑色肿物，表面有淡黄色痂皮；B. 下睑内眦部皮肤体积较小的黑色肿物，边界清楚；C. 下睑缘皮肤黑色扁平斑块状肿物；D. 下睑缘皮肤数个大小不一的黑色结节状肿物；E. 上睑外侧皮肤边界清楚的黑色隆起的肿物，表面有破溃。

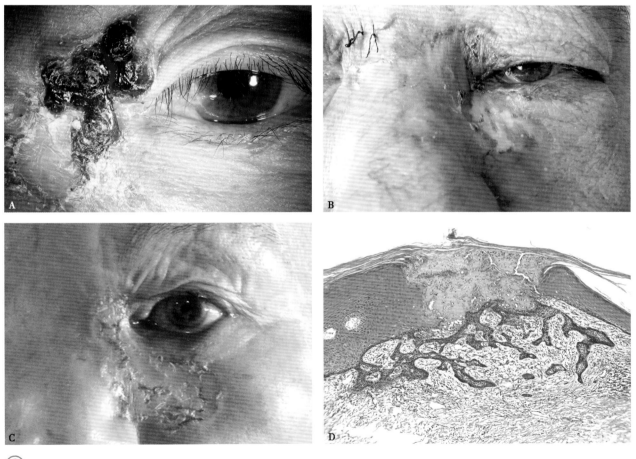

图 2-2-16 眼睑和面部皮肤基底细胞癌（浅表型）

A. 内眦部和下睑皮肤红斑样溃疡，类似皮炎性病变，边界不清，表面有鳞屑；B. 内眦部皮肤弥漫性斑块状病变，表面有灰白色角质，累及鼻背部和下睑皮肤，边界不清；C. 内眦部和鼻根部弥漫性斑块状肿物，表面有鳞屑和痂皮；D. C 图患者的病理图像，显示癌细胞位于真皮浅层，排列成小梁状，癌细胞巢表面的上皮可见微小溃疡，覆盖有大量角化物质，HE×100。

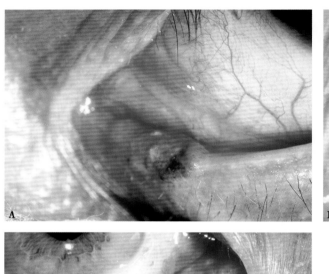
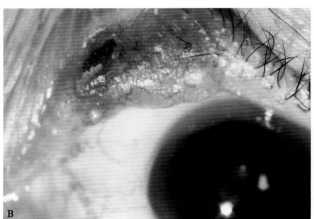
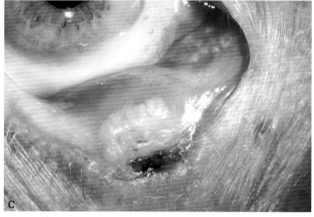

图 2-2-17 眼睑睑缘部位基底细胞癌

A. 下睑缘肿物，表面有卷边状溃疡；B. 上睑缘肿物表面有糜烂；
C. 下睑缘及邻近睑结膜面灰白色肿物，局部有少量色素沉着。

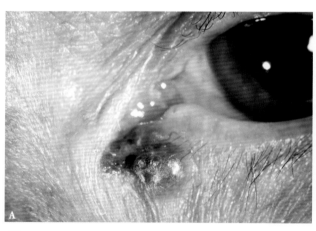
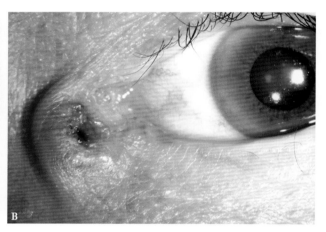

图 2-2-18 眼睑内眦部皮肤结节溃疡型基底细胞癌

A. 下睑内眦部皮肤轻度隆起的结节状肿物，表面呈黑色，中央溃破；B. 内眦部皮肤肿物，中央有溃疡。

3. 硬斑病样型基底细胞癌　瘤细胞排列成不规则形状的细胞巢或条索，其间有大量瘢痕样胶原纤维增生，类似乳腺的硬癌。有些瘤细胞条索非常窄小或呈单细胞条索，向深部软组织浸润性生长（图 2-2-21F）。眼睑内眦部的基底细胞癌多为此型，瘤细胞呈高度浸润性生长，容易侵犯眼眶内软组织和邻近鼻窦。

4. 浅表型基底细胞癌　比较少见，其特点为肿瘤位于真皮浅层，瘤细胞自表皮底部伸出芽蕾状或条索状的支突，通常局限于真皮浅层，表面上皮可萎缩、增厚或伴有角化（见图 2-2-16D）。浅表型基底细胞癌常呈多灶状，肿瘤细胞巢之间相隔距离较短。

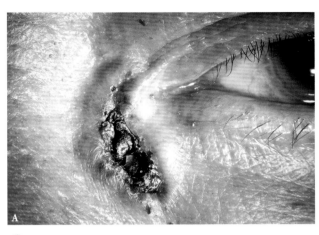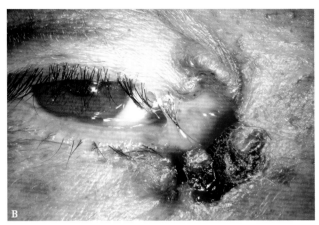

图 2-2-19 眼睑内眦部皮肤溃疡型基底细胞癌

A. 左眼内眦部皮肤溃疡性肿物,边缘呈灰褐色扁平卷边状隆起;B. 右眼内眦部皮肤溃疡性肿物,病损较大,累及内眦角、上下眼睑及鼻根部皮肤,可见散在色素。

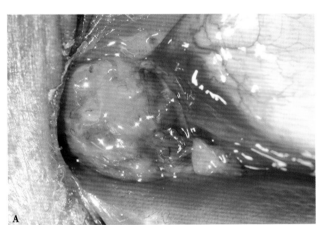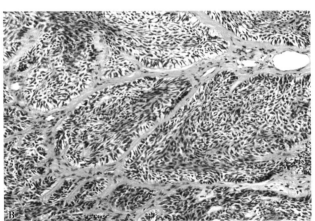

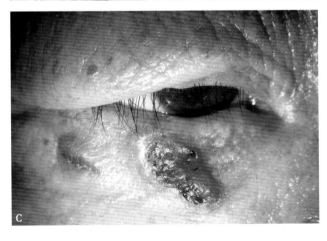

图 2-2-20 特殊表现的基底细胞癌

A. 内眦部结膜面灰褐色肿物,表面不光滑,累及泪阜部;B. 上图肿物病理活检证实为基底细胞癌,HE × 100;C. 另一患者下睑皮肤两个病灶均为基底细胞癌,左侧肿物呈黑色斑块状,右侧溃疡性肿物。

    5. **腺样型和囊性型基底细胞癌**   癌细胞排列成互相吻合的条索或网状结构,有些病例内可见瘤细胞排列成假腺样或囊腔样,囊腔内含有少量黏液(图 2-2-21G、H)。

    6. **其他类型**   有少数基底细胞癌中伴有鳞状细胞癌成分,称为基底细胞鳞状细胞癌或鳞状细胞基底细胞癌。有些肿瘤中癌细胞排列成不规则的条索状,呈浸润性生长,侵及眼睑深部组织(图 2-2-21I)。

    【鉴别诊断】临床诊断中主要应与眼睑皮肤脂溢性角化病、色素痣、鳞状细胞癌和黑色素瘤鉴别。病理诊断中应与毛发上皮瘤、脂溢性角化病、皮脂腺瘤和低分化性皮脂腺癌鉴别。

　　【治疗和预后】一线治疗建议选择 Mohs 显微描记手术,术中行冰冻病理检查,评估至无肿瘤细胞切缘,不推荐非手术治疗。对于未完全切除者,亦优选 Mohs 显微描记手术再次切除;术中冰冻病理行完整外周及深部切缘评估。通常应切除肿瘤周围正常组织 4mm 的范围。大多数结节型基底细胞癌浸润部位较浅,边界比较清楚,容易完整切除。有些眼睑基底细胞癌浸润部位较深,如硬斑病样型或伴有鳞状细胞分化的基底细胞癌,以及位于内眦部的肿瘤,手术中应特别注意完整切除肿瘤基底部。

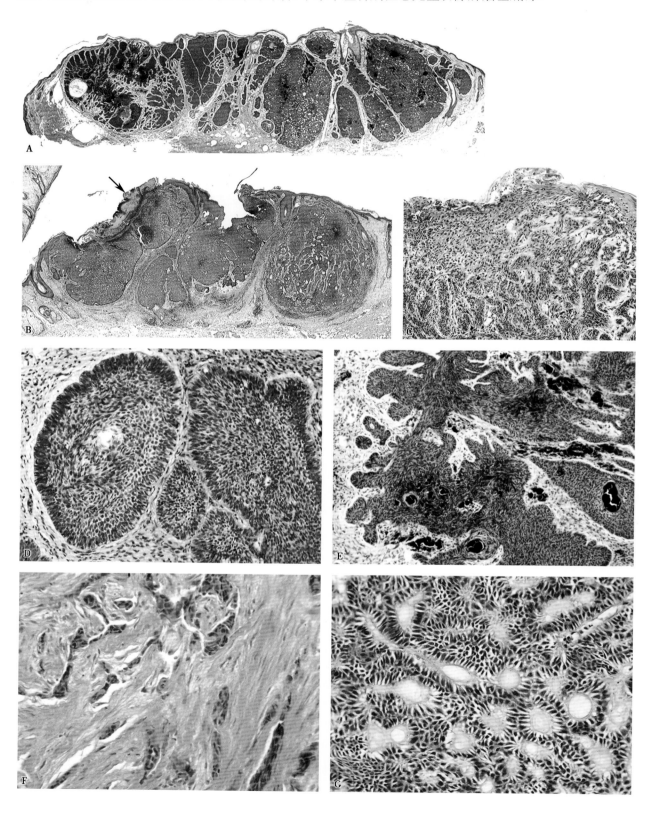

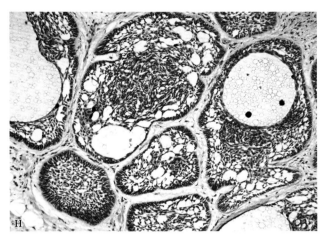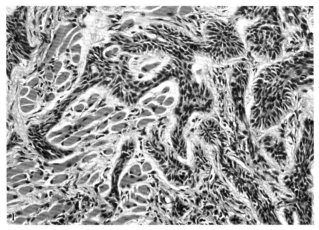

🌓 图 2-2-21　眼睑皮肤基底细胞癌病理

A. 结节型基底细胞癌，低倍显微镜图显示肿瘤边界比较清楚，表面皮肤无明显破溃，HE×10；B. 溃疡型基底细胞癌，肿瘤位于皮下，瘤体表面皮肤破溃，HE×10；C. 溃疡型基底细胞癌，瘤细胞与表皮相连，排列呈不规则的细胞巢，表面的皮肤溃破，HE×50；D. 癌细胞巢周边的瘤细胞排列成栅栏状，HE×200；E. 色素型基底细胞癌，瘤细胞内或肿瘤间质内含有大量黑色素，HE×100；F. 硬斑病样型基底细胞癌，瘤细胞排列成窄条状或条索状，其间有大量胶原纤维增生，HE×200；G. 腺样型基底细胞癌，癌细胞排列成假腺管状，HE×200；H. 囊样型基底细胞癌，癌细胞巢间有大小不一的囊性腔隙，内含有淡蓝色黏液物质，HE×100；I. 浸润性基底细胞癌，癌细胞向深部组织浸润性生长并侵及眼睑轮匝肌，HE×200。

　　大多数基底细胞癌是一种局部浸润性肿瘤，一般很少发生全身转移，有少数病例可发生局部淋巴结转移。手术切除不完全可复发，尤其硬斑病样型基底细胞癌和高度浸润性生长的基底细胞癌很难彻底切除，预后相对较差。有些体积较大的内眦部基底细胞癌或反复复发的病变容易侵犯眼眶内。如果病灶不能手术切除，可采用放疗。对于 Mohs 显微描记手术未能完全切除的病灶，也可行术后放疗。放疗尤其适用于不能耐受手术的患者，以及肿瘤较大、预期寿命有限的老年患者。光动力疗法和对浅表型基底细胞癌外用咪喹莫特仅作为二线治疗。淋巴结转移者行淋巴结清扫和 / 或放射治疗；晚期病变应选择多学科综合诊治，可考虑相应靶向治疗。对基底细胞癌患者应进行规律性终生随诊，前 5 年每 6 个月随诊 1次，此后每年 1 次，包括整体皮肤的检查、避免强烈日晒的宣教，患者自查，对可疑部位详细检查。

（三）鳞状细胞癌

【概述】鳞状细胞癌（squamous cell carcinoma）是表皮细胞向鳞状分化的一种恶性肿瘤，中老年人多见，主要发生于头颈部、上肢和手部等容易受到日光照射的部位。普遍认为皮肤鳞状细胞癌的发病与过度日光或紫外线照射有明显关系，白色人种中有较高的发病率。局部放疗可诱发皮肤鳞状细胞癌。文献中报道皮肤鳞状细胞癌还可能与某些致癌性物质刺激、免疫功能低下、炎症性病变、某些皮肤癌前病变、着色性干皮病或人乳头状瘤病毒（HPV）感染等因素有关。国内眼睑皮肤鳞状细胞癌比较少见，其发生率明显低于基底细胞癌和皮脂腺癌。大多数眼睑鳞状细胞癌为原发性，少数病例可由于眼睑皮肤原位癌、日光性角化病及鳞状细胞乳头状瘤恶变。

【临床特点】眼睑鳞状细胞癌多见于中老年男性，可发生于上眼睑、下眼睑或内、外眦部皮肤。大多数患者表现为眼睑皮肤逐渐生长的结节状、斑块状、溃疡性或疣状肿物，灰白色或灰红色，肿瘤基底部较硬，表面皮肤可有糜烂、溃破或溃疡（图 2-2-22）。临床病史较长或较短，有些患者伴有疼痛。少数眼睑鳞状细胞癌表现为皮角状或疣状肿物，称为疣状鳞状细胞癌（图 2-2-22H）。有些肿瘤体积可较大，可侵及眼眶内或伴有局部淋巴结肿大。

【病理】鳞状细胞癌的病理特点为可见鳞状上皮细胞分化，有细胞间桥、细胞角化或角化珠形成。瘤细胞常排列成团块状、条索状或不规则的癌细胞巢状，向真皮内浸润性生长。癌细胞巢中央的细胞呈多边形，体积较大，胞质较宽且红染，胞核大小不一，有明显细胞异型性和病理性核分裂象。根据瘤细胞分化程度，通常分为高分化、中等分化和低分化鳞状细胞癌（图 2-2-23）。

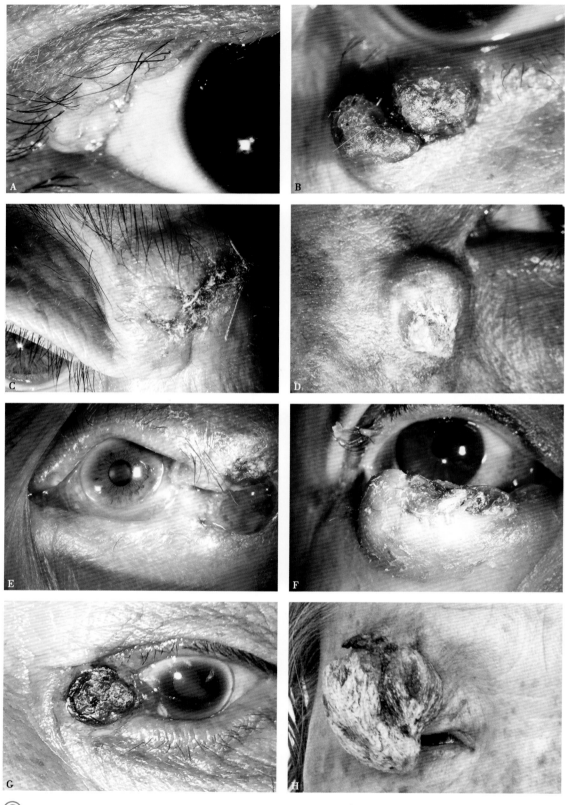

图 2-2-22　眼睑皮肤鳞状细胞癌的临床表现

A. 外眦部上睑缘灰白色结节状肿物，局部有溃疡；B. 下睑皮肤溃疡性肿物，病灶中央肿物突出，表面覆盖有黄色痂皮；C. 左眼眉弓部外侧皮肤浅红色结节状肿物，表面有溃破；D. 下睑内眦部皮肤结节状肿物，外观类似角化棘皮瘤；E. 左眼外眦部皮肤溃疡性肿物，病灶周边皮肤红肿隆起，边界不清，球结膜充血；F. 下眼睑皮肤弥漫性肿物，表面皮肤红肿，伴有破溃；G. 左眼内眦部乳头状鳞状细胞癌；H. 表现为上眼睑眉弓部巨大的疣状肿物，基底部皮肤充血。

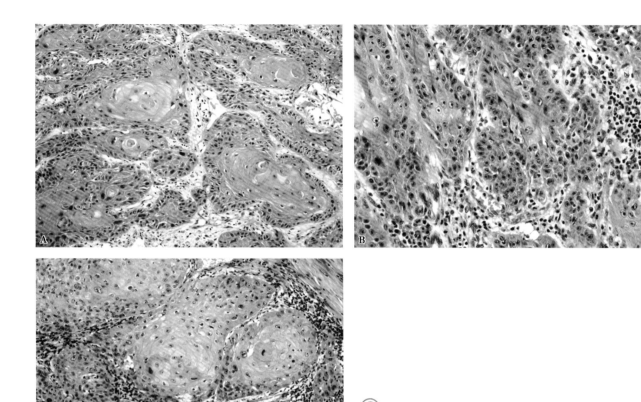

图 2-2-23 眼睑皮肤鳞状细胞癌的病理

A. 高分化性鳞状细胞癌，癌细胞巢内可见明显角化珠，HE×100；
B. 中度分化的鳞状细胞癌，间质中有许多淋巴细胞、浆细胞和少量嗜酸性粒细胞浸润，HE×200；C. 癌细胞显示鳞状细胞分化，有明显异型性，HE×100。

　　眼睑鳞状细胞癌通常属于高分化或中度分化型。很少数鳞状细胞癌分化较低，瘤细胞呈短梭形，胞浆少，似梭形细胞肉瘤，称为梭形细胞型鳞状细胞癌，诊断比较困难。疣状鳞状细胞癌是一种高分化性鳞状细胞癌，肿瘤细胞向皮肤表面外生性生长，形成一个体积较大的疣状肿物。免疫组织化学染色肿瘤细胞对细胞角蛋白（AE1/AE3）、细胞角蛋白 5（CK5）、P63 和上皮膜抗原（EMA）呈阳性表达。大约 95% 的病例具有 P53 突变。

　　【鉴别诊断】眼睑鳞状细胞癌要特别注意与假上皮瘤样增生、激惹型脂溢性角化病、角化棘皮瘤、日光性角化病和分化较低的皮脂腺癌相鉴别。假上皮瘤样增生通常发生于局部损伤或慢性炎症病变中，增生的鳞状上皮细胞主要位于病变边缘，且无明显细胞异型性。

　　【治疗和预后】眼睑鳞状细胞癌主要以手术彻底切除为主，眼睑为高危区域。NCCN 目前未明确限定标准切除边缘，强烈推荐术中冰冻切片行周边及深层切缘评估的首选切除技术，以确保术中 100% 的切缘分析。对于不能实现阴性切缘者，放疗可作为一线治疗方案，化疗、放化疗、免疫治疗及口服维 A 酸可作为二线治疗方案。对转移者推荐行个体化多学科综合治疗。对前哨淋巴结监测，必要时行彩超检查，对 T_3 期及以上分期患者行活检，对受累者行清扫治疗。对于阴性切缘但合并广泛的神经周围、大的神经受累，或其他不良预后特征者，推荐多学科会诊并辅助放射治疗。

　　大多数眼睑鳞状细胞癌为局部侵袭性，切除不彻底可反复复发。肿瘤预后的相关因素主要是肿瘤体积、肿瘤分化、浸润深度和有无反复复发。肿瘤体积较大、分化较差或浸润部位较深的病变容易侵犯眼眶内、术后复发、发生局部淋巴结或全身转移。治疗后终生规律随访很重要。随访时应进行全身皮肤、切除部位和前哨淋巴结检查。

眼睑皮肤附属器的肿瘤

··· ● ● ●

　　眼睑皮肤附属器的肿瘤是指发生于皮肤附属器上皮或向附属器上皮分化的肿瘤，比较少见。皮肤附属器的肿瘤分类复杂，类型较多，通常分为毛囊性、皮脂腺性、汗腺和副泪腺肿瘤四大类。目前认为皮肤附属器肿瘤发生于表皮和附属器结构基质中的多潜能细胞或起源于皮肤附属器细胞。眼睑皮肤附属器肿瘤中，最常见的是汗腺囊腺瘤、毛母质瘤和皮脂腺癌。大多数眼睑皮脂腺癌发生于睑板腺，故临床上又称为睑板腺癌。其他类型的眼睑附属器肿瘤比较少见。

一、眼睑汗腺和副泪腺的肿瘤

（一）乳头状汗管囊腺瘤

　　【概述】乳头状汗管囊腺瘤（syringocystadenoma papilliferum）是一种向汗腺导管或腺体方向分化的良性肿瘤，最常发生于头皮和面部。眼睑乳头状汗管囊腺瘤非常少见，起源于眼睑的 Moll 腺或小汗腺。有些病例伴发于皮脂腺痣或其他汗腺源性肿瘤。

　　【临床特点】好发于幼年或青少年，亦可见于成年人，单眼发病。多数肿瘤位于眼睑的睑缘部或内眦部，体积一般小于 1cm，表现为灰白色乳头状瘤样或疣状肿物，瘤体表面的皮肤可有破溃或结痂（图 2-3-1）。

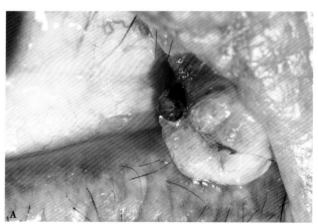
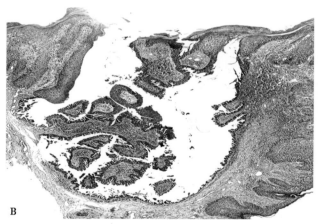
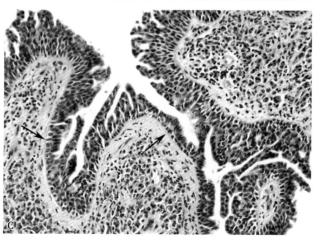

🌙 图 2-3-1　眼睑皮肤乳头状汗管囊腺瘤

A. 右眼内眦部皮肤粉白色乳头状肿物，局部表面有破溃；B. 低倍显微镜图像显示表皮内陷，其下方与由上皮覆盖的乳头状结构相连，HE×20；C. 高倍显微镜图像显示乳头表面覆盖有双层或多层上皮，外层为小立方状细胞，内层覆盖胞浆丰富的高柱状细胞（箭头），间质内有大量浆细胞浸润，HE×200。

【病理】主要特点为表皮细胞呈乳头状瘤样增生，并自表皮伸出乳头状或分支状囊状凹陷伸入到真皮，病变浅层为鳞状上皮细胞，而病变深部的上皮逐渐变为双层立方或柱状细胞，内层为高柱状细胞，可见顶浆分泌；外层为扁平或立方状肌上皮细胞，囊腔之间由纤维血管组织围绕（图 2-3-1）。间质中常伴有大量淋巴细胞、浆细胞浸润。免疫组织化学染色，肿瘤细胞表达细胞角蛋白（AE1/AE3），EMA，外层肌上皮细胞表达平滑肌肌动蛋白（SMA）。

【治疗和预后】本瘤为良性肿瘤，主要以手术切除为主，完整切除后一般很少复发。肿瘤切除不彻底可复发，但一般不会发生恶变。

（二）小汗腺汗腺瘤

【概述】小汗腺汗腺瘤（hidradenoma），又称为透明细胞汗腺瘤，结节囊肿型汗腺瘤或小汗腺末端汗腺瘤，其组织起源尚不完全明确，有些学者认为其起源于外分泌汗腺导管和分泌细胞的肿瘤。最近有学者报道透明细胞汗腺瘤表达顶泌汗腺分化的标志 GCDPF-15，提示其起源于顶泌汗腺。本瘤好发于中老年人头颈部或四肢，大多数为散发性病变。

【临床特点】肿瘤可发生于眼睑、内外眦部和眉弓部，主要表现为眼睑表面皮色或浅红色、结节状或丘疹状隆起的皮下肿物，表面皮肤完整或有局限性破溃（图 2-3-2）。眼睑肿物体积一般较小，很少超过 1cm，生长比较缓慢。文献中报道有些肿物体积较大、表面皮肤呈蓝色或生长速度较快。

【病理】肿瘤位于真皮内，呈结节状，无包膜，但边界清楚，有些病例肿瘤细胞与表皮相连。肿瘤主要由两种细胞组成，一种细胞呈圆形、多边形或梭形，胞浆嗜酸，胞核呈圆形或卵圆形；另一种细胞的胞浆透明，胞核较小深染，胞膜清晰，细胞内含有丰富的糖原；两型细胞之间可见移行细胞。瘤细胞团块中常可见大小不等的管腔状或导管样分化。如果肿瘤完全由胞浆透明的瘤细胞组成，称为透明细胞汗腺瘤。免疫组织化学染色，瘤细胞表达 AE1/AE3，EMA 和癌胚抗原（CEA）。

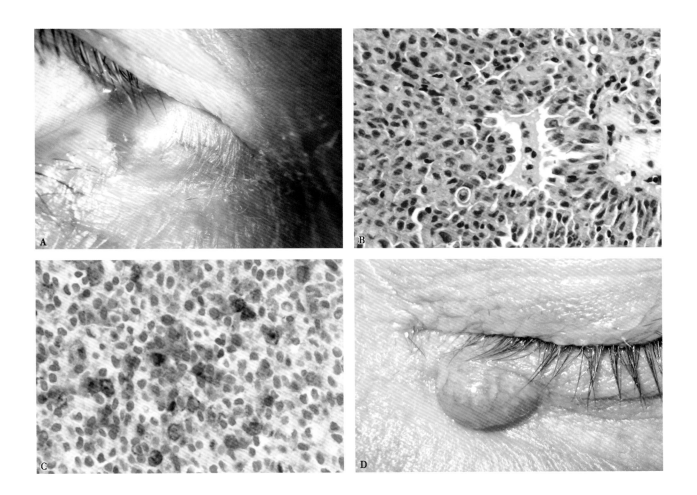

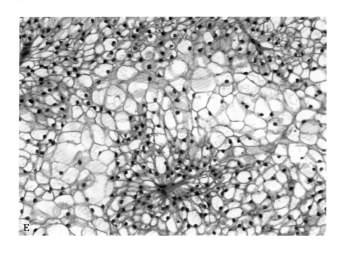

 图2-3-2　眼睑小汗腺汗腺瘤

A. 患者男，78岁，左眼下睑外眦部肿物4个月，肿物边界欠清，表面皮肤无破溃；B. 上图患者的病理图像显示瘤细胞呈圆形或多边形，胞浆嗜酸，有些细胞呈腺管样排列，可见顶浆分泌，HE×400；C. 瘤细胞对EMA呈阳性表达，EnVision×400；D、E. 另外一例患者男性，54岁，左眼下睑缘皮肤肿物3年，肿物呈丘状状，浅粉色，表面皮肤完整，病理诊断为透明细胞汗腺瘤，肿瘤主要由糖原丰富的透明细胞组成，胞浆透明，胞膜清楚，胞核较小，位于胞浆一侧，HE×200。

【鉴别诊断】主要应与眼睑基底细胞癌，皮脂腺癌和毛发上皮瘤鉴别。

【治疗和预后】本病为良性肿瘤，临床治疗主要是手术完整切除，一般很少复发。有些肿瘤中可见部分瘤细胞胞核多形性、深染、有丝分裂象增多或局部呈侵袭性生长，这些现象提示具有复发和恶变的风险。

（三）小汗腺螺旋腺瘤和汗管瘤

1. 小汗腺螺旋腺瘤（eccrine spiradenoma）　是一种起源于小汗腺的良性肿瘤，大多数呈单发病灶，多见于中青年，好发于身体上半身腹侧皮肤，少数发生于眼睑、耳后和唇部。多发性小汗腺螺旋腺瘤非常少见，其通常有家族史，为常染色体显性遗传。

眼睑小汗腺螺旋腺瘤非常少见，肿物体积一般较小，边界清楚，质地硬韧，病史较长。肿物位于真皮内，边界清楚。瘤细胞呈小叶状分布，小叶周围的细胞小，胞核圆形深染，中央的细胞稍大，胞浆淡染，胞核椭圆形空泡状，可见小的嗜酸性核仁（图2-3-3A）。免疫组织化学染色，瘤细胞表达IKH-4、CK7、CK8、EMA和CEA。临床治疗主要是手术完整切除，少数病例术后复发，可能与肿瘤切除不完整有关。

2. 汗管瘤（syringoma）　本瘤是发生于真皮小汗腺导管的腺瘤，好发于中青年女性和下睑皮肤，呈丘疹状隆起的皮色或浅黄色肿物，体积一般较小，单发或多发。肿瘤位于真皮上部，由纤维基质中散在分布的汗腺条索和导管组成。导管由双层扁平的立方状细胞组成，有的导管与上皮细胞条索相连，形成蝌蚪状结构。少数肿瘤由富含糖原的导管细胞组成，称为透明细胞型汗管瘤（图2-3-3B）。临床治疗主要是手术完整切除。

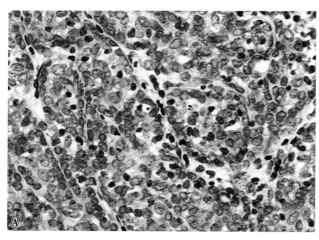
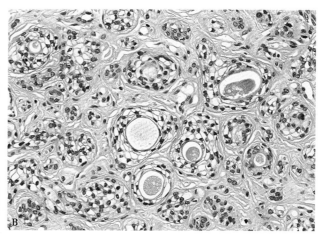

图2-3-3　眼睑小汗腺螺旋腺瘤和汗管瘤

A. 眼睑小汗腺螺旋腺瘤，病理图像显示肿瘤细胞呈小叶状分布，小叶周围的细胞小，胞核圆形深染，小叶中央的细胞稍大，胞浆淡染，HE×400；B. 眼睑透明细胞型汗管瘤，病理图像显示瘤细胞排列成导管状，胞浆透明，HE×100。

（四）皮肤混合瘤

【概述】皮肤混合瘤（mixed tumor of the skin）又称为软骨样汗管腺瘤，好发于头颈部和鼻部，少数病例可发生于眼睑或眉弓部。眼睑皮肤混合瘤可起源于小汗腺、Moll 腺或睑板上方的副泪腺（Wolfring 腺）。本瘤属于良性肿瘤。

【临床特点】好发于老年人眼睑或眉弓部皮下，表现为皮下圆形结节状肿物，有些肿物可突出皮肤表面，生长缓慢，无明显疼痛。肿物通常为单发性，体积较小，大多数直径在 4～10mm，很少数肿物可达 17mm（图 2-3-4A、B）。

【病理】肿物位于眼睑皮下，呈孤立性结节状，多数瘤体表面有较完整的纤维膜（图 2-3-4C、D）。少数肿瘤无包膜，但与周围组织边界比较清楚。肿瘤主要由腺上皮细胞、肌上皮细胞和软骨样或黏液样基质组成。上皮细胞通常排列成片状、条索状或导管样结构，导管腔内面的细胞呈立方形，外面为一层肌上皮细胞，且与黏液样基质有过渡（图 2-3-4E、F）。

【鉴别诊断】本病主要应与小汗腺汗腺瘤、汗管瘤等鉴别。如果瘤体内伴有较多黏液样基质，应与皮肤黏液癌鉴别。

【治疗和预后】眼睑皮肤混合瘤为良性肿瘤，完整切除后很少复发。有少数肿瘤包膜不完整或瘤细胞侵及包膜，手术切除后容易复发，应当密切随诊。眼睑恶性混合瘤非常罕见。

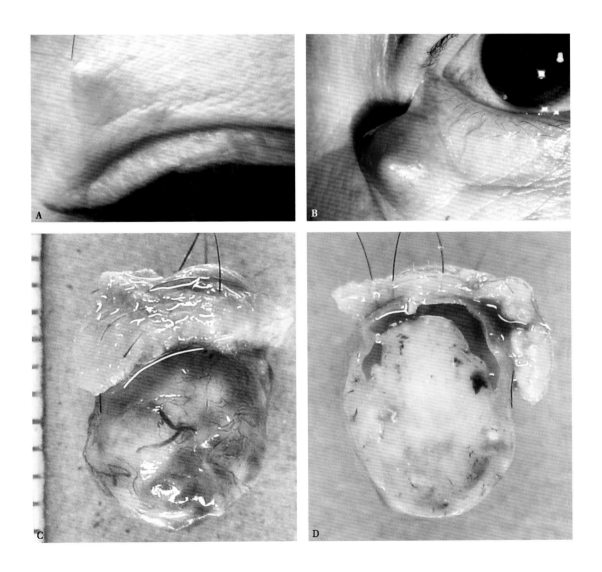

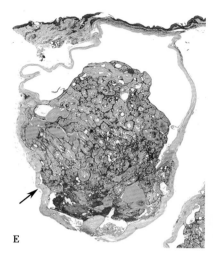
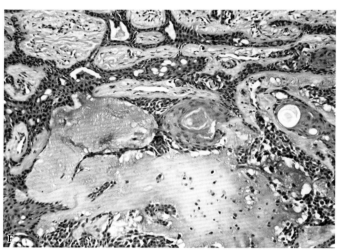

（　）图 2-3-4　眼睑皮肤混合瘤

A. 上眼睑外侧近眉弓部皮下结节状肿物，突出于皮面；B. 右眼下睑外侧肿物呈结节状，边界清楚，无皮肤溃破和触痛；
C. 肿物大体呈椭圆形，位于皮下，有完整包膜；D. 大体切面见肿物呈实性；E. 低倍显微镜图像显示肿物表面有较薄
的纤维膜包绕（箭头），HE×10；F. 腺上皮排列成条索状，其间可见软骨样基质和鳞状上皮化生，HE×100。

（五）汗腺囊瘤

【概述】汗腺囊瘤分为顶泌汗腺囊瘤（apocrine hidrocystoma）和小汗腺囊瘤（eccrine hidrocystoma）。
顶泌汗腺囊瘤又称为大汗腺囊瘤，是由于顶泌汗腺过度分泌所引起的囊腔状扩张。眼睑顶泌汗腺囊瘤可
发生于眼睑的大汗腺（Moll 腺）。小汗腺囊瘤（eccrine hidrocystoma）通常是由于汗腺导管的囊性扩张和
汗液潴留所致，囊肿可单发或多发，且随环境变化和汗液分泌的情况而增大或缩小。

【临床特点】顶泌汗腺囊瘤和小汗腺囊瘤主要发生于成年人，女性多见。两者临床表现很相似，好发
于下眼睑，肿物通常位于眼睑睑缘部位，呈半透明或略呈浅蓝色的半球形肿物或似紧张的皮肤水疱，体
积一般较小，表面皮肤光滑完整（图 2-3-5A～D）。有些病变可发生于内眦部或外眦部。超声生物显微
镜检查肿物呈囊性。多发性顶泌汗腺囊瘤比较少见，可累及上下眼睑，其通常是外胚层发育不良（Schopf-
Schulz-Passarge 综合征）或灶性真皮发育不良（Goltz 综合征）的一种临床表现。

【病理】主要表现为真皮内单房性或多房性、大小不一的囊腔，周围可有较薄的纤维性包膜（图 2-3-5E）。
囊内含有较透明的浆液。顶泌汗腺囊瘤的囊壁衬覆有双层上皮细胞，内层为高柱状细胞，胞浆嗜酸，胞
核位于细胞基底部，可见顶浆分泌或小乳头状突起；外层细胞为扁平的肌上皮细胞（图 2-3-5G、H）。小汗
腺囊瘤的囊肿壁常呈塌陷状，囊壁上皮衬覆两层立方状上皮细胞，无肌上皮细胞和顶浆分泌。由于囊肿
增大和液体的压迫，囊壁细胞可被挤压成扁平状，有些顶泌汗腺囊瘤和小汗腺囊瘤的鉴别比较困难。免
疫组织化学染色，顶泌汗腺囊瘤的肌上皮细胞对 SMA 和 S-100 蛋白呈阳性表达，而小汗腺囊瘤不表达这
两种蛋白。

【治疗和预后】本瘤为良性肿瘤，体积较小的肿瘤可随诊观察，较大者可采用手术切除，一般预后较
好。部分肿瘤切除不完全可复发。

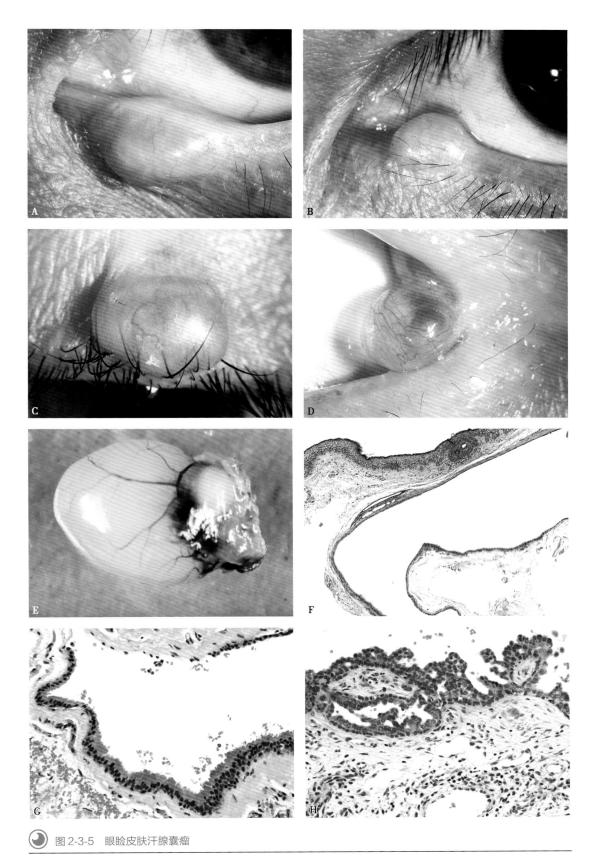

图 2-3-5 眼睑皮肤汗腺囊瘤

A. 下睑缘皮肤半透明的囊泡状肿物；B. 下眼睑内眦部附近半透明的囊性肿物；C. 上眼睑皮肤囊性肿物，边界清楚，表面皮肤血管充血；D. 外眦部比较透明的囊泡状肿物；E. 大体标本显示囊肿呈半透明状；F. 囊肿位于表皮下，呈单房性囊肿，HE×25；G. 病理图像显示囊壁衬覆双层上皮细胞，内层上皮细胞表面可见顶浆分泌，HE×200；H. 部分囊壁上皮有小乳头状突起，HE×200。

（六）腺样囊性癌

【概述】眼睑腺样囊性癌罕见，其可以发生于眼睑皮肤中的 Moll 腺、小汗腺或副泪腺。主要发生于成年人，单眼发病，病史较长或较短。

【临床特点】表现为睑缘或睑结膜面结节状或斑块状肿物，可伴有疼痛或睫毛脱落（图 2-3-6A）。有些眼睑腺样囊性癌外观似眼睑鳞状细胞癌、睑板腺癌或睑板腺囊肿。

【病理】肿瘤通常位于眼睑睑缘、皮下或结膜下，无包膜，呈浸润性生长（图 2-3-6B）。瘤细胞体积较小，大小较一致、胞核深染，排列成团块状、小巢状或筛孔状（图 2-3-6C、D）。癌细胞巢或瘤细胞间有丰富的黏液样基质。眼睑腺样囊性癌应当与腺样型基底细胞癌鉴别，前者肿瘤细胞不与表皮相连，且癌细胞巢周围的细胞不呈栅栏状排列。

【治疗和预后】本病治疗主要是将肿物彻底切除或扩大切除，可采用 Mohs 手术法或术中冰冻切片观察手术边缘组织有无残留癌细胞。术前应对周围淋巴结进行检查。由于本瘤无明显包膜，常呈浸润性生长，术后容易复发。对不能彻底切除者可行放疗和化疗。

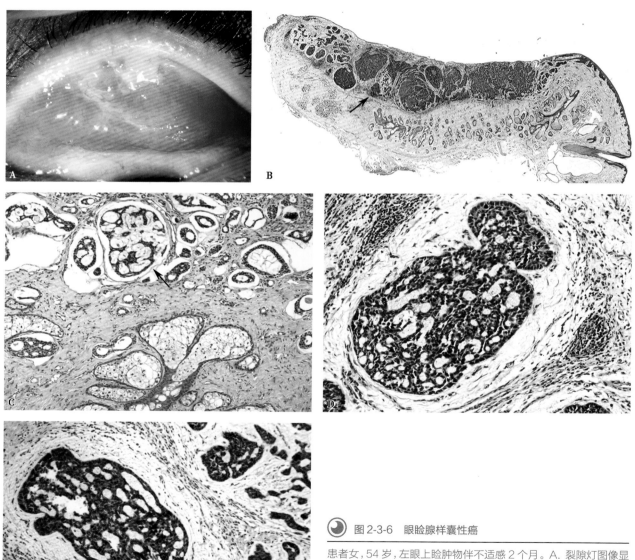

图 2-3-6　眼睑腺样囊性癌

患者女，54 岁，左眼上睑肿物伴不适感 2 个月。A. 裂隙灯图像显示上睑缘睑结膜黄白色斑块状肿物，边界不清；B. 低倍显微镜图像显示肿物位于结膜上皮下与睑板腺之间（箭头），HE×10；C. 瘤细胞排列成腺管状或筛孔状（箭头），HE×100；D. 高倍镜下示癌细胞巢内有许多筛孔样腔隙，囊腔内含有蓝染的黏液样物质，HE×200；E. 免疫组织化学染色，瘤细胞对 EMA 呈阳性表达，EnVision×200。

（七）黏液癌

【概述】 眼睑皮肤黏液癌（mucinous carcinoma）属于恶性肿瘤，组织起源于眼睑皮肤小汗腺或大汗腺（Moll腺），非常少见。多发生于中老年人，单眼发病。

【临床特点】 表现为眼睑皮下或睑缘部红色或浅蓝色结节状肿物，无明显疼痛，病史较长（图2-3-7A）。肿瘤通常位于眼睑皮下，无明显包膜，可向深部组织浸润性生长。

【病理】 主要特点为小灶状瘤细胞团块漂浮在浅染的黏蛋白湖中，其间有比较纤细的纤维将其分隔。瘤细胞体积较小，圆形或立方状，胞浆嗜酸，异型性不明显，瘤细胞巢之间的黏蛋白PAS染色阳性（图2-3-7）。有的肿瘤内可见腺样分化或筛孔状排列的瘤细胞。

【治疗和预后】 眼睑皮肤黏液癌大多数属于原发性肿瘤，临床治疗主要以手术扩大切除为主，可采用Mohs手术法或术中冰冻切片观察手术边缘组织有无残留癌细胞。由于肿瘤无明显包膜，呈局部侵袭性生长，部分病例术后可复发。反复复发或肿瘤体积较大者可侵及眼眶周围皮肤或发生局部淋巴结转移，但很少发生全身转移。

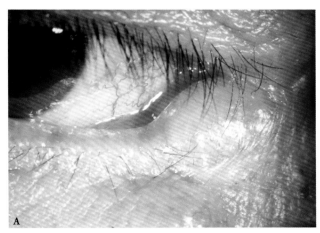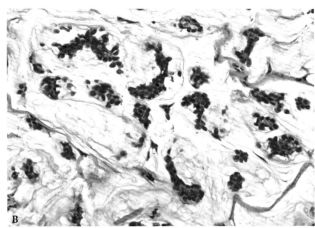

图2-3-7　眼睑皮肤黏液癌

A. 右眼下睑内眦部轻度隆起的皮色肿物，边界欠清；B. 病理图像显示癌细胞巢漂浮在淡蓝色的黏液样物质中，其间有纤细的纤维组织分隔，HE×200。

（八）微囊性附属器癌

【概述】 微囊性附属器癌（microcystic adnexal carcinoma）又称为硬化性汗腺导管癌、恶性汗管瘤、混合性附属器肿瘤等，是一种具有向毛囊和汗腺双向分化、局部浸润性生长和硬化性间质的恶性附属器肿瘤。本瘤非常少见，好发于成年人的头颈部皮肤，多见于面部、唇部、头皮和眼眶周围。少数病例发生于青少年或幼儿，后者被认为先天性微囊性附属器癌。

【临床特点】 眼部病变主要发生于上睑和眉弓部，表现为结节状或斑块状皮肤肿物，皮色或浅红色，触之肿物较硬，边界不清。有些病变常似一个凹陷的皮肤瘢痕，表面上皮萎缩，但无皮肤溃疡（图2-3-8A）。肿瘤生长比较缓慢，病史持续数月到数年，有的病例可达数十年。由于肿瘤容易侵犯神经，有些患者可表现疼痛、烧灼感或感觉异常。偶有少数肿瘤可蔓延到眼眶。

【病理】 肿瘤部位的表皮正常，其下方的瘤细胞向深部组织呈高度浸润性生长，边界不清。瘤细胞体积较小，常排列成条索状、团块状或小巢状，其间可见小到中等大小的角囊肿。多数肿瘤中，瘤细胞异型性很轻微，深层瘤细胞常排列成细小的条索状或巢状，瘤细胞间有大量胶原纤维组织增生（图2-3-8B～D）。免疫组织化学染色：瘤细胞对细胞角蛋白AE1/AE3、CK7呈阳性表达，汗腺导管内层的细胞对EMA呈阳性表达，部分瘤细胞对Bcl-2呈阳性表达。

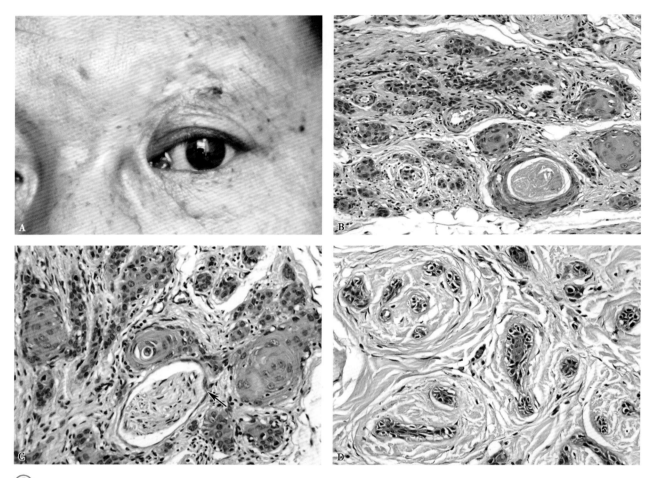

图 2-3-8　眼睑皮肤微囊性附属器癌

患者男,60 岁,左眼上睑肿物 6 年。A. 外眼图显示左眼内眦部上眼睑、鼻根部及眉弓部皮肤凹陷样微红色瘢痕样病变,边界不清;B. 肿瘤细胞排列成不规则条索或细胞巢,呈浸润性生长,可见角囊肿,HE×100;C. 瘤细胞侵及神经周围(箭头),HE×200;D. 肿瘤深部瘤细胞向幼稚的毛囊分化,胞浆呈空泡状,周围有大量环状排列的胶原纤维,HE×200。

【鉴别诊断】本瘤主要应与眼睑结缔组织增生性毛发上皮瘤、汗管瘤和硬斑病样基底细胞癌鉴别。

【治疗和预后】本瘤主要以肿瘤扩大切除术为主,可采用 Mohs 手术法或术中冰冻切片监测手术边缘。值得注意的是手术中发现肿瘤边界明显超出临床所见的病变范围,彻底切除非常困难。目前局部放疗的疗效还不肯定,有些学者报道对一些具有术后复发倾向或病变范围较大、手术难以切除的病例给予局部放疗,可有效地控制肿瘤复发或使部分肿瘤消退。伴有眼眶内侵犯者可选择眶内容摘除术。本瘤是一种具有侵袭性生长的低度恶性肿瘤,术后容易复发,少数患者可发生局部淋巴结转移,但很少发生全身转移。

（九）顶泌汗腺癌

【概述】眼睑顶泌汗腺癌(apocrine carcinoma)非常少见,其组织发生于眼睑 Moll 腺,主要发生于成年人,单眼发病。

【临床特点】表现为缓慢增长的眼睑皮下结节状或斑块状肿物,病史较长,体积较大的肿物可侵及眼眶前部(图 2-3-9A)。病变初期可类似于睑板腺囊肿,常伴有表皮破溃。

【病理】肿瘤位于眼睑皮下,呈浸润性生长,但与表皮无联系。瘤细胞体积较大,胞浆丰富、嗜酸,有明显异型性,常排列成腺管状、导管状或乳头状,部分瘤细胞可见顶浆分泌(图 2-3-9B)。有些病例中肿瘤细胞可侵及表皮。

【**治疗和预后**】目前临床治疗主要以肿物扩大切除为主，术中可用冰冻切片监测手术边缘是否切除干净。本瘤属于恶性肿瘤，术后容易复发和发生局部淋巴结转移，少数患者可发生全身转移，尤其多见于骨和肺。反复复发的肿瘤可侵及眼睑周围组织或眼眶内。临床诊断中，本瘤应当与眼睑转移性腺癌、黏液腺癌鉴别，尤其要与眼睑转移性乳腺癌鉴别。

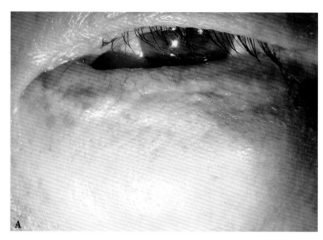
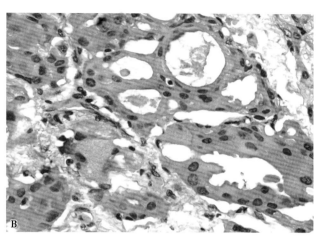

图 2-3-9　眼睑皮肤顶泌汗腺癌

患者男，73 岁，左眼下睑肿物 3 年。A. 外眼图像显示眼睑皮下结节状肿物，边界不清，表面皮肤无溃疡；B. 肿瘤细胞排列成腺管状，可见顶浆分泌，HE×400。

（十）腺泡细胞癌

【**概述**】腺泡细胞癌（acinic cell carcinoma）是一种恶性肿瘤，主要发生于腮腺或小唾液腺。眼睑的腺泡细胞癌罕见，文献中仅有很少数个案报道，组织起源于眼睑副泪腺（Krause 腺或 Wolfring 腺），主要发生于年轻人或成年人，单眼发病。

【**临床特点**】多发生在睑缘部位，主要表现为眼睑皮下结节状肿物，边界比较清楚，无明显包膜。有些病变的外观类似眼睑睑板腺囊肿或肉芽肿。多数患者病史较长，肿瘤生长缓慢，无明显疼痛。

【**病理**】主要特点为瘤细胞体积较大，圆形或多边形，胞质呈颗粒状，排列成实性团块、腺泡或乳头状。瘤细胞胞浆内含有酶原性颗粒，PAS 染色呈阳性（图 2-3-10）。

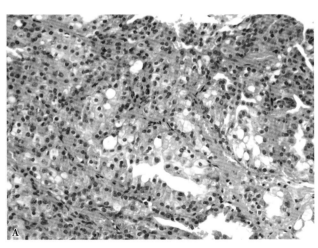
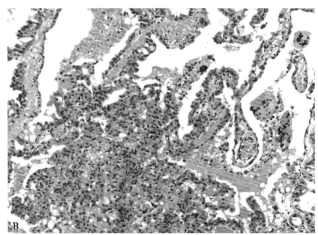

图 2-3-10　眼睑腺泡细胞癌

A. 肿瘤细胞呈腺泡状或腺腔样排列，之间有丰富毛细血管网，HE×200；B. 呈腺管样排列的瘤细胞，HE×200。

【治疗和预后】目前临床治疗主要是采用扩大手术彻底切除，切除不彻底可复发。与唾液腺腺泡细胞癌不同，眼睑腺泡细胞癌的体积一般较小，相对预后较好。一般认为肿瘤细胞标志物 Ki-67 是较好的生物学行为预测指标，当 Ki-67 阳性细胞指数低于 5% 时，很少复发；而指数大于 10% 的患者预后相对较差。本瘤主要应与眼睑皮脂腺癌、鳞状细胞癌和其他眼附属器肿瘤鉴别。

二、眼睑毛囊肿瘤

（一）毛发上皮瘤

【概述】毛发上皮瘤（trichoepithelioma）是一种良性、错构瘤性病变，分为单发性和多发性毛发上皮瘤两种类型。眼睑毛发上皮瘤比较少见，大多数为单发性。

【临床特点】

1. 孤立性毛发上皮瘤　多发生于年轻人或成年人睑缘部，表现为皮肤表面边界较清、触之较硬、结节状隆起的皮色肿物，体积较小，很少超过 1cm，无遗传性（图 2-3-11A）。肿物比较稳定或缓慢生长，表面皮肤完整，很少有破溃。

2. 多发性毛发上皮瘤　又称为多发性家族性毛发上皮瘤、腺样囊样上皮瘤或 Brooke 瘤，为常染色体显性遗传，伴有不完全外显率。多数患者在幼年或青春期发病，肿物呈皮色丘疹状，对称性分布，缓慢生长，但很少超过 5mm，皮损表面可有毛细血管扩张或中央凹陷，但一般不发生皮肤溃疡。除此之外，多发性毛发上皮瘤还见于 Brooke-Spiegler 综合征或 Rombo 综合征。

【病理】肿瘤位于皮下与真皮交界部位，通常不与表皮相连，边界比较清楚。主要特点为真皮或皮下组织中分布有许多相互掺杂、形态不一的基底样细胞小叶和角囊肿（图 2-3-11B、C）。肿瘤细胞似表皮的基底细胞，胞质较少，胞核深染，小叶周边的瘤细胞排列成栅栏状，外周有较致密的结缔组织纤维包绕。有些肿瘤中可见毛球样或未成熟的毛囊结构，角囊肿中游离的角质可诱发异物巨噬细胞反应。

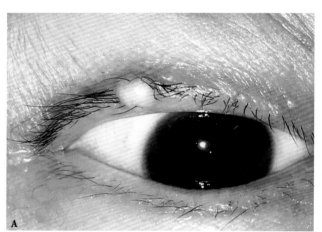
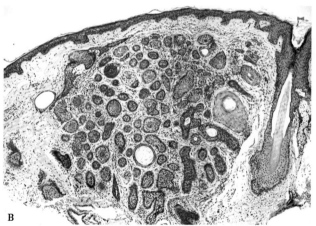
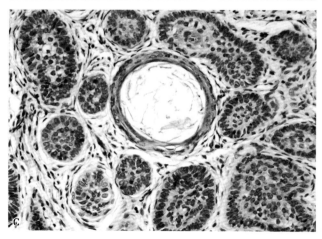

🔵 图 2-3-11　眼睑皮肤毛发上皮瘤

A. 上睑缘皮肤圆顶状隆起的黄白色结节状肿物，边界清楚；B. 肿瘤细胞位于皮下组织中，边界清楚，与表皮无连接，HE×40；C. 基底样细胞小叶周边部排列成栅栏状，可见微小的角囊肿，HE×200。

【鉴别诊断】毛发上皮瘤主要应与基底细胞癌鉴别，后者肿瘤细胞常与表皮相连，表面皮肤溃疡、瘤细胞小叶周围有明显收缩间隙和黏蛋白沉积。有些病例鉴别诊断非常困难，免疫组织化学染色对两者鉴别诊断的价值有限，有些学者认为单发性病灶，诊断不确定时，最好按角化型基底细胞癌治疗。

【治疗和预后】本瘤为良性肿瘤，单发性病灶以手术完整切除为主，一般可治愈。多发性毛发上皮瘤可根据患者本身情况，选择手术切除或二氧化碳激光治疗。

（二）毛母细胞瘤

【概述】毛母细胞瘤（trichoblastoma）属于毛源性肿瘤，指有发育能力的毛球及其相关的间叶细胞形成的肿瘤，好发于头颈部。眼睑毛母细胞瘤非常少见，多发生于儿童和青年人。

【临床特点】主要表现为眼睑圆顶状或结节状隆起的皮色肿物，表面可有扩张的毛细血管，无皮肤破溃，边界清楚，一般为单发性病灶（图2-3-12A）。病史较长，肿瘤生长缓慢。

【病理】肿瘤位于眼睑皮下，并向皮下组织延伸，周围有假性纤维性包膜。镜下特点为肿瘤主要由基底细胞样上皮细胞巢组成，细胞体积较小，胞质少，胞核深染，无明显异型性，瘤细胞巢周边的细胞呈栅栏状排列（图2-3-12B）。有些毛母细胞瘤的组织形态很类似于基底细胞癌，但瘤细胞巢周围无收缩间隙，且有较致密的纤维组织围绕。

【治疗和预后】本瘤为良性肿瘤，临床治疗主要以肿瘤彻底切除为主，很少复发，预后较好。恶性毛母细胞瘤很少见。毛母细胞瘤主要应与结节型基底细胞癌和毛发上皮瘤鉴别。

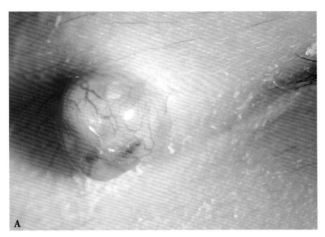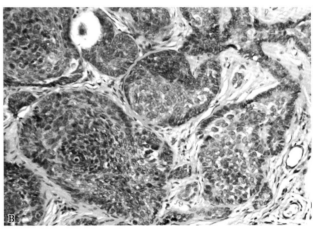

🌑 图2-3-12　眼睑毛母细胞瘤

患者女性，22岁，自幼右眼外眦部皮肤肿物，缓慢生长。A. 裂隙灯图像显示圆顶状隆起的皮色肿物，边界清楚，局部表面毛细血管扩张和少许色素；B. 病理图像显示肿瘤细胞巢周边的细胞排列成栅栏状，有些细胞巢伸出狭窄的上皮细胞条索，瘤细胞周围无收缩间隙，HE×200。

（三）毛囊瘤

【概述】毛囊瘤（trichofolliculoma）是一种向毛囊分化的错构瘤，好发于头颈部和面部。眼睑毛囊瘤比较少见。

【临床特点】主要发生于成年人眼睑睑缘或眉弓部，呈圆形结节状皮色肿物或略高出于皮肤表面，体积不大，中央可有脐窝，亦可排出皮脂样物质（图2-3-13A、B）。有些肿物中央凹陷处穿出一根或数根柔软的白色毳毛。

【病理】肿瘤位于真皮内，边界清楚，通常有一个或多个高度扩张或囊性扭曲的角质囊腔，与表皮相连并开口于皮肤表面，囊腔内含有角化物质和毛干碎片。囊壁由数层鳞状上皮细胞组成，并向周围伸出许多次级毛囊，每个次级毛囊周围都被结缔组织包绕（图2-3-13C、D）。

【治疗和预后】 毛囊瘤属于良性肿瘤，临床治疗主要是手术彻底切除，很少复发，预后较好。少数复发病例可能由于肿瘤切除不彻底所致。毛囊瘤主要应与毛发上皮瘤和皮脂腺毛囊瘤鉴别，后者是毛囊瘤的一种变异，特点为自囊壁伸出许多分化成熟的皮脂腺小叶。

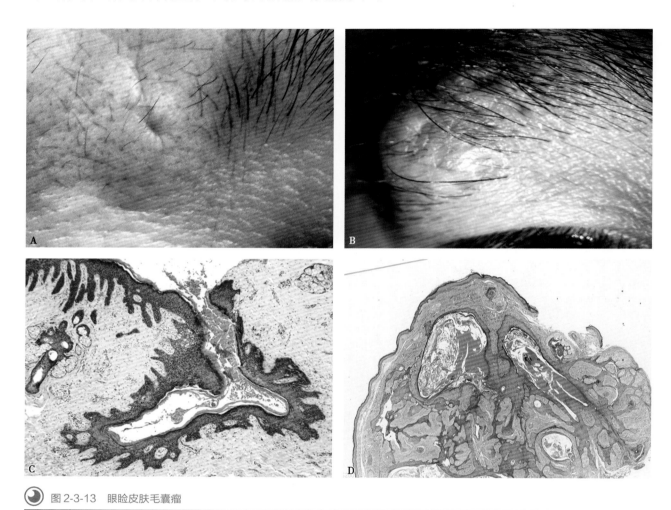

图 2-3-13　眼睑皮肤毛囊瘤

A. 患者女性，49 岁，左眼上睑眉弓部内侧皮肤肿物 3 年，外眼图像显示丘疹样病变中央可见凹陷；B. 患者男性，48 岁，上眼睑眉弓部皮肤圆顶状隆起的皮色肿物，中央部有凹陷，边界不清；C. 低倍显微镜下见与表皮相连的囊性扩张毛囊，HE×25；D. 皮下组织中见囊性扩张的毛囊，且自囊壁发出许多次级毛囊或基底样细胞条索，HE×10。

（四）毛鞘瘤

【概述】 毛鞘瘤（trichilemmoma）是一种以毛囊外根鞘增生为主的良性肿瘤，好发于老年人面部皮肤。毛鞘瘤可单发或多发，多发性毛鞘瘤通常是 Cowden 病的表现，为常染色体显性遗传，其易患基因定位于染色体 10q22-23，该基因为抑癌基因 *PTEN*。Cowden 病常伴有多种系统性的疾病，尤其是乳腺癌和甲状腺癌。眼睑毛鞘瘤非常少见，通常为单发性病变。

【临床特点】 好发于眼睑缘和内、外眦部皮肤，通常表现为体积较小的皮色或灰白色、丘疹样或疣状肿物，表面皮肤光滑或粗糙，边界欠清（图 2-3-14A、B）。

【病理】 镜下特点为与表皮相连的一个或数个实性细胞小叶，其主要由大小形状一致的细胞组成，小叶周边细胞呈栅栏状排列，无明显细胞异型性。因瘤细胞内含有大量糖原，PAS 染色显示阳性（图 2-3-14C、D）。

【治疗和预后】 眼睑单发性毛鞘瘤的治疗主要是手术彻底切除，一般很少复发。文献中报道单发性毛鞘瘤可偶发于皮脂腺痣的基础上。本瘤主要应与单纯性汗腺棘皮瘤、基底细胞癌及脂溢性角化病鉴别。结缔组织增生性毛鞘瘤是毛鞘瘤的一种少见类型，要注意与鳞状细胞癌和硬斑病样基底细胞癌鉴别。

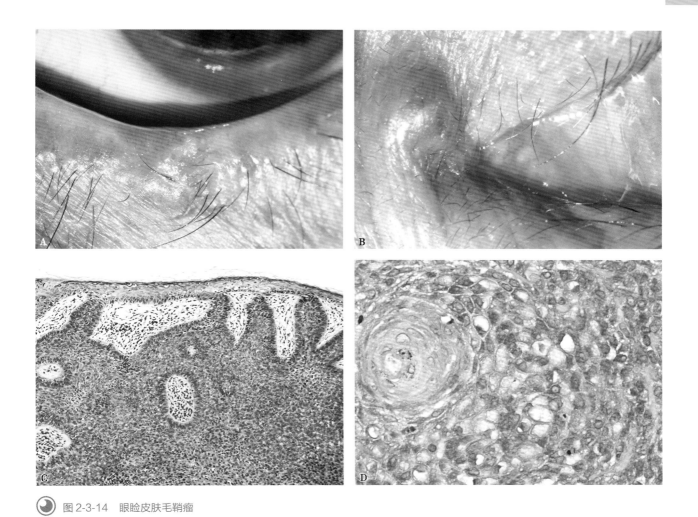

🌙 图 2-3-14　眼睑皮肤毛鞘瘤

A. 外眼图像显示下睑缘皮肤轻度隆起的灰白色肿物,表面睫毛脱落;B. 外眼图像显示内眦部皮肤体积较小的灰蓝色结节状肿物;C. 低倍显微镜图像显示与表皮相连的实体性小叶,PAS×40;D. 肿瘤由大小一致的小细胞组成,胞质透明,PAS 染色呈阳性,PAS×400。

(五)毛母质瘤

【概述】毛母质瘤(pilomatricoma),又称为钙化上皮瘤(calcifying epithelioma)是一种发生于皮内或皮下,向毛母质细胞分化的良性肿瘤,大多数发生在体表毛发较多的部位,如头颈部、头皮、眼睑等,少数病例可发生于四肢或腋窝等处皮肤。近年一些研究证明毛母质瘤起源于毛母质细胞,β-连环蛋白是本瘤发生的关键分子,其可能与 *β-catenin/LEF* 基因异常有关,细胞凋亡抑制缺陷在毛母质瘤发病中具有一定作用。大多数毛母质瘤为单发性病变,很少数多发性毛母质瘤通常伴发于肌紧张性营养不良或其他一些病变,如 Cardner 综合征、Turner 综合征或结节病等。眼睑和眉弓部毛母质瘤并不少见,从婴儿到老年人均可发病,最常见于儿童或青少年,女性发病率较高,大多数为单发性病灶。

【临床特点】多数患者有数月到 1 年的病史,表现为眼睑或眉弓部皮下孤立性结节状肿物,呈圆形或不规则椭圆形,生长缓慢,无明显疼痛。肿瘤边界比较清楚,触之质地较硬或有沙砾感,其表面皮肤颜色正常或呈紫红色,一般无破溃(图 2-3-15)。大多数肿瘤体积较小,直径在 0.5～1.0cm。少数瘤体体积较大,瘤体表面皮肤破溃,形成穿通性毛母质瘤(图 2-3-16)。

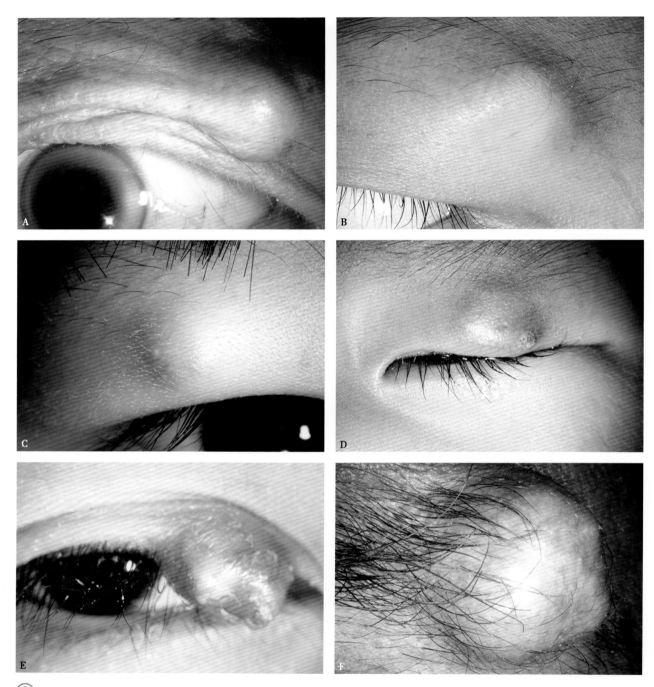

图 2-3-15　眼睑皮肤毛母质瘤的临床表现

A. 上睑皮肤结节状皮色肿物；B. 上睑近眉弓部皮肤结节状隆起的肿物，表面呈蓝紫色，触之较硬；C. 上眼睑皮下结节状肿物，表面皮肤呈蓝紫色；D. 左眼上睑皮下结节状肿物，局部皮肤表面有少许黄色痂皮；E. 左眼上睑缘体积较大的结节状肿物，表面皮肤充血和覆盖灰黄色痂皮；F. 眉弓部皮肤体积较大的结节状肿物。

【病理】肿瘤通常位于皮下，呈结节状，周围有较薄的纤维膜包绕，与周围组织无明显粘连，质地较硬。瘤体切面常呈黄白色或污黄色，可有钙化。镜下肿瘤主要由基底细胞样细胞（嗜碱性细胞）和影细胞组成，瘤细胞排列成不规则的片块状。基底细胞样细胞的胞膜不清楚，胞浆少，胞核圆形或椭圆形，深染，多位于瘤细胞团块的周边部。影细胞的胞膜清楚，胞浆嗜酸，胞核消失，位于瘤细胞团的中央。病变初期基底细胞样细胞较多，后期基底细胞样细胞逐渐过渡为影细胞。瘤细胞片块之间通常伴有较多的炎性细胞或巨噬细胞性肉芽肿性炎症（图 2-3-17）。有些瘤体可发生小灶状钙化或骨化。

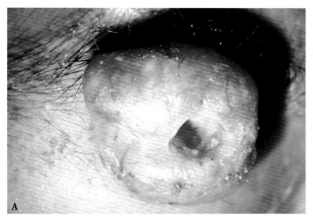 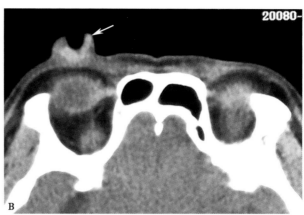

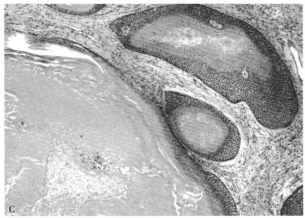

🌙 图 2-3-16 眼睑穿通性毛母质瘤

A. 外观图像显示上睑眉弓部皮肤体积较大的结节状肿物,透过充血的皮肤可见瘤体内黄白色小结节,肿物中央皮肤破溃,并形成一个很深的洞穴;B. 横轴位 CT 图像显示肿物中央呈火山口样(箭头);C. 病理图像显示肿瘤内含有大量变性的影细胞,HE×50。

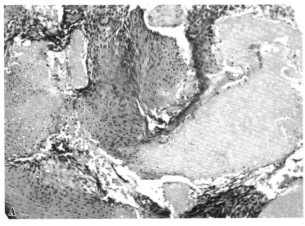 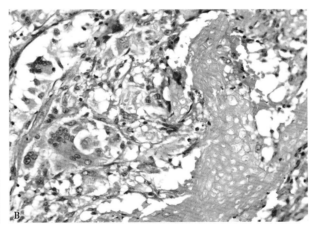

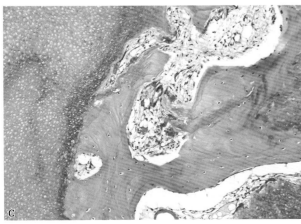

🌙 图 2-3-17 眼睑毛母质瘤的病理

A. 肿瘤细胞呈片块状排列,由较深蓝染的嗜碱性细胞和影细胞组成,HE×200;B. 瘤细胞片块之间可见慢性肉芽肿性炎症和多核巨噬细胞浸润,HE×200;C. 瘤体内可见局灶性骨化,HE×100。

　　眼睑恶性毛母质瘤又称为毛母质癌,非常少见,多见于成年男性,其特点为肿瘤体积较大、生长速度较快、瘤体内有大量基底细胞样细胞团块,瘤细胞呈浸润性生长,有明显异型性和病理性核分裂象及坏死(图 2-3-18)。

　　【鉴别诊断】本瘤主要应与眼睑基底细胞癌和毛发上皮瘤鉴别。

　　【治疗和预后】本瘤为良性肿瘤,一般不能自然消退,主要是采用手术治疗,将肿瘤完整切除,一般预后较好,很少复发。大多数肿瘤有较薄的纤维性包膜,容易与表皮或皮下组织分离。很少数肿瘤由于瘤体周围伴有明显的炎症,分离比较困难。术后复发病例与肿瘤切除不完全有关,因此手术中应尽可能地将肿物完整切除。恶性毛母质瘤非常少见,一般采用广泛的手术切除,但术后容易复发和发生全身转移,辅助放疗或化疗的效果还不肯定。

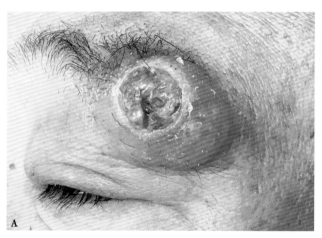

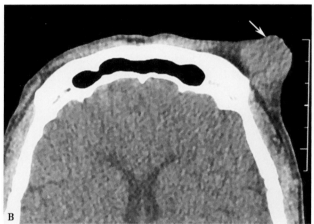

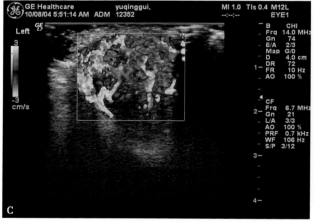

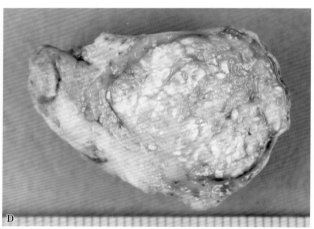

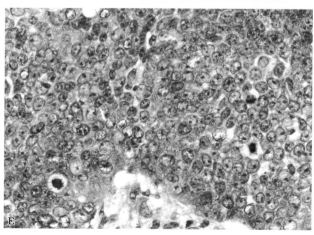

🕐 图 2-3-18　眼睑眉弓部毛母质癌

A. 患者男性,64 岁,左眼眉弓部肿物 1 个月,皮肤肿物呈结节状,红肿,生长迅速,表面破溃;B. 横轴位 CT 图像显示肿物呈中等密度影(箭头);C. 彩超图像显示左眼眉弓处前后径 26.7mm 病变区,内回声不均,边界不清,血流信号丰富,为动脉频谱;D. 切除肿物的大体图像示肿物切面实性,边界清楚,最大直径呈 3.1cm;E. 肿瘤主要由基底样细胞组成,瘤细胞有明显异型性,病理性核分裂象增多,HE×400。

三、眼睑皮脂腺和睑板腺肿瘤

（一）皮脂腺腺瘤

【概述】皮脂腺腺瘤（sebaceous gland adenoma）是由基底样细胞和高度分化的皮脂腺细胞组成的良性肿瘤。大多数为单发性病变，好发于头面部皮肤。少数多发性皮脂腺腺瘤可能是 Muir-Torre 综合征的表现，患者通常伴发胃肠道恶性肿瘤和皮肤角化棘皮瘤。有些报道皮脂腺腺瘤可见于 AIDS 病患者。眼睑皮脂腺腺瘤比较少见，主要是单发性病灶，好发于中老年人，女性多见，大多数患者病史较长。

【临床特点】肿瘤多发生在睑缘部位，表现为孤立性、微黄色结节状或丘疹样肿物，直径一般≤5mm，表面光滑或略突出于睑缘，有些肿物可侵及邻近的睑结膜（图 2-3-19）。少数皮脂腺腺瘤发生于眼睑皮下，表现为轻度隆起的皮下结节状肿物，其表面可见体积较小的脐窝，挤压时可有白色颗粒状分泌物溢出（图 2-3-19F）。

【病理】肿瘤由分化较好的皮脂腺小叶组成，与周围组织界线清楚。皮脂腺小叶的形态和大小均不一致，主要有两种细胞组成：一种似基底样细胞，分布在小叶的周围；另外一种为分化成熟的皮脂腺细胞，胞浆呈空泡状或泡沫状，位于小叶的中央。皮脂腺小叶主要由分化成熟的皮脂腺细胞组成（图 2-3-19G）。

【鉴别诊断】本病主要应与皮脂腺增生、皮脂腺瘤和皮脂腺癌鉴别。

1. **皮脂腺增生**　是由一个或数个增大的皮脂腺组成，增生的皮脂腺细胞围绕在囊性扩张的毛囊漏斗部周围，并与中央脐窝相连（图 2-3-20）。

2. **皮脂腺瘤**　主要由皮下多个基底样细胞结节组成，不形成正常的皮脂腺小叶结构。

3. **皮脂腺癌**　临床鉴别比较困难，主要依靠病理诊断，肿瘤细胞通常呈浸润性生长和有明显异型性。

【治疗和预后】本瘤为良性肿瘤，临床治疗以手术完整切除肿物为主，一般预后较好，很少复发。如果患者伴有 Muir-Torre 综合征，其预后取决于相关的内脏恶性肿瘤。

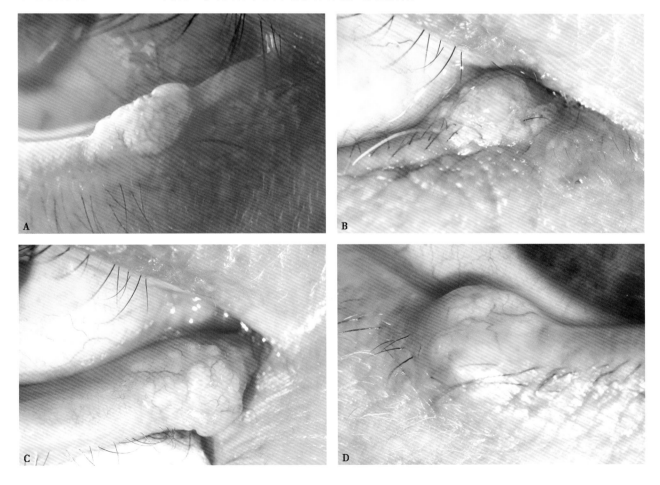

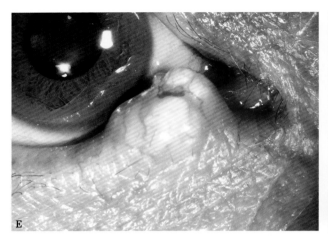
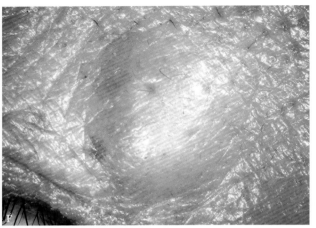
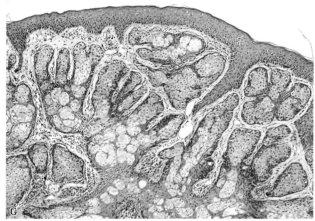

🌑 图2-3-19　眼睑皮肤皮脂腺腺瘤

A. 下睑缘轻度隆起的结节状黄白色肿物；B、C. 下睑内眦部黄白色隆起的结节状肿物，翻转眼睑见肿物表面黄色小结节状隆起，累及睑结膜下，边界清楚；D. 下睑缘黄白色结节状肿物，边界清楚；E. 下睑缘黄白色肿物，体积较大，类似皮脂腺癌的外观；F. 右眼内眦部上眼睑结节状隆起的皮色肿物，边界清楚，表面可见小脐凹，挤压后有黄白色物质溢出；G. 肿物位于皮下，由大量增生的皮脂腺小叶组成，皮脂腺细胞分化成熟，HE×50。

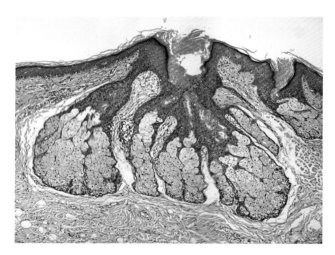

🌑 图2-3-20　皮脂腺增生

病理图像显示毛囊漏斗部周围皮脂腺细胞增生，且与中央脐窝相连，HE×100。

（二）皮脂腺瘤

【概述】皮脂腺瘤（sebaceoma），过去有人称之为皮脂腺上皮瘤（sebaceous epithelioma），是一种向皮脂腺分化的皮肤附属器肿瘤，好发于面部和头颈部皮肤，主要由未成熟的皮脂腺细胞和杂乱分布的成熟的皮脂腺细胞组成。大多数为单发性病灶，多发性皮脂腺瘤通常伴发于 Muir-Torre 综合征。眼睑皮脂腺瘤非常少见，可发生于眼睑睑板腺或睑缘部位的皮脂腺，部分病例发生于眉弓部。

【临床特点】好发于中老年女性，表现为眼睑或眉弓部皮下结节状肿物，病史较长，生长缓慢，无明显疼痛。大多数肿瘤边界比较清楚，直径小于 1.0cm。有些病变临床表现类似于眼睑睑板腺癌或基底细胞癌，表面皮肤可出现溃疡（图2-3-21）。

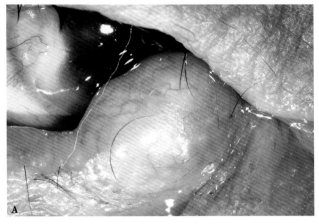
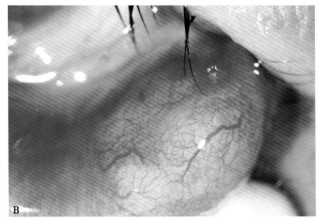
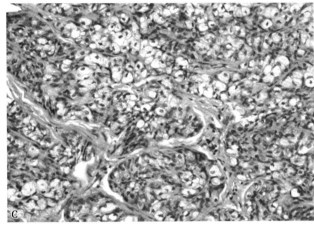

 图 2-3-21　眼睑皮脂腺瘤

A. 外眼图像显示右眼下睑内眦部结节状肿物，表面可见睫毛；B. 翻转下眼睑，可见肿物突出于结膜表面，透见结膜下黄白色肿物；C. 病理图像显示肿瘤由基底样细胞和分化成熟的皮脂腺细胞组成，排列成大小不一团块状，之间有红染的结缔组织纤维分隔，HE×200。

【病理】肿物有或无包膜，瘤细胞排列成巢状或小叶状，主要由体积较小的基底细胞样细胞组成，其间杂乱分布有数量不一、分化成熟的皮脂腺细胞。这两种细胞均表现为良性细胞形态，分化成熟的皮脂腺细胞数量较少，呈空泡状，胞浆透明，胞核呈卵圆形，无明显异型性（图 2-3-21C）。部分肿瘤细胞与表皮相接触，引起邻近皮肤破溃。

【鉴别诊断】本病主要应与眼睑皮脂腺癌、基底细胞癌鉴别。

【治疗和预后】本瘤为良性肿瘤，主要是采用手术治疗，完整切除肿物，一般预后较好。肿物切除不彻底可复发。如果患者伴有 Muir-Torre 综合征，其预后取决于相关内脏的恶性肿瘤。

（三）皮脂腺癌

【概述】眼睑是皮脂腺癌最常好发的部位，因主要发生于眼睑的睑板腺，故眼科临床上通常称为睑板腺癌（meibomian gland carcinoma）。但应当注意有少数眼睑皮脂腺癌可发生于眼睑的毛囊皮脂腺（Zeis腺）。泪阜部结膜下含有少量皮脂腺细胞，因此亦可发生皮脂腺癌。与西方国家相比较，我国和亚洲人眼睑皮脂腺癌的发病率较高，仅次于眼睑基底细胞癌。

【临床特点】主要发生于 50～60 岁老年人，尤其多见于女性，好发于上眼睑。眼睑 Zeis 腺起源的皮脂腺癌早期主要位于睑缘部位，表现为黄白色结节状或菜花状肿物（图 2-3-22、图 2-3-23）。大多数侵犯睑缘或起源于 Zeis 腺的皮脂腺癌常伴有睑缘皮肤糜烂或溃疡。发生于眼睑睑板腺的皮脂腺癌主要表现为眼睑结膜下或睑缘处黄白色结节状肿物，无明显疼痛。肿瘤细胞侵犯睑缘皮肤或结膜后，瘤体可突破邻近组织向外生长（图 2-3-24，图 2-3-25）。有些病例类似睑板腺囊肿，患者亦可表现为不典型性或久治不愈的睑缘炎或睑结膜炎（图 2-3-26）。体积较大的睑板腺癌常表现为睑结膜下或睑结膜表面隆凸性黄白色肿物，或者突破睑缘后形成弥漫性菜花状肿物（图 2-3-27）。少数病例表现为眼睑多发性肿物，体积较大者可弥漫性累及眼睑或侵犯眼眶内（图 2-3-28）。

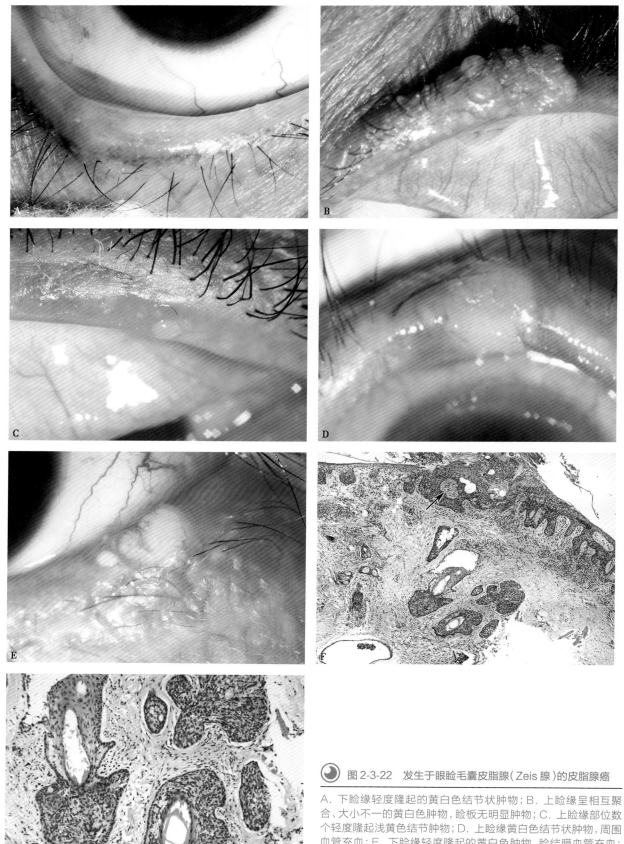

图 2-3-22　发生于眼睑毛囊皮脂腺(Zeis 腺)的皮脂腺癌

A. 下睑缘轻度隆起的黄白色结节状肿物；B. 上睑缘呈相互聚合、大小不一的黄白色肿物，睑板无明显肿物；C. 上睑缘部位数个轻度隆起浅黄色结节肿物；D. 上睑缘黄白色结节状肿物，周围血管充血；E. 下睑缘轻度隆起的黄白色肿物，睑结膜血管充血；F. 病理图像显示肿瘤位于睑缘部位皮下，癌细胞侵及表面上皮(箭头)，HE×50；G. 高倍镜下显示肿瘤发生于眼睑毛囊皮脂腺，HE×200。

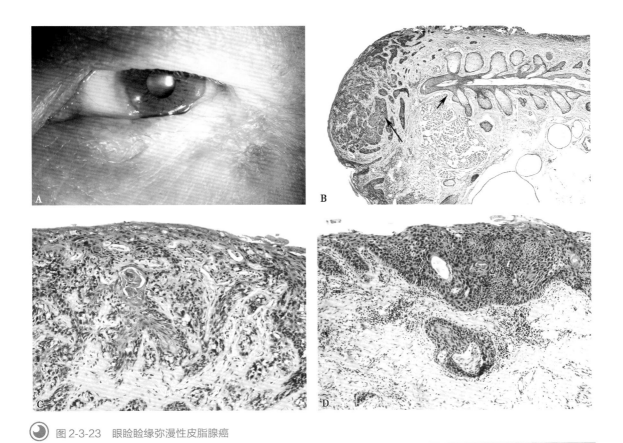

🌙 图2-3-23　眼睑睑缘弥漫性皮脂腺癌

患者女，72岁，左眼下睑肿物6年。A. 裂隙灯图像显示左眼下睑缘皮肤弥漫性肿胀，边界不清，伴有破溃和邻近皮肤糜烂；B. 低倍显微镜下显示肿瘤细胞位于睑缘部皮下（长箭头），其下方睑板腺基本正常（短箭头），HE×20；C. 瘤细胞位于毛囊皮脂腺周围，并侵犯表皮，HE×100；D. 肿瘤累及邻近的表皮，呈原位癌性病变，HE×100。

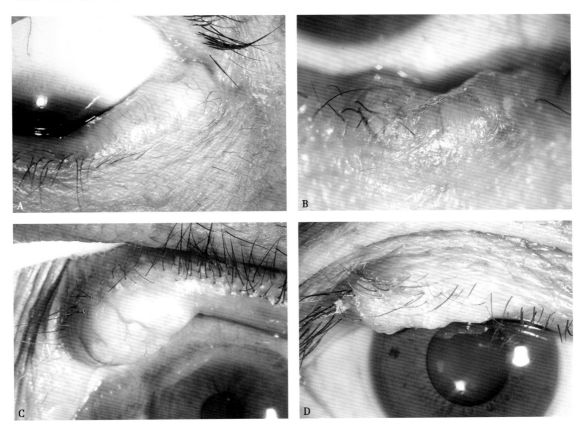

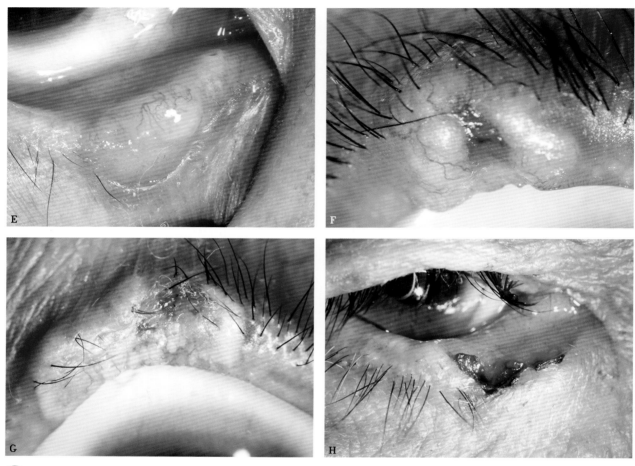

图 2-3-24 眼睑睑板腺癌的临床表现

A. 外眦部下睑缘黄白色肿物，表面有溃疡；B. 下睑缘弥漫性肿物，表面上皮糜烂，睫毛脱落；C. 上睑缘结节状黄白色肿物，累及睑结膜；D. 上睑睑缘部粉红色肿物，表面有少许黄色痂皮；E. 下睑缘黄白色结节状肿物，表面溃疡；F. 上睑缘结节状黄白色肿物，表面有较深的溃疡；G. 上睑缘扁平隆起的黄白色肿物，局部有破溃；H. 右眼下睑中央至内眦部弥漫性肿物，表面有很深的溃疡和血痂。

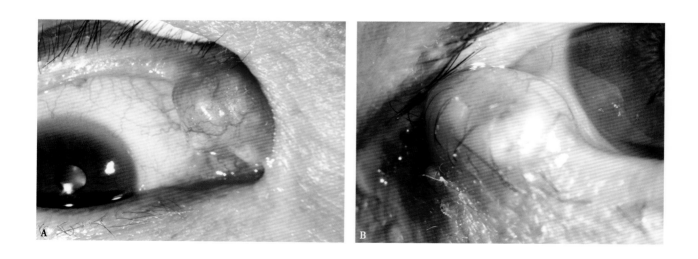

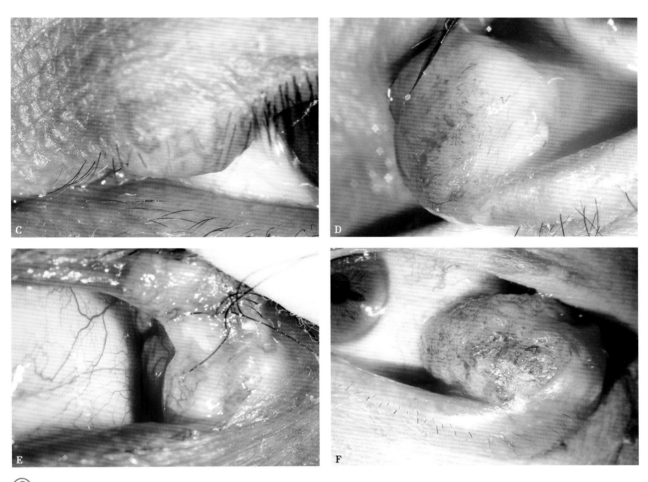

图 2-3-25　眼睑睑板腺癌的临床表现

A. 上睑内眦部结节状肿物，表面血管充血；B. 下睑外眦部黄白色结节状肿物，表面有溃疡；C. 上睑近内眦部眼睑肿物突出睑缘，表面皮肤红肿；D. 下睑内眦部结膜面体积较大的黄白色结节状肿物；E. 内眦部黄白色肿物，累及上下睑缘，表面有溃疡；F. 下睑外眦部睑结膜内面较大的结节状肿物，局部红肿，透过结膜见下方肿物呈黄白色。

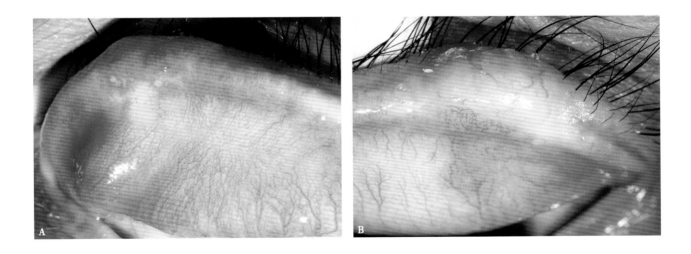

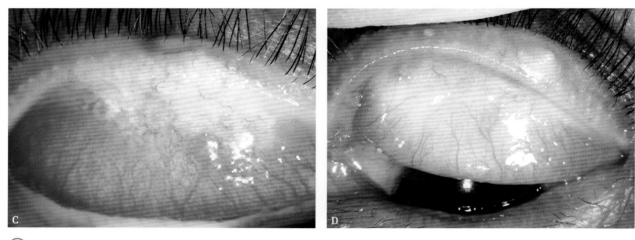

图 2-3-26　眼睑睑板腺癌的临床表现

A. 上睑外眦部睑结膜轻度隆起的黄白色肿物，表面充血，侵及睑缘；B. 外眦部睑结膜黄白色肿物，侵及睑缘；C、D. 上睑结膜面弥漫性扁平的黄白色肿物，侵及睑缘。

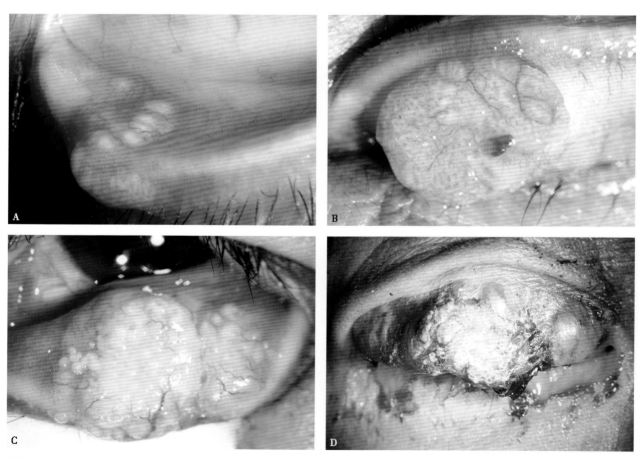

图 2-3-27　眼睑睑板腺癌的临床表现

A. 下睑内眦部结膜面扁平隆起的肿物，可见睑结膜下多个黄白色轻度隆起的结节；B. 上睑结膜表面体积较大黄白色肿物，突出结膜表面；C. 下睑结膜弥漫性隆起的黄白色肿物，边界不清；D. 上睑弥漫性不规则形状的肿物突出睑缘外。

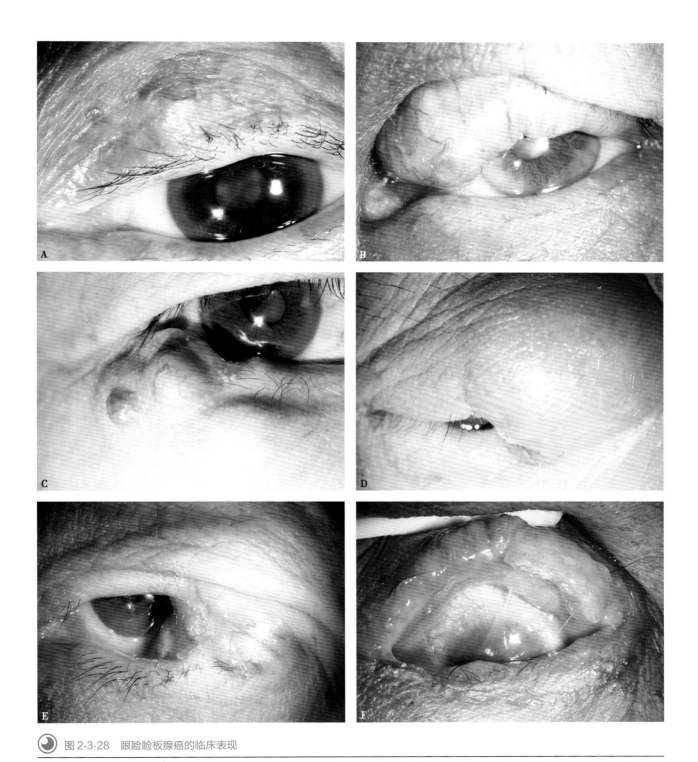

图 2-3-28　眼睑睑板腺癌的临床表现

A. 上睑皮肤红肿，皮下可触及边界不清的肿物；B. 上睑结膜弥漫性肿物边界不清，突出睑缘；C. 下眼睑皮下多发性结节状肿物，累及睑缘和眼眶内；D. 上眼睑皮下弥漫性结节状肿物，眼睑肿胀充血，肿物侵及睑缘；E. 上睑肿物突出睑缘并延伸到外眦部；F. 左眼上睑弥漫性肿物，并累及下眼睑。

【病理】肿瘤细胞具有向皮脂腺细胞分化的特征，排列成腺泡状、巢状或条索状，呈浸润性生长。分化较好的皮脂腺癌细胞体积较大、胞浆透明、含有脂质空泡，胞核呈卵圆形、空泡状、含有明显的大核仁，有显著异型性和病理性核分裂象。根据肿瘤细胞分化程度，通常分为分化型、中度分化型和低度分化型。

分化型皮脂腺癌比较多见，瘤细胞排列成腺泡状或小叶状，呈轻度浸润性生长。在低度分化的皮脂腺癌中，癌细胞分化较低，有些癌细胞类似基底样细胞，排列成不规则的片块状或条索状，癌细胞巢周边无明显栅栏状排列，连续切片可找见癌细胞向皮脂腺分化的特征。中度或低度分化的皮脂腺癌常呈高度浸润性生长，容易侵及深部组织或眼眶内（图 2-3-29）。分化较差的肿瘤通常需要冰冻切片和脂肪染色，瘤细胞胞浆内显示有阳性反应的脂质颗粒。有些癌细胞巢中央发生坏死，类似乳腺癌中的粉刺样癌。有些肿瘤中部分癌细胞可显示向鳞状细胞分化。免疫组织化学染色，瘤细胞对 EMA 呈强阳性表达，对脂滴包被蛋白（perilipin 2，PLIN2）呈阳性表达（图 2-3-29G），而对 CEA（癌胚抗原）呈阴性表达。

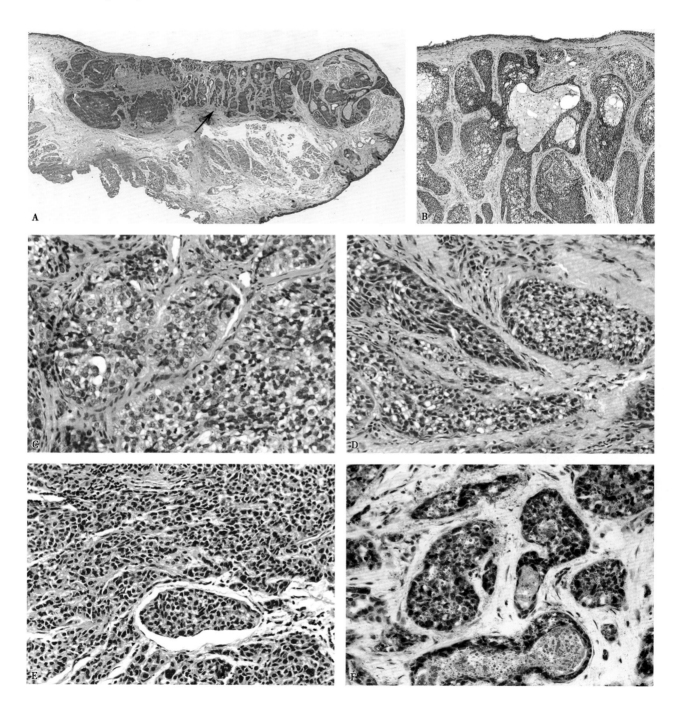

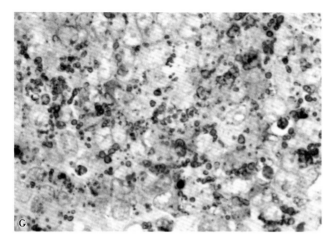

 图 2-3-29　眼睑睑板腺癌的病理

A. 低倍镜下显示肿瘤发生于睑板腺，瘤细胞累及整个睑板，并侵及睑缘（箭头），HE×10；B. 睑板腺的腺泡和导管被异型增生的瘤细胞代替，HE×100；C. 瘤细胞分化较好，呈巢状分布，胞浆内可见小圆形脂滴，HE×200；D. 中度分化型，HE×200；E. 低分化型，肿瘤细胞异型性明显，核染色质较深，不容易见到胞浆内脂滴，HE×100；F. 瘤细胞内和导管内可见油红 O 染色呈红色的脂类物质，油红 O 染色×200；G. 肿瘤细胞对 PLIN2 呈阳性表达，可以清晰地显示胞浆内的脂滴，EnVision×400。

　　眼睑皮脂腺癌通常伴有表面上皮或结膜上皮内癌性病变，一种类似于乳腺的 Paget 病，称为 Pagetoid 侵犯；另一种类似于表皮内原位癌或非典型增生（图 2-3-30）。这些改变可引起睑缘糜烂、表皮或结膜上皮破溃，也是术后复发的重要原因之一。

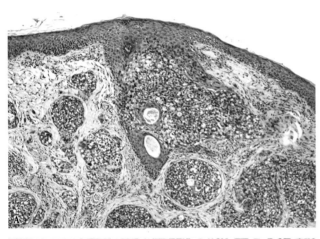

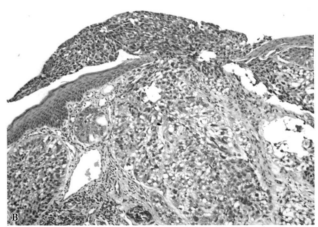

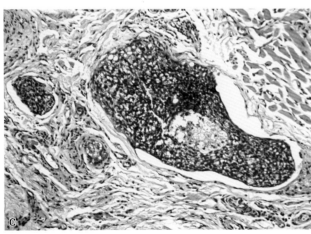

 图 2-3-30　眼睑睑板腺癌的病理

A. 瘤细胞侵及瘤体表面的皮肤和毛囊，HE×100；B. 瘤细胞侵及睑缘外，HE×100；C. 瘤细胞侵及淋巴管，HE×100。

【鉴别诊断】眼睑皮脂腺癌主要应与眼睑基底细胞癌、鳞状细胞癌、汗腺癌、Merkel 细胞癌和皮脂腺瘤等鉴别。

【治疗和预后】对于局限性肿物主要是选择手术扩大切除，通常采用 Mohs 手术法或非接触手术切除法，术中冰冻切片，观察切除组织边缘有无残留癌细胞。对于经术前检查考虑为恶性肿瘤的病例，如果肿瘤比较局限，应完整切除肿物，并确保切缘无肿瘤细胞。李冬梅（2018 年）提出完全切除需保证切缘无肿瘤细胞存在，且肿瘤与切缘大于 3mm。对肿物体积较大、弥漫性生长或侵犯眼眶内者可考虑眶内容摘除术。有些学者建议对伴有上皮内侵犯的病例术后给予辅助性冷冻治疗或局部化疗。局部阳性的手术边缘可辅助局部冷冻或 0.04% 丝裂霉素 C 滴眼。无法切除的阳性边缘，手术后 4～6 周内放疗。辅助性放疗可以用于神经周围侵犯的肿瘤。

对于 T_{2c} 期以上或临床可疑淋巴结转移者，无论有无淋巴结影像检查，均可考虑前哨淋巴结活检。如果病理学检查证实淋巴结转移者，行淋巴结清扫或放疗，PET-CT 评估转移。对于伴有全身转移的患者，原发灶按上述方法完全切除者，前哨淋巴结转移者联合清扫，后化疗；原发灶无法完整切除者，切除后前哨淋巴结转移者联合清扫，后化疗，再局部放疗；同时进行多学科综合诊治，包括常规化疗、免疫治疗或靶向治疗。

眼睑皮脂腺癌（睑板腺癌）的恶性程度较高，早期正确诊断和采取肿物扩大切除术可明显改善患者预后。眼睑内眦部皮脂腺癌容易侵及球结膜或角膜上皮。体积较大的肿瘤可侵犯眼眶内或鼻窦，尤其位于眼睑内侧的肿瘤。有些肿瘤术后容易复发，有些肿瘤复发可发生于术后多年。部分肿瘤可发生耳前或颌下淋巴结转移，尤其是同侧淋巴结。全身转移多见于肝、肺及纵隔等部位。

第四节

眼睑皮肤黑色素细胞性肿瘤

一、色素痣

【概述】眼睑色素痣属于良性黑色素细胞性肿瘤，多发生于儿童或青少年，比较常见。目前有学者认为痣细胞起源于双重细胞，即真皮上部的痣细胞来源于表皮黑素细胞，而真皮下部的痣细胞来源于施万细胞。

【临床特点】好发于睑缘或眉弓部皮肤，表现为轻度隆起的扁平状、疣状或小结节状肿物，可呈淡棕色、暗褐色、黑色或皮色，边界清楚，表面光滑（图 2-4-1～图 2-4-3）。有些色素痣表面或周围可见粗大的睫毛。眉弓部色素痣体积可较大、呈棕褐色或皮色圆顶状结节（图 2-4-4）。大多数眼睑色素痣比较稳定，无明显生长倾向。青春期或妊娠期受内分泌因素影响，有些色素痣可轻度增大或色泽逐渐变深。局部刺激或伴发炎性感染者亦可引起色素痣体积轻度增大。有些色素痣累及上、下眼睑的对应部位，称为分裂痣（图 2-4-5）。

【病理】眼睑色素痣的组织形态和分类与其他部位皮肤色素痣相同，最常见的是皮内痣和复合痣，而其他类型的色素痣很少见（图 2-4-6）。

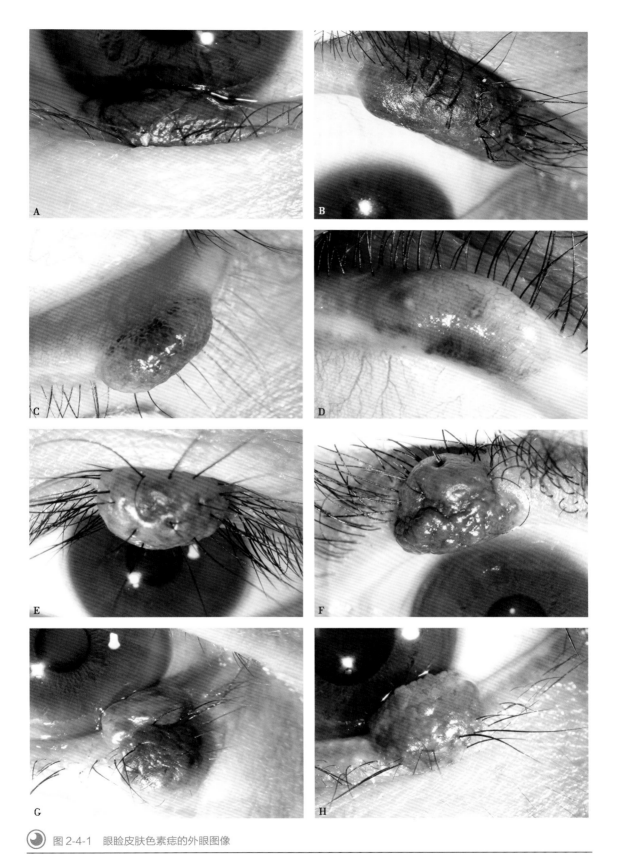

🌙 图 2-4-1　眼睑皮肤色素痣的外眼图像

A. 下睑缘皮肤灰黑色结节状肿物，边界清楚；B. 上睑缘灰黑色结节状肿物，表面皮肤无破溃，肿物表面有较多睫毛；C. 下睑缘灰褐色结节状肿物，波及睑缘内面的结膜；D. 上睑缘灰褐色肿物，表面光滑，边界清楚；E. 上睑缘灰棕色结节状肿物，肿物边缘及表面有较多的睫毛；F. 上睑缘灰黑色结节状肿物，表面不平，周围睑缘有大量睫毛；G. 下睑缘皮肤结节状色素性肿物，色素分布不均；H. 下睑缘结节状色素性肿物，表面有许多小乳头状突起。

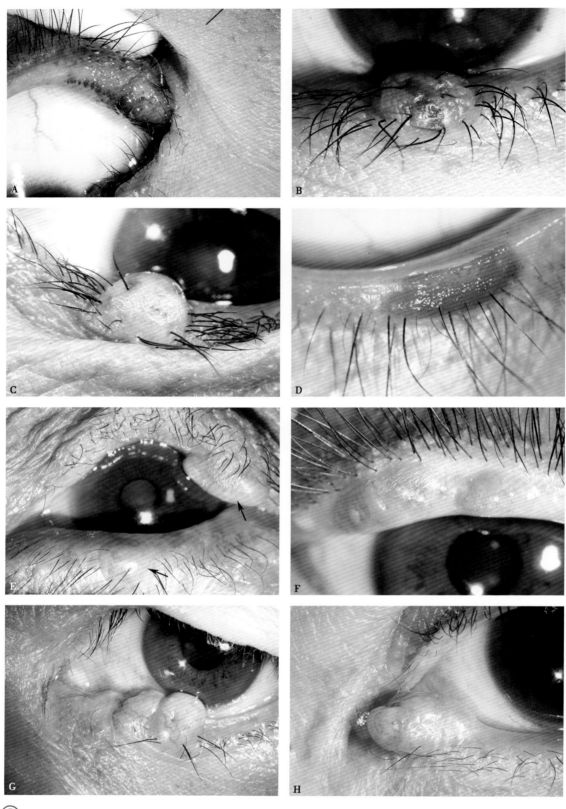

图 2-4-2　眼睑皮肤色素痣的外眼图像

A. 右眼上睑缘色素性肿物,表面伴有小乳头状突起;B. 下睑缘灰棕色结节状肿物,色素较少,表面和周边有较多粗大的睫毛;C. 下睑缘皮色结节状肿物,表面光滑,周围较多粗大的睫毛;D. 下睑缘皮肤扁平的浅棕色肿物;E. 多发性色素痣,上睑缘外眦部和下睑缘中部各有一个皮色结节状肿物(箭头);F. 上睑缘两个相互分离的浅棕黄色肿物,其中一个肿物表面有少许色素;G. 下睑缘两个白色丘疹状肿物,底部可见粗大睫毛;H. 下睑缘皮肤皮色结节状肿物。

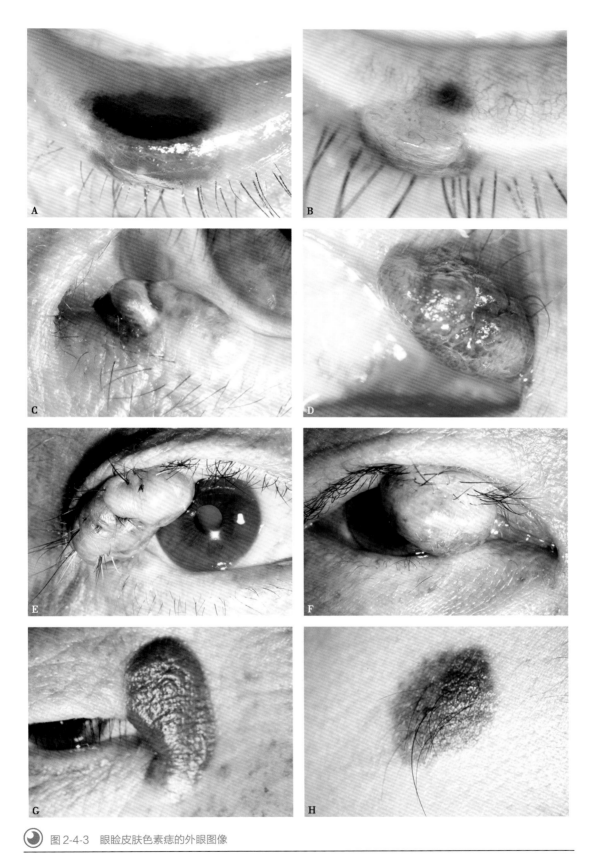

图 2-4-3 眼睑皮肤色素痣的外眼图像

A. 下睑缘皮肤和睑结膜灰黑色、扁平的色素性斑块；B. 下睑缘色素痣呈皮色，而波及结膜的肿物含有黑色素；C. 内眦部下睑缘分叶状灰褐色肿物，累及泪小点；D. 内眦部上睑缘棕红色结节状肿物，表面有不均匀的黑色素；E. 上睑缘外眦部灰褐色结节状肿物，边界清楚，肿物周边有粗大睫毛；F. 上睑缘体积较大的棕红色肿物，边界清楚，肿物基底部可见粗大的睫毛；G. 内眦部皮肤体积较大的蓝灰色斑块状肿物；H. 上睑颞侧皮肤扁平的色素性斑块状肿物，表面有毛发。

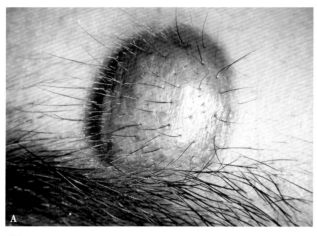
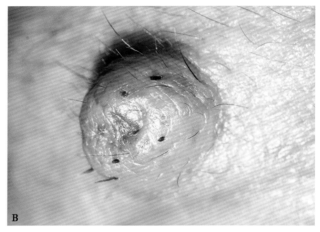

（🌙） 图 2-4-4　眉弓部皮肤色素痣

A. 眉弓部灰褐色圆顶状肿物，边界清楚，对称性生长，表面有许多毛发；B. 眉弓部半球状隆起的皮色肿物，表面见粗大的毛发。

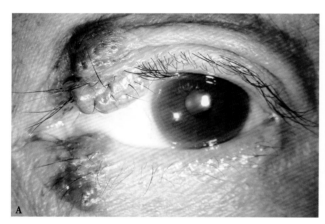
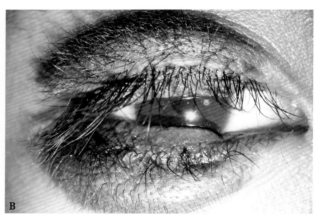

（🌙） 图 2-4-5　眼睑皮肤分裂痣

A. 上、下眼睑内眦部皮肤对称性、不规则形状的灰黑色肿物，表面不光滑，有粗大毛发，累及睑缘；B. 上、下眼睑皮肤对称性、弥漫性灰蓝色肿物，累及睑缘，表面有较多毛发，睑缘部睫毛密集且粗大。

　　1. **皮内痣**　痣细胞位于真皮内，其与表皮之间有一薄层的胶原纤维分隔。真皮上部的痣细胞通常排列成巢状或小灶状，细胞呈立方状或卵圆形，有均质性胞浆和圆形的胞核，无明显核仁，胞浆内含有数量不等的黑色素颗粒（图 2-4-6C）。真皮下部的痣细胞逐渐变为小梭形或纤维样细胞，胞浆内黑色素减少。有些色素痣可累及眼睑轮匝肌层或睑板（图 2-4-6A）。

　　2. **交界痣**　眼睑交界痣比较少见，通常表现为扁平状色素斑块，体积较小，表面光滑，无毛发；痣细胞巢位于真皮与表皮交界部位，表皮可正常或有轻度增生（图 2-4-6B）。

　　3. **复合痣**　具有皮内痣和交界痣两者的形态特点（图 2-4-6D）。

　　4. **普通蓝痣**　比较少见，可发生于眼睑或眉弓部皮肤，表现为蓝色或蓝黑色结节状肿物，病理特点为色素痣位于真皮网状层深部，痣细胞呈树突状或梭形，含有丰富的黑色素，无明显细胞异型性和核分裂象，常伴发成纤维细胞或胶原纤维增生（图 2-4-7）。

　　5. **Spitz 痣**　主要发生于儿童或青少年，表现为眼睑棕红色或棕褐色的斑块状或丘疹状肿物，体积一般较小。病理特点为痣细胞由梭形痣细胞和上皮样痣细胞组成，梭形痣细胞的胞核较大，核仁明显，含有很少量黑色素，常形成与表皮垂直的束状或巢状；上皮样痣细胞体积大小不一，含有较多黑色素，混杂在梭形痣细胞巢之间（图 2-4-8）。

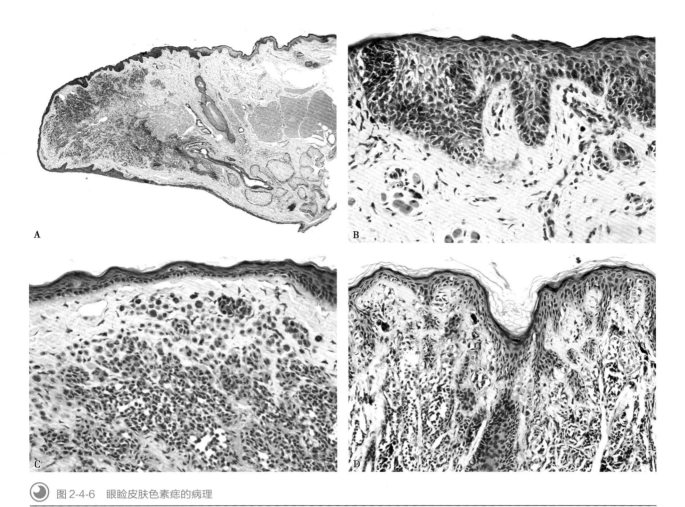

图 2-4-6　眼睑皮肤色素痣的病理

A. 睑缘色素痣的低倍显微镜图像显示痣细胞位于睑缘，并侵及睑结膜下和睑板，HE×10；B. 交界痣，痣细胞巢位于表皮交界部位，HE×100；C. 皮内痣，痣细胞巢与表皮之间有一窄的纤维带分隔，浅层痣细胞含有少量黑色素，HE×100；D. 复合痣，含有交界痣和皮内痣两种成分，HE×100。

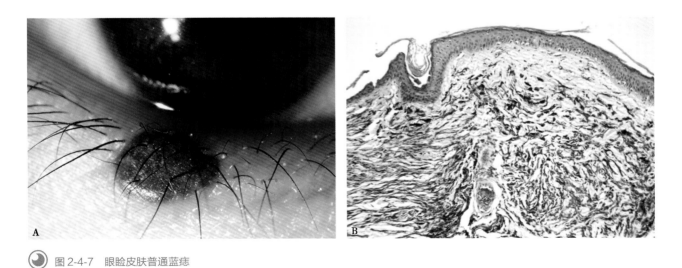

图 2-4-7　眼睑皮肤普通蓝痣

A. 外眼图像显示下睑皮肤轻度隆起的蓝黑色肿物，边界清楚，表面有数根粗大的睫毛；B. 病理图像显示表皮正常，真皮网状层大量长梭形或纺锤形黑素细胞，细胞无异型性，HE×200。

【鉴别诊断】临床上眼睑色素痣主要应与基底细胞癌、脂溢性角化病和黑色素瘤鉴别。成年人很少发生交界痣，要特别注意与表浅性黑色素瘤鉴别。

【治疗和预后】大多数眼睑色素痣属于皮内痣或复合痣，完整切除后一般不复发，预后较好。体积较小且无发展倾向的眼睑色素痣可观察随诊，亦可考虑手术或激光切除。对于睑缘色素痣，手术切除的同时要注重睑缘重建。极少数眼睑皮肤色素痣可发生恶变，多见于复合痣或交界痣。有少数眼睑色素痣可伴发脂溢性角化病、基底细胞癌（图2-4-9）。

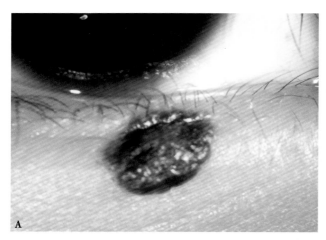
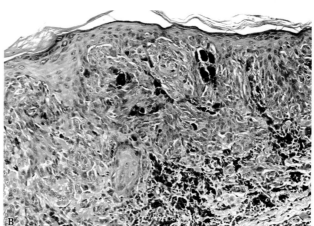
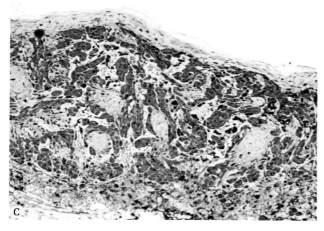

图 2-4-8　眼睑皮肤 Spitz 痣

A. 外眼图像显示下睑皮肤棕红色斑块状肿物，表面有睫毛，边界清楚；B. 痣细胞位于表皮下部和真皮乳头层，梭形痣细胞的长轴与表皮垂直，排列成束状，胞核呈泡状，有一个小核仁，HE×200；C. 梭形痣细胞对 S-100 蛋白呈阳性表达，EnVision×200。

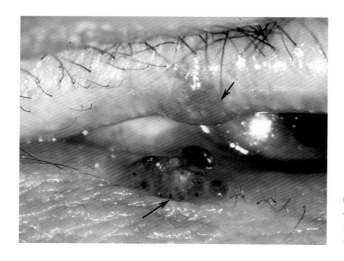
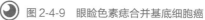

图 2-4-9　眼睑色素痣合并基底细胞癌

裂隙灯图像显示上睑缘色素痣呈浅棕色（短箭头），伴有下睑皮肤基底细胞癌（长箭头）。

二、黑色素瘤

【概述】眼睑皮肤黑色素瘤是一种恶性程度较高的黑色素性肿瘤，多见于白种人，国内比较少见。有学者报道眼睑原发性恶性黑色素瘤约占所有眼睑恶性肿瘤的 1%，但其占眼睑恶性肿瘤相关死亡率的 2/3。黑色素瘤的发生可能与种族、遗传、过度日晒、免疫缺陷或某些色素痣恶变有关。其危险因素还包括男性、老年人、皮肤癌病史、多发痣（>100）。非典型性色素痣综合征、交界痣、体积较大的色素痣及细胞性蓝痣容易发生恶变。某些遗传性疾病，如着色性干皮病患者容易发生黑色素瘤。一些文献报道极少数黑色素瘤具有家族性，部分是由于 CDKN2A、CDK4 及 BAP1 基因突变所致。

【临床特点】一般单眼发病，好发于成年人眼睑皮肤或睑缘部位，主要是表浅扩散型黑色素瘤和结节型黑色素瘤。

1. **表浅扩散型黑色素瘤** 早期表现为棕色或棕黑色扁平状或轻度隆起的色素斑块，边缘不规则（图 2-4-10）。随病变逐渐发展可向深部浸润性生长或形成结节状肿块。

2. **结节型黑色素瘤** 表现为皮肤表面黑色素性结节状肿物，表面皮肤可有溃破或形成溃疡（图 2-4-11，图 2-4-12）。有些肿瘤周围可见卫星状或斑点状皮肤黑色素性病变。眼睑黑色素瘤可扩散到睑结膜或由于结膜黑色素瘤蔓延而致。

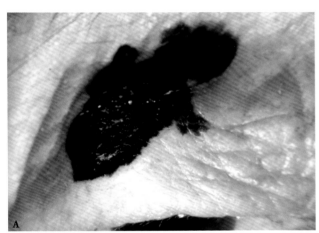
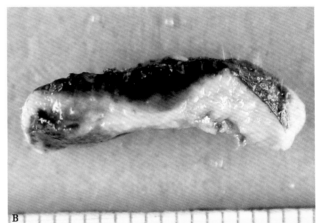
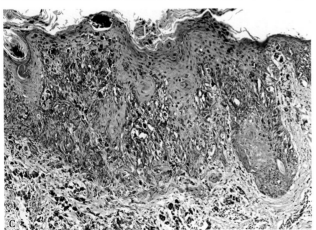

图 2-4-10 眼睑皮肤表浅扩散型黑色素瘤

A. 患者女，78 岁，右眼上睑皮肤黑色肿物 10 余年，近 1 年生长加快，裂隙灯图像显示上眼睑皮肤非对称性生长的扁平状深黑色肿物，边界不规则；B. 大体标本显示肿瘤呈黑色，扁平状，仅累及皮肤浅层；C. 病理图像显示异型增生的黑色素瘤细胞主要分布于表皮下部和真皮与表皮交界处，HE×100。

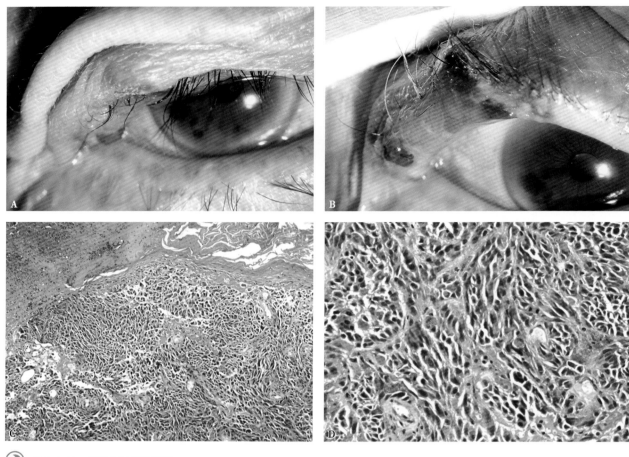

图 2-4-11　眼睑皮肤黑色素瘤

A. 裂隙灯图像显示右眼上睑中外侧睑缘肿物，局部皮肤呈灰褐色；B. 向上提起眼睑，见睑缘皮肤破溃结痂，边缘灰棕色，边界不清；C. 低倍病理图像显示肿瘤表面的上皮破溃，HE×50；D. 肿瘤由上皮样或梭形黑色素瘤细胞组成，瘤细胞有明显异型性，部分瘤细胞内含有少量黑色素，HE×200；（患者 2 年后眼睑肿物复发，肝脏和骨转移）。

【病理】表浅扩散型黑色素瘤的特点为瘤细胞主要位于表皮下部或真皮与表皮交界部位，呈不规则弥漫性分布，并沿水平方向扩展到表皮内（见图 2-4-10C）。结节型黑色素瘤是由于瘤细胞向下侵袭性或垂直性生长所致，特点为瘤细胞向真皮深层或皮下组织中垂直性生长，并形成大小不一的瘤细胞结节。瘤细胞呈上皮样或梭形，细胞大小和形态均不一致，排列成巢状或弥漫性生长（见图 2-4-11C，图 2-4-12B）。有些瘤细胞巢周围伴有较多的淋巴细胞浸润。肿瘤内黑色素含量差异很大，一些肿瘤内仅含有很少量黑色素，称为少色素性或无色素性黑色素瘤。瘤细胞通常侵犯瘤体表面或邻近部位的表皮细胞，称为 Pagetoid 侵犯。免疫组织化学染色：大多数黑色素瘤细胞对 S-100 蛋白、HMB45 和 SOX10 呈阳性表达。

【鉴别诊断】黑色素瘤主要应与皮肤交界痣、细胞性蓝痣、非典型性色素痣、低分化性癌、梭形细胞性恶性肿瘤、淋巴瘤等鉴别。

【治疗和预后】对于局限性肿瘤应早期首选非接触性、完整扩大手术切除，并确保手术切除的边缘无残留肿瘤细胞。前哨淋巴结的评估和清扫很重要。伴有眼眶内侵犯者可考虑眶内容摘除术，但有报道眶内容摘除术不能明显提高生存率。肿瘤浸润深度及是否有溃疡对治疗选择、手术切除范围及预后评估非常重要。近年有些文献报道可选择冷冻治疗、放疗、化疗作为黑色素瘤的辅助治疗，晚期患者可考虑靶向治疗或免疫疗法，相关疗效仍需较大样本的观察。黑色素瘤的恶性程度较高，早期治疗预后相对较好。大多数眼睑黑色素瘤术后容易复发、局部淋巴结或全身转移，后者多见于肺、脑、肝和其他部位皮肤。PET-CT 可用于全身排查。

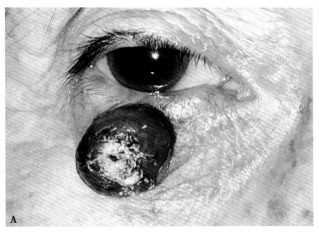

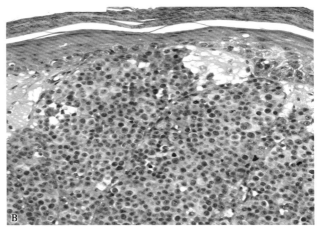

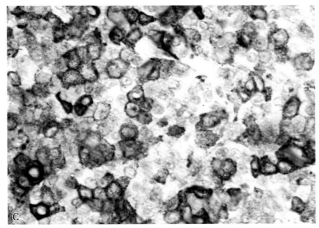

图 2-4-12 眼睑皮肤黑色素瘤

A. 患者女，73 岁，右眼下睑肿物 10 余年，缓慢增长，近 2 个月增大明显，裂隙灯图像显示右眼下睑棕褐色结节状肿物，表面有破溃和痂皮，边界清楚；B. 病理图像显示肿瘤细胞呈上皮样，含有很少量黑色素，瘤细胞有明显异型性，核分裂象多见，HE×100；C. 肿瘤细胞对 HMB45 呈阳性表达，EnVision×400。

第五节

眼睑皮下软组织起源的肿瘤

一、眼睑血管瘤

血管性肿瘤主要分为血管瘤和脉管畸形两大类，有血管内皮增生的肿瘤称为血管瘤，无血管内皮增生的肿瘤称为脉管畸形。根据临床病史，血管瘤可分为先天性和获得性血管瘤性病变。根据生物学行为，血管瘤分为良性、交界性和恶性血管性肿瘤。眼睑血管性肿瘤最多见于婴幼儿、儿童和青少年，大多数属于良性血管瘤或脉管畸形，后者可分为单纯性或混合性脉管畸形，有些患者伴有结膜、眼眶或其他部位病变。眼睑常见的血管瘤性病变主要包括先天性血管瘤、毛细血管瘤、海绵状血管瘤、动静脉血管瘤等。眼睑交界性和恶性血管性肿瘤非常少见。

（一）先天性血管瘤

【概述】先天性血管瘤（congenital hemangioma）是一种发生于产前宫内胎儿期至出生时完全形成的良性血管瘤，好发于头颈部和肢体。先天性血管瘤不同于婴儿血管瘤，后者肿瘤多发生在出生后或生后数周到数年内。本瘤进一步分为三种类型，三种亚型表现相似的临床特征：均为孤立性，大多数为毛细血管扩张，一半以上表现为外周血管收缩晕。彩超显示不均匀低回声，其内高速血流。MRI 检查显示 T_2 加权像均匀或片状增强，并可有流空现象。

【临床特点】

1. 快速消退型先天性血管瘤（rapid involuting congenital hemangioma，RICH）　特点为肿瘤出生时保持稳定状态，并于生后数天至数周开始消退，通常在出生后 8～14 个月完全消退。与婴儿血管瘤不同，肿瘤在新生儿期增大不明显，且肿瘤消退的时间明显快于婴儿血管瘤，退变后无纤维脂肪残留。

2. 不消退型先天性血管瘤（non-involuting congenital hemangioma，NICH）　特点为肿瘤出生时保持静态，可随着婴儿生长而成比例增大，不发生自然性消退，直至成年期（图 2-5-1A）。

3. 部分消退型先天性血管瘤（partially involuting congenital hemangioma，PICH）　主要表现为不完全消退并逐渐稳定。起初类似于 RICH，但只部分消退，后期残余部分类似于 NICH。

【病理】

1. 快速消退型先天性血管瘤　特点为肿瘤位于皮下，主要由小叶状增生的毛细血管组成，血管形态较为规则，小叶间由纤维组织分隔。肿瘤退化常表现为小叶结构消失，纤维组织增生和管径增粗的营养血管。此型中的血管通常不表达 GLUT-1。

2. 不消退型先天性血管瘤　特点为肿瘤由排列成小叶状增生的血管组成，小叶内血管比毛细血管大，呈圆形扩张或弯曲状，血管壁薄（图 2-5-1B）。小叶间纤维致密，有明显的动脉和静脉。此型不会消退，病变持续存在或轻度扩展，临床治疗主要是手术切除肿物。

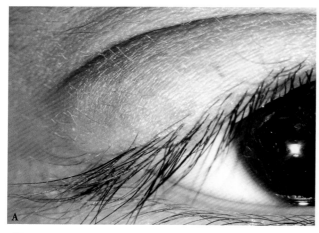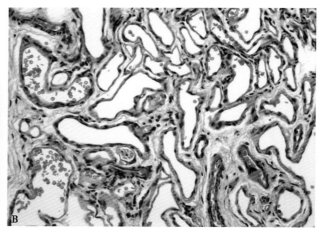

图 2-5-1　先天性血管瘤

患者女，9 岁，右眼上睑外侧自幼生长的皮肤肿物。A. 裂隙灯图像显示右眼上睑外侧肿物，边界不清，表面皮肤呈蓝紫色；B. 病理图像显示肿瘤位于皮下，主要由弯曲扩张、管径不一的血管组成，HE×200。

【治疗和预后】大多数先天性血管瘤不需要任何治疗。合并出血者可进行手术治疗。RICH 和 NICH 可能与出生时短暂性血小板减少有关，这须与 Kasabach-Merritt 现象相鉴别，因它可在两周内自发消失。NICH 病变可能会伴有晚期神经性疼痛，这可能是与病变内神经营养不良有关。

（二）毛细血管瘤

【概述】毛细血管瘤（capillary hemangioma）是一种由毛细血管组成的良性血管瘤，好发于头颈部、眼睑和口唇，多见于婴幼儿和儿童，其发生率占所有血管肿瘤的 32%～42%。发生于婴儿者又称为幼年性血管瘤、婴儿富于细胞性血管瘤、婴幼儿良性血管内皮瘤或草莓状痣。毛细血管瘤如累及三叉神经颜面部分布区称为 Sturge-Weber 综合征。

【临床特点】多数肿瘤出现在出生后或出生后数年内，表现为眼睑或眶周皮肤单发或多发性、斑点状、草莓状或斑块状红色肿物，直径小于 1cm，边界清晰，压之不缩小或褪色（图 2-5-2，图 2-5-3）。部位较深的血管瘤通常表现为边界不清的浅红色或蓝紫色皮下肿物。有些患者同时伴有结膜或眼眶深部血管瘤，如果肿瘤压迫眼球、遮挡瞳孔区或累及眼外肌，可表现视力下降、弱视或眼位异常。出生后 6 个月之内是肿瘤的快速增殖期，肿瘤体积不断增大。6～9 个月是肿瘤缓慢增殖期，1 岁以后肿瘤增长速度放缓或比较稳定，随后开始逐渐消退。多数患者在 5～8 岁时肿瘤几乎完全消退，皮肤基本恢复正常。

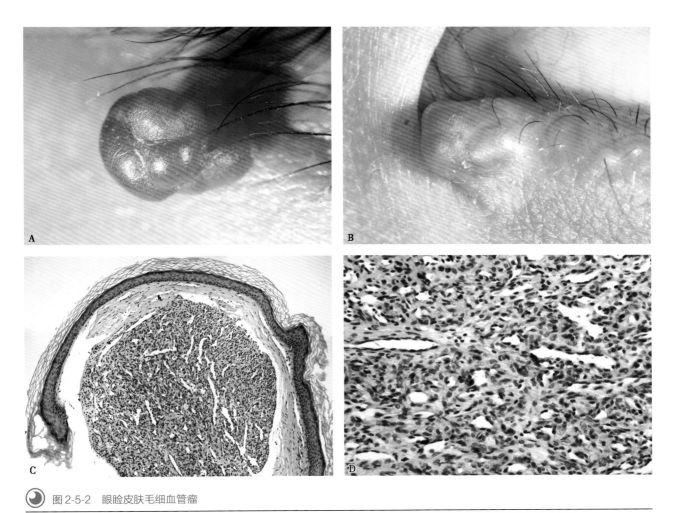

图 2-5-2　眼睑皮肤毛细血管瘤

A. 右眼下睑自幼外眦部红色肿物、突出于皮肤表面呈草莓状；B. 左眼下睑内眦部自幼发生的结节状红色肿物；C. 上图患者的病理图像显示肿瘤位于皮下，主要由小叶状增生的内皮细胞和毛细血管组成，HE×40；D. 高倍显微镜下显示内皮细胞比较肥胖，其间有细小或狭窄的血管腔隙，HE×200。

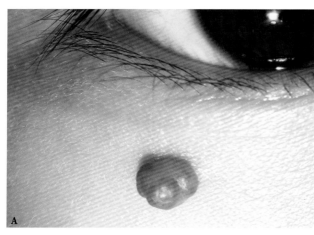
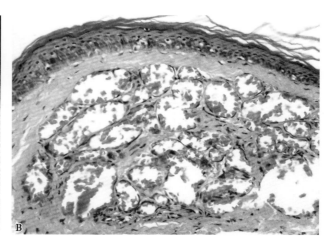

图 2-5-3   眼睑皮肤毛细血管瘤

A. 自幼生长的下睑皮肤红色结节状肿物,表面呈分叶状,边界清楚; B. 病理图像显示肿瘤主要由扩张的毛细血管组成,HE×200。

【病理】肿瘤位于真皮内,由小叶状增生的毛细血管和内皮细胞组成,小叶间有纤维结缔组织间隔,小叶内和小叶间可见管径较大的营养性血管。婴儿富于细胞性血管瘤是一种特殊形态的毛细血管瘤,肿瘤早期以较肥胖的内皮细胞和周皮细胞增生为主,毛细血管腔隙较小,且可累及深部皮下脂肪组织(见图 2-5-2D)。随着肿瘤成熟,内皮细胞变得扁平,毛细血管腔隙变大(见图 2-5-3B)。病变退化期表现为间质纤维化,血管成分逐渐被纤维脂肪组织代替。免疫组织化学染色,增生期的内皮细胞表达 GLUT-1,周皮细胞表达 SMA。

【治疗和预后】眼睑的婴幼儿血管瘤可自行消退,因此局限性病变或低度风险的血管瘤可随诊观察。文献中报道当患者 7 岁时,70%～90% 病变可完全消退,且很少遗留外观缺陷。对于较大范围病变、中度或高度风险肿瘤、影响眼睑或视力发育者应积极治疗,包括局部糖皮质类激素或硬化剂注射、口服普萘洛尔、激光、冷冻、放疗及手术切除治疗。局限性病变预后良好。

(三)分叶状毛细血管瘤

分叶状毛细血管瘤(lobular capillary hemangioma),又称为化脓性肉芽肿(pyogenic granuloma),是一种获得性良性血管病变,属于毛细血管瘤的一种特殊类型。肿瘤主要发生于 20 岁以上成年人,表现为眼睑皮肤表面息肉状、质地较软,边界清楚的红色或紫红色肿物,体积一般较小,容易出血(图 2-5-4)。有些患者可有局部外伤史。肿瘤呈外生性生长,通常与皮肤之间有粗细不等的蒂相连。镜下肿瘤主要由簇状或小叶状增生的毛细血管组成,增生的小血管多围绕一个管径较大的血管,之间有少量炎性细胞浸润。肿瘤表面皮肤可变得扁平、萎缩或溃破。本病可选择手术切除肿物或激光治疗,少数病变可复发。

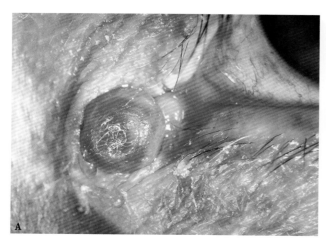
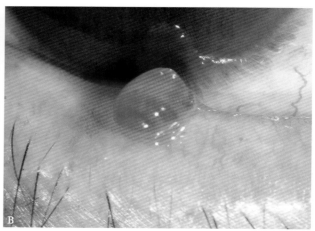

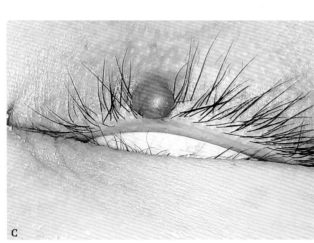
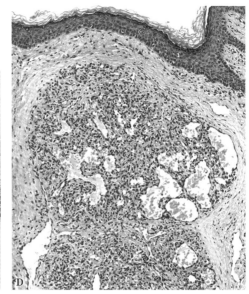

图 2-5-4　眼睑分叶状毛细血管瘤

A. 裂隙灯图像显示左眼内眦部皮肤表面肉芽肿样红色肿物，病史 1 个月；B. 裂隙灯图像显示右眼下睑缘红色、息肉状肿物，病史 2 个月；C. 左眼上睑缘浅红色结节状肿物，边界清楚；D. 上图病理图像显示肿物位于皮下，由呈簇状增生的毛细血管和内皮细胞组成，HE×100。

（四）海绵状血管瘤

海绵状血管瘤（cavernous hemangioma）又称静脉畸形，是一种由扩张的薄壁大血管组成的血管瘤，主要是由于胚胎发育过程中的血管发育缺陷而致。本病可发生于任何年龄，有些深部位的婴幼儿血管瘤属于海绵状血管瘤。临床表现为眼睑皮肤圆顶状肿物，缓慢生长，边界比较清楚，表面皮肤呈蓝紫色或紫红色（图 2-5-5）。肿瘤位于真皮深层或皮下组织内，界线清楚，无包膜或瘤体周围包绕很薄的纤维组织。病理特点为瘤体主要由高度扩张的薄壁大血管组成，血管内充满血液，血管之间被结缔组织纤维分隔（图 2-5-5D）。有些眼睑血管发育异常性病变类似于弥漫性生长的海绵状血管瘤，边界不清，眼睑睑板组织、皮下组织深层或肌纤维之间有许多灶状或丛状分布的薄壁扩张的血管。

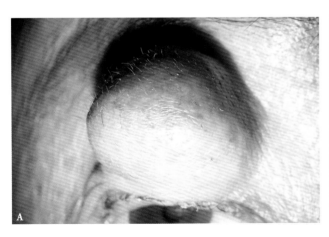
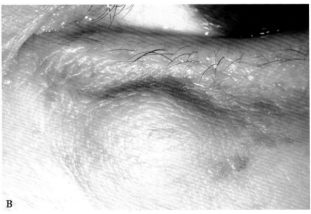

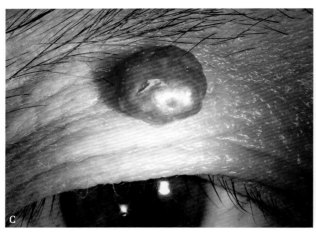
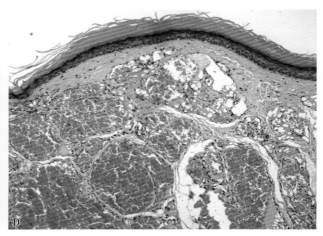

图 2-5-5　眼睑海绵状血管瘤

A. 上睑皮肤圆顶状结节状肿物，边界清楚，表面皮肤完整呈灰紫色；B. 下睑皮下结节状肿物，表面皮肤呈蓝紫色；C. 上睑近眉弓部皮肤紫红色结节状肿物，边界清楚；D. 病理图像显示肿物主要由皮下扩张的薄壁大血管组成，HE×100。

（五）动静脉血管瘤

　　动静脉血管瘤（arteriovenous hemangioma）比较少见，属于一种血管发育异常性病变，可发生于儿童、青少年或成年人，病史较长，瘤体比较稳定或缓慢生长。肿物体积一般较小，很少超过 1cm。病理特点为较多的厚壁血管和薄壁扩张的血管呈结节状增生，边界清楚。厚壁血管类似于动脉，管壁有较厚的平滑肌细胞（图 2-5-6）。有些病例伴发眼眶内或结膜血管发育异常。

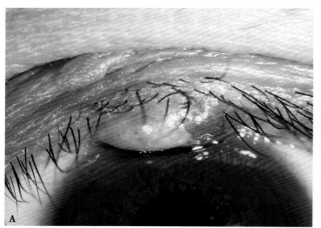
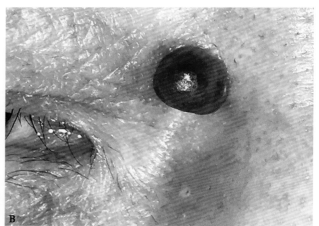

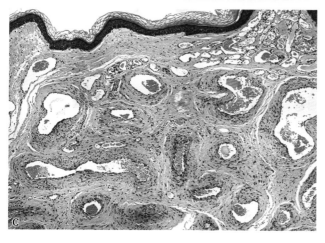

🌓 图 2-5-6　眼睑动静脉血管瘤

A. 患者男，48 岁，左眼上睑缘皮色肿物近 20 年，缓慢增长，局部呈黄褐色，表面皮肤无破溃；B. 另外一例患者女，66 岁，右眼上睑内侧皮肤紫红色肿物 1 年，边界清楚；C. 上图患者病理图像显示肿物由大量扩张的厚壁血管组成，管壁可见较厚的肌纤维层，HE×40。

（六）静脉型血管瘤

静脉型血管瘤（venous hemangioma）是一种血管发育异常性病变，主要发生于成年人。眼部病变多见于眼睑或眼眶内，大多数为单眼发病，表现为眼睑或眉弓部皮肤蓝紫色肿物，边界清楚或模糊，肿物缓慢生长（图 2-5-7）。有些患者低头时肿物增大。由于瘤体中通常含有静脉石，CT 检查可显示病变内存在圆球状钙化影。病理特征为肿物无包膜，主要由大小不一、扩张的静脉性血管组成，有些病例可见小圆形静脉石、静脉曲张、血栓或小灶状淋巴组织增生。本病治疗主要是手术切除，彻底切除比较困难，术后容易复发。

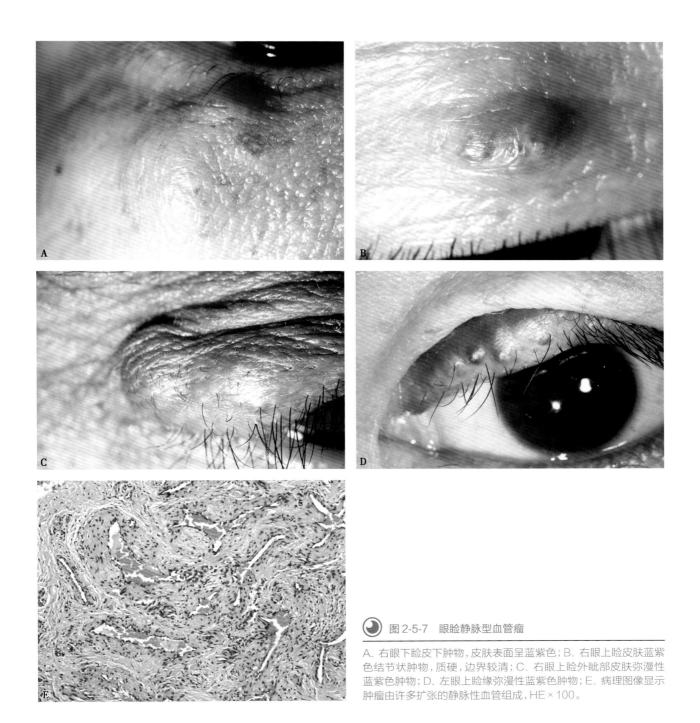

图 2-5-7　眼睑静脉型血管瘤

A. 右眼下睑皮下肿物，皮肤表面呈蓝紫色；B. 右眼上睑皮肤蓝紫色结节状肿物，质硬，边界较清；C. 右眼上睑外眦部皮肤弥漫性蓝紫色肿物；D. 左眼上睑缘弥漫性蓝紫色肿物；E. 病理图像显示肿瘤由许多扩张的静脉性血管组成，HE×100。

（七）鞋钉样血管瘤

鞋钉样血管瘤（hobnail hemangioma）是根据内皮细胞呈鞋钉样特征而命名的一种血管瘤，主要发生于年轻人或成年人，男性多见，多发生于下肢皮肤。眼睑鞋钉样血管瘤非常少见，临床表现为眼睑皮下圆形或椭圆形肿物，边界比较清楚，表面皮肤呈暗紫色或浅蓝色，无明显疼痛（图2-5-8A）。肿物大体很像海绵状血管瘤，呈棕红色，切面见蜂窝状腔隙。镜下肿瘤由不规则裂隙状或海绵状血管瘤样的血管组成，其间有纤维组织分隔。血管腔内衬覆的内皮细胞呈鞋钉状或火柴头样特征（图2-5-8B）。免疫组织化学染色，这些鞋钉样内皮细胞表达CD31和ERG。本瘤属于良性血管性肿瘤，主要治疗为手术彻底切除。

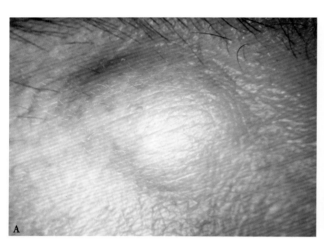
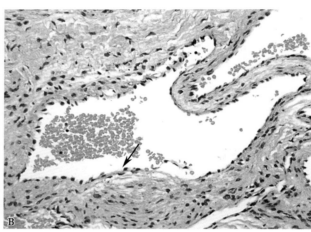

图2-5-8　眼睑皮肤鞋钉样血管瘤

A. 上睑皮下轻度隆起的结节状肿物，边界比较清楚，表面皮肤呈浅蓝色；B. 病理图像显示衬覆血管腔的内皮细胞呈特征性的鞋钉样（箭头），HE×200。

二、眼睑淋巴管瘤

【概述】淋巴管瘤是一种由扩张的淋巴管组成的海绵状或囊状脉管性病变，其发生可能是由于淋巴网状系统异常增生所致。有些学者将其归属为淋巴管畸形。眼睑淋巴管瘤可为局限性病变或伴发于眼眶和结膜淋巴管瘤，少数病例属于淋巴管瘤病的表现。

【临床特点】眼睑淋巴管瘤主要发生于儿童，多数是自幼发病，早期临床症状不明显。随着年龄增长，肿物缓慢增大，眼睑肿胀，表面皮肤呈浅蓝色，可触之质地较软或中等硬度的皮下肿物，有波动感，边界不清。有些肿物位于皮下浅层，瘤体表面皮肤呈暗紫色或凹凸不平。根据肿瘤累及范围，分为局限性或弥漫性淋巴管瘤两种类型，后者肿物较大，可累及大部分眼睑，多数伴有结膜和眼眶淋巴管瘤（图2-5-9）。少数眼睑淋巴管瘤可发生于成年人。

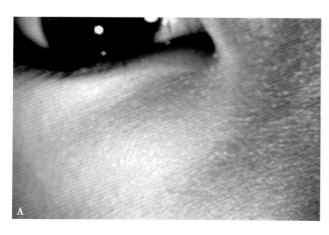
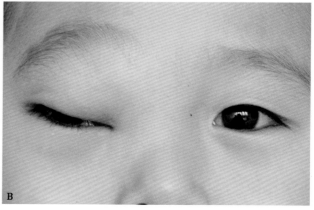

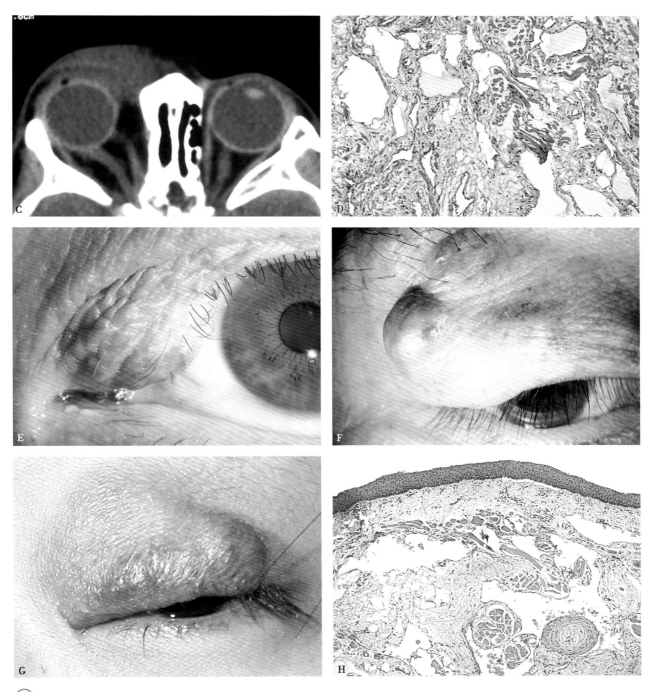

（图标）图 2-5-9　眼睑淋巴管瘤

A. 患者男，4 岁，右眼下睑内眦部皮肤肿胀 3 年，表面皮肤呈浅蓝色；B、C. 患者男，3 岁，右眼上睑、眉弓和鼻根部皮肤弥漫性肿胀，眼睑下垂，可触及皮下中等硬度肿物，边界不清，可压缩，横轴位 CT 图像显示右眼上睑弥漫性低密度影，波及眼眶前部；D. B 图患者的病理检查证实为弥漫性淋巴管瘤，皮下软组织中有大量管径不一的淋巴管，有些淋巴管内含有淡红染的淋巴液，HE×100；E. 患者男，53 岁，自幼发现左眼上睑内侧睑缘皮肤紫红色肿物，无压痛和波动感，边界比较清楚；F. 患者男，40 岁，自幼右眼上睑皮下弥漫性肿物，局部表面呈紫红色结节状，波及眉弓部；G、H. 患者女，26 岁，外眼图显示自幼左眼上睑紫红色肿物，边界不清，质地较软有波动感，病理检查证实为淋巴管瘤，眼睑皮下组织中有许多不规则形状的薄壁淋巴管，HE×100。

　　【病理】眼睑淋巴管瘤通常无包膜,边界不清,肿物切面上可见大小不一的囊性腔隙。大多数为海绵状淋巴管瘤,病理特点为真皮深层或皮下组织中有许多囊状或不规则形状的淋巴管,管壁很薄,衬覆有单层、扁平且不连续的内皮细胞(图 2-5-9H)。弥漫性淋巴管瘤通常累及眼睑深部组织或肌纤维层,软组织中分布有许多裂隙状或不规则形状的淋巴管,管腔内可含有红染的淋巴液(图 2-5-9D)。如果淋巴管瘤中混有较多异常分布的血管,称为血管淋巴管瘤(图 2-5-10)。

　　【治疗和预后】体积较小或局限性淋巴管瘤可定期观察或手术切除。弥漫性生长且有临床症状的淋巴管瘤或血管淋巴管瘤通常选择手术治疗,切除大部分肿瘤。有些淋巴管瘤可选择激光热凝。弥漫性淋巴管瘤或血管淋巴管瘤很难彻底切除,术后容易复发,但通常不会发生恶变。

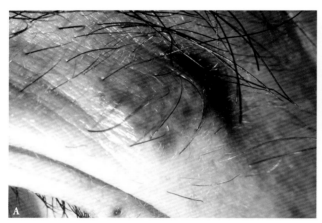
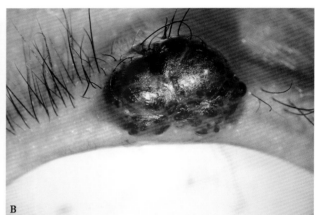
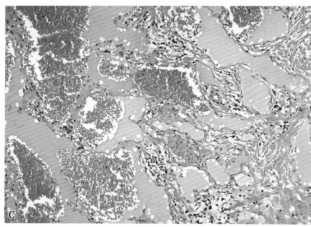

 图 2-5-10　眼睑血管淋巴管瘤

A. 左眼上睑外侧扁平状隆起的红紫色皮肤肿物 6 年;B. 上睑缘紫红色结节状肿物;C. 病理图像显示肿瘤由扩张的血管和淋巴管组成,HE×100。

三、眼睑血管肉瘤

　　【概述】血管肉瘤(angiosarcoma)是发生于血管内皮细胞的恶性肿瘤,多发生于成年人头颈部皮肤或浅表的软组织中。眼睑血管肉瘤非常少见,通常为原发性血管肉瘤,不伴发肢体淋巴水肿。好发于日光损伤或曾接受放疗的部位。

　　【临床特点】多数表现为眼睑皮肤局限性暗红色或紫红色、结节状或斑块状肿物,边界不清,表面皮肤可有破溃或出血(图 2-5-11A)。有些病变早期类似于皮肤瘀伤或血肿,或由于皮肤挫伤,引起自发性出血,且难以愈合。病变发展较快,多灶性肿瘤结节可互相融合成弥漫性肿物。

　　【病理】肿瘤位于眼睑皮下,瘤细胞呈浸润性生长,无明显包膜。多数眼睑血管肉瘤为分化较好或中等分化的肿瘤,主要特点为:①不规则吻合的血管腔隙,管腔大小不一,在皮下组织中浸润性生长,可侵及肌肉脂肪组织;②衬覆血管腔的内皮细胞体积肥胖,胞核大且深染,有明显异型性和病理性核分裂象(图 2-5-11C);③肿瘤内常有广泛出血。分化较差的肿瘤细胞可呈上皮样,胞浆丰富和含有空泡,异型性明显,其间可见裂隙状血管腔。免疫组织化学染色:肿瘤细胞对 CD31、ERG 和 CD34 呈阳性表达。

【治疗和预后】眼睑血管肉瘤的治疗比较困难,局限性肿瘤可选择手术切除,但体积较大或弥漫性生长的肿瘤很难彻底切除,术后容易复发。其他辅助治疗包括局部放疗和化疗,其疗效目前还不十分肯定。血管肉瘤的恶性程度较高,文献中报道大约 40% 的病例可发生全身转移,最常见于皮肤、淋巴结、肺和肝脏。

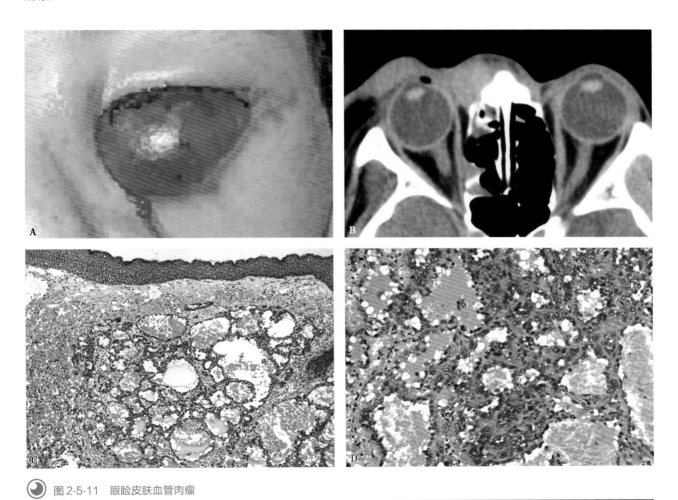

图 2-5-11　眼睑皮肤血管肉瘤

A. 左眼下睑皮肤红色结节状肿物,边界不清,周围皮肤肿胀,有出血;B. 横轴位 CT 图像显示左眼睑和内侧皮下中等密度占位性病变;
C. 病理图像显示肿瘤位于眼睑皮下,由不规则的血管腔隙组成,伴有大量出血,HE×100;D. 高倍镜下显示衬覆血管腔的内皮细胞肥胖,胞核增大且不规则,有的细胞向血管腔内突出,HE×200。

四、眼睑黄色瘤

【概述】黄色瘤(xanthoma)又称为黄斑瘤(xanthelasma),是一类由吞噬脂质的巨噬细胞局灶性聚集所组成的肿瘤样病变,好发于中年以上患者。大约 50% 患者伴有血胆固醇增高,高脂血症等。

【临床特点】眼睑皮肤黄色瘤比较常见,通常双眼发病,好发于女性和上睑内眦部皮肤,表现为扁平状或略微隆起的黄色斑块肿物,边界清楚,常对称性分布,可缓慢增大(图 2-5-12A、B)。大多数眼睑黄色瘤体积小于 1cm。眼睑结节性黄色瘤比较少见,通常表现为皮肤表面黄色结节状肿物(图 2-5-12C、D)。

【病理】主要特点为真皮和皮下组织中分布有大量呈巢状分布的泡沫状组织细胞,细胞体积较大,胞浆淡染呈泡沫状,有一个小圆形胞核(图 2-5-12E、F)。由于胞浆内的类脂质在制片过程中被有机溶剂溶解,所以在 HE 染色的切片上胞浆呈泡沫状。这些泡沫状细胞多分布在血管和皮肤附属器周围。长期病变可伴有少量淋巴细胞浸润。

【治疗和预后】 本瘤为良性肿瘤,可定期观察。体积较大或影响面容者可手术切除,术后很少复发。有些文献报道使用YAG激光或二氧化碳激光治疗有一定疗效。

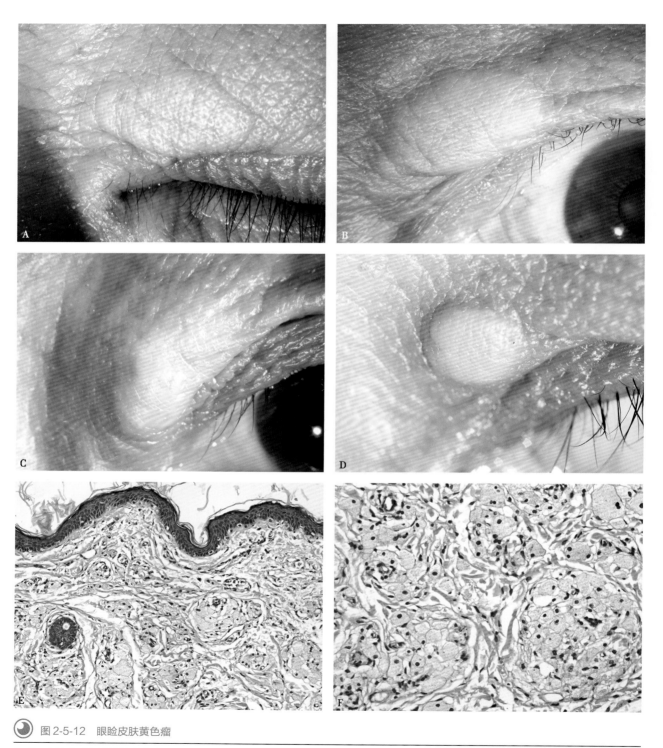

图 2-5-12　眼睑皮肤黄色瘤

A、B. 上睑内眦部皮肤浅黄色扁平的斑块状肿物,边界清楚;C. 上睑内眦部皮肤轻度隆起的黄色结节状肿物;D. 上睑内侧皮肤轻度隆起的黄色丘疹状肿物,边界清楚;E. 病理图像显示眼睑真皮和皮下组织中有许多小灶状分布的泡沫状组织细胞,HE×100;F. 高倍显微镜下见泡沫状细胞体积较大,胞浆内含有大量类脂性物质,HE×200。

五、黄色肉芽肿

【概述】黄色肉芽肿（xanthogranuloma）是一种良性、非朗格汉斯组织细胞增生症，多见于婴幼儿和儿童，少数发生于成年人。本病病因不清，可能是感染或某些物理因素刺激的反应，或是一种肿瘤性增殖。文献中报道 94.6% 发生于 10 岁以内，多发于头颈部皮肤和黏膜，少数病例可伴发肝脏、脾脏、肺、中枢神经系统病变或Ⅰ型神经纤维瘤病，多灶性者有发展成粒细胞白血病的风险。有些病变可累及虹膜，引起前房积血和继发性青光眼。

【临床特点】眼睑黄色肉芽肿比较少见，大多数为单发性病灶。肿物通常小于 1cm，表现为眼睑或眉弓部皮肤黄色或橘红色丘疹状或结节状肿物，边界清楚，偶有红晕或表皮破溃（图 2-5-13A、B）。有些病变经过一段时间生长后可自然消退，遗留下少许色素或萎缩斑。少数病变发生于成年人，多表现为双侧眼睑对称性黄白色结节状肿物，体积较大，一般不能自行消退（图 2-5-13D、E）。

【病理】病变位于真皮内，早期特点为成片的单核组织细胞增生，其间可见数量不等的 Touton 巨细胞、泡沫样组织细胞和淋巴细胞。典型的 Touton 巨细胞有丰富的嗜酸性胞浆，并可见脂质空泡（图 2-5-13F、G）。随病变发展，病变中泡沫样组织细胞和梭形纤维样细胞增多，纤维组织增生，可伴有少量嗜酸性粒细胞浸润。免疫组织化学染色，巨噬细胞和 Touton 巨细胞对 CD68 和波形蛋白呈阳性表达。

【治疗和预后】本病为良性病变，较小的肿物可定期观察，有些病变可自行消退。肿物不能消退或体积较大者可手术切除。

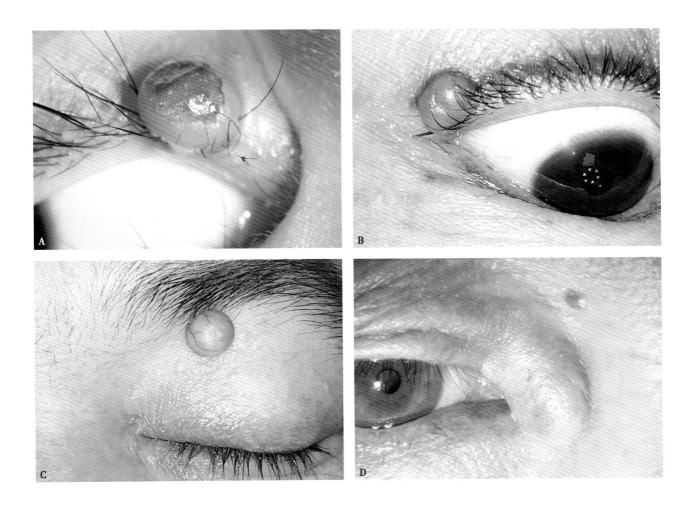

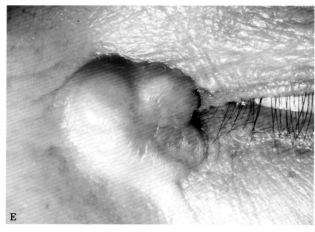

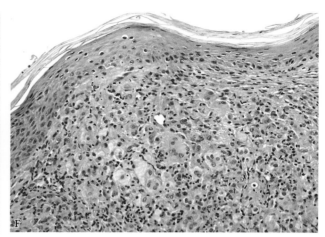

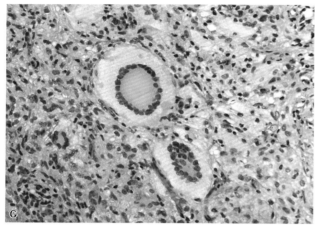

 图 2-5-13　眼睑皮肤黄色肉芽肿

A. 右眼上睑近睑缘处橘黄色丘疹状肿物,边界清楚,表面皮肤有破溃;B. 左眼上睑黄褐色结节状肿物,边界清楚;C. 左眼上睑眉弓部下方皮肤黄色结节状肿物,表面皮肤无破溃;D、E. 患者男,55 岁,双侧眼睑内侧黄色结节状肿物 10 年,表面皮肤无破溃;F. 病理图像显示病变由大量单核样组织细胞、Touton 巨细胞和泡沫样组织细胞组成,HE×100;G. 高倍显微镜图像显示 Touton 巨细胞,HE×200。

六、眼睑皮肤纤维瘤

【概述】眼睑皮肤纤维瘤是一种良性纤维细胞性肿瘤,比较少见。

【临床特点】好发于中老年人眼睑睑缘,单眼发病,病史数年或更长,缓慢增长。大多数表现为眼睑局限性丘疹状、小疣状或结节状肿物,体积较小,呈皮色、灰白色或浅粉色,边界清楚,质地较硬(图 2-5-14)。

【病理】眼睑皮肤纤维瘤一般为成熟的纤维组织增生,边界比较清楚。肿物由大量粗大的胶原纤维组成,呈束状、编织状或无规则排列,其间可有少量成纤维细胞或毛细血管(图 2-5-14F)。少数病变比较弥漫或累及睑板腺。有些肿瘤中含有较多黏液样纤维,称为黏液样纤维瘤(图 2-5-15)。

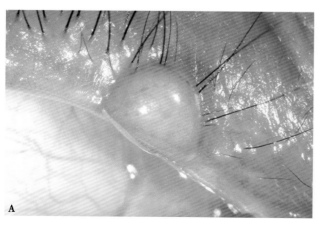

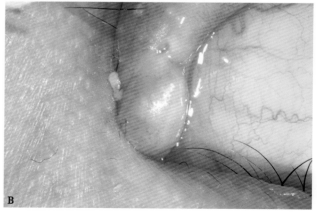

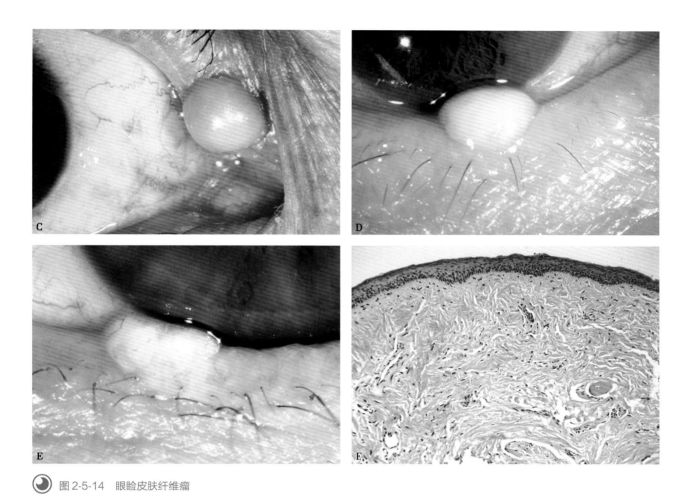

A. 上睑缘浅黄色丘疹状肿物，表面光滑；B. 上睑缘泪小点部小圆形、丘疹状皮色肿物，表面光滑；C. 右眼上睑泪小点部位半球状隆起的皮色肿物，边界清楚，表面无溃破；D. 下睑缘轻度隆起的黄白色肿物，边界清楚；E. 下睑缘灰白色小疣状肿物，边界清楚；F. 病理图像显示肿物位于皮下，主要由排列无章、粗大的胶原纤维组成，其间有少量毛细血管，HE×100。

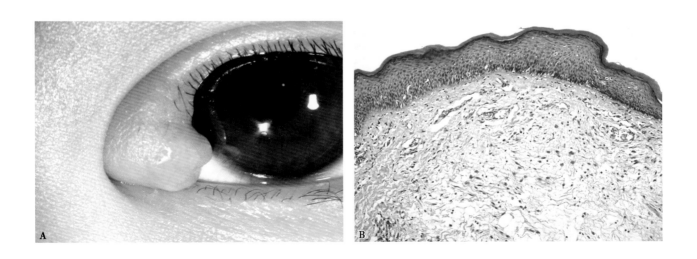

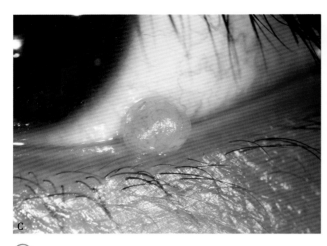
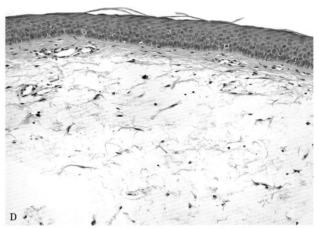

（图标）图 2-5-15　眼睑皮肤黏液样纤维瘤和黏液瘤

A、B. 眼睑皮肤黏液样纤维瘤,外眼图像显示内眦部睑缘皮肤浅粉色结节状肿物,病理图像显示皮下纤维性肿物主要由黏液样纤维组成,伴有表皮细胞增厚和少量毛细血管,HE×100;C、D. 眼睑皮肤黏液瘤,外眼图像显示下睑缘圆球状粉红色肿物,边界清楚,病理图像显示肿物主要由大量黏液样基质和少量短梭形或纤维样细胞组成,表皮下方有少量毛细血管,HE×100。

【治疗和预后】本瘤为良性肿瘤,体积较小者可定期观察。大多数局限性病变可手术切除,预后较好。有些肿瘤体积较大,边界不清或弥漫性生长,手术很难彻底切除干净,术后容易复发。

七、眼睑血管平滑肌瘤

【概述】血管平滑肌瘤（vascular leiomyoma）是一种由成束的分化成熟的平滑肌和厚壁血管组成的良性肿瘤,通常位于皮下或真皮深层组织内。眼部血管平滑肌瘤比较少见,可发生于眼睑或眉弓部皮下以及眼眶前部软组织内。

【临床特点】通常为单眼发病,好发于 30～60 岁成年人,主要表现为眼睑皮下缓慢增长的结节状肿物,边界清楚或模糊（图 2-5-16A）。有些患者病史较长,触摸肿物有轻度疼痛。大多数眼睑血管平滑肌瘤的体积小于 1cm,肿物有较完整包膜,术中容易分离。

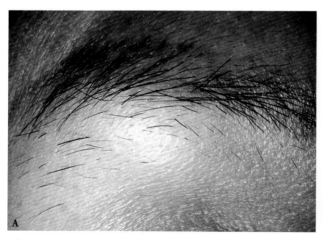
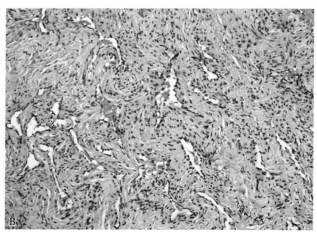

（图标）图 2-5-16　眼睑血管平滑肌瘤

A. 患者男,39 岁,左眼眉弓部皮下结节状肿物,表面皮肤呈浅蓝色;B. 病理图像显示静脉型血管平滑肌瘤,肿瘤由厚壁血管和血管壁周围旋涡状排列的平滑肌组成,HE×100。

【病理】镜下肿瘤由分化成熟的平滑肌和厚壁血管组成,可分为实体型、静脉型和海绵状型(图 2-5-16B)。免疫组织化学染色,平滑肌束表达 SMA、肌特异性肌动蛋白(MSA)或 calponin。

【治疗和预后】本瘤为良性肿瘤,完整切除后很少复发。

八、眼睑孤立性局限性神经瘤

【概述】孤立性局限性神经瘤(solitary circumscribed neuroma)又称为栅栏状包被性神经瘤(palisaded encapsulated neuroma),是一种发生于皮肤的良性周围神经鞘膜肿瘤,好发于头颈部皮肤,主要发生于成年人。

【临床特点】多发生于上眼睑,表现为皮色或浅粉色、孤立性圆顶状结节状肿物,边界清楚,表面皮肤光滑,无明显疼痛。肿物生长缓慢,体积一般较小,大多数肿瘤直径≤1cm(图 2-5-17A)。

【病理】肿瘤位于真皮网状层内,呈边界清楚的结节状,无明显的包膜。镜下肿物主要由短束状或波浪状排列的施万细胞组成,细胞排列比较紧密,胞界不清,胞核小,无明显异型性和核分裂象。增生的施万细胞条束之间常可见到裂隙样结构。除施万细胞外,肿瘤中还可见到数量不等的轴突和神经束膜成纤维细胞。免疫组织化学染色,瘤细胞表达 S-100 和 SOX10(图 2-5-17B~D)。

【治疗和预后】本瘤属于良性肿瘤,主要应与神经鞘瘤、神经纤维瘤鉴别。

临床治疗以手术完整切除肿物为主,术后很少复发,一般不会发生恶性变。

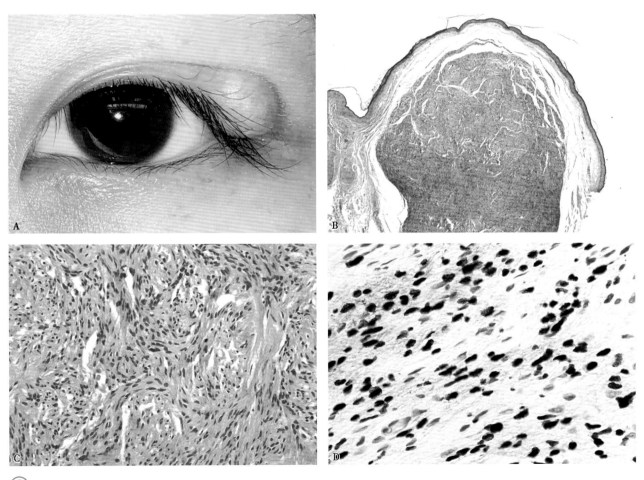

图 2-5-17　眼睑孤立性局限性神经瘤

A. 左眼上睑外侧皮下结节状肿物,边界清楚,表面皮肤微红色;B. 低倍显微镜图像显示肿瘤位于眼睑皮下,呈边界清楚的结节状,HE×25;C. 肿瘤由短束状排列的梭形施万细胞组成,HE×200;D. 瘤细胞对 SOX10 呈阳性表达,EnVision×400。

九、眼睑神经纤维瘤和神经纤维瘤病

【概述】神经纤维瘤（neurofibroma）是一组主要由施万细胞、神经束膜样细胞和成纤维细胞组成的良性周围神经鞘膜肿瘤。神经纤维瘤病（neurofibromatosis）是一种由于基因缺陷引起神经嵴发育异常而导致的多系统损害，属于常染色体显性遗传性疾病，包括Ⅰ型神经纤维瘤病（von Recklinghausen 病）和Ⅱ型神经纤维瘤病（又称为中枢型或双侧性听神经纤维瘤）。眼睑皮肤神经纤维瘤主要包括局限性神经纤维瘤、弥漫性神经纤维瘤和丛状神经纤维瘤，后者通常伴有眼眶病变。眼睑局限性神经纤维瘤很少见，大多数病例属于弥漫性或丛状神经纤维瘤，与Ⅰ型神经纤维瘤病有关。

【临床特点】局限性神经纤维瘤好发于 20 岁左右年轻人，表现为眼睑皮下孤立性结节性肿物或皮肤表面息肉状皮色肿物，有或无明显疼痛。Ⅰ型神经纤维瘤病通常发病于幼儿或青春期，表现为眼睑皮肤肥厚或偏侧肥大，皮下可触及索条状、结节状软性肿物，病变边界不清。有些患者伴有皮肤咖啡色斑、虹膜表面多个 Lisch 结节、结膜神经纤维瘤、眼眶内或其他部位神经纤维瘤（图 2-5-18）。

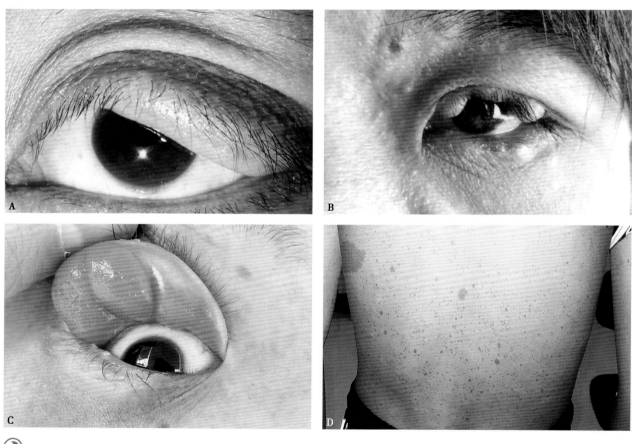

图 2-5-18　眼睑皮肤神经纤维瘤

A. 左眼上睑缘外侧皮肤肿胀增厚；B. 左眼上、下眼睑和面部皮肤多发性结节状肿物；C. 右眼睑结膜弥漫性红色肿物；D. 患者背部皮肤多发性咖啡斑。

【病理】局限性神经纤维瘤通常位于真皮内，由交织状或疏松排列的短梭形或小卵圆形细胞组成，细胞边界不清，胞核小而深染，两端尖，波浪状或弯曲状。瘤细胞之间可见少许细丝状胶原纤维和多少不等的黏液（图 2-5-19A）。弥漫性神经纤维瘤的特点为肿瘤边界不清，瘤细胞常蔓延到眼睑睑板、皮肤附属器或纤维脂肪组织间（图 2-5-19B）。丛状神经纤维瘤表现为瘤体中有多数丛状或多结节状膨大的神经束。

【治疗和预后】体积较小且无症状的局限性神经纤维瘤可以随诊观察。如果合并神经纤维瘤病者可手术切除。弥漫性或丛状神经纤维瘤的治疗比较困难，由于肿瘤弥漫性生长，边界不清，手术很难彻底切除，且术中容易出血和术后容易复发。神经纤维瘤恶变者非常少见。

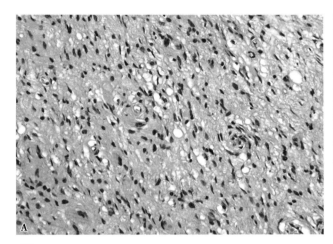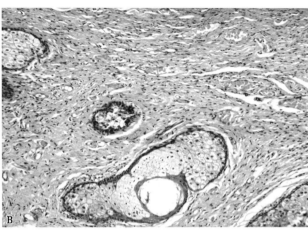

🌙 图 2-5-19　眼睑神经纤维瘤病理

A. 病理图像显示肿瘤由疏松排列的短梭形或小卵圆形细胞组成，细胞边界不清，胞核小而深染，HE×100；B. 弥漫性神经纤维瘤，累及睑板腺，瘤细胞间有较多毛细血管，HE×100。

十、眼睑皮肤 Merkel 细胞癌

【概述】正常皮肤表皮内和附属器周围的细胞内分布有少量具有神经内分泌性功能的细胞，称为 Merkel 细胞。起源于这些细胞的肿瘤称为 Merkel 细胞癌，其具有向上皮和神经内分泌分化的特点，属于恶性肿瘤。本瘤多发生于中老年人面部经常接受日晒部位的皮肤。近年一些研究发现多瘤病毒克隆性整合到人类基因组可能是多数 Merkel 细胞癌的发生机制。另外一些研究显示本病发生与免疫功能状态有关，在接受器官移植、类风湿性关节炎或淋巴瘤患者中的发生率增加。

【临床特点】眼睑 Merkel 细胞癌非常少见，主要发生于成年人眼睑睑缘部位，多见于上眼睑。临床表现具有特征性，通常为红色或紫红色结节状肿物，进行性生长，无明显疼痛，溃疡不多见，表面皮肤可有毛细血管扩张或睫毛脱落。有些患者早期表现类似于眼睑睑板腺囊肿、炎性肉芽肿或睑板腺癌（图 2-5-20）。

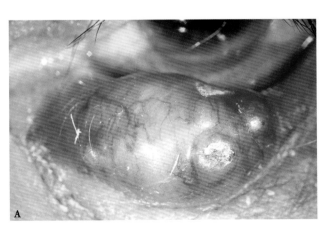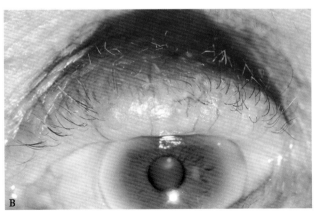

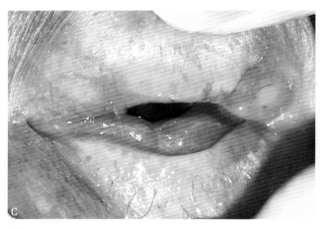
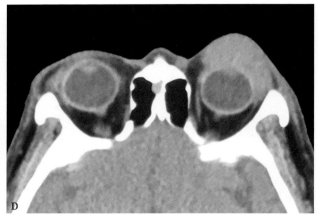

图 2-5-20　眼睑皮肤 Merkel 细胞癌的外眼图像

A. 患者女，84 岁，左眼下睑缘肿物 2 个月，表现为体积较大的红色结节状肿物，表面无明显溃疡；B. 患者男，85 岁，左眼上睑缘肿物 2 个月，肿物位于皮下，边界不清，表面皮肤呈浅红色；C. 患者男，70 岁，左眼上下睑弥漫性粉红色肿物 1 个月；D. 上图患者横轴位 CT 图像显示肿物累及眼眶前部。

【病理】肿瘤位于真皮或皮下组织，通常不累及表皮。瘤细胞呈圆形或卵圆形，大小比较一致，胞浆很少；胞核呈圆形空泡状、核膜清晰，核染色质呈颗粒状，可见大量核分裂象和核碎裂。瘤细胞常排列成巢状、片块状、小梁状或条索状。免疫组织化学染色，多数病例的癌细胞对 CK20、NSE（神经元特异性烯醇化酶）、EMA、突触素、嗜铬素 A 和 CAM5.2 染色呈阳性表达（图 2-5-21）。CK20 是 Merkel 细胞癌比较敏感的特异性标记物。电镜下可见胞浆内有神经内分泌颗粒。

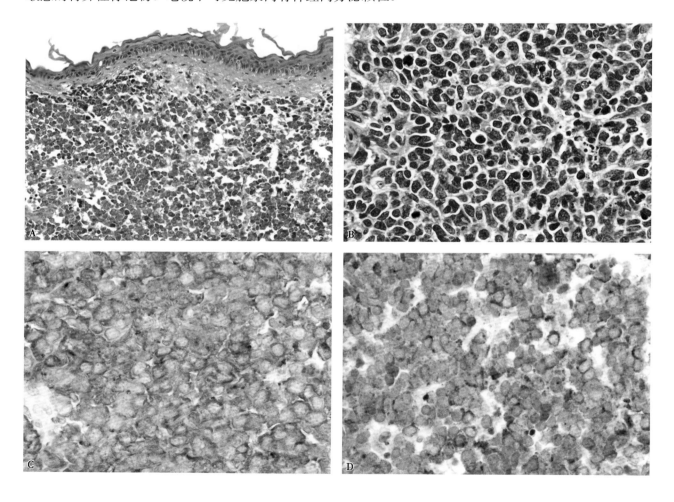

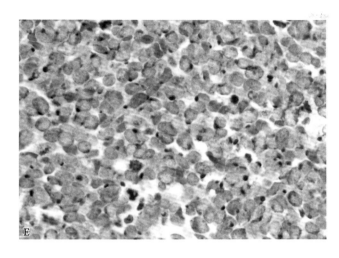

 图 2-5-21　眼睑皮肤 Merkel 细胞癌病理

A. 肿瘤细胞弥漫性侵及眼睑皮下组织，HE×200；B. 瘤细胞呈圆形、卵圆形或短梭形，弥漫性或小巢状排列，HE×400；C. 瘤细胞对突触素呈阳性表达，EnVision×400；D. 瘤细胞对嗜铬粒蛋白 A（CGA）呈阳性表达，EnVision×400；E. 瘤细胞对 CK20 呈现特征性核旁点状阳性表达，EnVision×400。

【鉴别诊断】本瘤主要应与眼睑皮肤大细胞性淋巴瘤、低分化型睑板腺癌、基底细胞癌、转移性肺小细胞癌和神经母细胞瘤相鉴别。相关的临床病史和免疫组织化学染色对鉴别诊断非常重要，如甲状腺转录因子-1（TTF-1）阴性可与转移性肺小细胞癌鉴别。

【治疗和预后】临床治疗主要以手术扩大切除为主，可采用术中冰冻切片观察手术边缘是否干净。有些学者建议手术扩大切除联合放射性治疗，已发生转移者可联合化疗。Merkel 细胞癌侵袭性较强，恶性程度较高，术后容易复发和转移。文献中报道约 75% 的病例发生局部淋巴结转移，超过 1/3 的病例发生远处转移。

第六节

眼睑其他肿瘤和瘤样病变

一、眼睑囊肿性病变

（一）表皮样囊肿

【概述】眼睑表皮样囊肿分为先天性和获得性两种类型。先天性表皮样囊肿属于迷芽瘤性病变，好发于婴幼儿或儿童，多见于眼睑外上方或眉弓部，囊肿与皮肤可有轻度粘连。获得性表皮样囊肿多数是由于眼睑炎症、手术或外伤后，表皮细胞碎片移入皮下组织并不断增殖所致。

【临床特点】囊肿位于真皮或皮下，单发性囊肿常呈圆形或卵圆形，边界清楚，触之有囊性感，表面皮肤正常。有的囊肿位于睑缘，呈多发性、黄白色、表面光滑的圆顶状肿物（图 2-6-1）。有些囊肿部位的皮肤红肿，其通常由于伴有感染或囊肿壁破裂诱发的炎症反应。

【病理】大多数囊肿体积较小，很少超过 1.0cm，囊内含有灰白色或奶酪样角化性物质。病理特点为囊壁上皮衬覆有复层角化型鳞状上皮细胞，囊壁内无皮肤附属器，囊内含有大量红染的角化物。获得性表皮样囊肿的囊壁周围组织中常伴有慢性炎症。

【治疗和预后】手术完整切除后一般可治愈，预后较好。有些眼睑表皮样囊肿容易被误诊为睑板腺囊肿，如果术中不能将囊壁完整切除，术后容易复发。

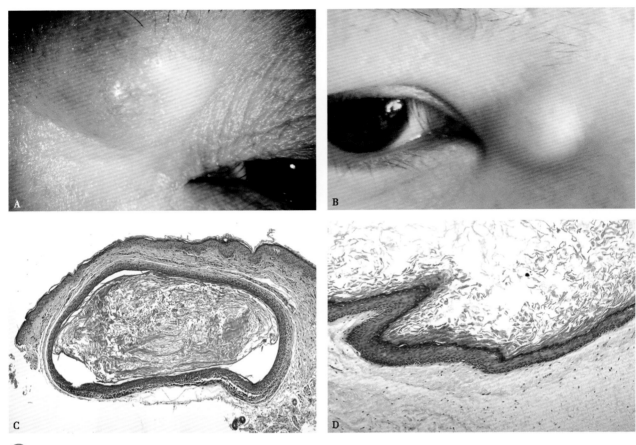

🌑 图 2-6-1　眼睑表皮样囊肿

A. 外眼图像显示左眼上睑内侧眉弓部下方结节状隆起的肿物，表面皮肤发红；B. 外眼图像显示右眼睑鼻根部皮下结节状肿物，表面光滑；C. 低倍显微镜图显示囊肿位于眼睑皮下，囊内充满大量红染的板层状角化物质，HE×40；D. 囊肿壁由复层角化型鳞状上皮细胞组成，可见颗粒细胞层，HE×100。

（二）皮脂腺囊肿

【概述】眼睑皮脂腺囊肿比较少见，可发生于眼睑睑板腺或邻近睑缘部位的 Zeis 腺，一般认为是由于 Zeis 腺或睑板腺导管阻塞、分泌物潴留所致。有些病变继发于某些眼睑炎症或肿瘤，炎症细胞或肿瘤细胞的挤压，导致睑板腺导管阻塞。很少数眼睑皮脂腺囊肿发生于睑板腺或 Zeis 腺以外部位，其可能属于眼睑错构瘤性病变。

【临床特点】好发于成年人或老年人，多见于上睑睑缘或眉弓部，表现为皮下结节性肿物，缓慢生长，肿物表面皮肤光滑，有些肿物顶部可见黄白色小结节（图 2-6-2A、B）。肿物体积通常≤1cm，无明显压痛。如果囊肿壁发生破裂，囊内容物溢入周围组织，可引起慢性炎症。有些皮脂腺囊肿外观呈黄白色，容易误认为睑板腺囊肿或睑板腺癌。大多数眼睑皮脂腺囊肿为单发病灶，多发性皮脂腺囊肿非常少见。

【病理】囊肿位于睑缘或睑板内，单发或多发，囊肿壁由复层鳞状上皮细胞组成，囊壁内面的细胞不光滑或呈波浪状，无颗粒细胞层，囊肿内含有红染的蛋白性物质（图 2-6-2C、D）。有些囊肿壁周围伴有慢性炎症。一些眼睑内肿瘤或占位性病变，可挤压睑板腺导管或 Zeis 腺，导致导管内分泌物排出受阻，引起继发性皮脂腺囊肿。

【治疗和预后】体积较小或无明显临床症状的皮脂腺囊肿，可随诊观察。如果肿物不断增大，出现明显临床症状者，通常选择手术完整切除，一般预后较好，很少复发。有少数眼睑皮脂腺囊肿因误诊为睑板腺囊肿，手术中囊壁切除不完整，术后容易复发。因此临床上对睑板腺囊肿诊断中，应注意排除睑板腺导管囊肿或皮脂腺囊肿，术中切除的标本应进行病理学检查。

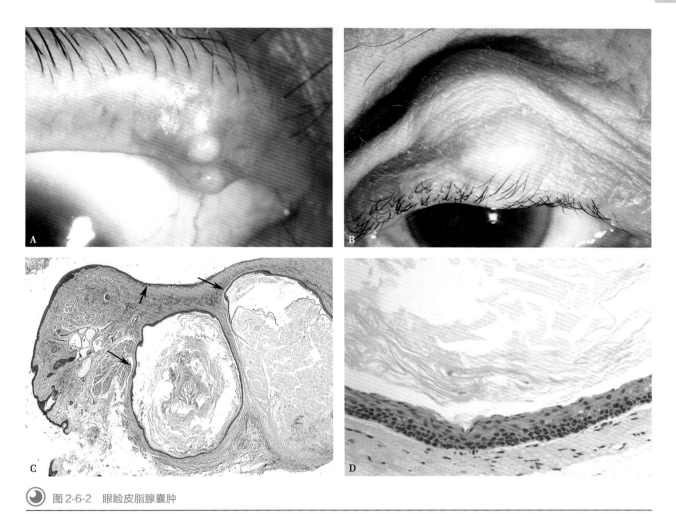

图 2-6-2　眼睑皮脂腺囊肿

A. 患者外眼图像显示上睑外眦部睑缘肿物，表面可见数个黄白色小结节；B. 另外一例患者外眼图像显示上眼睑睑缘圆顶状皮下肿物；C. 上图患者肿物切除后的病理图像显示睑结膜（短箭头）下方的睑板内有两个分离的上皮性囊肿（长箭头），囊内含有红染的油脂性物质，HE×20；D. 高倍显微镜图显示囊肿壁由复层鳞状上皮细胞组成，囊壁内层细胞不光滑，无颗粒细胞层，HE×200。

（三）皮样囊肿

【概述】皮样囊肿是一种先天性迷芽瘤性病变，由于胚胎期外胚层细胞陷入眼眶骨缝内、持续生长而形成的囊性肿物。好发于儿童或青少年，大多数为单发，少数为多灶性。

【临床特点】好发于眼睑外上方或眉弓部皮下，呈圆形或半球形皮下肿物，中等硬度，随年龄生长肿物逐渐增大，无明显疼痛（图 2-6-3）。发病部位多与骨缝有关，颧额缝、鼻额缝均为好发部位。囊肿可与皮肤无粘连，固定或稍可推动，边界清楚的类圆形囊性肿物，可经眶壁骨孔与眶内部分沟通而呈哑铃状。少数皮样囊肿伴有皮肤瘘管或由于囊壁破裂引起继发感染（图 2-6-4）。CT 检查，可见压迫性骨凹、骨缺损，囊肿各种成分混杂可呈现密度不均或有 CT 值负值区。MRI 检查，囊肿内脂性成分在 T_1、T_2 图像中均为高信号，脂肪抑制后呈低信号，如成分混杂则信号不等。

【病理】囊肿通常呈圆形或椭圆形，表面囊壁比较光滑，囊内含有大量黄白色油脂样物质和毛发。囊壁衬覆有复层鳞状上皮细胞，且含有皮肤附属器，如毛囊、汗腺或皮脂腺等（图 2-6-3D）。有些体积较大或病史较长的囊肿，其囊壁变薄或囊壁上皮消失，少数囊肿壁周围可出现钙化或骨化。有些囊肿可自发性破裂和内容物溢出，继而引起囊壁周围巨噬细胞性肉芽肿性炎症（图 2-6-4B）。

【治疗和预后】主要以手术完整切除为主，囊壁要完整摘除，术后很少复发，预后较好。

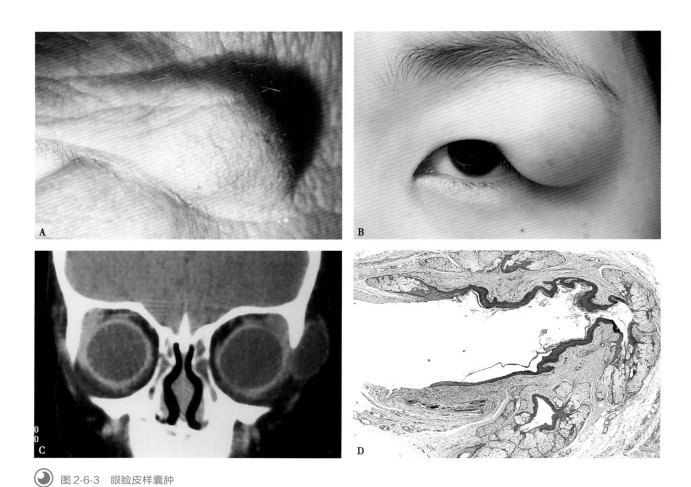

图 2-6-3　眼睑皮样囊肿

A、B. 外眼图像分别显示两例患者上眼睑外侧皮下结节状肿物；C. 冠状位 CT 图像显示左眼睑皮下类椭圆形边界清楚的软组织占位，密度尚均匀，CT 值 20.97HU；D. 病理图像显示囊肿壁衬覆有复层角化型鳞状上皮细胞，囊壁周围有皮脂腺小叶，HE×20。

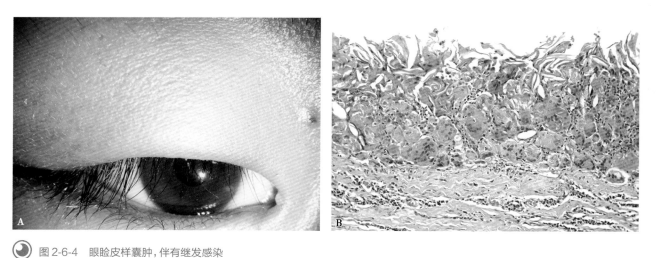

图 2-6-4　眼睑皮样囊肿，伴有继发感染

A. 上眼睑外侧肿物，表面皮肤红肿；B. 病理图像显示囊肿壁上皮基本消失，囊壁周围伴有巨噬细胞性肉芽肿性炎症，HE×200。

（四）外毛根鞘囊肿

【概述】外毛根鞘囊肿（trichilemmal cyst）是一种较少见的皮肤肿瘤样病变。目前认为是一种多发性遗传性囊肿，为常染色体显性遗传，也有少数单发。有些学者认为囊肿来源于毛囊外根鞘，由于某种基因改变致毛囊外根鞘细胞向外发芽增殖形成。

【临床特点】外毛根鞘囊肿好发于毛囊密集的部位，因此大多数病变发生于头皮部位。眼睑外毛根鞘囊肿非常少见，多见于女性和眉弓部，病史较长。囊肿可单发或多发，呈肤色或黄白色圆顶状真皮内肿物，触之较硬，表面光滑，无明显疼痛（图2-6-5）。

【病理】囊肿位于真皮内，囊肿壁由复层鳞状上皮细胞组成，缺乏颗粒细胞层，细胞间桥不明显，接近囊腔最浅层的细胞体积增大，胞浆丰富，呈垂直分布，并突然转变为嗜酸性红染的角蛋白（图2-6-5C）。有些囊肿内可见钙化点，囊壁破裂可产生异物巨噬细胞炎性反应。

【治疗和预后】外毛根鞘囊肿属于良性肿瘤，治疗以手术彻底切除为主。文献中报道少数病损可有局部侵袭，极少恶变或发生远处转移。有些病损可并发增殖性外毛根鞘瘤。本病需与皮脂腺囊肿鉴别，后者发生与皮脂腺关系密切，内容物为皮脂样物，囊腔壁常与毛囊表皮相连，甚至开口于表皮。

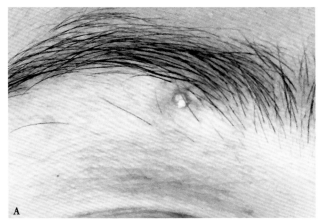
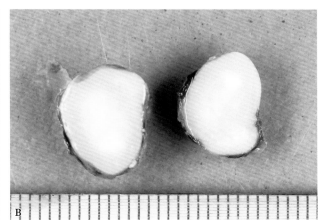
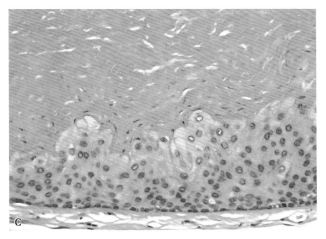

图 2-6-5 眼睑外毛根鞘囊肿

A. 患者女，44岁，右眼上睑眉弓部皮下肿物10余年，肿物表面见局限性黄色结节，周围轻度红肿；B. 肿物大体切面显示有完整囊壁，囊内充满均质细腻的黄白色物质；C. 囊肿壁由鳞状上皮细胞组成，最内层细胞体积变大，胞浆丰富，缺乏颗粒细胞层，囊肿内充满均匀红染的角蛋白，HE×200。

（五）毳毛囊肿

【概述】毳毛囊肿（vellus hair cysts，VHC）多发生于儿童或青年人，无性别和种族差异。皮损常多发，因此又称为发疹性毳毛囊肿。病因不明，其可能为毛囊发育异常，毛囊漏斗部或峡部阻塞，导致毛发向外发育受阻、毛囊近端囊性扩张、角蛋白碎片和毳毛潴留所致。有人认为本病属于向毳毛毛囊分化的错构瘤。本病好发于胸腹部及四肢，面部病损多发生于眼眶周围或额部。大多数为散发病例，少数有家族性。

【临床特点】典型病变表现为散在分布的多发性、圆顶状小丘疹结节，呈肤色、淡黄色或褐色，直径为1～5mm，多数无症状或偶有瘙痒或压痛（图2-6-6A）。有些皮损中央可见脐凹或挤出奶酪样物质。多数皮损不能自行消退。有些患者可并发其他一些疾病，如多发性脂囊瘤、色素痣、表皮样囊肿、基底细胞癌等。

【病理】特点为真皮中部单发或多发的囊性肿物，囊壁由复层鳞状上皮细胞组成。囊内有层板状角质及数量不等的毳毛横断面或斜切面（图2-6-6）。如果囊肿破裂，可引起囊壁周围异物性肉芽肿性炎症。

【治疗和预后】本病病程缓慢，少数皮损经过数年后可自行消退。对于不能自行消退的病损，可选择手术切除。有些学者建议采用电灼、二氧化碳激光、针刺排除囊内容物和口服维胺酯胶囊等方法治疗，但其治疗效果仍不确切。

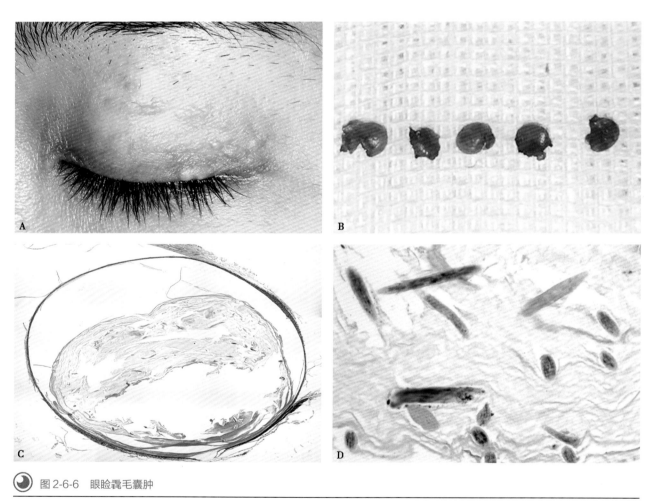

图2-6-6 眼睑毳毛囊肿

A. 患者女，21岁，左眼上睑多发性黄白色小结节状肿物；B. 大体标本显示术中切除的数个黄白色小囊肿，边界清楚；C. 低倍显微镜图像显示囊肿壁较薄，囊内含有板层状角化物和许多毳毛，HE×20；D. 高倍显微镜图像显示囊内角化物中含有许多毳毛，HE×200。

二、黑头粉刺痣

黑头粉刺痣（comedo nevus）又称为粉刺样痣，是由毛囊皮脂腺发育异常所致。眼睑黑头粉刺痣比较少见，好发于单眼或双眼上睑内侧，通常表现为线状分布的粉刺样丘疹或呈簇集状的黑头粉刺样丘疹，常无明显临床症状（图2-6-7）。病理特点为表皮角化过度或表皮萎缩，形成大量萎缩的囊性扩张的毛囊，中央充满角蛋白。

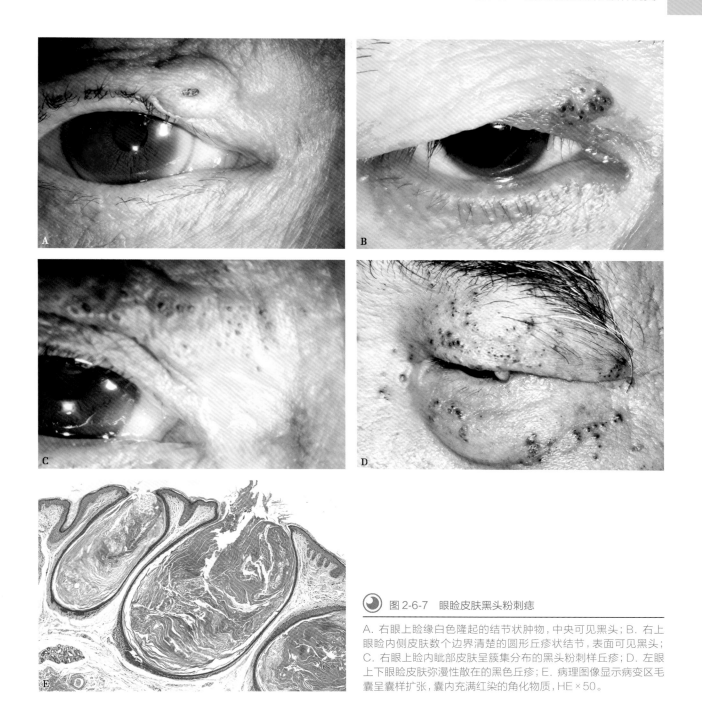

图 2-6-7　眼睑皮肤黑头粉刺痣

A. 右眼上睑缘白色隆起的结节状肿物，中央可见黑头；B. 右上眼睑内侧皮肤数个边界清楚的圆形丘疹状结节，表面可见黑头；C. 右眼上睑内眦部皮肤呈簇集分布的黑头粉刺样丘疹；D. 左眼上下眼睑皮肤弥漫性散在的黑色丘疹；E. 病理图像显示病变区毛囊呈囊样扩张，囊内充满红染的角化物质，HE×50。

三、皮肤感染性病变

（一）眼睑皮肤疣

【概述】皮肤疣是由人乳头状瘤病毒（human papilloma virus，HPV）引起的表皮良性增生性病变。目前已经证实有多种眼睑和结膜的肿瘤与 HPV 感染有关。皮肤疣可发生于任何年龄，多见于年轻人。皮肤疣的病程与机体免疫状况有重要关系。

【临床特点】眼睑皮肤疣并不少见，好发于睑缘，常见寻常疣和扁平疣。寻常疣早期表现为丘疹状肤色结节，表面粗糙，触之较硬。皮肤疣可呈"刺猴"状或乳头状瘤样外观，许多乳头状突起聚合一起，边界不清。有些皮肤疣表现为指状或丝状突起的肿物，表面有许多白色角化物，基底窄或较宽（图 2-6-8）。

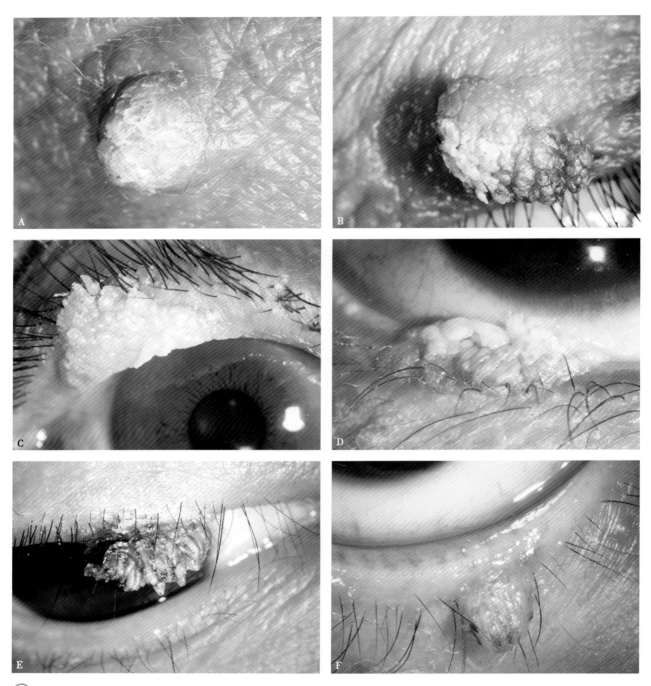

图 2-6-8 眼睑皮肤疣的外眼图像

A. 皮色丘疹状结节，表面粗糙；B. 上睑皮肤乳头状瘤样肿物；C. 上睑缘灰白色乳头状肿物，表面许多丝状或泡状白色突起，基底较宽；
D. 下睑扁平状皮色疣状肿物，边界不清，表面少许色素沉着，近睑缘处肿物表面许多白色角化物；E. 上睑缘部"刺猴"状肿物，边界清楚；
F. 下睑皮肤表面黄白色菜花状肿物。

【病理】皮肤疣是由于受病毒感染的表皮细胞形成的瘤样肿物，增生的细胞通常只限于表皮，表现为棘细胞增生肥厚，病变周边的表皮突向中央倾斜呈抱球状，棘细胞上部和颗粒层可见簇集的、不规则大的嗜碱性颗粒和凹空细胞。表层细胞可有明显的角化过度和角化不全，真皮内伴有数量不等的炎性细胞浸润（图2-6-9）。

【治疗和预后】主要是手术治疗，完整切除肿物，一般不复发。

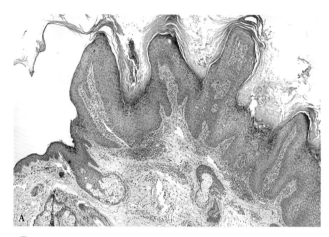
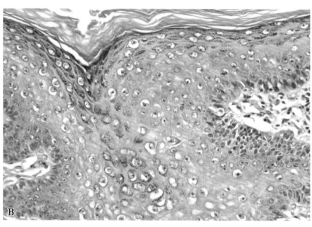

图2-6-9　眼睑皮肤疣病理

A. 病理图像显示鳞状细胞乳头状增生，边界清楚，病变周边部表皮突向中央倾斜，真皮内伴有慢性炎症，HE×40；B. 高倍镜下见颗粒层细胞内有许多大的嗜碱性颗粒，表皮上层可见较多凹空细胞，HE×200。

（二）传染性软疣

【概述】传染性软疣（molluscum contagiosum）是一种痘病毒科传染性软疣病毒感染引起的传染性疾病，可发生于身体任何部位。皮肤直接接触是主要的传播方式，也可以由于游泳池或浴池传播。主要发生于儿童或免疫功能低下者，潜伏期1周至半年。

【临床特点】主要发生于儿童或青年人的睑缘部位，表现为单发或多发、半球形隆起的黄白色丘疹，边界清楚，大小不一，大多数直径为2～5mm。随着病变发展，病变中央变软形成脐凹，可挤压出凝乳样物质（图2-6-10）。睑缘病变可向结膜囊内释放病毒颗粒，引起滤泡性结膜炎。

【病理】特点为表皮棘细胞增生，并向下方呈分叶状增生，表面细胞蜕变后常形成脐状陷窝，其内充满红染的软疣小体（图2-6-11）。病毒感染首先发生于表皮深层细胞，胞浆内见小圆形嗜酸性包涵体，又称为软疣小体。随着细胞向上皮表面移动，软疣小体逐渐增大，将胞核挤向一侧或占据整个细胞。

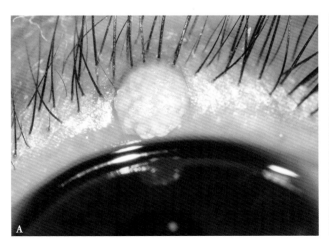
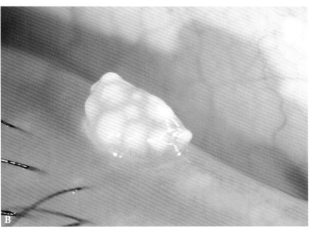

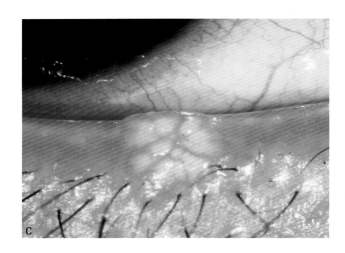

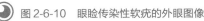

图 2-6-10　眼睑传染性软疣的外眼图像

A. 上睑缘白色半球形肿物,表面有蜡样光泽;B、C. 下睑缘白色隆起的疣状结节。

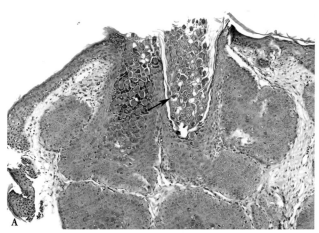
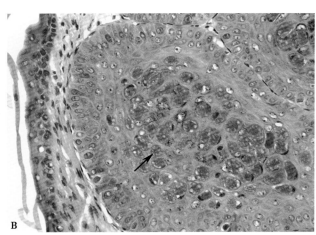

图 2-6-11　眼睑传染性软疣的病理

A. 增生的上皮细胞内陷形成小叶状增生,其中央可见脐窝(箭头),含有大量椭圆形、红染的病毒包涵体,HE×50;B. 上皮小叶中央的细胞内充满包涵体(箭头),HE×200。

【治疗和预后】眼睑部位的传染性软疣主要是局部手术切除,一般预后较好。有些学者建议对儿童及免疫力低下患者使用病灶内免疫治疗。

（三）眼睑结核性肉芽肿

【概述】眼睑皮肤结核比较少见,与其他部位的皮肤结核相似,分为原发性或继发性。眼睑皮肤外伤后,结核杆菌可直接接种于未感染过结核的患者皮肤内而引起结核性肉芽肿。原发性皮肤结核患者血清检查显示结核菌素试验阳性。

【临床特点】青少年和成年人均可发病,早期表现可类似于眼睑炎症或肉芽肿,眼睑皮肤红肿,皮下可触之大小不等的结节,质地较硬。随病变发展结节内发生干酪样坏死,且与表面皮肤粘连(图 2-6-12)。有些患者眼睑皮肤变薄,病变破溃或形成溃疡,溃疡中心有稀薄的脓性液体。

【病理】病变早期表现为非特异性炎性改变,大量淋巴细胞和中性粒细胞浸润,伴有坏死灶。随病变发展形成典型的结核性肉芽肿,其中心为干酪样坏死,周围有数量不等的上皮样细胞、淋巴细胞、单核细胞和朗汉斯多核巨噬细胞浸润(图 2-6-12D)。有些早期病变使用抗酸染色可找见结核杆菌。晚期病变可伴有成纤维细胞增生或纤维化。

【治疗和预后】大多数眼睑结核性肉芽肿是肿物切除后经病理确诊。这些患者应进行相关的内科检查和选择抗结核药物治疗。本病主要应与结节病、异物性肉芽肿和其他慢性肉芽肿性病变鉴别。

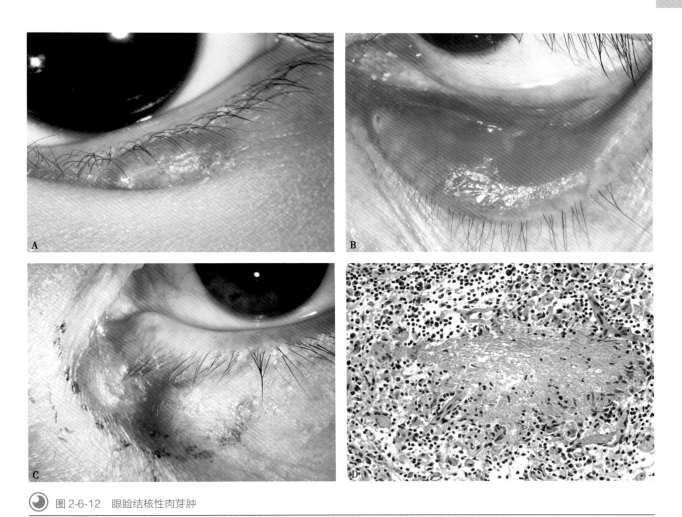

图 2-6-12　眼睑结核性肉芽肿

A. 下睑缘皮肤肉芽肿状肿物 6 个月，逐渐增大，表面皮肤破溃；B. 下睑结膜局限性红肿，结膜表面有肉芽肿状新生物，边界不清，有触痛；C. 左侧泪囊区肿物 2 年，表面有匍匐样溃疡，边界不清；D. 病理图像显示典型的结核性肉芽肿，结节中央有干酪样坏死，HE×200。

（四）眼睑皮肤真菌感染

【概述】眼睑皮肤真菌感染通常是由于密切接触或因外伤将自然界真菌带入伤口内所致，多数患者有与林木、花草或农作物接触史。有些患者可能是由于全身真菌感染经血行播散到眼睑所致。眼睑皮肤真菌感染性病变可分为表层感染和深层感染，表层感染通常由于念珠菌、小孢子菌、发癣菌等引起，深层感染多是由于孢子丝菌和曲霉菌所致。

【临床特点】眼睑真菌感染性病变一般进展缓慢，表层感染通常表现为眼睑皮肤充血水肿，从中央逐渐向周围扩展的环形皮癣，形成由鳞屑包围的褐黄色斑，睫毛和眉毛脱落。深层感染初期表现为眼睑结节性炎性肿物，随着病变发展，结节破溃、形成皮肤溃疡，表面结痂（图 2-6-13）。重者可蔓延到眼眶或侵及眼球。

【病理】病理特点主要为组织细胞增生为主的肉芽肿和中性粒细胞浸润形成的化脓性炎症，可见大量浆细胞浸润。典型病变特点为病灶中央为化脓性炎症，其周围有大量上皮样细胞和多核巨噬细胞，外周有许多淋巴细胞、浆细胞浸润（图 2-6-13C、D）。PAS 染色，在脓肿或多核巨噬细胞中有时可找见孢子或菌丝。表面的上皮细胞常伴有不规则增生或假上皮瘤样增生。

【治疗和预后】主要是采用规范的抗真菌药物治疗。眼睑表层组织感染以局部用药为主；深层组织感染可根据药物敏感检测结果，局部和全身同时使用抗真菌药物治疗。表层组织感染应与过敏性皮炎和皮肤湿疹鉴别，深层组织感染应与睑板腺囊肿和其他感染性炎症加以鉴别。

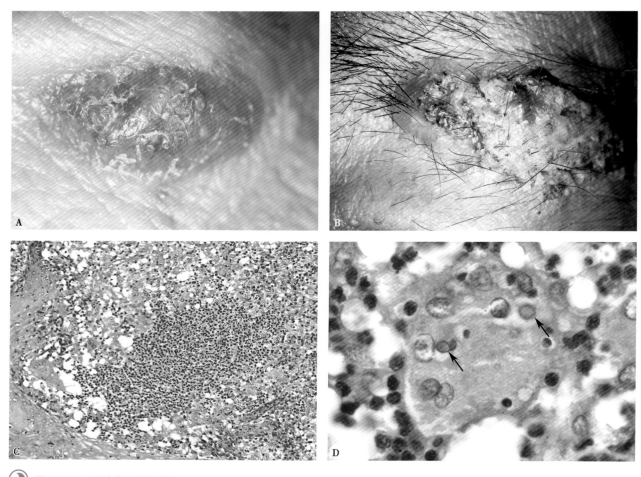

图 2-6-13   眼睑皮肤真菌感染

A. 患者女,56 岁,左眼下睑肿物 4 个月,裂隙灯图像显示眼睑皮下隆起肿物,表面皮肤破溃和覆盖有痂皮;B. 另外一例患者男,57 岁,左眼上睑肿物 4 个月,反复破溃后逐渐增大,无红肿疼痛,裂隙灯图像显示上睑眉弓外侧皮肤黑色质硬肿物,表面破溃,边界欠清;C. 上图患者病理图像显示眼睑皮下肉芽肿性炎症中含有微脓肿病灶,其周围有许多类上皮样细胞和巨噬细胞浸润,HE×200;D. 高倍镜下可见多核巨噬细胞内含有 PAS 染色阳性的真菌孢子(箭头),PAS×1 000。

四、结节病

【概述】结节病又称为类肉瘤病(sarcoidosis),是一种病因不明的慢性肉芽肿性病变,可发生于全身多处器官或组织,最常累及肺、纵隔和颈部淋巴结。眼部病变可累及泪腺、眶内软组织、眼睑、结膜和葡萄膜。有些眼睑病变无全身或其他部位结节病的体征,宜诊断为结节病样肉芽肿。

【临床特点】眼睑病变与其他部位的皮肤病变相同,通常表现为眼睑皮下单发或多发性丘疹状或结节状肿物,质地较硬,无明显疼痛,与皮肤有或无粘连。随着病变发展,病灶可相互融合成弥漫性肿物(图 2-6-14A～C)。部分病例可同时累及眼眶周围组织或眼球内。大约 90% 的患者伴有肺部病变,胸部 CT 检查可显示双侧肺门淋巴结肿大。部分结节病患者血管紧张素转换酶增高和尿钙增高。

【病理】典型病变特点为眼睑真皮层或皮下组织中有大量非干酪样坏死的炎性肉芽肿结节,结节大小较一致,界线清楚,主要由上皮样细胞和多核巨噬细胞组成,结节内无干酪样坏死,结节边缘有少量淋巴细胞和浆细胞浸润,结节之间可见纤维组织增生(图 2-6-14D)。有些多核巨噬细胞的胞质中可见到星状小体和 Schaumann 小体。眼睑表面上皮可正常或萎缩。本病诊断应注意与结核性肉芽肿鉴别,后者病灶中央常见干酪样坏死和典型的朗汉斯巨噬细胞。

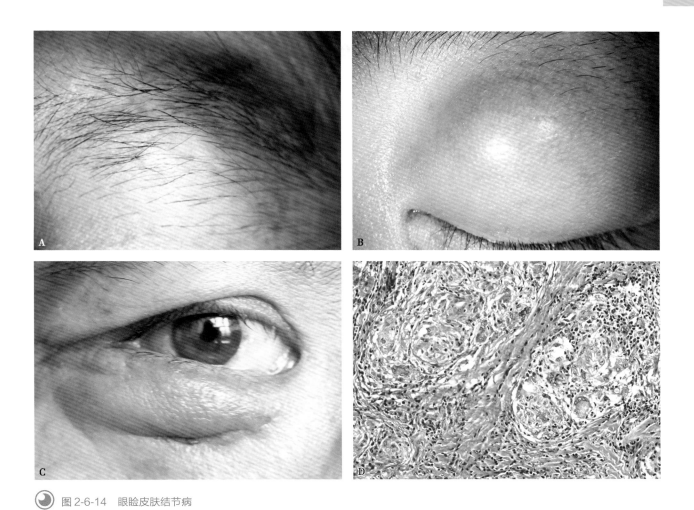

图 2-6-14　眼睑皮肤结节病

A. 眉弓部皮肤轻度隆起的多发性丘疹状肿物，边界不清，局部皮肤呈浅红色；B. 上睑皮肤高度肿胀和红肿；C. 右眼下睑和面部皮肤肿胀，边界不清，局部皮肤红肿；D. 上图病理图像显示病变中有许多淋巴细胞、类上皮样细胞和多核巨噬细胞组成的肉芽肿性结节，大小基本一致，结节中央无干酪样坏死，HE×200。

【治疗和预后】眼睑结节病通常需要病理活检来确定诊断。对于经活检证实为结节病的患者，应注意检查有无全身其他部位病变。对确定诊断的病例可选择局部或全身糖皮质激素治疗，有些患者亦可选择免疫抑制剂类药物治疗。

五、眼睑皮肤钙沉着

【概述】皮肤钙沉着（calcinosis cutis）通常发生于某些结缔组织营养不良或血液中钙磷代谢异常性病变中，有些患者没有上述明确的病因，则称为特发性皮肤钙沉着或瘤样钙沉着症。本病病因不明，可能与先天性磷代谢障碍、种族、外伤或遗传等因素有关。有些病例具有家族性，为常染色体隐性遗传。眼睑皮肤钙沉着非常少见，大多数属于局限性特发性皮肤钙沉着。

【临床特点】好发于儿童或青少年，多见于上眼睑，单发或多发，表现为眼睑皮肤轻度隆起的皮色丘疹或结节状肿物，触之质地较硬，边界清楚（图 2-6-15A、B）。有些病变触之有轻度疼痛。病损一般较小，直径很少 > 1cm。CT 检查显示眼睑皮下软组织内圆形或斑点状钙化结节影，边缘比较清楚（图 2-6-15C）。

【病理】主要特点为皮肤真皮或皮下组织中团块状、颗粒状或无定形的钙化物质，其通常形成同心圆样排列的砂砾样钙化小体，周围可有少量单核或多核巨噬细胞浸润（图 2-6-15D）。

【治疗和预后】主要是采取手术切除，大多数病变可以完整切除。尽管大多数眼睑皮肤钙沉着属于特发性、局限性钙沉着症，但应当注意排查患者有无原发性高磷血症、高钙血症、高维生素 D 血症或肾功能障碍性疾病。

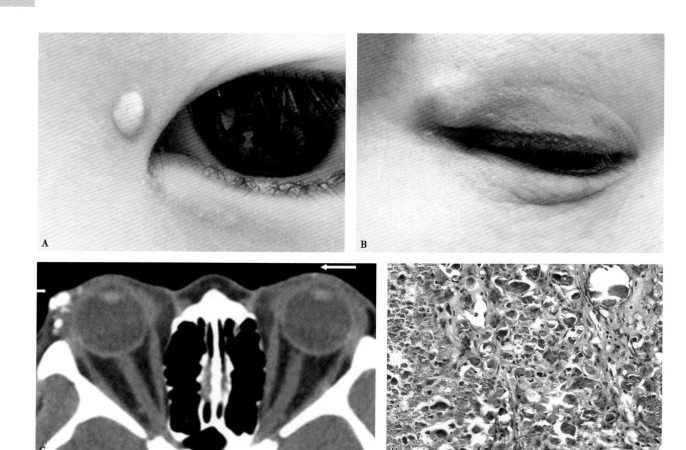

图 2-6-15　眼睑皮肤钙沉着

A. 上睑内眦部皮肤表面体积较小、质地较硬的白色丘疹状肿物，边界清楚；B. 右眼上睑外眦部皮肤隆凸性小结节状肿物，质地较硬；C. 上图患者横轴位 CT 图像显示右眼外眦部皮下数个小圆形钙化结节影；D. 病理图像显示病变部位皮下组织中积聚有许多颗粒状或无定形的钙化小体，HE×200。

第七节

眼睑淋巴瘤和转移性肿瘤

一、眼睑淋巴瘤

【概述】眼睑皮肤淋巴瘤比较少见，其可为局限性病变或是全身性淋巴瘤的一部分，有些病例伴发眼眶或泪腺淋巴瘤，但结膜淋巴瘤很少累及眼睑。许多种不同类型的淋巴瘤均可发生于眼睑，包括黏膜相关淋巴组织结外边缘区淋巴瘤（MALT 淋巴瘤）、弥漫性大 B 细胞淋巴瘤、套细胞淋巴瘤、间变性大细胞淋巴瘤等文献中均有报道。一些研究证实皮肤在慢性抗原刺激下，可产生皮肤相关样淋巴组织，最终发展为与结外 MALT 淋巴瘤相似的淋巴瘤。

【临床特点】眼睑淋巴瘤主要发生于成年人或老年人,好发于上眼睑,表现为眼睑皮下无痛性肿物,眼睑下垂、皮肤红肿等,临床表现和生物学行为与淋巴瘤类型有明显关系。原发性皮肤边缘区 B 细胞淋巴瘤病变进展缓慢,很少发生皮肤溃疡。眼睑弥漫性大 B 细胞淋巴瘤的恶性程度较高,病变发展较快,眼睑红肿,眼部症状更严重,多数并发全身淋巴瘤(图 2-7-1)。原发性皮肤间变性大细胞淋巴瘤可发生于眼睑,这是一种 CD30 阳性的 T 细胞淋巴瘤,瘤细胞容易侵犯表面皮肤,引起皮肤溃疡(图 2-7-2)。全身霍奇金淋巴瘤可累及眼睑、结膜和眼眶(图 2-7-3)。双侧眼睑淋巴瘤通常合并有全身其他部位淋巴瘤。有些眼睑淋巴瘤的临床表现类似于眼睑炎症或其他肿瘤,尤其要注意与眼睑 Merkel 细胞癌鉴别。

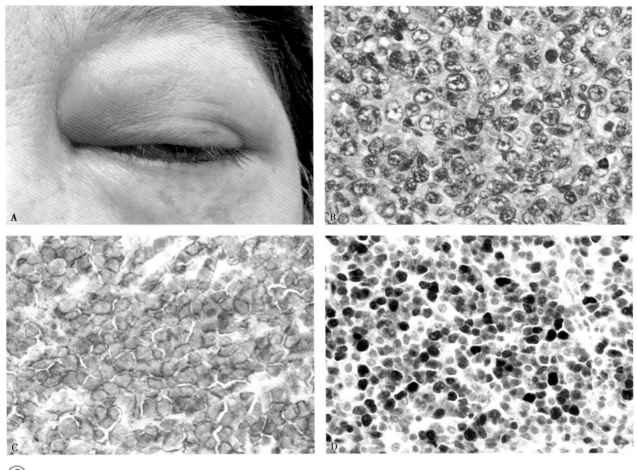

图 2-7-1 眼睑弥漫性大 B 细胞淋巴瘤(非 GCB 样)

A. 患者女,62 岁,左眼上睑肿物 2 个月,表现为眼睑弥漫性肿胀,上睑下垂;B. 肿瘤主要由体积较大的中心母细胞和免疫母细胞组成,HE×400;C. 瘤细胞对 CD20 呈弥漫性阳性表达,EnVision×400;D. 瘤细胞对 Mum1 呈阳性表达,EnVision×400。

【病理】按照 WHO 的分类和诊断标准,淋巴瘤的诊断和分类应充分结合患者临床表现、肿瘤形态学、免疫表型和遗传学特征。对于大多数淋巴瘤的诊断,形态学结合一组抗原标记进行分析是必不可少的,但目前没有任何一种抗原标记对某种淋巴瘤是特异的。大多数眼睑淋巴瘤属于 B 细胞型,主要包括黏膜相关淋巴组织结外边缘区淋巴瘤(图 2-7-4)和弥漫性大 B 细胞淋巴瘤。眼睑是弥漫性大 B 细胞淋巴瘤好发部位,肿瘤由中等或较大的中心母细胞样或免疫母细胞样淋巴细胞组成,瘤细胞体积较大,容易见到核分裂象和坏死(见图 2-7-1B)。少数眼睑淋巴瘤属于 T 细胞型或 NK/T 细胞淋巴瘤。

【治疗和预后】眼睑淋巴瘤的治疗原则基本同于眼眶淋巴瘤,对局限性 B 小淋巴细胞淋巴瘤可采用局部切除,术后给予局部放疗。高度恶性或伴有全身淋巴瘤者应考虑给予放疗和化疗。一般来讲,黏膜相关淋巴组织结外边缘区淋巴瘤属于低度恶性淋巴瘤,而弥漫性大 B 细胞淋巴瘤属于高度恶性淋巴瘤,部分病例伴有全身其他部位淋巴瘤。

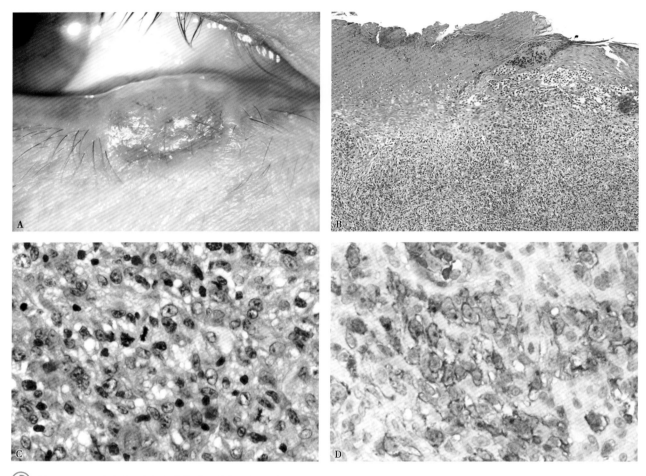

🌙 图 2-7-2　眼睑皮肤原发性间变性淋巴瘤激酶（ALK）阴性的间变性大细胞淋巴瘤

A. 患者女，55 岁，右眼下睑肿物 2 个月，裂隙灯图像显示右眼下睑肿物，表面有很深的皮肤溃疡；B. 低倍显微镜下显示肿瘤累及表皮和溃疡区大量坏死，HE×100；C. 肿瘤主要由黏着呈团片状、形态不一的大细胞组成，胞浆丰富，胞核呈肾形、马蹄状或不规则形状，有明显异型性和较多核分裂象，HE×400；D. 多数瘤细胞胞膜对 CD30 呈阳性表达，EnVision×400。

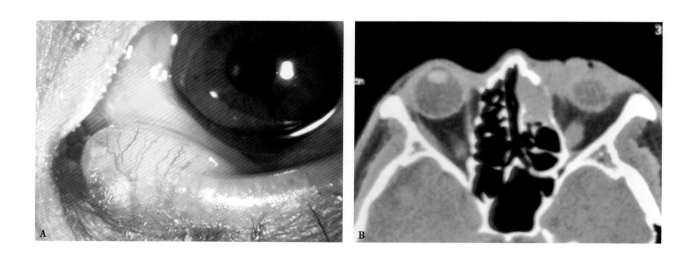

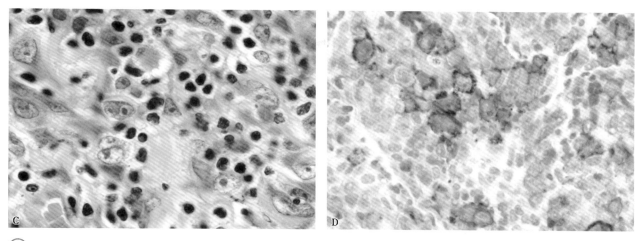

图 2-7-3 左眼下眼睑霍奇金淋巴瘤，淋巴细胞消减型

A. 患者男，47岁，患有颈部淋巴结霍奇金淋巴瘤1年，左眼下眼睑鼻侧肿物2个月，裂隙灯图像显示左眼下睑内眦部肿物，结膜肿胀；B. 横轴位CT图像显示左眼泪囊部、眼眶前部和眼睑弥漫性中等密度占位影；C. 病理图像显示瘤体中有许多单核的霍奇金细胞和典型的多核HRS细胞，HE×500；D. 瘤细胞对CD30呈阳性表达，EnVision×400。

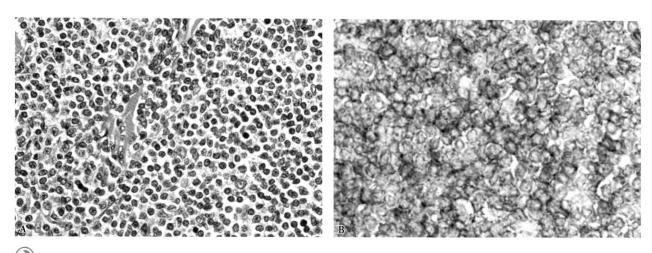

图 2-7-4 眼睑黏膜相关淋巴组织结外边缘区淋巴瘤

A. 肿瘤主要由小到中等大小的淋巴细胞组成，胞核轻度不规则，核染色质中等，核仁不明显，HE×400；B. 瘤细胞对CD20呈弥漫性阳性表达，EnVision×400。

二、眼睑转移癌

【概述】眼睑转移癌非常少见，文献中报道的眼睑转移癌包括很多种类型，最常见的是肺小细胞癌、肺中低分化鳞状细胞癌、乳腺癌、肾透明细胞癌、胃癌、肠癌和皮肤黑色素瘤等。大多数患者有全身恶性肿瘤病史或其他部位肿瘤体征。

【临床特点】主要发生于成年人，单眼发病，表现为眼睑局限性或弥漫性肿物，无明显疼痛，生长速度较快（图2-7-5～图2-7-8）。有些患者伴有眼睑水肿、溢泪或皮肤溃破。眼睑转移癌通常缺乏明确的临床特点，临床诊断主要依赖于患者有全身恶性肿瘤病史和病理诊断。多数眼睑病变发生于其他部位恶性肿瘤确诊后1～3年之内，但确有少数患者先前无明确恶性肿瘤病史，眼睑肿瘤为首发症状，应做详细的全身检查。

　　【病理】大多数眼睑转移癌位于眼睑皮下，呈局限性结节状或弥漫性肿物，与表皮无粘连或局部表皮侵犯。转移癌的组织形态通常与原发癌类似，有些分化较低的肿瘤需要借助于免疫组织化学染色或分子生物学检测。原发性眼睑鳞状细胞癌和转移性鳞癌的鉴别有时比较困难，主要依靠病史和肿物与表皮无明显关系。

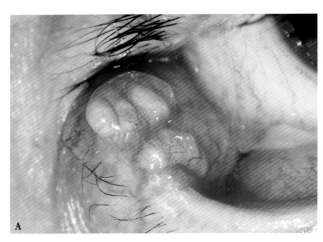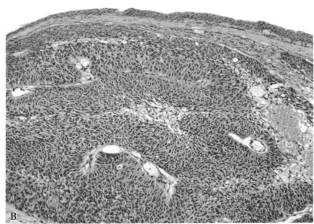

🌓 图2-7-5　眼睑结膜转移性直肠癌

A. 患者男，65岁，直肠癌术后3年，曾接受手术和术后化疗，裂隙灯图像显示左眼下睑内眦部结膜黄白色肿物，突出睑裂外；B. 病理图像显示结膜下肿瘤细胞排列成大小不一的乳头状，HE×100。

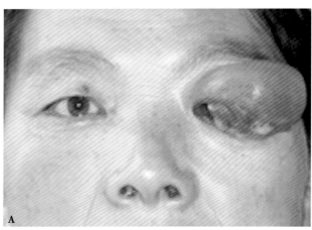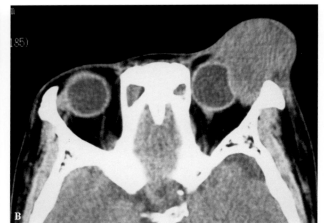

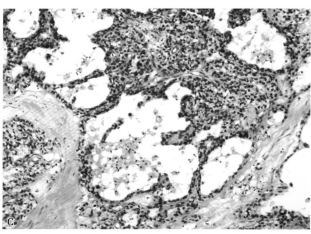

 图2-7-6　眼睑转移性腺癌

A. 患者女，50岁，左眼上睑肿物8个月，逐渐加重，外眼图像显示左眼上睑巨大肿物；B. 横轴位CT图像显示眼球前部肿物，侵及泪腺；C. 病理检查证实为乳头状囊腺癌，HE×100。

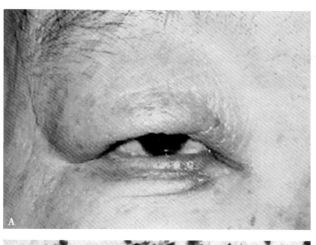
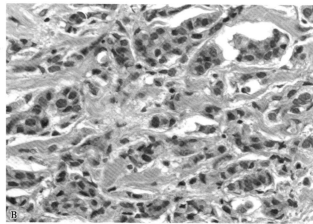
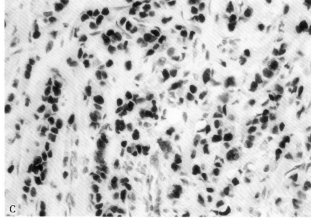

图 2-7-7　右眼上眼睑转移性乳腺癌

A. 患者女,56 岁,右眼上睑皮下肿物 3 个月,外眼图像显示右眼上睑皮下弥漫性肿物;B. 病理检查证实为浸润性导管癌,癌细胞排列成不规则小巢状或条索状,HE×400;C. 免疫组织化学染色,瘤细胞胞核对 PR 呈阳性表达,EnVision×400。

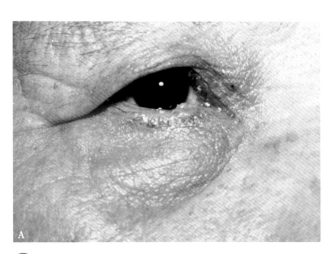
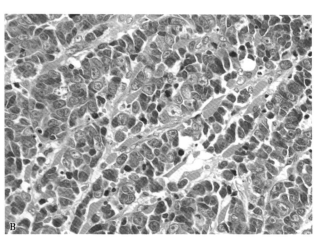

图 2-7-8　右眼下眼睑转移性鼻咽癌

A. 患者男,74 岁,2 年前患有鼻咽癌,曾接受手术和放疗,伴有同侧耳前淋巴结肿大,外眼图像显示右眼下睑皮下肿物,边界不清;B. 病理检查证实为非角化型低分化鳞状细胞癌,癌细胞排列成巢状,HE×400。

【治疗和预后】体积较小的局限性肿物可选择肿物切除术,体积较大的肿瘤主要是采用根治性眼睑肿瘤切除和眼睑再造术。对无明显全身肿瘤病史的患者应做全身相关检查,排除其他部位肿瘤。对肿物体积较大或手术难以彻底切除的患者,术后可结合转移癌类型、病变部位和患者全身情况辅以局部放疗、免疫治疗、细胞因子疗法或靶向药物治疗。

第八节

泪囊和泪器的肿瘤和瘤样病变

【概述】泪囊、泪小管或泪小点的原发性肿瘤比较少见,可分为上皮性和非上皮性肿瘤。上皮性肿瘤主要是起源于泪小管、泪小点或泪囊黏膜上皮的鳞状细胞乳头状瘤、鳞状细胞癌、黏液表皮样癌和非角化型鳞状细胞癌。非上皮性肿瘤除黑色素瘤外,大多数发生于泪囊周围的软组织,包括神经纤维瘤、神经鞘瘤、血管瘤、孤立性纤维性肿瘤、纤维组织细胞瘤、炎性肌成纤维细胞瘤和淋巴瘤等;这些肿瘤起源于泪囊周围的一些固有细胞或间充质细胞。泪囊黑色素瘤起源于泪囊黏膜上皮内黑素细胞,其生物学行为与结膜黑色素瘤类似。

【临床特点】

1. **泪小点或泪小管肿物**　原发性肿物很少见,主要为鳞状细胞乳头状瘤,好发于儿童或成年人,表现为泪小管内或泪小点表面乳头状肿物,体积一般较小,无明显疼痛(图2-8-1)。泪小管内肿物可来自泪囊肿物蔓延,伴有泪道阻塞症状。泪小点部可发生纤维瘤,其特点为泪小点表面白色结节状肿物,体积较小(图2-8-2)。有些泪小点和泪囊部肿物属于炎性肉芽肿性病变,通常表现为局限性红肿,可触及皮下肿块,伴有疼痛(图2-8-3)。

2. **泪囊原发性上皮性肿瘤**　主要是泪囊黏膜上皮起源的鳞状细胞乳头状瘤、鳞状细胞癌和非角化型鳞状细胞癌,后者是鳞状细胞癌的一种亚型,过去称为移行细胞癌(图2-8-4~图2-8-7)。肿瘤好发于40岁以上成年人,发病年龄偏高,多数患者伴有泪囊部位肿物、局部组织红肿、疼痛、溢泪、血泪、泪道冲洗不畅、泪道狭窄或阻塞等症状。因此,对表现不典型性或顽固性泪囊炎症状,经抗炎治疗无效的患者应警惕泪道肿瘤可能性。泪道阻塞症状是由于泪囊内肿瘤持续增长所致。恶性肿瘤发展较快,随着肿瘤体积增大,瘤体可占据整个泪囊腔,甚至穿透泪囊壁,向周围眶内软组织中生长或侵及表面皮肤,后者可出现皮肤溃疡和瘘管(图2-8-7)。影像学检查可以很好地显示泪囊区肿瘤位置、体积、病变范围和与周围组织的关系,多数恶性肿瘤伴有泪囊窝骨质破坏。

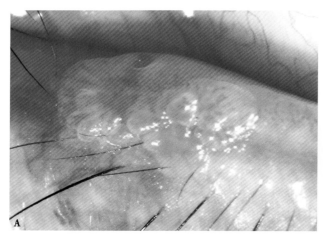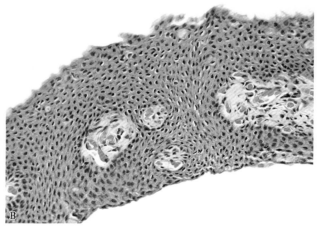

图2-8-1　泪小点部鳞状细胞乳头状瘤

A. 裂隙灯图像显示左眼下睑泪小点部位乳头状肿物;B. 病理图像显示分化较好的非角化型鳞状上皮细胞呈乳头状排列,乳头中央见纤维血管束,HE×200。

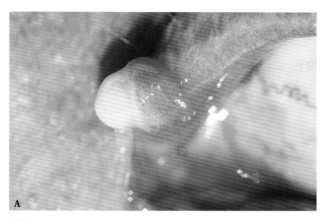
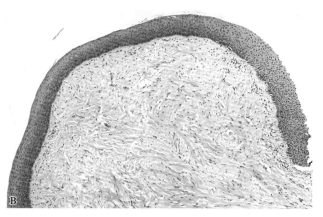

图 2-8-2 泪小点纤维瘤

A. 裂隙灯图像示上睑泪小点部浅红色结节状肿物，表面呈白色；B. 病理图像显示肿瘤位于结膜上皮下，由排列不规则的胶原纤维和分化较好的成纤维细胞组成，表面上皮有轻度非典型增生，HE×100。

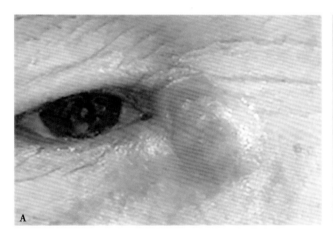
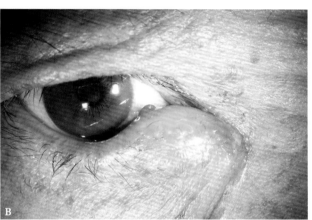

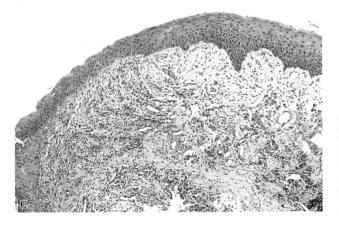 图 2-8-3 泪囊和泪小点部位炎性肉芽肿

A. 患者女，59 岁，裂隙灯图像显示右眼泪囊部红肿，有少量脓性分泌物，术中见肿物为肉芽肿样组织，并与泪囊相通；B. 患者女，58 岁，裂隙灯图像显示右眼下泪小点部红肿破溃且有瘘管形成；C. B 图患者病变部位局部活检证实为慢性炎性肉芽肿，表面结膜上皮鳞状化生，HE×100。

　　3. **泪囊黑色素瘤**　很少见，临床表现基本上与泪囊上皮性肿瘤相同，表现血性溢泪、泪道冲洗不畅和泪囊区肿块的体征。CT 检查显示泪囊部结节状、密度不均的占位性病变，伴有或不伴有骨质破坏（图 2-8-8）。MRI 检查显示 T_1WI 呈中等偏高信号、T_2WI 呈低信号，有助于与泪囊鳞状细胞癌的鉴别（图 2-8-9）。

　　4. **泪囊周围的肿瘤**　泪囊周围软组织肿瘤和淋巴细胞性肿瘤并不少见，这些肿瘤通常生长在泪囊周围的软组织内，挤压泪囊腔或破坏泪囊壁，造成泪道狭窄或阻塞，致使患者表现泪道阻塞和泪囊区肿块。但肿物很少会侵入到泪囊内或伴有血性溢泪，通常不伴有邻近骨质破坏。

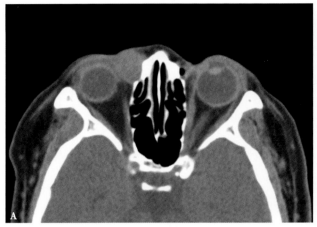

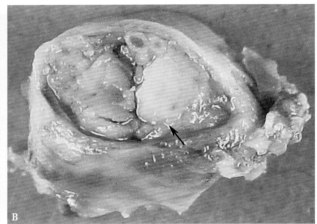

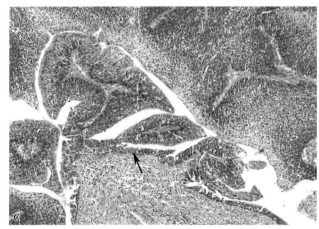

图 2-8-4　泪囊乳头状鳞状细胞癌

患者女，61岁，右眼流泪3年，有血泪。A. 横轴位CT图像显示右眼泪囊区中等密度、均质性肿物，边界清楚；B. 肿物大体标本的横切面显示泪囊腔变大，泪囊腔内充满浅黄白色肿物（箭头）；C. 低倍显微镜图像显示肿瘤起源于泪囊黏膜上皮（箭头），瘤细胞向泪囊内呈乳头状生长，HE×20。

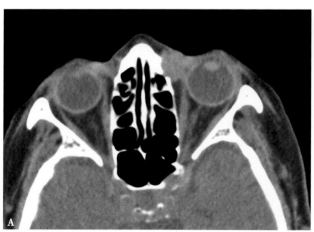

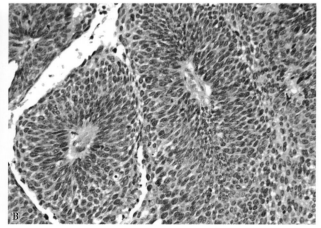

图 2-8-5　泪囊非角化型鳞状细胞癌

患者男，84岁，左眼溢泪和分泌物增多1个月。A. 横轴位CT图像示左眼泪囊区实性肿物；B. 病理图像显示瘤细胞呈长梭形，排列成乳头状，细胞层次较多，异型性明显，HE×200。

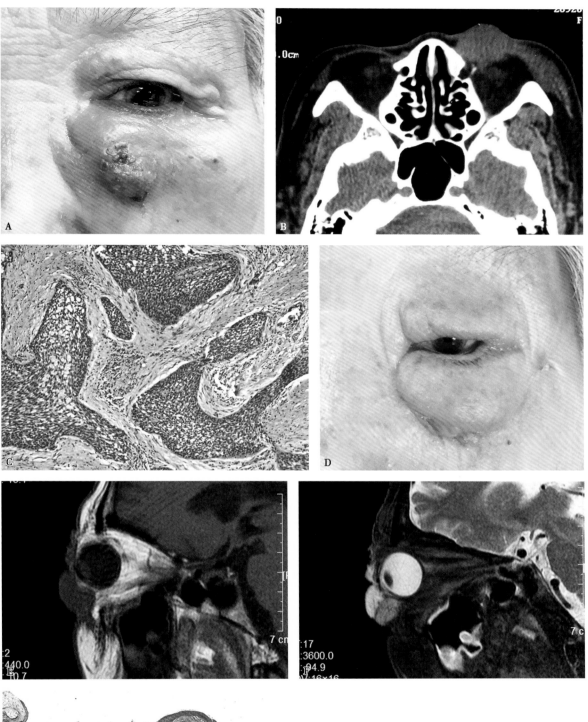

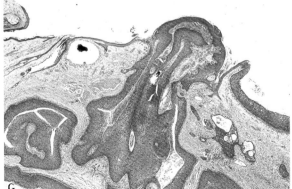

图 2-8-6　泪囊非角化型鳞状细胞癌侵犯眼睑

患者女，70 岁，左眼泪囊摘除术后 2 年。A. 外眼图显示泪囊区肿物，表面皮肤有破溃；B. 横轴位 CT 显示左眼泪囊区团块状影，边界欠清，密度均匀，侵犯眼睑皮肤；C. 病理检查证实为非角化型鳞状细胞癌，瘤细胞间含有少量黏液细胞，癌细胞巢在眼睑皮下软组织中呈侵袭性生长，HE×100；D. 外眼图显示泪囊区肿物切除术后 8 个月，左眼眼睑水肿，下睑皮下扪及肿块，眶下缘处皮肤有破溃；E、F. 复发后 MRI 检查显示眼睑肿块，矢状位 T₁WI 呈中信号，T₂WI 抑脂图像病变呈中高信号；G. 病理图像显示癌细胞侵及眼睑皮肤，HE×100。

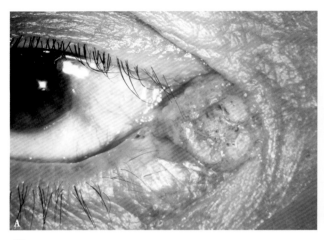
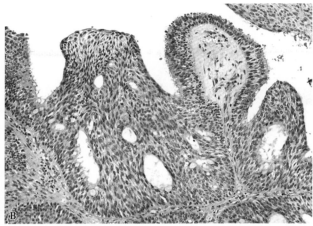

🌙 图 2-8-7　泪囊鳞状细胞乳头状瘤恶变并侵及内眦部眼睑皮肤

A. 患者男,48 岁,裂隙灯图像显示右眼内眦部皮肤肿物,表面破溃,边缘有小乳头状突起,邻近的下睑缘肿胀;B. 病理图像显示肿瘤细胞排列成乳头状,部分瘤细胞呈内翻性生长,异型性明显,HE×200。

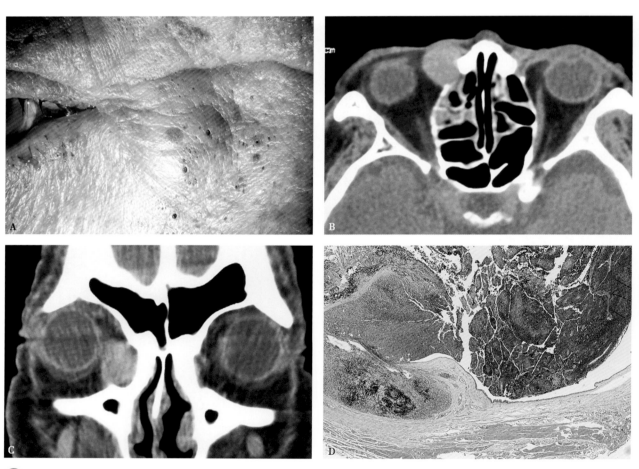

🌙 图 2-8-8　泪囊黑色素瘤

患者男,76 岁,右眼内眦部肿物 1 年,伴有血性分泌物。A. 外眼图像显示右眼泪囊部皮肤隆起,表面有数个黑色小斑点;B、C. 横轴位和冠状位 CT 图像显示右侧泪囊区中等密度肿物,边界清楚,内侧眼眶骨壁破坏;D. 病理图像显示肿瘤朝向泪囊腔内生长,瘤细胞含有较多黑色素,HE×20。

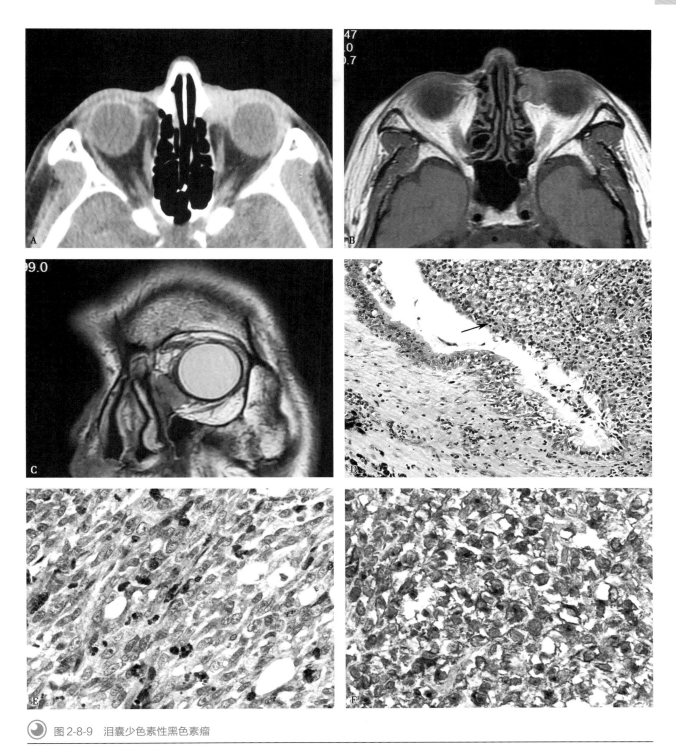

图 2-8-9 泪囊少色素性黑色素瘤

患者男，69 岁，左眼泪囊区肿物半年，无明显压痛。A. 横轴位 CT 图像示左眼泪囊区中等密度肿物；B、C. MRI 图像显示左眼泪囊区边界不规则肿物，横轴位 T₁WI 呈不均匀的中信号，眼眶冠状位 T₂WI 呈不均匀的中信号；D. 低倍镜下见肿瘤发生于泪囊壁的一侧（箭头），泪囊腔狭窄，瘤细胞向泪囊壁周围生长，HE×40；E. 高倍镜下瘤细胞呈梭形，有明显异型性，少量瘤细胞内含有黑色素，HE×400；F. 免疫组织化学染色，瘤细胞对 Melan A 呈弥漫性表达，EnVision×400。

【病理】泪小管或泪囊良性上皮性肿瘤主要是鳞状细胞乳头状瘤，瘤细胞一般为非角化型鳞状上皮细胞，向泪小管内或泪囊腔内生长，部分或完全阻塞泪小管或泪囊腔。泪囊上皮性恶性肿瘤主要是鳞状细胞癌，起自泪囊黏膜上皮细胞，肿瘤早期通常朝向泪囊腔内呈乳头状生长（见图 2-8-4）。大多数属于中低分化的非角化型鳞状细胞癌，癌细胞可侵透泪囊壁向眼眶内生长。泪囊非角化型鳞状细胞癌属于鳞状细胞癌的特殊类型，比较少见，其组织形态类似于膀胱的尿路上皮癌，瘤细胞排列成粗大的乳头状，瘤细胞呈长梭形，细胞层次较多，有明显异型性，容易见到核分裂象（见图2-8-5B）。肿瘤持续生长，瘤细胞可沿着泪道侵及内眦部眼睑皮肤（见图2-8-6，图2-8-7）。泪囊黑色素瘤可向泪囊腔内生长，亦可朝向泪囊黏膜下生长，瘤细胞内含有数量不等的黑色素颗粒（见图2-8-8D），有些病例为少色素性或无色素性黑色素瘤，通常需要相关的免疫组织化学染色加以证实（见图2-8-9D～F）。

泪囊非上皮性肿瘤的类型很多，包括多种类型软组织肿瘤和淋巴细胞性肿瘤。泪囊周围淋巴细胞性肿瘤主要包括黏膜相关淋巴组织结外边缘区淋巴瘤（MALT淋巴瘤）和弥漫性大B细胞淋巴瘤（图2-8-10，图2-8-11）。有些慢性泪囊炎患者伴有泪囊黏膜下大量淋巴细胞、浆细胞增生，这些细胞分化成熟，应当注意与泪囊MALT淋巴瘤鉴别。孤立性纤维性肿瘤、炎性肌成纤维细胞瘤等均可发生于泪囊周围（图2-8-12）。

【鉴别诊断】 泪囊部肿瘤主要应与转移癌、鼻窦或邻近部位恶性肿瘤相鉴别。

【治疗和预后】 泪囊内肿瘤的治疗主要是选择手术治疗，完整切除肿物。由于大多数泪囊恶性肿瘤生长速度较快，容易侵犯泪囊周围组织和骨壁，因此，经临床检查考虑为泪囊肿物的患者，早期手术切除非常重要。泪囊或泪小管的鳞状细胞乳头状瘤切除不彻底可复发。泪囊恶性肿瘤切除术后可根据病理诊断结果和患者全身情况，给予相应的放疗、化疗或其他辅助治疗。泪囊恶性肿瘤术后容易复发，瘤细胞可向邻近的眼睑、眼眶或鼻窦内蔓延，部分患者可发生局部淋巴结或全身转移。泪囊淋巴瘤可为局限性或全身性病变，尤其弥漫性大B细胞淋巴瘤通常伴有全身淋巴瘤。

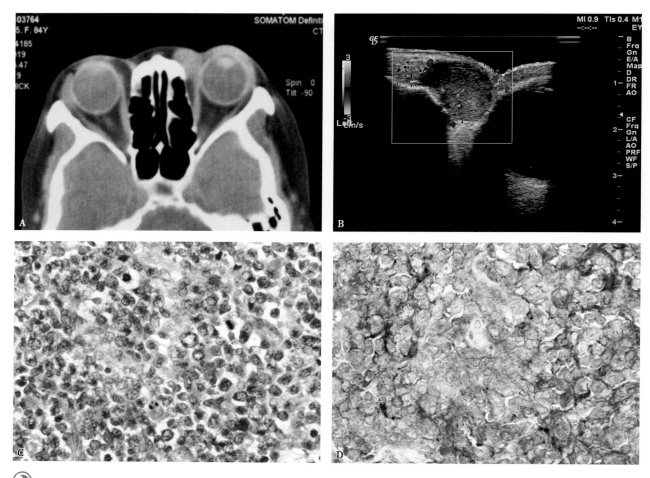

🌑 图2-8-10 泪囊区弥漫性大B细胞淋巴瘤，GCB样

患者女，84岁，左眼鼻根部皮肤隆起，伴有溢泪1年余，触及泪囊区质地较硬的肿物，轻度压痛。A. 横轴位CT图像显示左眼眶内中等密度实性肿物，邻近眼眶骨壁受压；B. 彩色多普勒超声图像显示泪囊区类圆形占位病变，边界清楚，内回声低弱均匀，丰富的血流信号；C. 肿瘤主要由体积较大的中心母细胞组成，HE×400；D. 免疫组织化学染色，瘤细胞对CD20呈弥漫性阳性，EnVision×400。

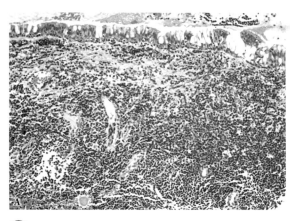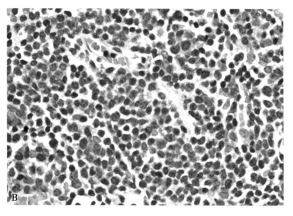

🌙 图 2-8-11　泪囊部黏膜相关淋巴组织结外边缘区淋巴瘤

A. 泪囊黏膜下弥漫性淋巴细胞增生，HE×20；B. 淋巴细胞中等大，结节状分布，核染色质细腻，无明显核仁，HE×400。

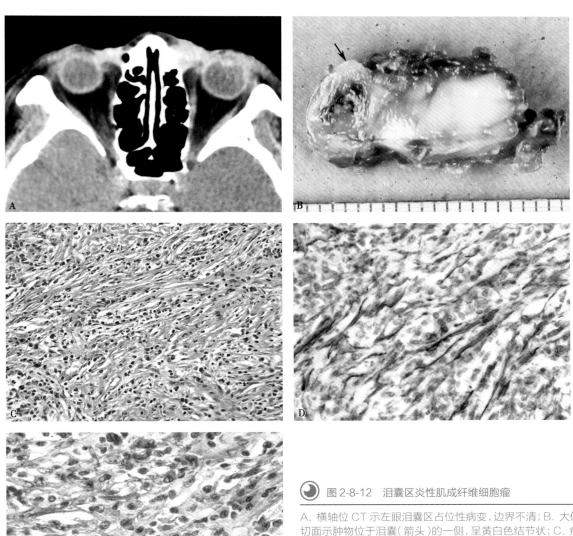

🌙 图 2-8-12　泪囊区炎性肌成纤维细胞瘤

A. 横轴位 CT 示左眼泪囊区占位性病变，边界不清；B. 大体标本切面示肿物位于泪囊（箭头）的一侧，呈黄白色结节状；C. 病理图像显示肿瘤主要由呈束状排列的梭形成纤维细胞或肌成纤维细胞组成，其间有许多淋巴细胞、浆细胞浸润，HE×200；D. 瘤细胞表达 SMA，EnVision×400；E. 瘤细胞表达 ALK，EnVision×400。

（林锦镛　孙春华　刘　冬　李　静　魏树瑾）

参考文献

[1] 程茜, 陈卓杰, 何玉仓, 等. 睑板结膜瓣在眼睑肿瘤术后眼睑后层缺损修复中的临床应用. 中华整形外科杂志, 2018, 34（6）: 458-463.

[2] 李冬梅. 规范我国眼睑皮脂腺癌的临床诊断和治疗工作. 中华眼科杂志, 2018, 54（7）: 481-483.

[3] 项晓琳, 李彬, 孙宪丽, 等. 2 639 例眼睑肿物临床病理分析. 中华眼科杂志, 2008, 44（1）: 38-41.

[4] 张传丽, 林婷婷. 眼睑皮脂腺癌发病机制研究进展. 眼科学报, 2021, 36（9）: 755-761.

[5] CICINELLI M V, KALIKI S. Ocular sebaceous gland carcinoma: an update of the literature. Int Ophthalmol, 2019, 39（5）: 1187-1197.

[6] FIGUEIRA E C, DANKS J, WATANABE A, et al. Apocrine adenocarcinoma of the eyelid: case series and review. Ophthal Plast Reconstr Surg, 2013, 29: 417-423.

[7] HSIA Y, YEH C Y, WEI Y H, et al. Eyelid sebaceous carcinoma: validation of the 8th edition of the American Joint Committee on cancer T staging system and the prognostic factors for local recurrence, nodal metastasis, and survival. Eye, 2019, 33: 887-895.

[8] HASHIM P W, CHEN T, RIGEL D, et al. Actinic keratosis: current therapies and insights into new treatments. J Drugs Dermatol, 2019, 18（5）: s161-s166.

[9] HOGUET A, WARROW D, MILITE J, et al. Mucin-producing sweat gland carcinoma of the eyelid: diagnostic and prognostic considerations. Am J Ophthalmol, 2013, 155: 585-592.

[10] JAYARAJ P, SEN S. Evaluation of PD-L1 and PD-1 expression in aggressive eyelid sebaceous gland carcinoma and its clinical significance. Indian J Ophthalmol, 2019, 67（12）: 1983-1987.

[11] JENKINS R W, FISHER D E. Treatment of advanced melanoma in 2020 and beyond. J Invest Dermatol, 2021, 141（1）: 23-31.

[12] KWIEK B, SCHWARTZ R A. Keratoacanthoma: an update and review. J Am Acad Dermatol, 2016, 74（6）: 1220-1233.

[13] KEUNG E Z, GERSHENWALD J E. The eighth edition American Joint Committee on Cancer（AJCC）melanoma staging system: implications for melanoma treatment and care. Expert Rev Anticancer Ther, 2018, 18（8）: 775-784.

[14] LAM S C, LI E Y M, YUEN H K L. 14-year case series of eyelid sebaceous gland carcinoma in Chinese patients and review of management. Br J Ophthalmol, 2018, 102: 1723-1727.

[15] MERRITT H, SNIEGOWSKI M C, ESMAELI B. Merkel cell carcinoma of the eyelid and periocular region. Cancers（Basel）, 2014, 6: 1128-1137.

[16] PFEIFFER M L, OZGUR O K, MYERS J N, et al. Sentinel lymph node biopsy for ocular adnexal melanoma. Acta Ophthalmol, 2017, 95: e323-e328.

[17] PE'ER J. Pathology of eyelid tumors. Indian J Ophthalmol, 2016, 64（3）: 177-190.

[18] PEREZ M C, ORCUTT S T, ZAGER J S. Current standards of surgical management in primary melanoma. G Ital Dermatol Venereol, 2018, 153（1）: 56-67.

[19] SHAN Y, XU Y, LU Y, et al. Epidemiology and survival outcomes for eyelid primary malignant melanoma: an analysis of 1397 cases in the SEER database. J Ophthalmol, 2020, 2020: 4858636.

[20] SINGH A D, MUDHAR H S, BHOLA R, et al. Sebaceous adenoma of the eyelid in Muir-Torre syndrome. Arch Ophthalmol, 2005, 123: 562-565.

[21] SA H S, RUBIN M L, XU S, et al. Prognostic factors for local recurrence, metastasis and survival for sebaceous carcinoma of the eyelid: observations in 100 patients. Br J Ophthalmol, 2018, 0: 1-5.

[22] SCHMULTS C D, BLITZBLAU R, AASI S Z, et al. NCCN guidelines insights: squamous cell skin cancer. J Natl Compr Canc Netw, 2021, 19（12）: 1382-1394.

[23] WEESIE F, NAUS N C, VASILIC D, et al. Recurrence of periocular basal cell carcinoma and squamous cell carcinoma after Mohs micrographic surgery: a retrospective cohort study. Br J Dermatol, 2019, 80（5）: 1176-1182.

[24] ZHOU C, WU F, CHAI P, et al. Mohs micrographic surgery for eyelid sebaceous carcinoma: a multicenter cohort of 360 patients. J Am Acad Dermatol, 2019, 80（6）: 1608-1617.

第三章
结膜和角膜肿瘤及瘤样病变

第一节　正常结膜和角膜的组织解剖特点　144

第二节　结膜和角膜上皮性肿瘤　145

第三节　黑色素细胞性肿瘤　170

第四节　迷芽瘤　192

第五节　结膜囊肿　202

第六节　其他组织来源的结膜肿瘤　210

第一节

正常结膜和角膜的组织解剖特点

· ● ● ●

　　结膜是连接眼睑与眼球间的透明的薄层黏膜,起始于上、下眼睑的睑缘后缘,覆盖于眼睑内面、然后翻转覆盖在眼球前部的巩膜表面,在角膜缘部位与角膜上皮相延续。覆盖于眼睑内面的结膜称为睑结膜,覆盖于前部巩膜表面的结膜称为球结膜,睑结膜与球结膜之间反折部分形成一个很深的袋样凹陷称为穹窿部结膜。结膜与其他黏膜组织一样,分为上皮层和固有层。结膜上皮是由2～4层非角化型鳞状细胞组成,表层细胞呈柱状或锥形,深层细胞呈立方状或扁平状。睑结膜较薄,穹窿部结膜较厚,细胞之间含有数量不等的黏液细胞,称为杯状细胞。在角膜缘部位,结膜上皮增厚,逐渐移行为角膜上皮(图3-1-1)。结膜上皮细胞间还可见到很少量的朗格汉斯细胞和树突状黑素细胞。结膜固有层又称为结膜下组织层,含有较丰富的血管和淋巴管,通常分为浅层腺样层和深层纤维层。浅层腺样层是由排列疏松的网状纤维组成,其间有少量散在的淋巴细胞、组织细胞和肥大细胞,含有 Krause 腺和 Wolfring 腺。深层纤维层是由比较致密的结缔组织纤维和弹力纤维组成。在睑裂的内眦部、结膜半月皱襞鼻侧有一个小红色隆起的圆形组织,称为泪阜,其表面覆盖有非角化型复层鳞状上皮细胞,上皮下含有皮脂腺、汗腺、副泪腺和较丰富的结缔组织纤维。

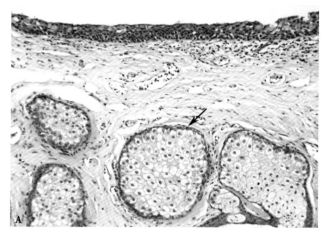

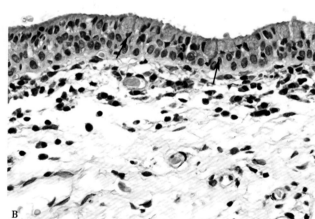

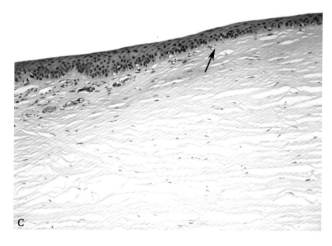

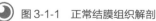 图 3-1-1　正常结膜组织解剖

A. 正常睑结膜的组织形态,结膜固有层内有少量炎性细胞浸润,其下方为睑板腺(箭头),HE×100;B. 高倍镜下可见结膜上皮细胞间含有少量杯状细胞(箭头),HE×400;C. 角膜缘部位结膜上皮逐渐移行为角膜上皮(箭头)HE×100。

角膜位于眼球最前部,组织学上角膜由上皮细胞层、前弹力层、基质层、后弹力层和内皮细胞层组成(图 3-1-2)。角膜上皮层由非角化型鳞状上皮细胞组成,有 5～6 层细胞,细胞排列非常整齐。前弹力层位于角膜上皮层下方,呈均匀红染的膜状组织,对外界有很高的抵抗力。大多数情况下,完整的前弹力层可阻止肿瘤细胞侵犯到眼球内。角膜基质层约占角膜厚度的 90% 以上,主要是由与角膜表面平行排列的胶原纤维组成。角膜和结膜移行区称为角膜缘,这个部位的上皮层增厚,基底细胞层内可含有少量黑色素。

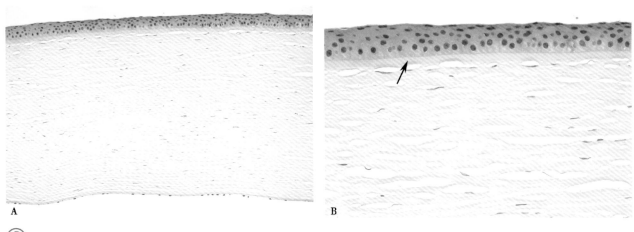

图 3-1-2　正常角膜组织解剖

A. 光学显微镜下角膜组织分为 5 层,分别是角膜上皮层、前弹力层、基质层、后弹力层和内皮细胞层,HE × 100; B. 高倍显微镜下显示角膜上皮层下方的前弹力层(箭头),HE × 200。

结膜和角膜肿瘤主要起源于上皮层细胞和固有层组织,主要包括上皮细胞性肿瘤、黑色素细胞性肿瘤、先天性肿瘤、淋巴细胞性肿瘤、纤维血管性肿瘤和某些瘤样病变。这些肿瘤多发生于结膜或角膜缘部位,而原发于角膜组织本身的肿瘤非常少见。角膜缘是眼表上皮性肿瘤的最常好发部位,有些肿瘤容易侵及角膜表面。泪阜部结膜下含有皮脂腺、副泪腺和汗腺,因此亦可发生皮脂腺囊肿、皮脂腺腺瘤、皮脂腺癌或嗜酸细胞腺瘤等。有些眼睑、眼球内、眼眶或鼻窦的肿瘤可波及或侵犯到结膜。某些全身性疾病(如结节病、Wegener 肉芽肿)、神经纤维瘤病、转移性肿瘤和白血病等亦可累及或侵犯结膜。

第二节

结膜和角膜上皮性肿瘤

一、鳞状细胞乳头状瘤

【概述】结膜鳞状细胞乳头状瘤(squamous papilloma of conjunctiva)属于良性上皮性肿瘤,组织起源于结膜上皮细胞。有些病例可能与 HPV-6 型或 HPV-11 型病毒感染有关。

【临床特点】肿瘤可发生于任何年龄,多见于中青年人,好发于睑缘、内眦部、角膜缘或球结膜(图 3-2-1,图 3-2-2)。肿瘤一般向结膜表面呈外生性生长,常呈肉红色或粉红色的乳头状或菜花状,其内可见细小的血管襻。睑缘或内眦部的鳞状细胞乳头状瘤常呈桑葚状或息肉状、体积较小、有蒂；而球结膜或角膜缘部位的鳞状细胞乳头状瘤常呈扁平状、基底比较广泛。有些肿瘤蒂较窄，除与角膜缘粘连外，游离部分的瘤体可覆盖在角膜上皮表面，但与角膜上皮无明显粘连（图 3-2-3）。部分角膜缘鳞状细胞乳头状瘤的周围可见充血扩张的结膜血管或瘤体侵袭到角膜周边部。少数睑结膜鳞状细胞乳头状瘤呈多灶性或弥漫性生长，尤其多见于儿童或青少年患者（图 3-2-2）。

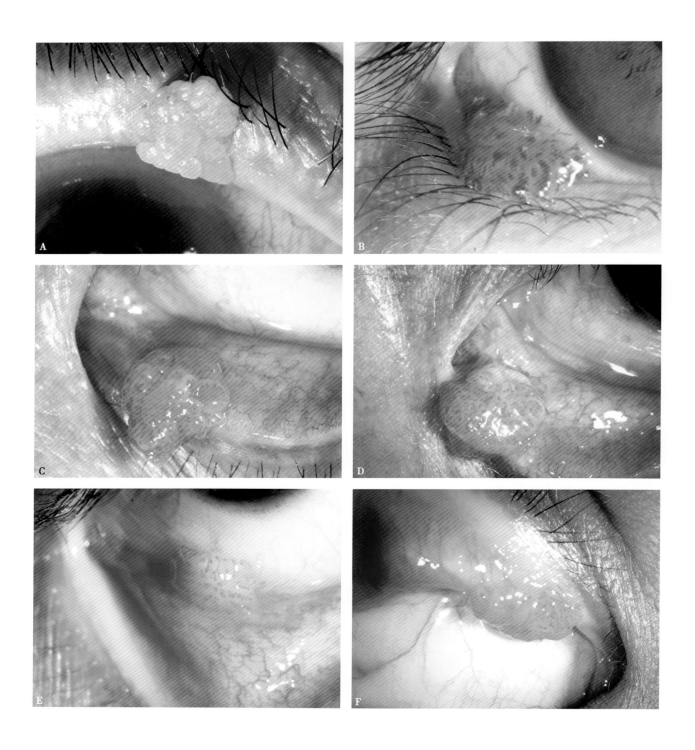

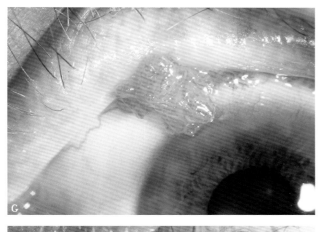

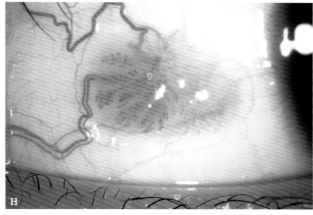

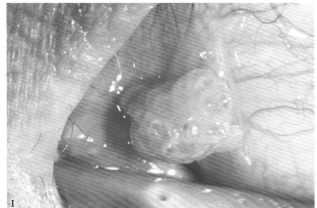

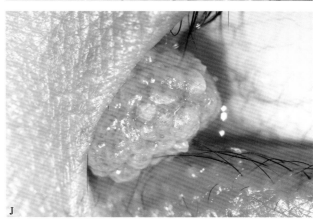

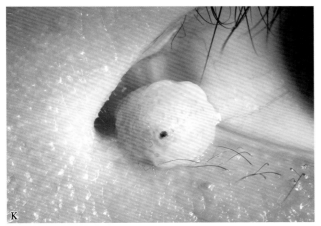

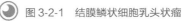

图 3-2-1　结膜鳞状细胞乳头状瘤

A. 上睑缘粉白色有蒂的乳头状肿物；B. 下睑缘结膜粉红色乳头状肿物，肿瘤自睑结膜向睑裂外生长，表面见明显的血管襻；C、D. 下睑结膜粉红色桑葚状乳头状肿物，有蒂与结膜相连；E. 下穹窿部结膜轻度隆起的粉红色肿物；F. 上睑结膜粉红色乳头状肿物，基底较宽；G. 上睑结膜乳头状粉红色肿物突出睑缘外；H. 球结膜表面扁平的乳头状肿物，可见明显的血管襻和营养血管；I. 内眦部结膜粉红色乳头状肿物；J. 内眦部结膜似草莓状粉红色肿物，突出睑缘外；K. 发生于泪小点部位结膜乳头状瘤，肿物呈粉红色，突出睑缘外。

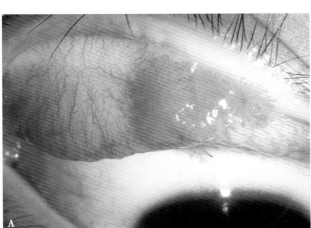

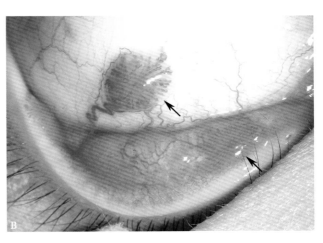

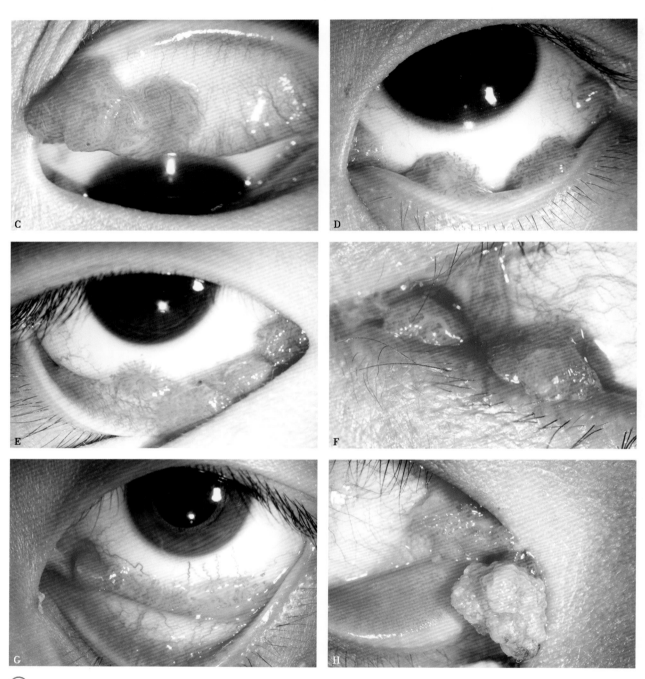

🌙 图 3-2-2　结膜多灶性和弥漫性鳞状细胞乳头状瘤

A. 上睑结膜可见两个相邻的粉红色乳头状肿物；B. 下睑结膜和球结膜两个相互分离的粉红色乳头状肿物（箭头）；C、D. 同一患者左眼上睑和下睑结膜多发性鳞状细胞乳头状瘤，上睑呈相互融合的两个浅红色乳头状肿物，下睑缘和内、外眦部结膜有数个相互分离的粉红色乳头状肿物；E. 右眼下穹窿部和睑结膜面数个相互分离的粉红色乳头状肿物；F. 下睑内眦部结膜和睑缘数个粉红色乳头状肿物；G. 下穹窿部结膜弥漫性乳头状肿物；H. 内眦部球结膜和泪阜部弥漫性粉红色乳头状肿物。

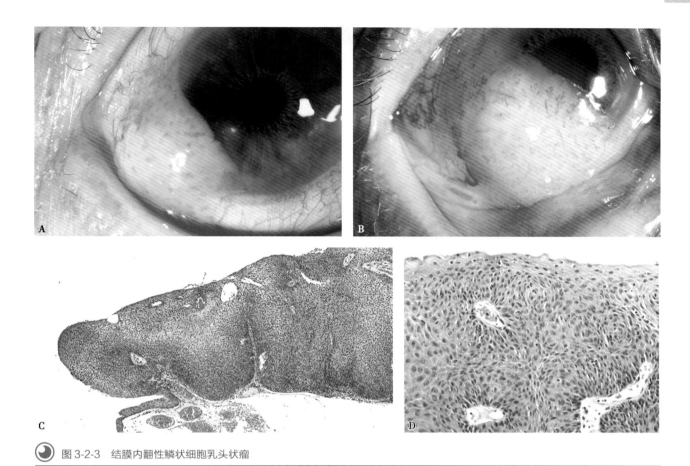

图 3-2-3 结膜内翻性鳞状细胞乳头状瘤

A. 裂隙灯图像显示角膜缘薄片状肿物,表面可见血管襻,蒂位于角膜缘,覆盖部分角膜组织,与角膜上皮无粘连;B. 另外一例患者裂隙灯图像显示角膜缘薄片状肿物覆盖大部分角膜表面,肿物表面光滑,可见血管襻,与角膜无明显粘连;C. 病理图像显示瘤体表面比较光滑,上皮细胞呈内生性乳头状增生,HE×20;D. 增生的上皮细胞分化较好,乳头中央可见纤维血管束,HE×200。

【病理】主要特点为非角化型鳞状上皮细胞向结膜表面呈指状或乳头状增生,细胞层次增多,细胞形态和极向较正常,无细胞异型性,乳头中央含有纤维血管束。一些上皮乳头内含有较丰富的毛细血管或上皮细胞间有少量炎性细胞浸润。有些肿瘤中,瘤细胞间含有较多分化较好的黏液细胞,这些细胞来自结膜上皮内杯状细胞增生(图 3-2-4)。很少数病例中,增生的上皮细胞呈乳头状向结膜下间质中生长,上皮层明显增厚,其间可见纤维血管束,细胞分化较好,无明显异型性,上皮基底膜完整,称为内翻性鳞状细胞乳头状瘤(见图 3-2-3)。角膜缘鳞状细胞乳头状瘤的基底比较广泛,乳头之间相互挤压,一些瘤细胞增生活跃或伴有不同程度的非典型增生,容易术后复发或发生恶变(图 3-2-5)。

【鉴别诊断】有些结膜鳞状细胞乳头状瘤与乳头状鳞状细胞癌的临床鉴别比较困难,多数情况下鳞状细胞癌的瘤体较大,瘤体周围有明显的血管充血,瘤细胞有明显异型性,并侵及结膜上皮下。

【治疗与预后】本瘤为良性上皮性肿瘤,大部分肿瘤以手术彻底切除为主,预后较好。大多数位于睑缘、睑结膜或球结膜的肿瘤容易手术完整切除,术后很少复发。有些多灶性、无蒂或扁平状肿物的基底部比较宽广,术后容易复发。术中采用改良的"非接触"技术,即手术中仅接触肿物周围临床表现正常的组织,可以减少手术导致的病毒播散。角膜缘部位的肿瘤容易侵及角膜,彻底切除比较困难,且常伴有瘤细胞非典型增生,术后复发和恶变的概率增加。近年来有些学者对弥漫性肿物、术后反复复发或伴有非典型增生的病例给予局部滴用 0.04% 丝裂霉素、5-Fu 或干扰素 α-2b,部分病例有一定疗效,可使肿瘤消退或减少复发,但其对眼部组织的副作用和长期疗效还应进一步观察。少数病例可恶变为鳞状细胞癌,尤其是角膜缘部位肿瘤。

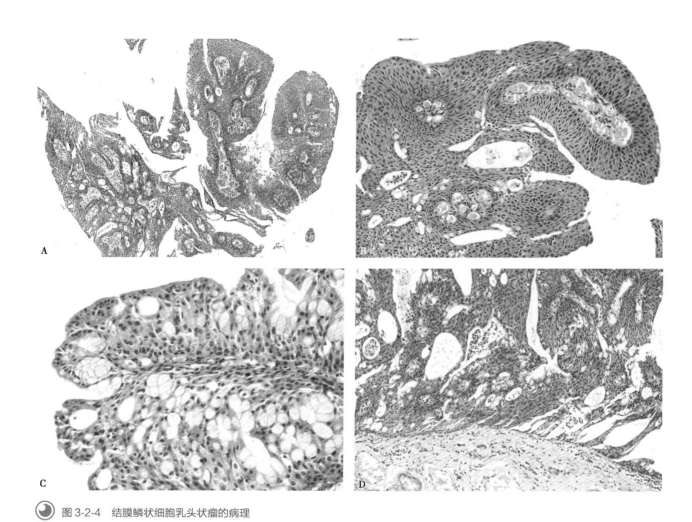

图 3-2-4　结膜鳞状细胞乳头状瘤的病理

A. 瘤细胞排列成长短不一的乳头，有些乳头内血管扩张充血，HE×40；B. 瘤细胞为分化较好的非角化型鳞状上皮细胞，乳头中央可见纤维血管束，HE×200；C. 瘤细胞间含有大量杯状细胞，HE×200；D. 肿瘤基底比较广泛，瘤细胞间有一些囊性腔隙，HE×40。

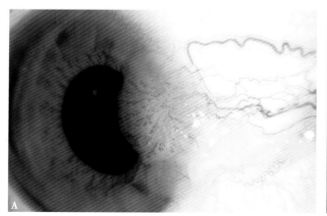
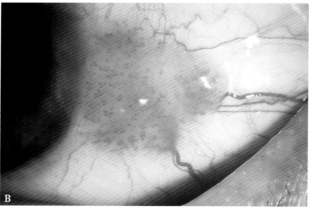

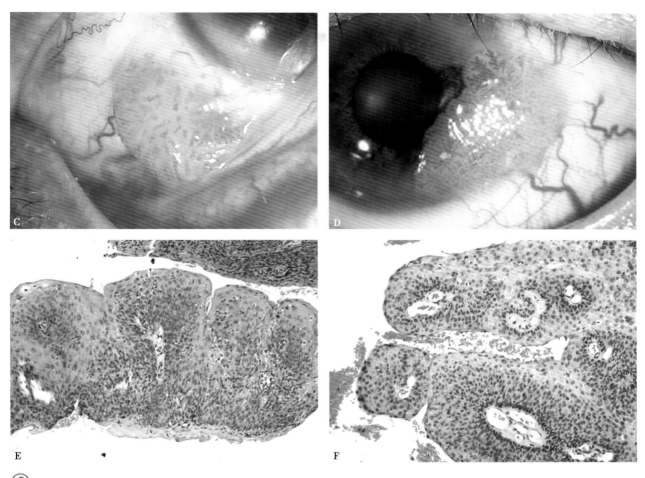

图 3-2-5　角膜缘鳞状细胞乳头状瘤，伴有非典型增生

A. 右眼鼻侧角膜缘扁平的低乳头状肿物，可见较多细小的血管襻，肿物周围结膜血管充血扩张；B. 左眼颞侧近角膜缘处肿物呈扁平低乳头状，基底比较广泛，局部侵及角膜缘内；C. 右眼颞下方球结膜近角膜缘部体积较大且肥厚的乳头状肿物，表面可见微小的乳头和许多细小的血管襻，肿物边缘见粗大扩张的血管；D. 左眼颞侧角膜缘低乳头状肿物，可见细小的血管襻，肿物侵及角膜周边部；E. 上图患者手术标本病理检查证实为鳞状细胞乳头状瘤，肿瘤基底广泛，乳头拥挤，瘤细胞伴有明显非典型增生，基底膜完整，HE×100；F. 瘤细胞排列不规则，胞核深染，有轻度异型性，HE×200。

二、日光性角化病

【概述】结膜日光性角化病（actinic keratosis of conjunctiva）比较少见，好发于成年人睑裂部位的角膜缘，其发生可能与长期日光照射有关，有些病例可发生于结膜慢性炎症、翼状胬肉或睑裂斑的表面。相关研究显示大多数日光性角化病中，P53 蛋白过表达，其表达程度与细胞非典型增生的程度相关，P53 蛋白聚集可能是由于 P53 基因突变的结果。本病属于癌前病变，少数病例可发展为浸润性鳞状细胞癌。最近有学者报道 18 例结膜日光性角化病的 HPV 检测均为阴性，提示 HPV 感染可能不是本病的致病因素。

【临床特点】主要发生在中老年人睑裂部位的角膜缘，多见于男性，一般为单发性病灶。大多数表现为轻度隆起的结节状或斑块状白色或乳白色肿物，直径一般小于 5mm，边界比较清楚、厚薄不一，病变发展比较缓慢（图 3-2-6）。有些肿物可伸入到角膜缘内，肿物边缘可见充血扩张的结膜血管。偶见角膜缘日光性角化病伴发睑裂斑（图 3-2-6H），少数病变表现为角膜缘棕褐色肿物，外观类似黑色素性肿瘤（图 3-2-7）。

　　【病理】主要特点为角膜缘上皮增生和鳞状化生，结膜上皮细胞转化为角化型鳞状上皮细胞，表层上皮角化不全或过度角化，有些区域显示上皮细胞发育不良或排列比较紊乱，深层基底细胞的胞核深染或有轻度非典型增生，但无明显细胞异型性，基底膜完整（见图 3-2-6C、E）。一些病变中可见鳞状细胞松解和上皮细胞间树突状黑素细胞增生，后者可能是病变外观呈棕褐色的原因（见图 3-2-6G，图 3-2-7C）。有些病变伴有嗜碱性变性或少量炎性细胞浸润。少数病变可发展为浸润性鳞状细胞癌（见图 3-2-7E）。

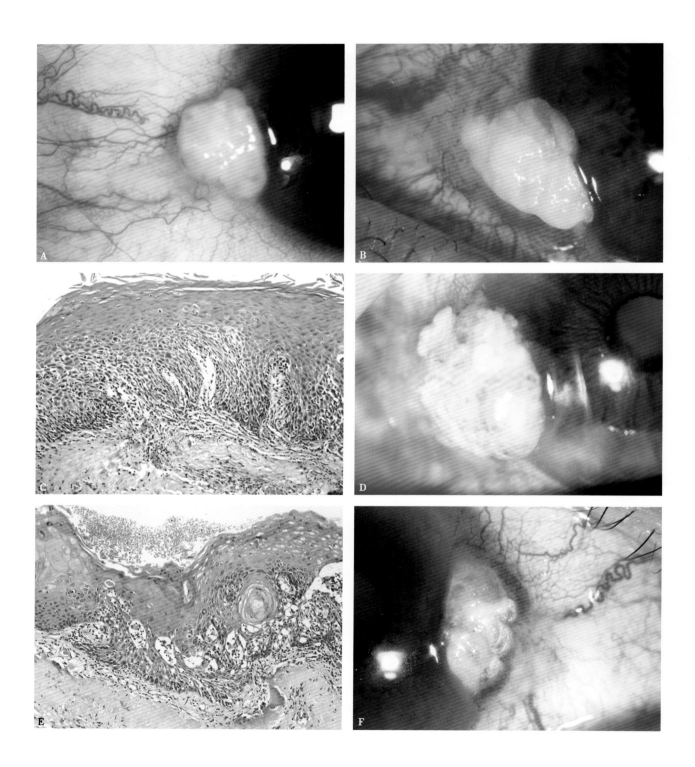

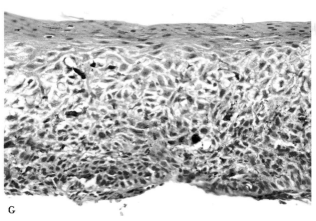
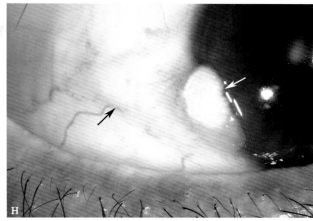

 图 3-2-6 结膜日光性角化病

A. 裂隙灯图像显示鼻侧角膜缘白色结节状肿物，侵蚀角膜边缘组织，周围结膜血管轻度扩张充血；B、C. 裂隙灯图像显示角膜缘不规则形状的乳白色结节状肿物，病理图像示结膜上皮增生和鳞状化生，表层细胞角化不全，上皮芽突变宽变长，细胞无明显异型性，HE×200；D、E. 裂隙灯图像显示角膜缘乳白色肿物，表面不光滑，侵蚀角膜边缘，病理图像示结膜上皮增生和鳞状细胞化生，棘细胞层松解及上皮内角化，上皮下嗜碱性变性和少量炎性细胞浸润，HE×200；F、G. 裂隙灯图像显示左眼颞侧角膜周边部扁平状白色肿物，肿物边缘有少许色素沉着，病理图像示上皮细胞鳞状化生和发育不良，表层细胞角化不全，棘细胞层松解，之间散在一些树突状黑素细胞，HE×200；H. 日光性角化病伴有睑裂斑，裂隙灯图像显示右眼颞侧角膜缘边界清楚、轻度隆起的白色肿物（白箭头），病理检查证实为日光性角化病，邻近结膜微黄色隆起的病变（黑箭头）病理检查证实为睑裂斑。

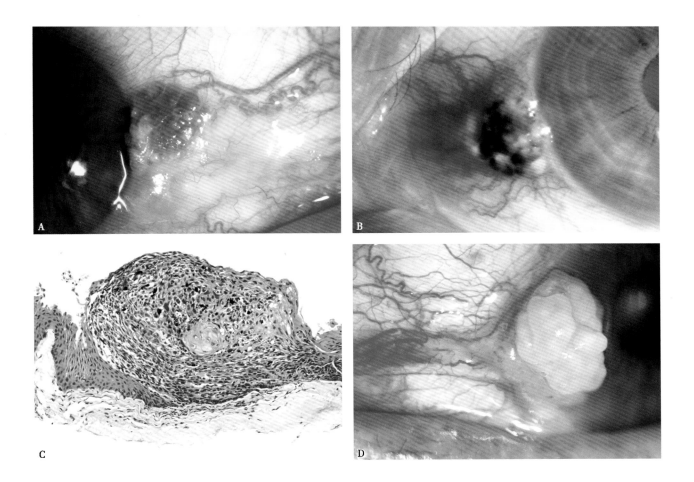

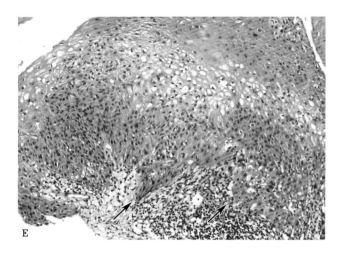

 图 3-2-7 角膜缘日光性角化病

A. 裂隙灯图像显示右眼鼻侧角膜缘轻度隆起棕褐色肿物,局部表面有少量白色的鳞屑,周围见高度扩张的血管;B. 另外一例患者裂隙灯图像显示左眼鼻侧角膜缘棕褐色结节状肿物,表面有少许白色鳞屑,边界清楚;C. 上图患者病理图像显示结膜上皮鳞状化生,局部上皮增厚呈小结节状,细胞发育不良,其间有许多树突状黑素细胞增生,HE×100;D. 裂隙灯图像显示左眼鼻侧角膜缘白色结节状肿物,表面不光滑,侵及角膜,周围见明显扩张的结膜血管;E. 上图患者病理图像显示结膜上皮鳞状化生和增生,表层细胞角化不全,深层基底样细胞异常增生,胞核增大深染,局部上皮芽突伸入上皮下基质(箭头),有早期癌变倾向,伴有大量淋巴细胞浸润,HE×100。

【鉴别诊断】 主要应与结膜上皮鳞状化生、结膜上皮内瘤变和早期鳞状细胞癌鉴别。

1. **结膜上皮鳞状化生** 某些结膜或角膜慢性炎症、外伤或全身性病变可引起结膜或角膜上皮鳞状化生,病变部位结膜局限性肿胀或表面呈白斑状,周围血管充血。病理特点为上皮层增厚,棘细胞增生和表皮样增生,上皮层间或上皮下伴有许多炎性细胞浸润,无明显上皮发育不良和表层细胞角化不全(图 3-2-8)。

2. **上皮内瘤变** 大多数上皮内瘤变表现为灰白色、薄片状病变,边界不清,病理特点为部分或全层上皮细胞异型增生,细胞极向失常;而日光性角化病大多数为局限性白色或乳白色斑块状,直径多小于5mm,边界清楚,角结膜上皮增厚、鳞状化生或上皮发育不良,细胞异型性较轻或不明显。

3. **早期鳞状细胞癌** 有些鳞状细胞癌表层细胞可发生过度角化,临床上与日光性角化病的鉴别比较困难,主要依靠病理诊断。

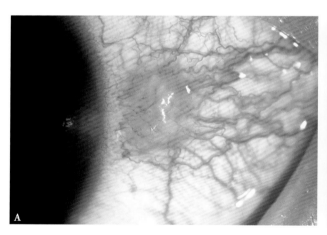

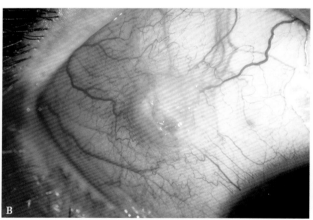

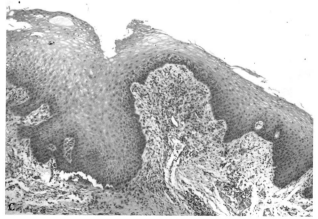

 图 3-2-8 结膜上皮鳞状化生

A. 左眼颞侧角膜缘局限性肿胀,表面呈粉白色,周围血管充血;B. 右眼颞上方结膜局限性肿胀,周围血管充血;C. 上图患者的病理图像显示结膜上皮鳞状化生和表皮样增生,上皮下伴有慢性炎症,HE×100。

【治疗与预后】体积较小或无明显临床症状者可定期随诊观察。有生长倾向者可采用手术切除或辅以冷冻治疗。手术中大多数病变容易分离，彻底切除后不复发。本病属于癌前病变，少数病变可发展为浸润性鳞状细胞癌。

三、结膜上皮内瘤变

【概述】上皮内瘤变（intraepithelial neoplasia，IN）指被覆于器官表面或腔面的上皮组织层结构和细胞形态发生了异型增生性变化、遗传学上发生了克隆性的改变、生物学上具有发展为浸润性癌为特征的一种癌前病变（precancerous lesion），即浸润前癌。上皮内瘤变的概念最先用于宫颈黏膜鳞状上皮的癌前病变。20世纪70年代，Pissaret和Jakobiec首先将"上皮内瘤变"这一命名应用在眼科结膜肿瘤的诊断中，并被许多眼科医生所接受，逐渐替代了上皮非典型增生、上皮异型增生、原位癌或Bowen病的诊断术语。尽管有些病变可侵及角膜，但由于大多数病变仍局限于角膜缘部位，其组织起源于角膜缘部位的结膜上皮，因此目前文献中普遍称为结膜上皮内瘤变（conjunctival intraepithelial neoplasia，CIN）。本病发生可能与紫外线照射和人乳头状瘤病毒感染有密切相关，其他高危因素还包括重度吸烟、经常使用石油类产品、伴发于翼状胬肉、着色性干皮症、HIV感染、免疫功能抑制或器官移植后患者。

【临床特点】好发于成年人，一般单眼发病，主要发生在角膜缘部位，有些病变可侵及角膜表面。大多数病变表现为角膜缘乳白色或粉红色，扁平状或膜状肿物，有些肿物呈半透明状或胶样感，边界清楚或不清楚，肿物周围常见扩张充血的结膜血管（图3-2-9）。有些病变比较弥漫，结膜充血肿胀，外观上类似严重的结膜炎症（图3-2-10）。很少数病变发生于角膜表面，表现为扁平的灰白色肿物，其通常局限在角膜上皮层内，很少侵及角膜深层，手术切除时容易分离（图3-2-11）。本病很少发生于泪阜部、穹窿部或睑结膜。

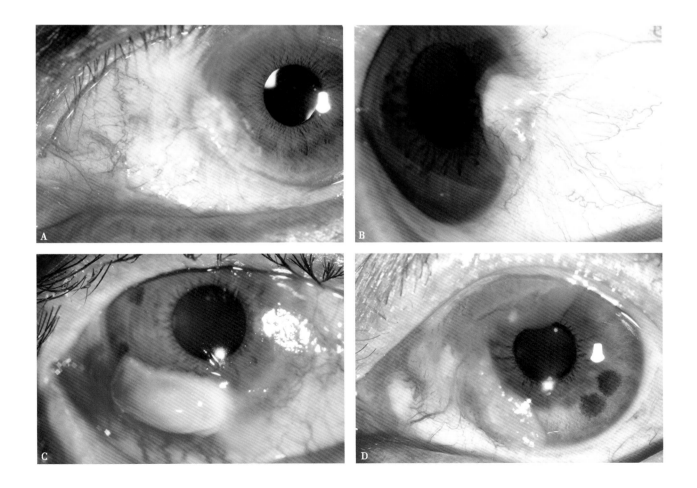

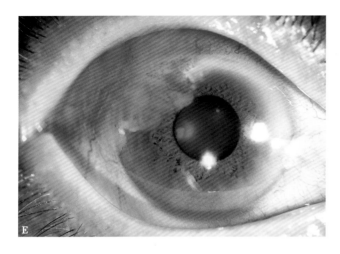

 图 3-2-9　结膜上皮内瘤变的临床表现

A. 左眼鼻侧角膜缘不规则形状、灰白色扁平肿物，侵及角膜；B. 右眼鼻侧角膜缘不规则形状的白色肿物，侵及角膜内，外观类似结膜翼状胬肉；C. 右眼角膜缘轻度隆起的粉红色肿物；D. 左眼鼻侧角膜缘灰白色、弥漫性薄片状肿物，累及角膜；E. 右眼颞上方角膜缘粉红色扁平肿物，边界比较清楚。

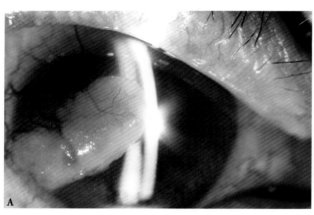

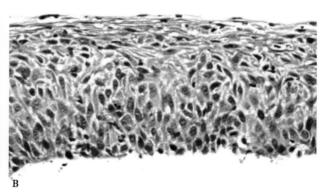

图 3-2-10　角膜表面高级别上皮内瘤变

A. 裂隙灯图像显示自角膜缘伸向角膜表面的灰白色薄片状肿物，伴有结膜血管侵入；B. 病理活检证实为高级别上皮内瘤变，角膜上皮全层被异型增生的细胞所代替，HE×200。

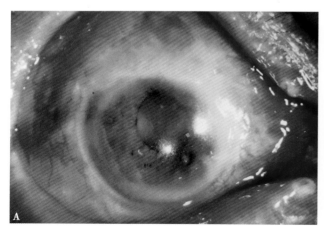

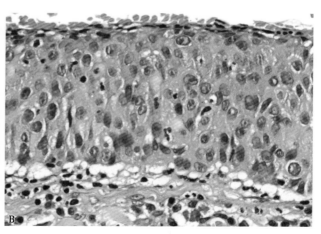

图 3-2-11　角膜缘弥漫性上皮内瘤变

A. 裂隙灯图像示角膜缘上方弥漫性薄片状轻度隆起的肿物，结膜充血严重；B. 病理活检证实为高级别 CIN，异型增生的细胞累及上皮全层，基底膜完整，HE×400。

【辅助检查】大多数病变可以根据病变部位和临床特点作出初步诊断。近年来有些学者采用印迹细胞学、活体共聚焦显微镜或高分辨率眼前节 OCT 检查，对 CIN 的临床诊断有一定参考价值，尤其对弥漫性病变、监测局部用药后病变消退的程度或手术切除后有无残留的亚临床病灶，但这些辅助检查不能代替病理诊断。对弥漫性病变宜采用局部切取活检和病理检查后明确诊断。

1. **活体共聚焦显微镜（in vivo confocal microscopy，IVCM）** 是一种活体非侵害性检查，比较安全，但通常需要有经验的操作者。镜下可显示上皮内大量不同体积的高反光细胞，细胞形态不规则、边界不清、胞核增大、核浆比例增大等特点。但类似的图像亦可见于某些良性病变。由于其是平行于眼球表面的点状扫描，其图像为同一平面内的组织细胞，不能提供整个上皮层面的图像。因此，不能判定非典型增生的程度和有无上皮下浸润。

2. **高分辨率 OCT（high resolution optical coherence tomography，HR-OCT）** 属于眼前段非伤害性影像学检查，可以获得与组织切片相一致的组织切面，容易操作，不像 IVCM 需要经验丰富的操作者。典型图像表现为病变区上皮增厚且呈高反光、正常上皮与异常上皮区突然转变、上皮与上皮下组织分界清楚。但如果病变较厚，不容易看到上皮基底的界面是否清楚。

3. **印迹细胞学检查** 是一种简单、安全、非侵害性检查，通常采用醋酸纤维膜印取眼球表面细胞，用于手术之前辅助诊断、复发性病变或局部用药患者的随诊。具有无创、精确定位、可多次重复进行等优点，容易操作。镜下可以观察到细胞形态、细胞密度、核浆比及有无细胞异型性。但应当注意印迹细胞学检查只能观察到病变浅层有限的几层细胞，不能获得深层细胞或探知有无上皮下浸润，且需要有经验的细胞病理医生观察。

【病理】大多数病变区异型增生的上皮与正常上皮分界明显，呈现山坡陡峭的界线。主要特点为鳞状上皮细胞异型性增生，细胞层次增多，形态不规则，失去正常上皮细胞的排列极向；胞核增大，深染，有不同程度的异型性和病理性核分裂象，但上皮基底膜完整（图 3-2-12）。

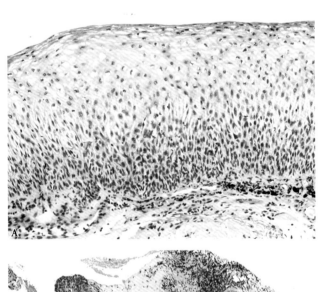
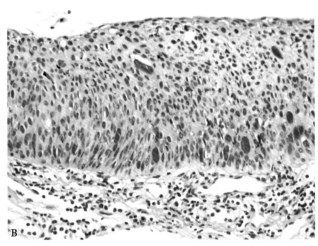
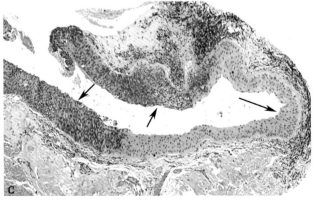

图 3-2-12 结膜上皮内瘤变的病理

A. 低级别上皮内瘤变，异型增生的上皮细胞仅累及深层上皮细胞，细胞极向失常，胞核深染，HE×100；B. 高级别上皮内瘤变，上皮全层被异型增生的瘤细胞代替，上皮基底膜完整，HE×100；C. 高级别上皮内瘤变，注意病灶呈多发性，相邻两个病灶（短箭头）之间的结膜上皮相对正常（长箭头），HE×40。

　　目前根据细胞异型增生的程度和累及上皮的不同厚度,采用低级别和高级别 CIN 的分类方法。①低级别 CIN:异型增生的细胞仅累犯上皮层的下 1/2 以内,细胞异型性较轻(包括以往诊断的结膜上皮细胞轻度和中度非典型增生)(图 3-2-12A);②高级别 CIN:异型增生的细胞累犯上皮层 1/2 以上或上皮全层,异型性明显(包括以往诊断的结膜上皮细胞重度非典型增生和原位癌)(图 3-2-10B,图 3-2-11B,3-2-12B)。有些病变中,上皮芽突变长或呈杵状,并向上皮下伸延,但未突破基底膜。对于弥漫性病变,应当注意局部切除活检的局限性,不要忽视有些病变呈跳跃性生长(图 3-2-12C)或某些高级别 CIN 可能同时伴有上皮下浸润(浸润性鳞状细胞癌)。

　　【鉴别诊断】低级别和高级别 CIN 的临床表现很相似,两者鉴别主要依靠病理检查。病理诊断主要应与结膜日光性角化病、早期浸润性鳞状细胞癌区别。

　　1. **日光性角化病**　主要特点为结膜上皮细胞鳞状化生和上皮发育不良,而 CIN 的特点为上皮内不同程度的细胞异型性增生。

　　2. **早期鳞状细胞癌**　特点为肿瘤细胞突破上皮基底膜和出现上皮下浸润。

　　3. **结膜上皮鳞状化生**　主要发生于眼球表面外伤或炎症后,增生的上皮分化正常和表层细胞角化,无明显异型性,临床病史有助于诊断。

　　4. **睑裂斑**　表现为睑裂区邻近角膜缘处体积较小、局限性轻度隆起的灰白色斑块,其表面欠光滑、干燥、无鲜质感,病变周围无肿瘤性滋养血管,病程发展非常缓慢或静止。病理特点为结膜上皮细胞轻度增生和上皮下组织嗜碱性变性。

　　5. **翼状胬肉**　临床上确实有些 CIN 的外观类似翼状胬肉,鉴别比较困难,因此对翼状胬肉切除标本应当送做病理学检查,可疑病例应密切随诊。大多数翼状胬肉发生于鼻侧角膜缘,如果颞侧角膜缘发生类似翼状胬肉样的病变,应考虑到 CIN 的可能性(见图 3-2-9B)。

　　6. **眼球表面鳞状细胞性肿瘤**(ocular surface squamous neoplasia,OSSN)　这是一个临床诊断用语,指起源于结膜或角膜缘鳞状上皮细胞的一组肿瘤性病变,包括了鳞状细胞乳头状瘤、上皮内瘤变、日光性角化病和鳞状细胞癌等多种肿瘤。OSSN 不是一个病理诊断,尽管这些肿瘤病因学方面有很多相关性,但每一种病变都具有不同的临床病理学特点和生物学行为。

　　【治疗与预后】本病治疗主要以肿物局部或扩大切除为主,有些病变可辅以冷冻治疗。术中手术器械不要直接接触瘤体,以避免被瘤细胞污染,导致瘤细胞种植。有些学者建议肿物侵及角膜缘者可采用乙醇去除角膜上皮或部分角膜巩膜板层切除。近年一些学者报道对弥漫性或反复复发的病变可首选局部滴用 0.04% 的丝裂霉素、5-Fu 或干扰素 α-2b 滴眼液,有一定疗效。但文献中报道病例有限,且随诊时间多数在 1 年之内,仍需进行较长期、更多病例的观察。

　　一般来讲,低级别 CIN 预后较好,高级别 CIN 容易发展成浸润性鳞状细胞癌,对这些患者应定期随诊观察。文献中报道 CIN 的复发率为 7%~53%,多发生在术后 2 年之内,其主要与手术边缘是否切除干净、治疗方法和随诊时间有关。有些文献报道 HIV 感染者预后较差。弥漫性生长或广泛累及角膜缘的病变,彻底切除非常困难,术后容易反复复发。

四、鳞状细胞癌

　　【概述】结膜鳞状细胞癌(squamous cell carcinoma of conjunctiva)是眼球表面恶性上皮性肿瘤的主要类型,多见于成年人。少数病例可发生于年轻人,尤其 AIDS 病患者。鳞状细胞癌可以是原发性,亦可由于结膜上皮内瘤变或日光性角化病恶变。角膜缘是结膜上皮移行为角膜上皮的部位,细胞增生比较活跃,因此是结膜鳞状细胞癌好发部位。角膜表面的鳞状细胞癌罕见。目前认为结膜鳞状细胞癌的病因与 CIN 基本相同,可能与过度的紫外光照射和人类乳头状瘤病毒 16 型感染等多种因素有关,长期使用免疫抑制剂和 HIV 患者发生肿瘤的风险增加。

　　【临床特点】

　　1. 鳞状细胞癌可发生于眼球表面任何部位,最多见于角膜缘、穹窿部、睑结膜或泪阜部。大多数肿物外观呈乳头状、菜花状或斑块状,粉红色或灰白色,瘤体周围或表面含有丰富的血管(图 3-2-13~图 3-2-15)。

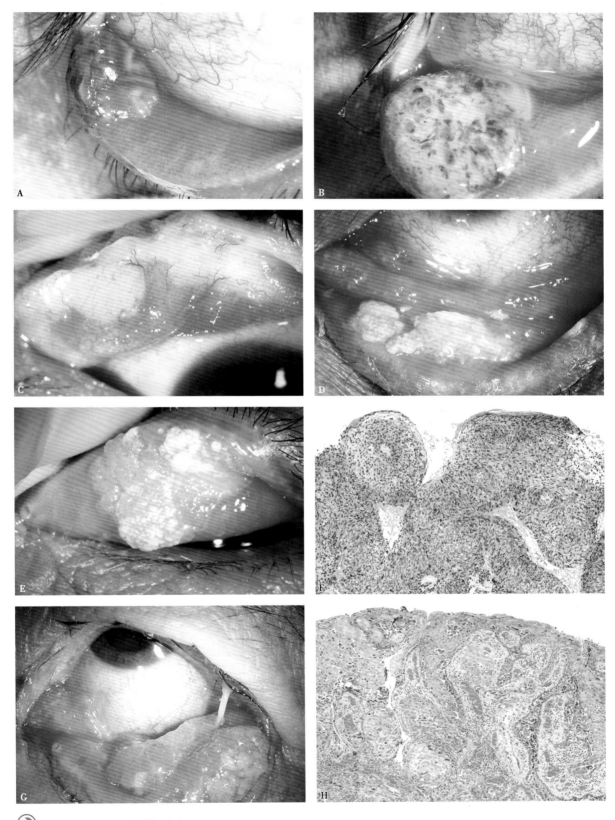

🌑 图 3-2-13 睑结膜鳞状细胞癌

A. 下睑外眦部睑结膜表面灰白色肿物,边界比较清楚;B. 下睑结膜灰白色隆起的肿物,侵及睑缘皮肤;C. 上睑结膜弥漫性肿胀,局部呈粉白色,类似结膜炎症;D. 下睑结膜弥漫性粉白色菜花状肿物;E、F. 左眼上睑结膜乳头状鳞状细胞癌,裂隙灯图像显示上睑结膜表面基底比较广泛的白色乳头状肿物,病理图像显示肿瘤细胞排列成乳头状,有明显异型性,HE×100;G、H. 左眼下睑结膜浸润性鳞状细胞癌,裂隙灯图像显示下睑结膜粉红色肿物,边界不清,病理图像显示肿瘤细胞向上皮下浸润性生长,HE×100。

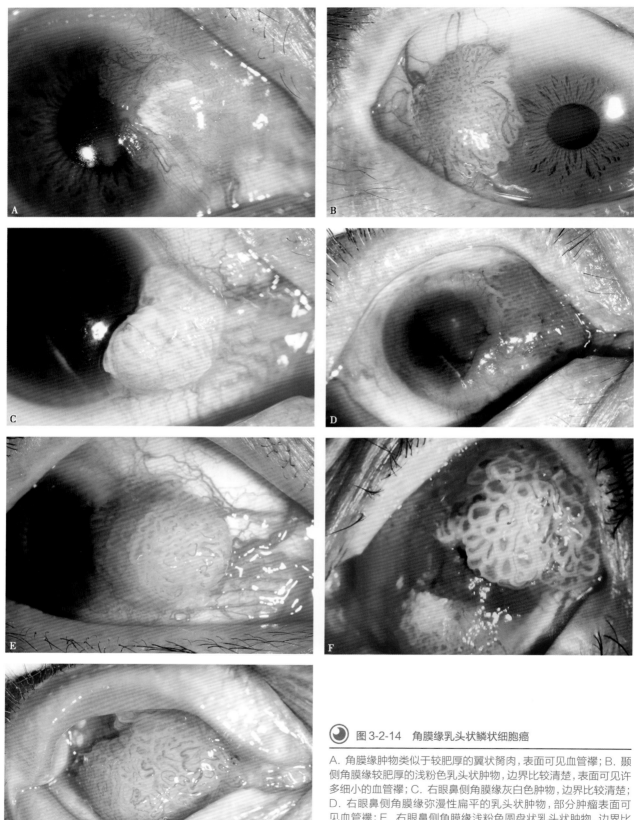

图 3-2-14   角膜缘乳头状鳞状细胞癌

A. 角膜缘肿物类似于较肥厚的翼状胬肉，表面可见血管襻；B. 颞侧角膜缘较肥厚的浅粉色乳头状肿物，边界比较清楚，表面可见许多细小的血管襻；C. 右眼鼻侧角膜缘灰白色肿物，边界比较清楚；D. 右眼鼻侧角膜缘弥漫性扁平的乳头状肿物，部分肿瘤表面可见血管襻；E. 右眼鼻侧角膜缘浅粉色圆盘状乳头状肿物，边界比较清楚，周围见粗大的结膜血管；F. 左眼角膜缘多发性粉红色乳头状肿物，分别位于颞上方和鼻下方，边界不清，广泛侵及角膜；G. 球结膜表面体积较大粉红色乳头状肿物。

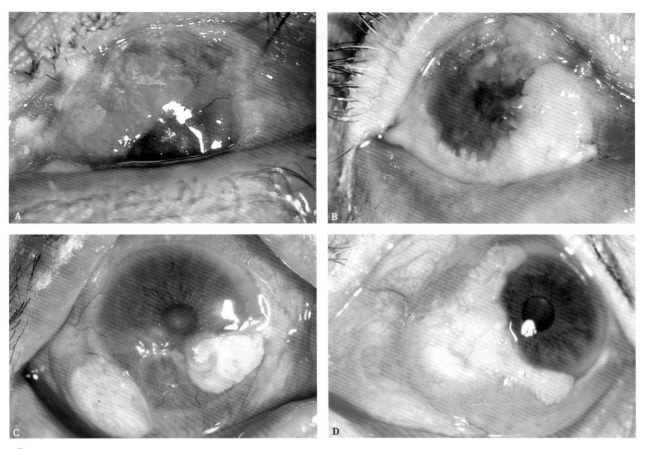

🌓 图 3-2-15　角结膜弥漫性浸润性鳞状细胞癌

A. 角膜缘和角膜表面弥漫性灰白色肿物,边界不清;B. 角膜缘弥漫性灰白色肿物,侵及角膜;C. 右眼角膜缘和角膜多发性肿物,分别位于颞侧角膜缘和鼻侧角膜,呈粉白色或瓷白色,边界不清;D. 鼻侧角膜缘弥漫性灰白色肿物,边界不清,侵及角膜周边部,周围结膜血管充血。

　　2. 很少数肿瘤弥漫性扁平状生长,类似于不典型性结膜炎的表现,临床诊断比较困难。浸润性鳞状细胞癌中可伴有许多淋巴细胞、浆细胞浸润,其可能是局部组织对肿瘤的免疫反应,患者常伴有非典型性结膜炎的表现。

　　3. 体积较大的肿瘤可同时累及球结膜和睑结膜,发生于穹窿部或内眦部的鳞状细胞癌容易蔓延到眼眶前部。

　　4. 少数病例癌细胞可穿透角膜缘侵入眼球内,患者可表现非典型性前部葡萄膜炎和眼压增高症状。因此对曾有角结膜鳞状细胞癌切除术的患者,如果伴有前部葡萄膜炎和眼压增高,应注意排除肿瘤侵犯眼球内的可能性。

　　5. 有些肿瘤细胞内或瘤细胞间含有少量树突状或梭形黑素细胞,因此,瘤体外观可呈灰褐色(图 3-2-16)。

　　【病理】根据肿瘤生长方式,结膜鳞状细胞癌主要分为乳头状和浸润性鳞状细胞癌两种类型。

　　1. 乳头状鳞状细胞癌　表现为大小不一的乳头状肿物,癌细胞向眼球表面生长,同时伴有上皮下癌细胞浸润(图 3-2-17A)。

　　2. 浸润性鳞状细胞癌　特点为癌细胞突破上皮基底膜,侵犯到结膜上皮下组织内,形成大小不一的癌巢、条索或片块(图 3-2-17B、C)。

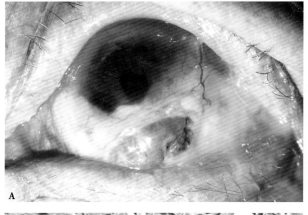

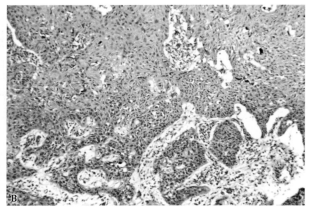

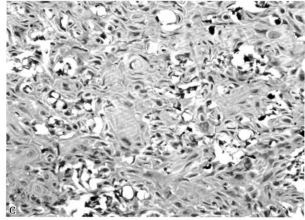

🌙 图 3-2-16 左眼角结膜弥漫性浸润性鳞状细胞癌

A. 裂隙灯图像显示左眼颞侧和下方球结膜弥漫性灰白色胶冻状肿物,局部呈灰黑色,肿物侵及角膜周边部;B. 病理图像示浸润性非角化型鳞状细胞癌,HE×100;C. 高倍镜下可见癌细胞间有散在梭形黑素细胞,其可能是肿物局部外观呈灰褐色的原因,HE×200。

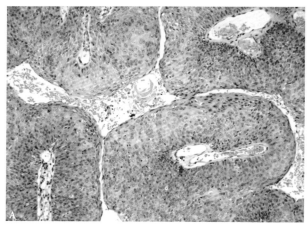

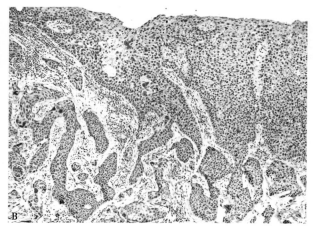

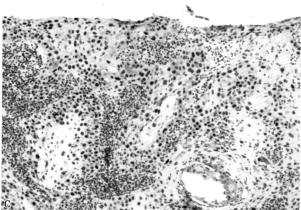

🌙 图 3-2-17 结膜鳞状细胞癌病理

A. 结膜乳头状鳞状细胞癌,瘤细胞形成粗大的乳头,有明显异型性,HE×40;B. 浸润性鳞状细胞癌,癌细胞向结膜下浸润性生长,HE×40;C. 免疫组织化学染色显示瘤细胞增殖细胞核抗原(PCNA)指数较高,EnVision×100。

　　大多数结膜鳞状细胞癌分化程度较高，少数病例肿瘤分化较低，表现为低分化型鳞状细胞癌或梭形细胞型鳞状细胞癌（图 3-2-18，图 3-2-19）。有些眼球表面乳头状肿物、上皮全层呈现原位癌样改变，而缺乏上皮下浸润的病变可诊断为原位乳头状鳞状细胞癌（图 3-2-20）。免疫组织化学染色，鳞状细胞癌表达上皮性标记，对广谱细胞角蛋白（AE1/AE3），CK5/6 和 P40 呈阳性表达，部分瘤细胞对 EMA 阳性表达。角膜表面的鳞状细胞癌非常少见，癌细胞可侵犯前弹力层或角膜浅实质层，但很少穿透角膜实质层（图 3-2-21）。

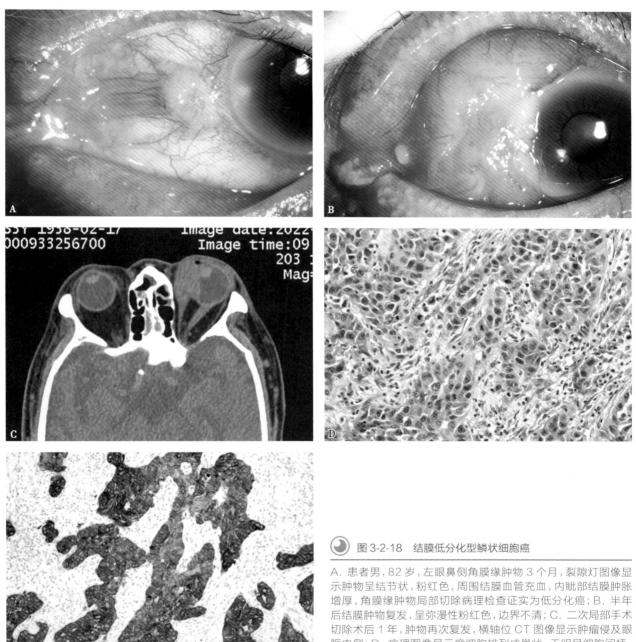

🌑 图 3-2-18　结膜低分化型鳞状细胞癌

A. 患者男，82 岁，左眼鼻侧角膜缘肿物 3 个月，裂隙灯图像显示肿物呈结节状，粉红色，周围结膜血管充血，内眦部结膜肿胀增厚，角膜缘肿物局部切除病理检查证实为低分化癌；B. 半年后结膜肿物复发，呈弥漫性粉红色，边界不清；C. 二次局部手术切除术后 1 年，肿物再次复发，横轴位 CT 图像显示肿瘤侵及眼眶内侧；D. 病理图像显示瘤细胞排列成巢状，无明显细胞间桥，HE×200；E. 免疫组织化学染色，瘤细胞对 CK5/6 呈弥漫性阳性表达，EnVision×100。

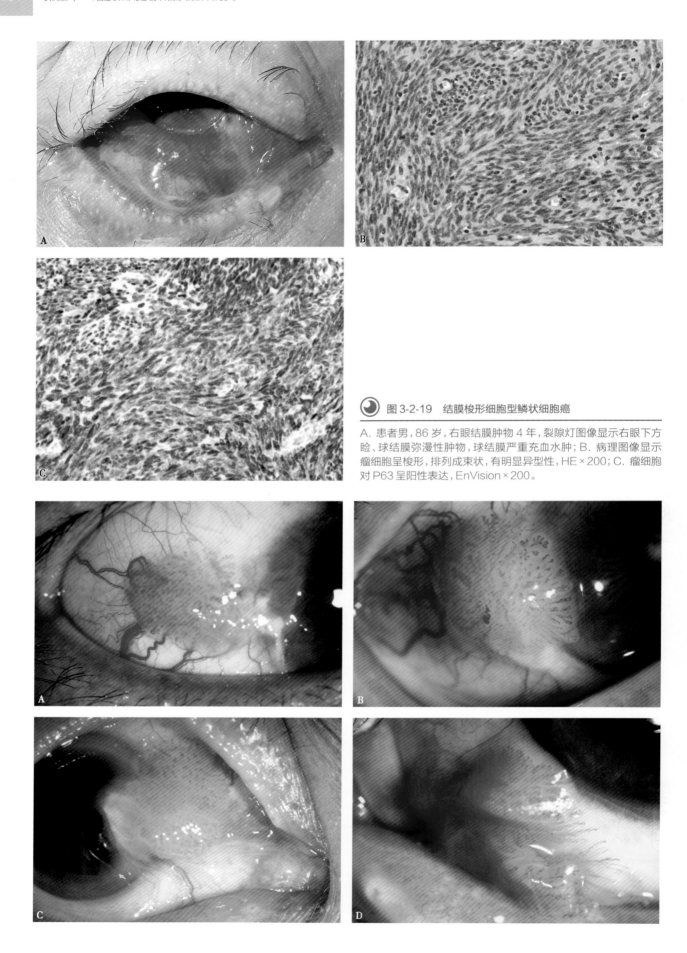

🌀 图 3-2-19 结膜梭形细胞型鳞状细胞癌

A. 患者男,86 岁,右眼结膜肿物 4 年,裂隙灯图像显示右眼下方睑、球结膜弥漫性肿物,球结膜严重充血水肿;B. 病理图像显示瘤细胞呈梭形,排列成束状,有明显异型性,HE×200;C. 瘤细胞对 P63 呈阳性表达,EnVision×200。

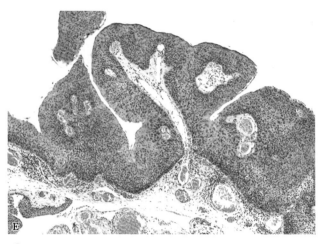
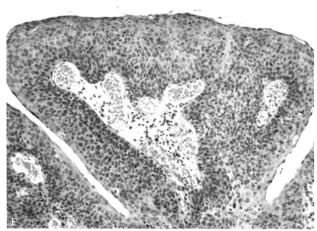

图 3-2-20 球结膜和角膜缘原位乳头状鳞状细胞癌

A. 颞侧球结膜粉红色低乳头状肿物，侵及角膜缘，周围有粗大的结膜血管；B. 颞侧角膜缘粉红色乳头状肿物，侵及角膜缘，周围有粗大扩张的结膜血管；C. 鼻侧角膜缘较厚的粉红色乳头状肿物，侵及角膜；D. 鼻侧角膜缘和球结膜数个相连的粉红色、高低不等的乳头状肿物；E. 病理图像显示肿瘤细胞呈乳头状生长，上皮基底膜完整，上皮下间质中有少量淋巴细胞浸润和血管充血，HE×40；F. 高倍镜下示上皮全层被异型增生的瘤细胞所代替，无上皮下侵犯，HE×100。

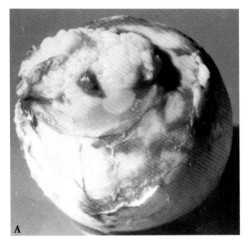
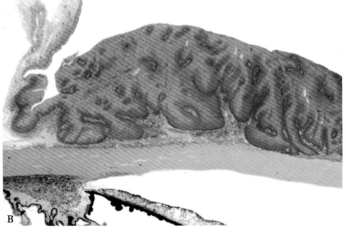

图 3-2-21 角膜表面乳头状鳞状细胞癌

A. 眼球大体标本显示角膜表面灰白色乳头状肿物，几乎侵及全部角膜；B. 病理图像示肿瘤细胞自角膜缘向角膜表面蔓延，侵及前弹力层和浅实质层，HE×10。

【鉴别诊断】有些结膜鳞状细胞癌的外观很类似于鳞状细胞乳头状瘤、CIN、日光性角化病或结膜炎症，临床鉴别比较困难，主要依靠病理检查。一些高级别 CIN 通常需要连续切片和观察不同的组织切面，排除早期浸润性病变。病理诊断中还应与结膜上皮假瘤样增生鉴别，后者通常发生于结膜外伤或慢性炎症后，表面结膜上皮沿着上皮损伤部位向上皮下生长，增生的上皮细胞分化良好，无明显异型性。

【治疗和预后】本病首选治疗方法是肿瘤扩大或彻底切除术，体积较大者可辅以羊膜移植。通常采用非接触性或 Mohs 手术法，术中可行冰冻切片，观察肿物边缘有无残留的癌细胞。有些学者报道对侵及角膜缘者可采用乙醇去除角膜上皮或部分角膜巩膜板层切除，以及对肿物边缘辅以冷冻治疗，均可减少术后复发。早期或局限性鳞状细胞癌一般体积较小，边界比较清楚，瘤细胞多局限于上皮下浅层或角膜浅实质层，容易完整切除。肿瘤累及巩膜和角膜者，术中可联合部分角膜巩膜板层切除。如果肿瘤基底比较宽广，且手术创面较大，应辅以羊膜移植术、结膜瓣转移术或口腔黏膜移植，可以促进局部上皮增生、减少新生血管和瘢痕样纤维组织增生。

有些学者报道肿物切除并辅以冷冻治疗的效果明显好于单独手术切除，可以减少肿瘤复发率。但应当避免过度的冷冻治疗，尤其角膜表面的肿瘤切除后其创面和边缘一般不宜采用局部冷冻治疗。局部冷冻治疗的副作用包括虹膜炎、眼压异常、局限性虹膜萎缩、前房积血、周边部视网膜脱离、角膜新生血管和角膜缘干细胞缺乏。角膜表面的鳞状细胞癌非常少见，手术切除的难度较大。

近年，一些学者报道局部滴用化疗药物有一定疗效，其优点是药物可以作用于眼球全表面，可选择性用于微小的或亚临床病灶、不适宜手术的个体、手术边缘残留有肿瘤细胞、反复复发性或弥漫性角结膜鳞状细胞癌的患者。有些学者对复发性或病变范围较大的鳞状细胞癌患者给予局部滴用 0.04% 丝裂霉素、干扰素 α-2b 或 5-Fu 滴眼液，观察到可使肿瘤消退和减少复发，但对眼部组织的影响和长期疗效还应进一步观察。结膜鳞状细胞癌术后容易复发，考虑多数与肿物发生部位或切除不完全有关。体积较大或侵犯眼眶前部者可辅以局部放疗或行眶内容摘除术。鳞状细胞癌容易通过结膜下淋巴管转移到同侧耳前或颌下淋巴结，部分病例可发生全身转移。

五、淋巴上皮癌

【概述】淋巴上皮癌（lymphoepithelial carcinoma）是一种低分化的鳞状细胞癌，伴有明显的反应性淋巴细胞和浆细胞浸润，形态学上类似鼻咽癌。本病多发生于成年人，男性多见，好发于腮腺，其次发生于鼻窦、口咽部和喉咽部。多数病例与 EB 病毒相关的感染有关。眼部淋巴上皮癌罕见，可发生于结膜和泪腺。

【临床特点】好发于老年男性，单眼发病，病史较短，病变发展较快。临床表现为眼睑或穹窿部结膜弥漫性鲑鱼样肿物，粉红色，表面光滑，边界不清，外观很像结膜淋巴瘤，伴有明显的充血水肿（图 3-2-22）。

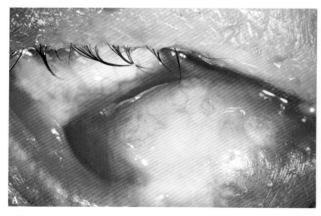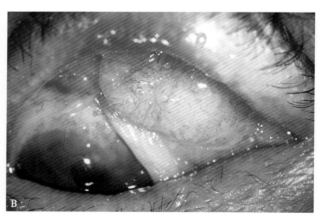

🔵 图 3-2-22　结膜淋巴上皮癌

A. 患者男，82 岁，右眼下睑近内眦部结膜肿物 4 个月，裂隙灯图像显示肿物体积较大，呈类圆形，粉红色，表面光滑；B. 患者男，69 岁，左眼上睑颞侧球结膜肿物 3 个月，裂隙灯图像显示上方球结膜弥漫性淡粉色肿物，边界不清。

【病理】特点为肿瘤细胞向结膜下浸润性生长，排列成片状、小岛状或条索状，瘤细胞巢之间有大量淋巴细胞和浆细胞浸润，但间质中无纤维组织增生。瘤细胞边界清楚，胞浆淡粉染，胞核呈椭圆形泡状核，可见明显核仁，有明显异型性及病理性核分裂象。免疫组织化学染色，瘤细胞表达全角蛋白和上皮膜抗原，间质中淋巴细胞为 B 和 T 淋巴细胞混合，Ki-67 指数较高（图 3-2-23）。

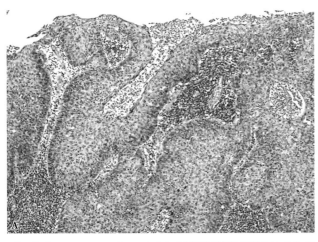
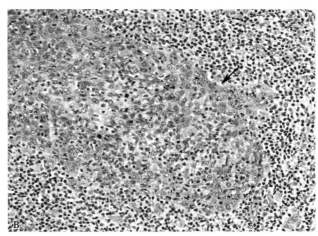
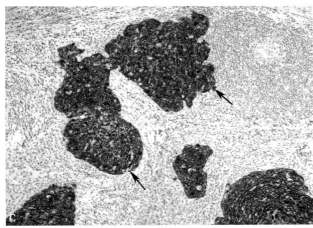

图 3-2-23　结膜淋巴上皮癌的病理

A. 结膜上皮全层被异型增生的细胞所代替，并突破上皮基底膜向下浸润性生长，上皮间和间质中有大量淋巴细胞浸润，HE×100；B. 低分化的癌细胞巢（箭头）之间有大量淋巴细胞和浆细胞浸润，HE×200；C. 癌细胞对细胞角蛋白（CK）呈阳性表达（箭头），EnVision×100。

【治疗和预后】结膜淋巴上皮癌罕见，文献中仅有数例报道，一般采用肿物彻底切除。有些肿瘤范围较大，很难彻底切除，术后容易复发。本瘤具有侵袭性，容易发生局部淋巴结转移和全身转移。

六、黏液表皮样癌

【概述】结膜黏液表皮样癌（mucoepidermoid carcinoma of conjunctiva）罕见，为眼球表面鳞状细胞癌的一种特殊类型，具有弥漫性、浸润性生长和容易复发的特点。

【临床特点】多见于青壮年，单眼发病，可发生于睑结膜、角膜缘、下穹窿部或其他部位结膜表面。临床表现为睑结膜或球结膜表面肉芽状或乳头状瘤样肿物，大小不一，有些肿瘤呈多灶性或弥漫性生长，边界不清（图 3-2-24）。因瘤体内含有大量的黏液细胞和黏液，肿物外观可呈胶冻状。

【病理】肿瘤通常呈外生性生长，由数量不等的表皮样细胞和黏液分泌细胞组成。瘤细胞在结膜表面形成大小不一的多灶性、乳头状增生，表皮样细胞无角化，有轻度到中度异型性，其间可见散在分布的黏液细胞或大小不一的囊样腔隙（图 3-2-24C）。

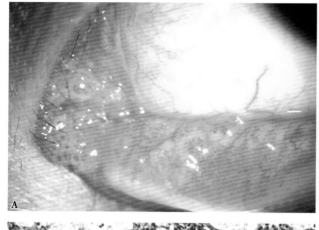
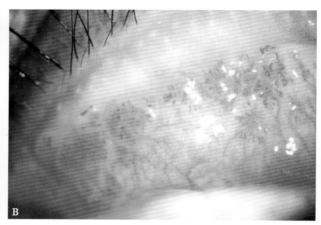
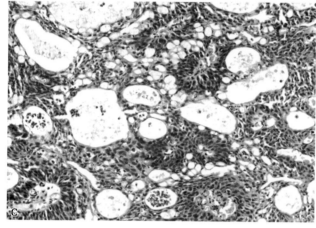

 图 3-2-24　结膜黏液表皮样癌

A. 内眦部和下睑结膜表面弥漫性、轻度隆起的小乳头状肿物；
B. 上睑结膜表面多个大小不一的轻度隆起的乳头状肿物；C. 肿瘤主要由表皮样细胞和黏液细胞组成，之间可见大小不一的囊样腔隙，HE×200。

　　【治疗和预后】本病治疗与眼球表面鳞状细胞癌相同，主要以局部扩大切除为主。有些多灶性或弥漫性肿瘤很难彻底切除，术后容易复发。与结膜鳞状细胞癌比较，黏液表皮样癌更容易侵犯周围组织和眼眶前部组织，角膜缘部位的肿瘤可侵入眼内。有些肿瘤可发生局部淋巴结转移。本瘤主要应与眼球表面的鳞状细胞乳头状瘤或鳞状细胞癌鉴别。

七、结膜内眦部其他上皮性肿瘤

　　结膜内眦部有一个微红色卵圆形组织，称为泪阜，其上皮下组织中含有少量副泪腺和皮脂腺，这些组织可发生相应的肿瘤，如皮脂腺腺瘤、皮脂腺癌、嗜酸细胞瘤等。

（一）皮脂腺腺瘤

　　结膜内眦部的皮脂腺腺瘤（sebaceous adenoma）比较少见，是由分化较高的皮脂腺细胞和少量基底细胞样细胞组成的错构瘤性病变。好发于年轻人，大多数为单发、体积较小，表现为灰白色或黄白色小结节状肿物，表面覆盖有结膜上皮。病理特点为肿瘤位于结膜上皮下，边界比较清楚，主要由小叶状排列的皮脂腺细胞组成（图 3-2-25）。小叶内皮脂腺细胞分化较好，胞浆丰富或呈空泡状，胞核呈小圆形，小叶周边为基底细胞样细胞。瘤体表面的结膜上皮可有轻度增生或破溃。

　　本瘤为良性肿瘤，临床治疗主要是手术彻底切除，一般很少复发。体积较小的肿瘤可随诊观察。

（二）皮脂腺癌

　　结膜内眦部的皮脂腺癌非常少见，其起源于泪阜部结膜上皮下的皮脂腺，早期肿瘤局限于泪阜部，呈黄白色结节状肿物。病理形态与眼睑皮脂腺癌相同（见第二章眼睑肿瘤）。

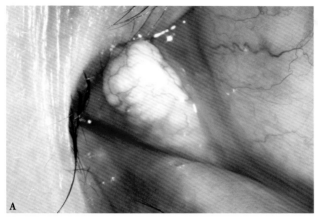
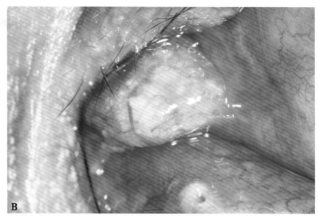
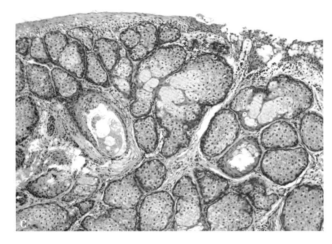

图 3-2-25 结膜泪阜部皮脂腺腺瘤

A. 内眦部体积较小的白色油脂状结节状肿物,边界清楚;B. 另外一例患者的裂隙灯图像,显示内眦部体积较小的浅黄色结节状肿物,表面光滑,可透见肿物内许多黄白色结节;C. 病理图像示肿物由分化成熟、小叶状分布的皮脂腺细胞组成,表面结膜上皮完整,HE×100。

(三)嗜酸细胞瘤

结膜嗜酸细胞瘤(oncocytoma)又称为嗜酸性腺瘤(oxyphilic adenoma)起源于结膜下副泪腺,好发于成年人,非常少见。临床表现为结膜泪阜部肉芽肿样或乳头状肿物,体积较小,边界比较清楚。病理特点为肿瘤位于结膜上皮下,瘤细胞体积较大,呈多边形或立方状,胞浆丰富,胞浆内可含有嗜酸性颗粒。瘤细胞排列成团块状、小梁状、腺管或腺泡状,肿瘤间质较少(图 3-2-26)。有些瘤体内可见体积较大的多边形透明细胞,胞浆内含有 PAS 染色阳性的颗粒。

本瘤为良性肿瘤,主要是采用手术治疗,彻底切除肿物,一般很少复发。

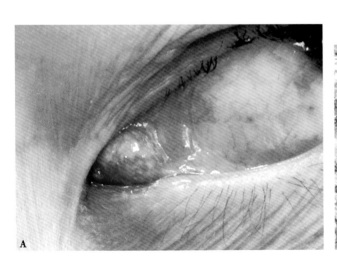
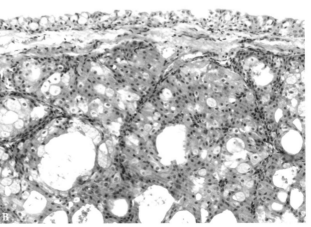

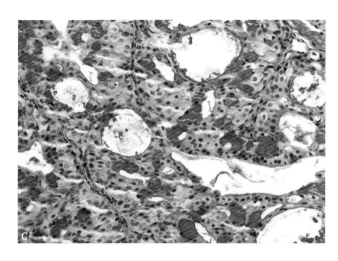

 图3-2-26　结膜泪阜部嗜酸细胞瘤

A. 裂隙灯图像显示内眦部暗红色结节状肿物,边界清楚,周围结膜血管充血;B. 病理图像显示肿瘤位于结膜上皮下,瘤细胞呈立方形或多边形,胞浆嗜酸,排列成腺泡或腺管状,其间含有少量胞浆透明的细胞,HE×200;C. 透明细胞内含有 PAS 染色阳性的颗粒,PAS×200。

第三节

黑色素细胞性肿瘤

　　眼球表面黑色素细胞性肿瘤主要发生于结膜和角膜缘,但几乎不发生于角膜表面。在欧美等国家中黑色素细胞性肿瘤的发病率明显高于国内。眼球表面黑色素细胞性肿瘤的发病原因还不十分明确,大多数学者认为可能与长期日光照射和种族等因素有关。临床外检中,眼球表面黑色素细胞性肿瘤主要是结膜色素痣,原发性获得性黑变病和黑色素瘤,以结膜色素痣最为常见。

一、色素痣

　　【概述】结膜色素痣(nevus of conjunctiva)是一种良性、黑素细胞性病变,比较常见。一般认为色素痣起源于上皮交界处的黑素细胞增生,属于错构瘤性病变。有些学者认为 20 岁前黑素细胞痣的发生与日晒有关,间断性强烈日照比长期暴露于日光对黑素细胞痣的影响更大。早期表现为上皮交界部位小灶状黑素细胞增生,称为交界痣,随着年龄增长,痣细胞移入结膜上皮下基质内,称为上皮下痣,其相当于皮肤的皮内痣。如果痣细胞存在于上皮交界处和上皮下基质中,称为复合痣。交界痣主要发生于幼年或儿童。

　　【临床特点】结膜色素痣多见于儿童或青少年,无明显性别和眼位差异。大多数为单眼发病,好发于角膜缘、睑裂区结膜、泪阜部及睑缘,但很少发生于睑结膜或穹窿部结膜。大多数结膜色素痣为单发性病灶,表现为扁平状或轻微隆起的局限性色素斑块,体积较小,颜色深浅不一。交界痣主要发生于儿童,表现为与结膜上皮持平或轻度隆起的色素斑块(图 3-3-1,图 3-3-2)。大多数结膜色素痣表面光滑,边界清楚,无明显结膜上皮破溃,周围无明显的结膜血管充血。裂隙灯检查通常能见到色素痣中含有许多微小囊泡(图 3-3-3)。很少数结膜色素痣呈多发性,但病灶通常较小和相对集中。有些色素痣周围伴有明显结膜血管扩张,尤其一些伴有较多淋巴细胞浸润的炎性色素痣或伴有非典型增生的病例(图 3-3-4)。

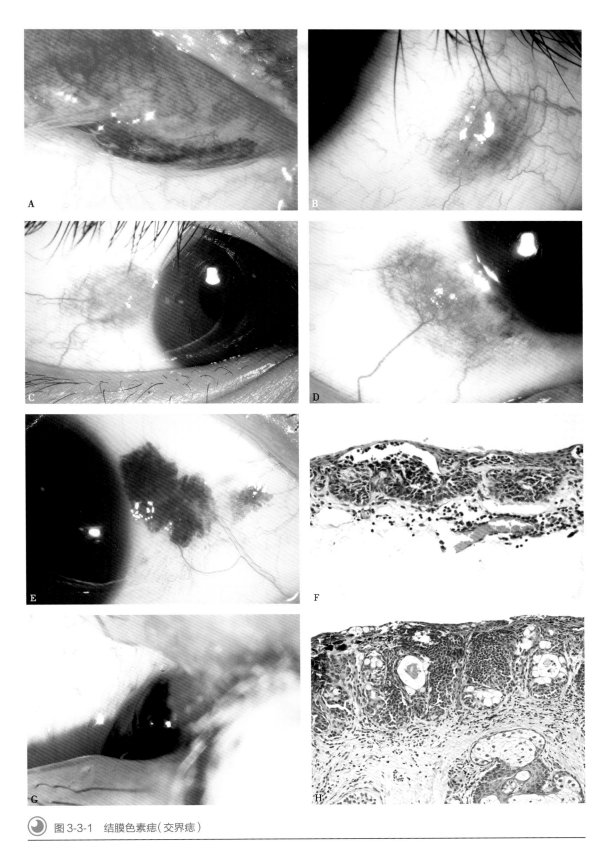

图 3-3-1　结膜色素痣（交界痣）

A. 上睑穹窿部结膜长条状色素斑块，睑结膜充血；B. 左眼颞侧结膜扁平的浅棕色肿物，边界比较清楚；C. 右眼颞侧角膜缘椭圆形扁平的浅棕色色素斑块，边界清楚，裂隙灯下可透见病灶内微小的囊泡；D. 右眼鼻侧球结膜扁平色素斑，边界不清，周围和表面结膜血管充血；E、F. 裂隙灯图像显示角膜缘不规则形状的棕黄色斑块，邻近部位有一个较小的色素斑块，病理检查证实为交界痣，HE×200；G、H. 裂隙灯图像示泪阜部棕褐色肿物，表面光滑，病理检查证实为交界痣，伴有结膜上皮内陷，HE×100。

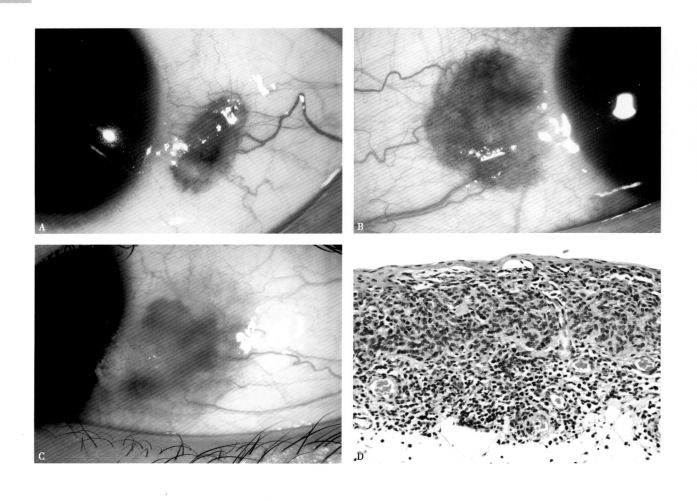

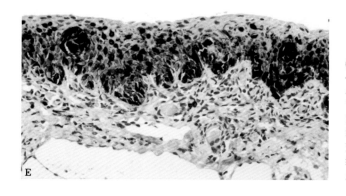

🌑 图 3-3-2　结膜色素痣（交界痣），伴有大量淋巴细胞浸润

A. 左眼颞侧球结膜深浅不一的色素斑块，边界较清，邻近结膜血管扩张充血；B. 右眼颞侧角膜缘棕褐色斑块，周围结膜血管扩张充血；C. 颞侧角膜缘深浅不一的色素斑块，边界不清，侵及角膜缘；D. 上图病理检查证实为交界痣，痣细胞位于结膜上皮与基质交界部位，胞浆内含有很少黑色素，结膜下和痣细胞间有大量淋巴细胞浸润，HE×200；E. 免疫组织化学染色，痣细胞对 Melan-A 呈阳性表达，EnVision×200。

　　随着年龄增长，色素痣颜色可逐渐变深、体积增大或轻度增厚，但成年后一般比较稳定。结膜色素痣常伴有结膜上皮内陷、上皮假腺样增生或结膜下微小囊肿，这些因素均会导致色素痣增大或表面不光滑。泪阜部色素痣表面或周围的结膜上皮可伴有乳头状瘤样增生，其可能与感染乳头状瘤病毒有关（图 3-3-5，图 3-3-6）。临床上确有少数结膜色素痣病变范围较大、色泽深浅不一、边界不清或伴有明显的结膜血管充血，对这些病例要密切随诊（图 3-3-7）。如果成年人结膜色素痣逐渐增长，色素加深或周围出现的卫星状色素斑点，应警惕色素痣恶变的可能。

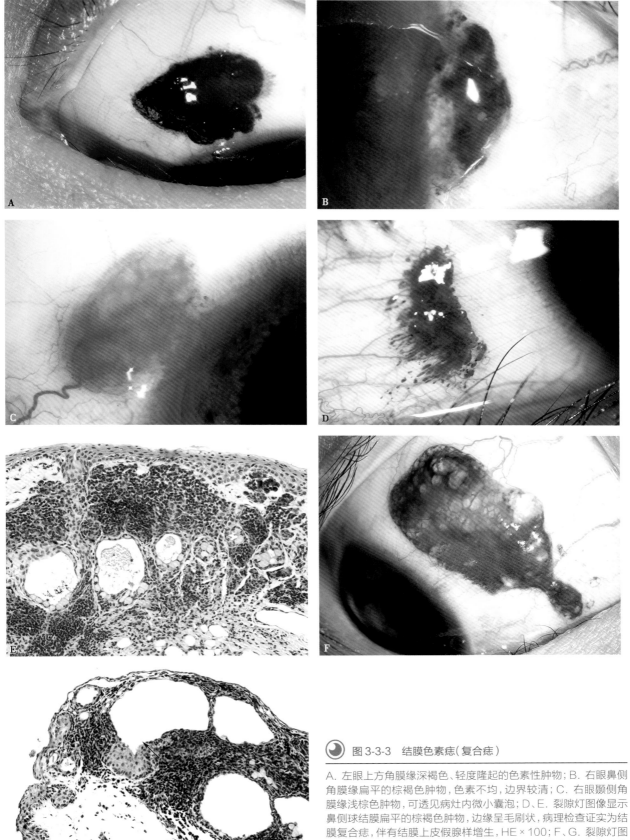

图 3-3-3 结膜色素痣（复合痣）

A. 左眼上方角膜缘深褐色、轻度隆起的色素性肿物；B. 右眼鼻侧角膜缘扁平的棕褐色肿物，色素不均，边界较清；C. 右眼颞侧角膜缘浅棕色肿物，可透见病灶内微小囊泡；D、E. 裂隙灯图像显示鼻侧球结膜扁平的棕褐色肿物，边缘呈毛刷状，病理检查证实为结膜复合痣，伴有结膜上皮假腺样增生，HE×100；F、G. 裂隙灯图像显示左眼颞侧球结膜厚薄不均的棕褐色斑片状肿物，色素分布不均，边界较清，肿物内可见多个数小囊泡，病理检查证实为复合痣，痣细胞间可见许多微小的上皮囊肿（箭头），HE×40。

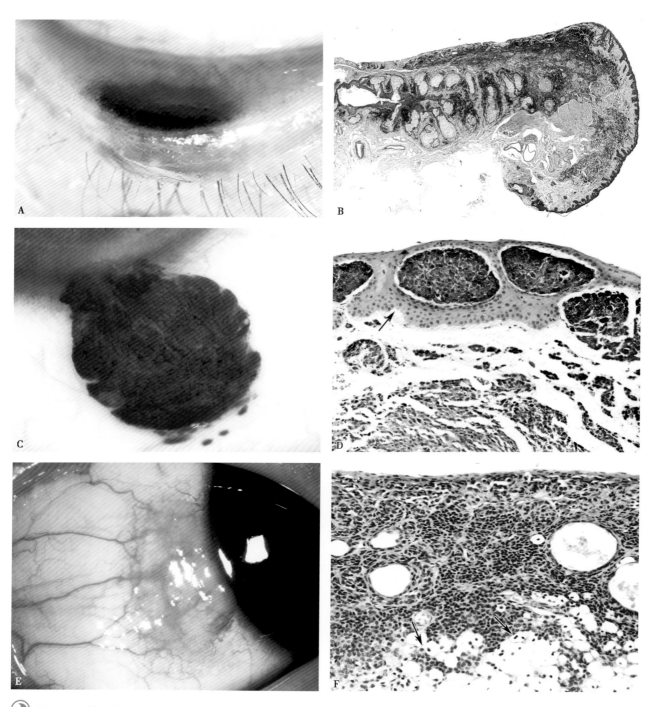

🌙 图 3-3-4 　特殊表现的结膜色素痣

A、B. 裂隙灯图像显示右眼下睑缘中部灰黑色肿物，累及睑结膜，边界比较清楚，病理图像示眼睑缘皮肤和结膜复合痣，痣细胞广泛累及睑结膜下和睑板腺周围，HE×25；C、D. 裂隙灯图像显示下方角膜缘扁平的棕褐色肿物，表面不光滑，边缘不规则和点状卫星状病灶，病理检查证实为球结膜复合痣，上皮交界处痣细胞含有较多黑色素，细胞巢被向下延伸的上皮芽突围绕（箭头），HE×200；E、F. 裂隙灯图像显示左眼鼻侧角膜缘浅棕色肿物，结膜血管充血，病理检查证实为结膜复合痣，痣细胞内含有较少黑色素，深部可见气球状痣细胞（箭头），HE×200。

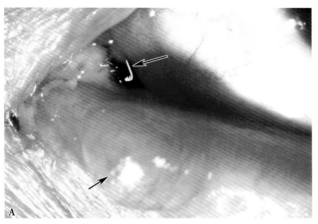

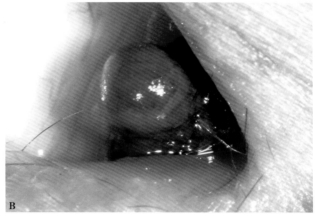

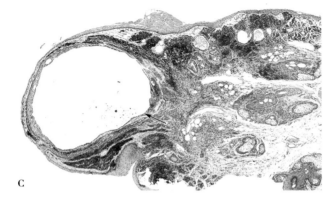

图 3-3-5　结膜内眦部色素痣

A. 裂隙灯图像显示泪阜部结膜一个小黑色色素痣,病理证实为皮内痣(长箭头),其邻近睑缘结膜伴有一个体积稍大的无色素性复合痣(短箭头);B、C. 内眦部结膜棕褐色圆球状肿物,表面光滑,病理检查证实为复合痣,伴有一个较大的结膜上皮囊肿(箭头),HE×25。

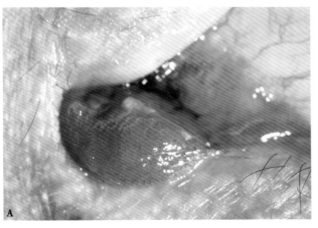

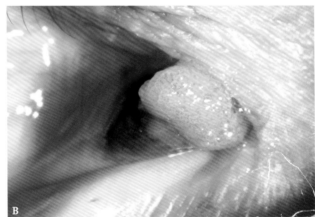

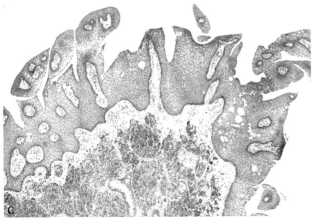

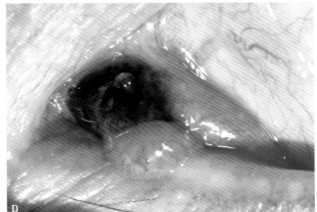

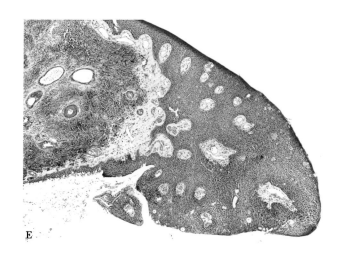
E

图 3-3-6　内眦部结膜色素痣伴邻近结膜鳞状细胞乳头状瘤

A. 裂隙灯图像显示内眦部结膜棕褐色肿物,表面伴有粉红色乳头状肿物,可见血管襻;B、C. 裂隙灯图像显示右眼内眦部棕褐色肿物,伴有邻近睑缘结膜粉红色乳头状肿物,病理检查证实为结膜上皮下痣,伴有色素痣表面结膜鳞状细胞乳头状瘤,HE×25;D、E. 裂隙灯图像显示泪阜部棕褐色肿物,邻近部位伴有一个粉白色乳头状肿物,病理检查证实为结膜复合痣,邻近结膜伴发鳞状细胞乳头状瘤,HE×25。

【病理】结膜色素痣与其他部位皮肤和黏膜色素痣的组织形态和分类基本相同,由良性黑色素性痣细胞组成。痣细胞体积较小,呈圆形,核染色质中等,无明显核仁,细胞分布和排列有一定极向。电镜下可见痣细胞内含有不同发育阶段的黑色素小体。根据痣细胞分布的部位不同,通常分为交界痣、上皮下痣和复合痣,以复合痣最为常见。其他类型色素痣,如气球状细胞痣、梭形细胞痣、蓝痣或大细胞样痣等很少发生在结膜。

1. **交界痣**　色素痣扁平,痣细胞巢分布于结膜上皮与上皮下基质交界部位,痣细胞体积稍大,含有数量不等的黑色素(见图 3-3-1F)。少数痣细胞可侵入结膜上皮内,伴有轻度非典型增生。

2. **上皮下痣**　痣细胞巢分布在结膜上皮下,上皮与痣细胞巢之间有很薄的纤维层分隔。

3. **复合痣**　具有交界痣和上皮下痣的共同特点。有些色素痣中可见结膜上皮内陷痣细胞巢之间,形成假腺样增生或微小的黏液囊肿(见图 3-3-3E)。少数色素痣表面的结膜上皮伴有表皮样增生或乳头状瘤样增生,多见于泪阜部色素痣(见图 3-3-6E)。

4. **气球状细胞痣**　非常少见,其特点为痣细胞体积较大,胞浆丰富呈空泡状,染色很淡。细胞核较小,多位于细胞中央或偏位,深染。大多数瘤细胞对 S-100 蛋白呈阳性表达(图 3-3-8A、B)。

5. **蓝痣**　非常少见,主要特点为痣细胞呈长梭形,胞浆内外含有大量黑色素颗粒,其间可含有少量噬黑素细胞(图 3-3-8C)。

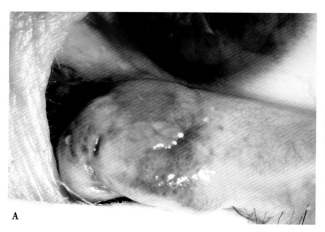
A

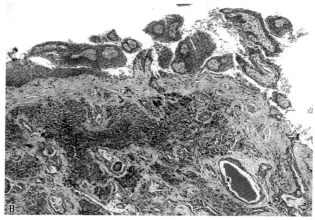
B

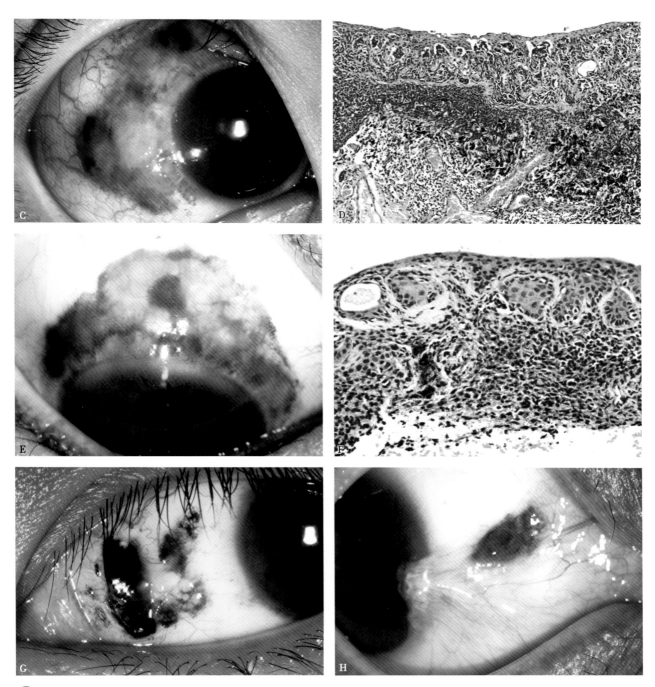

图 3-3-7 特殊表现的结膜色素痣

A、B. 患者女，54 岁，自幼左眼下睑内眦部肿物，缓慢生长，裂隙灯图像显示下睑结膜轻度隆起的灰褐色肿物，病理检查证实为上皮下痣，表面结膜上皮乳头状增生和假腺样增生，HE×100；C、D. 患者男，10 岁，自幼右眼颞侧球结膜肿物，缓慢生长，裂隙灯图像显示右眼颞侧结膜弥漫性棕色肿物，边界不清，色素分布不均，病理检查证实为结膜复合痣，痣细胞侵及表面结膜上皮，伴有结膜上皮向下内生，深部组织中有大量淋巴细胞浸润和血管充血，HE×100；E、F. 患者女，36 岁，自幼角膜缘上方肿物，裂隙灯图像显示上方角膜缘弥漫性扁平的棕色肿物，色泽深浅不一，边界较清，病理检查证实为结膜复合痣，伴有结膜上皮内生，HE×200；G. 患者女，31 岁，自幼左眼结膜肿物，裂隙灯图像显示鼻侧球结膜数个大小不一的棕褐色肿物，病理检查证实为复合痣；H. 右眼翼状胬肉表面伴有一个小的色素痣。

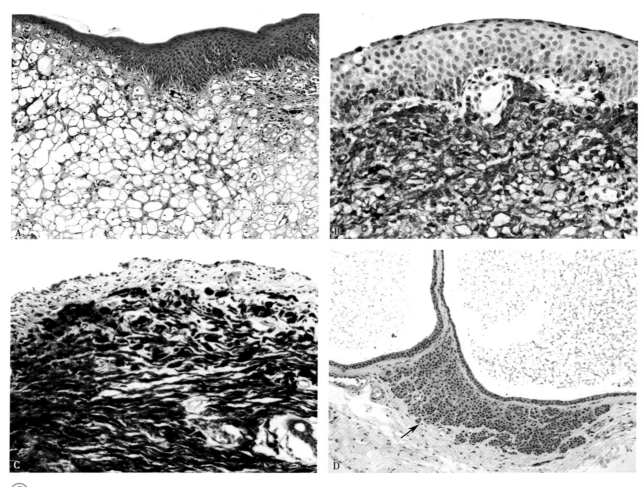

🌓 图 3-3-8   特殊类型的结膜色素痣病理

A. 结膜气球状细胞痣，痣细胞呈空泡样，部分细胞内含有少量黑色素，HE×200；B. 上图免疫组织化学染色，痣细胞对 S-100 蛋白呈强阳性表达，EnVision×200；C. 结膜蓝痣，主要由含有大量黑色素颗粒的梭形痣细胞组成，HE×200；D. 结膜上皮细胞性囊肿伴发色素痣（箭头），无色素性痣细胞位于囊肿壁周围，HE×100。

【鉴别诊断】结膜色素痣主要应与结膜原发性获得性黑变病和结膜黑色素瘤鉴别。交界痣很少发生于成年人，要特别注意与表浅性结膜黑色素瘤鉴别。有些色素痣的缓慢增大可能与结膜下炎症、结膜上皮内生或结膜下微小囊肿有关，应当与色素痣恶变区别。目前免疫组织化学染色使用的一些相关抗体，如 S-100 蛋白、HMB45、SOX10 等主要用于鉴别黑色素性和非黑色素性肿瘤，不能作为色素痣与黑色素瘤鉴别诊断的可靠依据。

【治疗与预后】体积较小的结膜色素痣可定期随诊观察。大多数结膜色素痣比较稳定，无明显生长倾向。如果色素痣体积较大或有明显生长倾向，可选择手术切除。一般情况下应当将色素痣一次性完整切除。少数结膜色素痣可以恶变为黑色素瘤，通常表现为色素痣逐渐或迅速增大，色泽变深，表面结膜上皮破溃或周围出现多发性色素斑块。交界痣主要发生在儿童或青少年，成年人结膜色素痣伴有交界活动应警惕恶变可能。

二、原发性获得性黑变病

【概述】原发性获得性黑变病（primary acquired melanosis，PAM），又称为结膜黑色素性上皮内瘤变（conjunctival melanocytic intraepithelial neoplasia，C-MIN），是以结膜上皮层内弥漫性、异常的黑素细胞增生为特点的病变，属于黑色素性癌前病变，比较少见。目前本病病因还不十分明确，过度日光照射可能是一个致病因素，也有学者报道可能与非典型痣综合征（dysplastic nevus syndrome，DNS）有关或伴发于着色性干皮病。本病主要发生于球结膜或穹窿部结膜，有些病变可累及角膜缘。

【临床特点】主要发生于成年人，单眼发病，表现为球结膜表面局限性、多灶性或弥漫性、不规则的扁平状棕黄色色素斑，推之病变可随结膜移动。根据临床和病理表现不同，PAM 分为两期，一般情况下，PAM I 期的病变比较局限，色泽较浅（图 3-3-9），PAM II 期的病变范围较大，色泽较深（图 3-3-10），有些病变可累及泪阜部、角膜缘、泪囊或睑缘皮肤。大多数结膜色素斑在一定时期内相对稳定，长期随诊观察无明显变化。有些患者表现色素斑向周围结膜缓慢扩散，颜色逐渐变深。如果色素斑迅速扩展、局部增厚或表面形成肿物样结节，通常是恶变的体征。

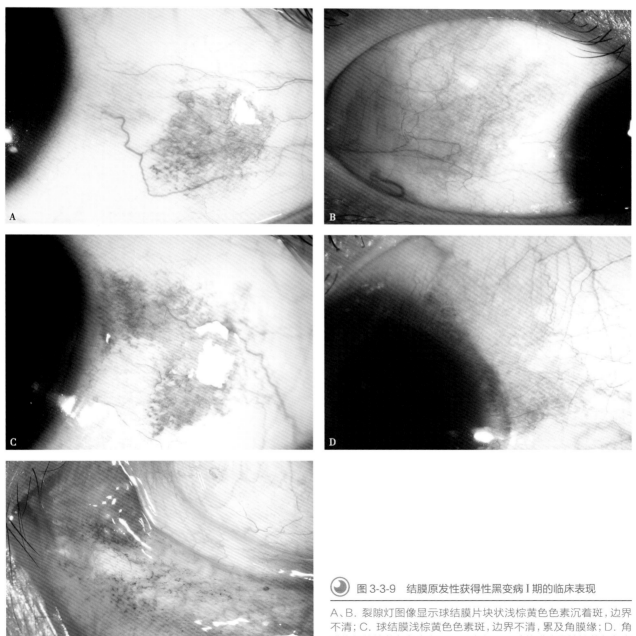

图 3-3-9　结膜原发性获得性黑变病 I 期的临床表现

A、B. 裂隙灯图像显示球结膜片块状浅棕黄色色素沉着斑，边界不清；C. 球结膜浅棕黄色色素斑，边界不清，累及角膜缘；D. 角膜缘部位棕黄色色素斑；E. 泪阜部和下睑结膜弥漫性棕黄色色素沉着。

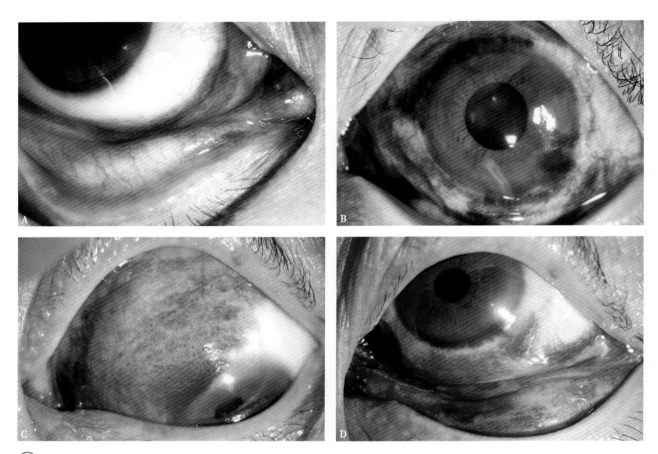

图 3-3-10   结膜原发性获得性黑变病Ⅱ期临床表现

A. 下穹窿部和内眦部结膜弥漫性棕褐色沉着斑；B. 球结膜弥漫性深浅不一的色素沉着斑，侵及角膜；C、D. 显示同一患者左眼球结膜和下睑结膜弥漫性棕褐色色素沉着斑，深浅不一，边界不清。

【病理】主要特点为结膜上皮内不同程度、异常的黑素细胞增生，有些病变同时伴有结膜上皮增生或非典型增生。根据黑素细胞增生的程度和累及上皮部位不同，本病分为Ⅱ期。

Ⅰ期：又称为不伴有异型增生的 PAM，其特点为增生的黑素细胞主要位于结膜上皮基底细胞层内，细胞体积较小，无异型性和上皮下侵犯（图 3-3-11A）。

Ⅱ期：又称为伴有异型增生的 PAM 或黑色素性癌前病变，其特点为黑素细胞增生累及结膜上皮浅层或全层，且黑素细胞伴有不同程度的异型增生（图 3-3-11B、C）。随着病变发展，有些病变可侵及结膜下浅基质层。这些增生的黑素细胞体积较大，有显著的核仁和异型性。结膜下基质可伴有单核细胞和淋巴细胞浸润。

【鉴别诊断】多数情况下，PAMⅠ期的病变范围较小，颜色较浅；PAMⅡ期的病变比较弥漫，颜色较深，但两者鉴别主要依靠病理学诊断。本病主要应与先天性眼黑变病、结膜交界痣和结膜弥漫性大细胞样痣鉴别。

1. **先天性眼黑变病**（congenital ocular melanocytosis）   表现为眼球表面单灶或多灶性蓝灰色色素斑，推之结膜时其不随之移动，一般不累及结膜上皮。病理特点为浅层巩膜纤维或血管周围有许多异常分布的树突状黑素细胞。先天性眼黑变病可伴发葡萄膜黑素细胞增生，葡萄膜黑色素瘤，先天性青光眼或视网膜母细胞瘤。有些病例伴有眼周围皮肤的弥漫性或局限性色素斑，称之为先天性眼皮肤黑变病（congenital oculodermal melanocytosis）或太田痣（nevus of Ota）。

2. **交界痣**   主要发生于儿童，几乎很少发生于成年人，痣细胞巢位于结膜上皮与基质层交界部位；而 PAM 主要表现为结膜上皮内黑素细胞增生，黑素细胞位于上皮内。

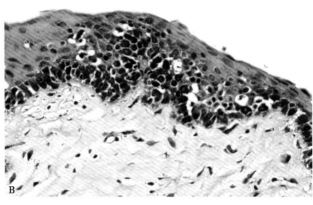

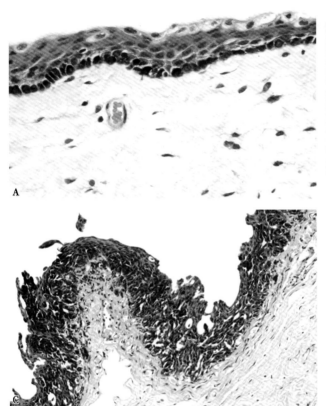

 图 3-3-11 结膜原发性获得性黑变病的病理图像

A. PAM Ⅰ 期病变，结膜上皮细胞基底层弥漫性黑素细胞增生，HE×200；B. PAM Ⅱ 期病变，结膜上皮增厚，弥漫性增生的黑素细胞累及上皮浅层，有明显异型性，HE×200；C. PAM Ⅱ 期病变，结膜上皮增厚，异常增生的黑素细胞累及上皮全层，HE×200。

3. **弥漫性结膜大细胞样色素痣** 很少见，主要特点为结膜表面弥漫性棕黑色色素沉着斑，有些部位较厚，颜色较深。病理特点为结膜下有大量弥漫性分布的黑素细胞，细胞体积较大，胞浆丰富，含有大量黑色素。切片脱色素后可见痣细胞体积较大，胞浆丰富，呈圆形或多边形，胞核小圆形，无明显异型性。因为痣细胞内含有大量黑色素，病变部位呈棕黑色。本病可伴发 PAM，部分病例容易发展为黑色素瘤，临床上要密切观察（图 3-3-12）。

4. **翼状胬肉伴发结膜上皮内黑素细胞增生** 很少数结膜翼状胬肉可伴有局限性上皮内黑素细胞增生，在病变表面可见棕褐色色素斑，其可能与日光照射有关。

【治疗与预后】对病变范围较小者可定期随诊或局部切除活检。有些病变中Ⅰ期和Ⅱ期病变可同时存在，因此弥漫性病变的病理活检应多处取材。有些Ⅰ期病变可逐渐发展成Ⅱ期病变。一些学者提出对有以下临床特征的病变应当采取局部活检或治疗：①病变范围＞5mm；②有明显生长倾向、病变增厚或局部有结节状隆起；③病灶周围有明显的血管扩张充血；④病变累及角膜或睑结膜；⑤患者本人或直系亲属患有非典型痣综合征、皮肤或葡萄膜黑色素瘤。

局限性病变可以选择局部切除术，通常采取非接触性手术切除。病变范围较大或可疑恶变者可采用广泛切除术，手术边缘辅以冷冻治疗或羊膜移植，术后给予局部化疗。对于累及角膜的病变可采用乙醇去除角膜上皮，处理角膜病变要格外谨慎，不要穿透前弹力层，引起肿瘤细胞向眼内扩散。弥漫性 PAM 治疗比较困难。近年来，有些学者报道对弥漫性病变或术后反复复发者局部滴用 0.02% 或 0.04% 的丝裂霉素滴眼液，可使部分病变消退或减少复发，有一定疗效。

本病属于癌前病变，一般认为 PAM Ⅰ 期比较稳定，无明显生长倾向，很少恶变为黑色素瘤；PAM Ⅱ 期病变容易发展为结膜黑色素瘤。文献中报道 PAM 恶变率为 13%～46%。对诊断为原发性获得性黑变病的患者均应密切随诊观察，尤其病变范围较大或色泽较深的病变。

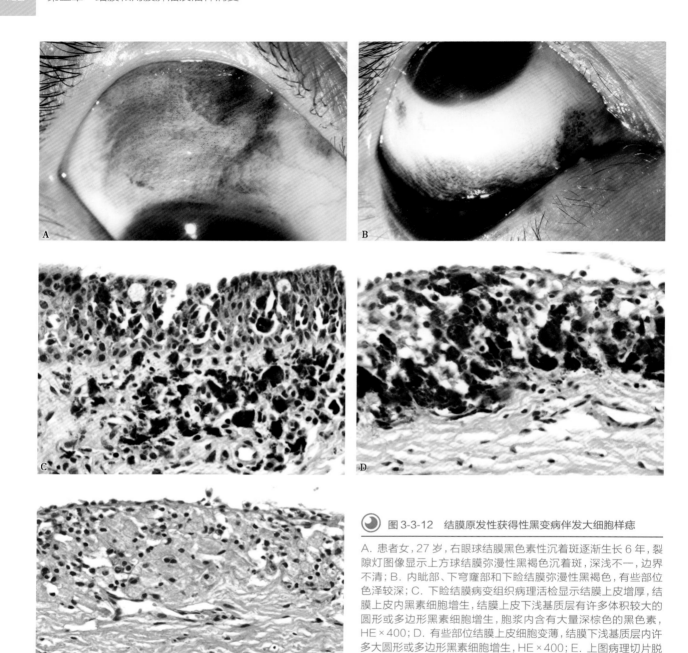

图 3-3-12 结膜原发性获得性黑变病伴发大细胞样痣

A. 患者女，27 岁，右眼球结膜黑色素性沉着斑逐渐生长 6 年，裂隙灯图像显示上方球结膜弥漫性黑褐色沉着斑，深浅不一，边界不清；B. 内眦部、下穹窿部和下睑结膜弥漫性黑褐色，有些部位色泽较深；C. 下睑结膜病变组织病理活检显示结膜上皮增厚，结膜上皮内黑素细胞增生，结膜上皮下浅基质层有许多体积较大的圆形或多边形黑素细胞增生，胞浆内含有大量深棕色的黑色素，HE×400；D. 有些部位结膜上皮细胞变薄，结膜下浅基质层内许多大圆形或多边形黑素细胞增生，HE×400；E. 上图病理切片脱色素后显示上皮下黑素细胞胞浆丰富，胞核呈小圆形，无明显异型性，HE×400。

三、黑色素瘤

【概述】结膜黑色素瘤（conjunctival melanoma）在欧美国家的发病率较高，国内发病率相对较低。目前还不十分明确黑色素瘤发生的原因，多数学者认为可能与过度日光照射、种族、内分泌状态及机体免疫功能状态有关。有些患者伴有着色性干皮症、非典型痣综合征。文献中报道 50%～75% 的结膜黑色素瘤是由于 PAM 或色素痣恶变而来，原发性结膜黑色素瘤比较少见。结膜黑色素瘤是一个恶性程度较高的肿瘤，容易发生局部扩散和全身转移。

【临床特点】

1. 主要发生于成年人，儿童罕见，无性别差异。肿瘤可发生于睑结膜、穹窿部结膜、球结膜、角膜缘及泪阜部，表现为结节状或弥漫性生长的黑色肿物，黑色素含量多寡不一。睑结膜黑色素瘤通常表现为弥漫性扁平状生长方式，而角膜缘、球结膜或穹窿部黑色素瘤常呈结节状。

2. 结膜色素痣恶变　通常表现为结膜色素痣逐渐增长、体积增大、表面破溃或周围出现卫星状色素斑（图3-3-13～图3-3-15）。

3. 结膜PAM恶变　通常表现为结膜色素斑块持续增长、色泽变深、变厚，且迅速向周围扩展；有些病例表现为扁平状色素斑块中出现单个或数个隆起的结节（图3-3-16～图3-3-18）。

4. 原发性结膜黑色素瘤　多数肿物呈结节状，瘤体生长迅速，病变发展较快（图3-3-19）。有些瘤体内含有很少量黑色素，外观呈肉色或灰红色，类似鳞状细胞性肿物或其他软组织性肿瘤（图3-3-20）。着色性干皮症患者可以伴发结膜黑色素瘤（图3-3-21）。

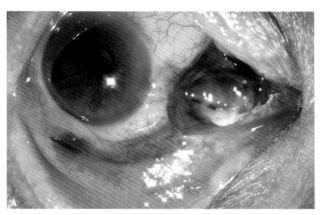
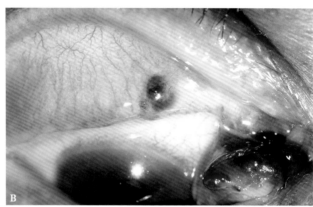
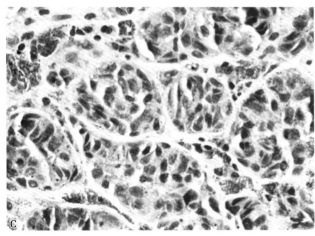

图 3-3-13　发生于结膜色素痣恶变的黑色素瘤

A. 患者男性，72岁，自幼内眦部黑色肿物，近1个月肿物体积增大，裂隙灯图像显示右眼内眦部结膜结节状棕黑色肿物，邻近部位的下穹窿部结膜弥漫性黑色素性沉着；B. 翻转右眼上睑结膜可见小结节状黑色肿物；C. 病理检查证实为黑色素瘤，瘤细胞排列类似痣细胞巢，瘤细胞大小不一，有明显异型性，HE×400。

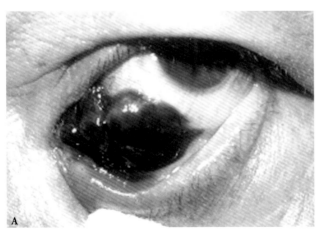
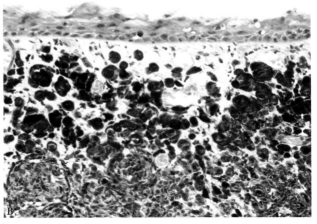

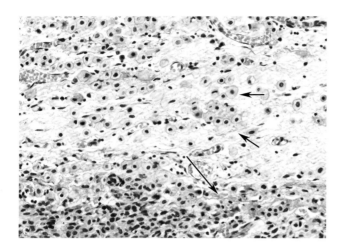

 图 3-3-14　结膜大细胞样痣恶变

A. 患者男,50 岁,左眼内眦部和下穹窿部结节状黑色肿物 30 余年,近 2 年逐渐增大,外眼图像显示鼻侧下方球结膜体积较大的深黑色结节状肿物,边界欠清;B. 病理检查证实为黑色素瘤,部分肿瘤细胞呈上皮样,胞浆内含有大量黑色素,HE×200;C. 病理切片脱色素后可见一些大细胞样痣细胞,细胞呈圆形,胞浆丰富,胞核稍大呈小圆形,深染(短箭头),图片下方显示恶变的肿瘤细胞(长箭头),HE×200。

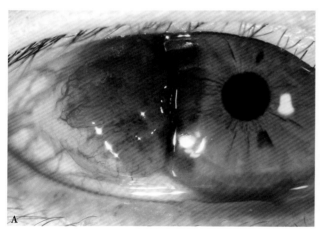

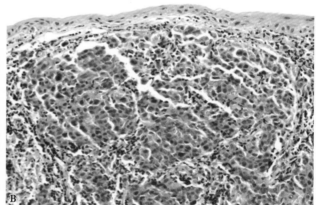

 图 3-3-15　角膜缘色素痣恶变

A. 患者男,52 岁,自幼右眼颞侧角膜缘棕褐色肿物,近来增大呈结节状,结膜血管充血;B. 病理检查证实为黑色素瘤,瘤细胞呈巢状排列,含有少量黑色素,HE×200。

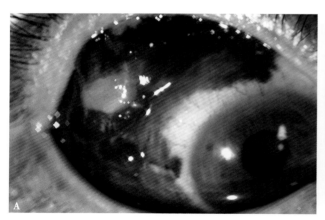

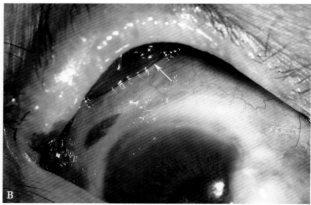

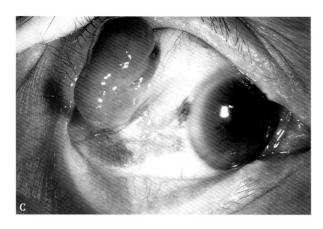

 图 3-3-16　发生于结膜 PAM 恶变的黑色素瘤

A. 右眼颞侧球结膜弥漫性棕黑色肿物；B. 右眼球结膜弥漫性黑色素沉着斑，颞上方穹窿部棕褐色结节状肿物（箭头）；C. 右眼颞侧结膜片状色素沉着斑，颞上方可见棕色结节状肿物。

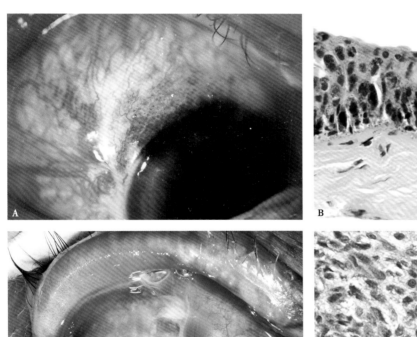

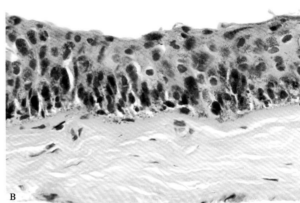

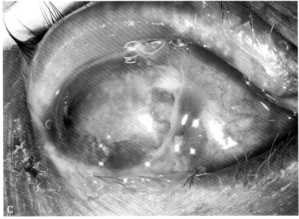

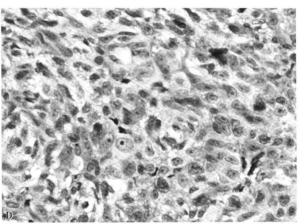

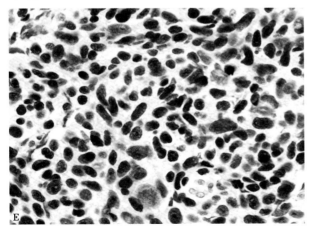

 图 3-3-17　发生于结膜 PAM 恶变的黑色素瘤

A. 患者男，65 岁，裂隙灯图像显示 16 年前患者右眼球结膜弥漫性黑色素沉着；B. 当时病理活检证实原发性获得性黑变病Ⅱ期，结膜上皮增厚，异型增生的黑素细胞几乎累及上皮全层，HE×400；C. 裂隙灯图像显示 16 年后患者右眼颞侧角结膜出现粉红色结节状肿物，生长迅速，结膜充血；D. 切除肿物病理检查证实为黑色素瘤，瘤细胞呈梭形或上皮样，含有很少量黑色素，HE×400；E. 瘤细胞对 SOX10 呈弥漫性阳性表达，EnVision×400。

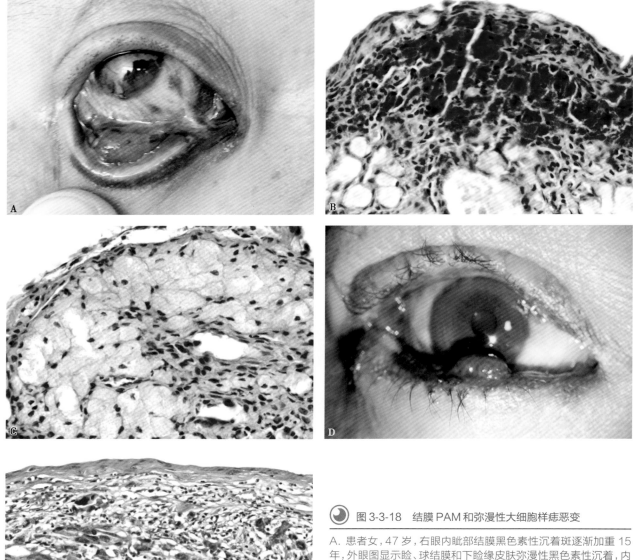

🌙 图 3-3-18　结膜 PAM 和弥漫性大细胞样痣恶变

A. 患者女，47 岁，右眼内眦部结膜黑色素性沉着斑逐渐加重 15 年，外眼图显示睑、球结膜和下睑缘皮肤弥漫性黑色素性沉着，内眦部和下穹窿部结膜局灶性增厚；B、C. 下穹窿部病变活检显示结膜上皮内黑素细胞增生，上皮下浅层基质内有许多体积较大的黑素细胞增生，切片脱色素后显示上皮下黑素细胞呈大圆形或多边形，胞浆丰富，胞核呈小圆形，病理诊断为结膜原发性获得性黑变病Ⅱ期和大细胞样痣，HE×400；D. 患者 3 年后结膜黑色素沉着斑进一步扩展和色素加深，内、外眦部结膜和下睑缘可见结节状黑色素性肿物；E. 下睑缘肿物切除活检证实为结膜黑色素瘤，HE×200。

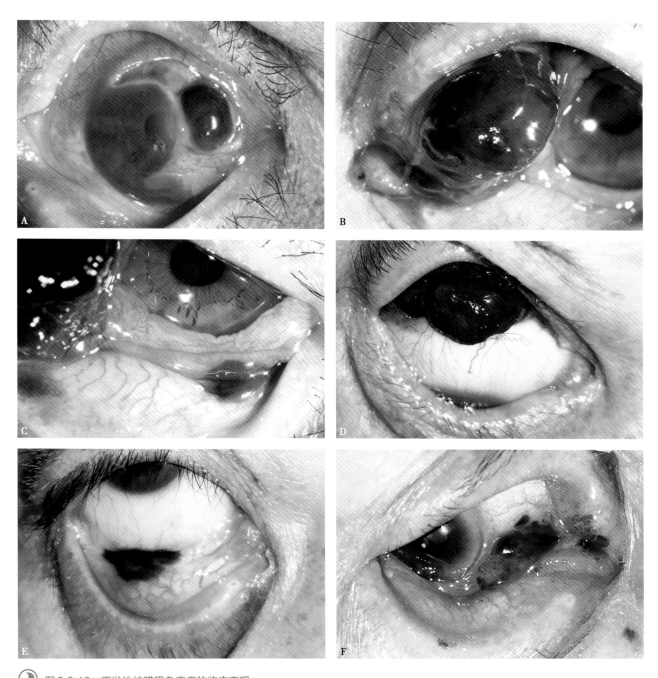

🌑 图 3-3-19 原发性结膜黑色素瘤的临床表现

A. 患者女, 70 岁, 左眼颞侧角膜缘结节状黑色素性肿物 3 个月; B、C. 患者女, 65 岁, 左眼内眦部结节状隆起的棕黑色肿物 2 个月, 累及泪阜部, 翻转下睑可见颞侧穹窿部结膜扁平状隆起的黑色肿物; D、E. 左眼多发性结膜黑色素瘤, 上穹窿部肿物体积较大, 呈深黑色结节状, 下睑穹窿部结膜黑色素性肿物呈扁平状; F. 右眼内眦部结膜棕褐色肿物, 边界不清, 侵及泪阜部。

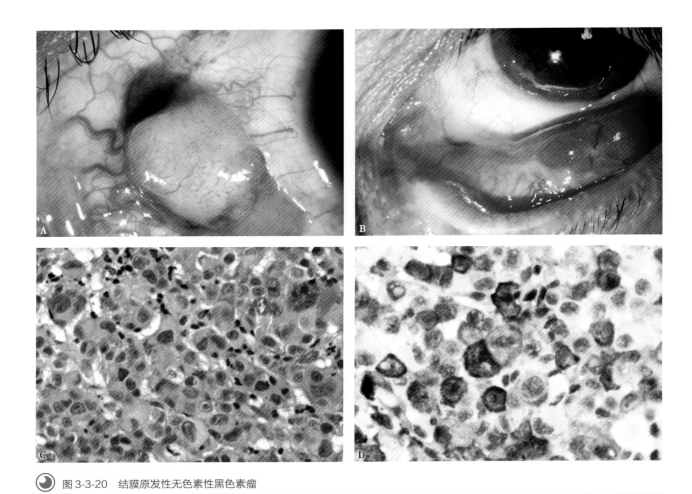

图 3-3-20　结膜原发性无色素性黑色素瘤

A. 患者男，35 岁，左眼鼻侧距角膜缘 3mm 处粉色结节状肿物 8 个月，肿物质地较软，周边有少许黑色素；B. 患者女，58 岁，下睑外侧穹窿部结膜弥漫性粉红色隆起的鱼肉样肿物 1 年；C. 上图患者的病理图像显示瘤细胞呈圆形或不规则形，胞核大小不一，有明显异型性，HE×400；D. 瘤细胞对 HMB45 呈阳性表达，EnVision×400。

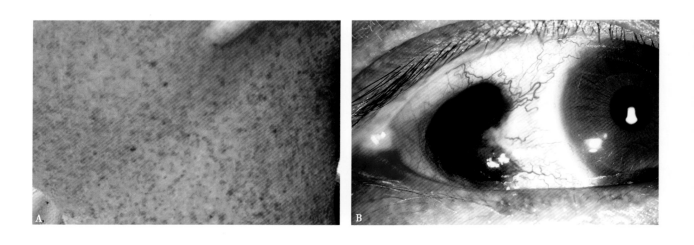

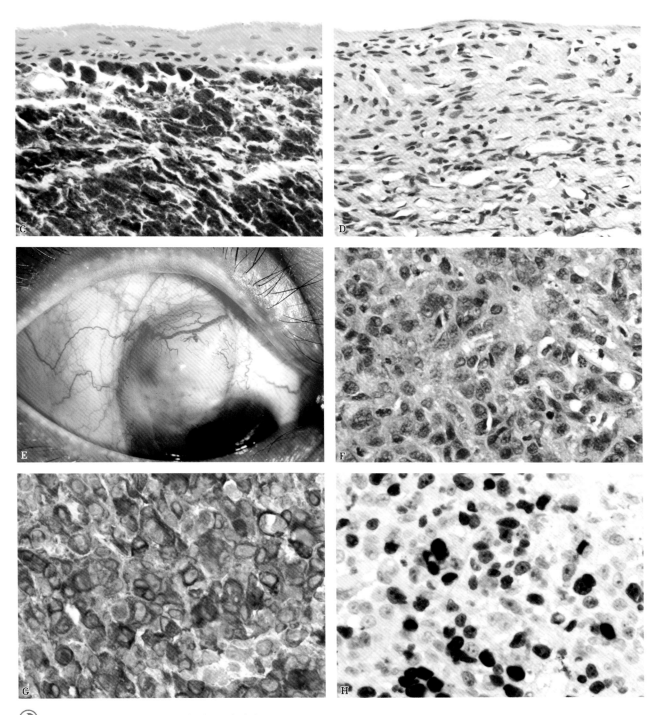

图 3-3-21　着色性干皮病伴发角膜缘黑色素瘤

A. 患者男，23 岁，头面部和肢体皮肤粗糙，有大量弥漫性色素斑点；B. 裂隙灯图像显示右眼睑裂部位球结膜深黑色隆起的肿物，5 年中缓慢生长，周围结膜血管充血；C. 肿物切除活检显示结膜上皮下大量圆形和梭形黑素细胞增生，细胞内含有大量黑素颗粒，HE×400；D. 上图切片脱色素后显示细胞胞浆丰富，胞核小圆形或短梭形，无明显异型性，病理诊断为细胞性蓝痣，HE + 脱色素×400；E. 患者 5 年后因结膜肿物 4 个月再次就诊，裂隙灯图像显示角膜缘上方粉红色结节状肿物，表面光滑，局部有少许色素斑点，肿物表面和周围结膜血管充血；F. 切除肿物病理检查证实为黑色素瘤，瘤细胞呈圆形或多边形，部分细胞内含有少量黑素，HE×400；G. 瘤细胞对 Melan-A 呈阳性表达，EnVision×400；H. 瘤细胞 Ki-67 阳性指数≥50%，EnVision×400。

　　【病理】大多数黑色素瘤的肿瘤细胞内含有多少不等的黑色素，瘤体外观呈棕褐色或黑色。镜下肿瘤主要由上皮样、多边形或梭形黑色素瘤细胞组成，瘤细胞排列成巢状、片块状、细胞之间彼此分散。瘤细胞大小不一，界线较清楚，胞浆丰富、胞核大、染色质颗粒粗、核膜厚、可见明显的嗜双色的核仁，有明显的异型性和病理性核分裂象，有时可见瘤巨细胞。肿瘤细胞容易向邻近的结膜上皮或眼睑表皮内扩散，称为 Pagetoid 侵犯，是导致肿瘤复发的重要原因（图 3-3-22）。睑缘部位黑色素瘤可累及邻近的眼睑皮肤，穹窿部结膜黑色素瘤容易向眼眶内蔓延（图 3-3-23，图 3-3-24）。

　　有少数结膜黑色素瘤的瘤细胞内仅含有很少量的黑色素或无明显黑色素，称为少色素性或无色素性黑色素瘤（图 3-3-20）。对于少色素性或无色素性黑色素瘤的诊断，通常需要采用免疫组织化学染色或特殊染色辅助诊断，瘤细胞对多巴氧化酶染色呈阳性反应，多数肿瘤细胞对 HMB45、Melan-A、SOX10 和 S-100 蛋白呈阳性表达，Ki-67 指数较高。

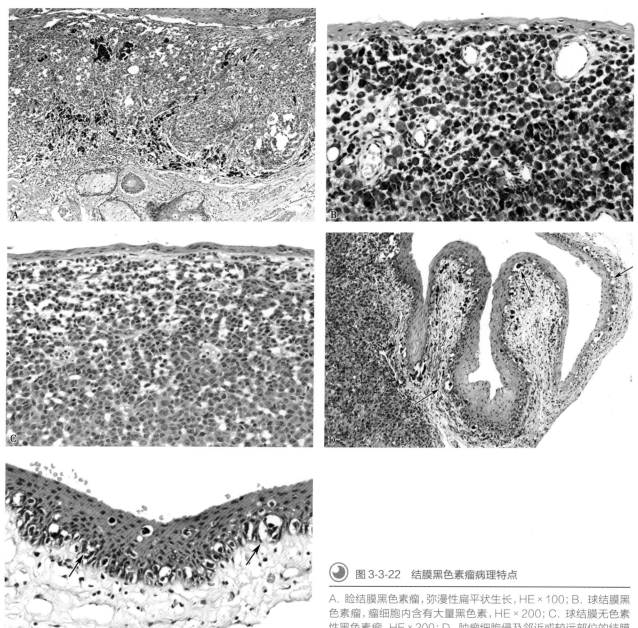

🌓 图 3-3-22　结膜黑色素瘤病理特点

A. 睑结膜黑色素瘤，弥漫性扁平状生长，HE×100；B. 球结膜黑色素瘤，瘤细胞内含有大量黑色素，HE×200；C. 球结膜无色素性黑色素瘤，HE×200；D. 肿瘤细胞侵及邻近或较远部位的结膜上皮（箭头），HE×20；E. 高倍镜下显示瘤细胞侵及结膜上皮（箭头），HE×400。

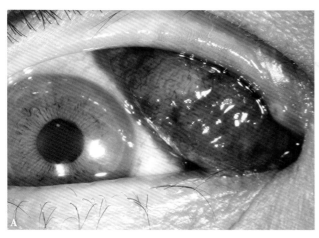
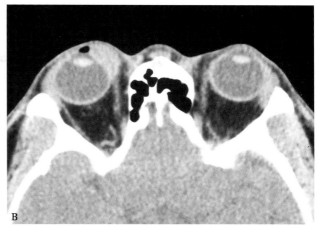

🌑 图 3-3-23 结膜黑色素瘤侵及眼眶

A. 患者男，31 岁，外眼图显示右眼内侧穹窿部结膜体积较大的棕褐色肿物 3 个月，病理证实为黑色素瘤；B. 肿物切除术后 3 年，横轴位 CT 图像显示肿瘤侵及右眼眶前部，且发生双侧肺和肝转移。

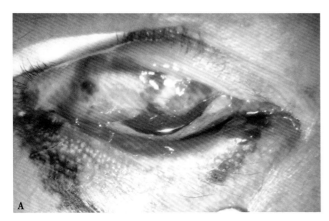
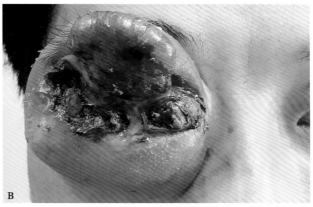

🌑 图 3-3-24 结膜黑色素瘤侵犯眼睑和眼眶

A. 患者男，25 岁，外眼图显示球结膜、睑结膜和下睑皮肤斑片状黑色素肿物，结膜肿物活检证实为黑色素瘤；B. 患者 2 年后肿物明显增大和突出眼外。

【鉴别诊断】结膜黑色素瘤主要应与结膜色素痣、大细胞样色素痣和梭形细胞型鳞状细胞癌区别。

1. **色素痣**　结膜色素痣通常自幼发病，体积一般较小，比较稳定。少数儿童的角膜缘色素痣范围较大，边界不清，黑色素含量也较多，其通常属于交界痣。青春期或受内分泌因素影响，色素痣可有轻度增长，但体积一般不会长得很大，表面上皮完整无破溃。特别要注意交界痣很少发生于成年人，对这些患者应密切观察。睑结膜或穹窿部结膜很少发生色素痣，这些部位突发性结节性黑色素性病变应考虑到黑色素瘤的可能性。

2. **梭形细胞型鳞状细胞癌**　如果肿瘤细胞内黑色素含量较少，且主要由梭形细胞组成时，必须与梭形细胞型鳞状细胞癌鉴别。可采用免疫组织化学染色，梭形细胞型鳞状细胞癌对广谱细胞角蛋白（AE1/AE3）呈阳性表达，而对 HMB-45、SOX10、S-100 和 Melan-A 呈阴性表达。

3. **结膜大细胞样痣**　非常少见，其特点为痣细胞体积较大，呈圆形或多边形，胞浆内含有大量深黑色色素；经高锰酸钾脱色素后，可见瘤细胞胞浆丰富，胞核较小，无明显异型性。但必须注意结膜大细胞样痣可弥漫性生长或容易发生恶变。

【治疗】结膜黑色素瘤应早期手术切除,通常采用非接触性手术切除,术中手术器械不要接触瘤体,以避免被瘤细胞污染,导致瘤细胞种植。由于结膜黑色素瘤容易广泛侵及邻近的结膜上皮,瘤体周围常伴有 Pagetoid 侵犯或亚临床病变,多数学者建议应施行瘤体边缘组织广泛切除(4~6mm)和手术边缘辅以冷冻治疗。手术创面较大者可联合自体结膜或羊膜移植。如果病理检查发现手术边缘残留有瘤细胞,应根据实际情况选择再次扩大切除或局部化疗。文献中报道对有些与角膜或巩膜组织发生粘连的肿瘤宜施行部分浅板层角膜巩膜切除术,可减少肿瘤复发。眼球表面弥漫性黑色素瘤或侵及眼眶者可选择眶内容摘除术。近年来有些学者报道对术后存在残留病变的患者给予局部滴用 0.04% 丝裂霉素滴眼液,有一定疗效,并可减少肿瘤复发。

【预后】尽管结膜黑色素瘤容易早期发现和手术切除,但其恶性程度较高,有些病变难于完全切除,术后容易反复复发,发生局部和全身转移。局部转移多见于同侧耳前、颌下或颈部淋巴结。全身转移多见于肺、肝或全身播散性转移。文献中报道 10 年死亡率为 13%~30%。一般认为患者预后与肿瘤浸润深度有关,瘤细胞浸润深度不超过 1.5mm 者很少发生转移,预后相对较好;而浸润深度超过 2mm、弥漫性或多灶性肿瘤容易发生转移,预后较差。角膜缘黑色素瘤可向邻近结膜或角膜表面蔓延,泪阜部黑色素瘤可侵犯泪囊或泪小管组织,穹窿部结膜黑色素瘤容易向眼眶内蔓延。对病理确诊为结膜黑色素瘤的患者应密切随诊,注意检查泪小点、穹窿部结膜,并触诊眶缘骨质及邻近淋巴结,同时应进行相关的全身检查,尤其是肝脏和肺。

第四节

迷芽瘤

迷芽瘤(choristoma)是一种先天性、肿瘤性发育异常,主要是指眼球表面不应存在的异位组织增生所形成的肿瘤样新生物。这类肿瘤一般出生后就存在,有些患者可能在儿童或青春期后才表现出临床症状。眼球表面迷芽瘤主要包括皮样瘤、皮样脂肪瘤、骨性迷芽瘤和复杂性迷芽瘤,后者指肿瘤中含有上皮囊肿、皮脂腺、肌纤维、泪腺或软骨等多种异位组织。大多数结膜迷芽瘤属于散发病例,少数病例伴有其他部位发育异常或属于 Goldenhar 综合征。

一、皮样瘤

【概述】皮样瘤(dermoid tumor)比较常见,多发生于儿童,单眼发病。偶可双眼发病或伴有眼部其他发育异常。

【临床特点】肿瘤多发生在眼球颞侧或下方角膜缘,表现为黄白色或皮色、轻度隆起或扁平状椭圆形肿物,边界比较清楚,表面光滑或可见纤细的毛发。有些肿物表面可见纤细的血管网或黑色素沉着。少数皮样瘤体积较大且肥厚,并可向内眦部或外眦部结膜延伸。偶见多发性角结膜皮样瘤。大多数体积较小的皮样瘤通常无明显临床症状,体积较大、较厚或表面含有纤细毛发的肿瘤可表现眼部刺激症状、散光或眼睑闭合障碍(图 3-4-1)。

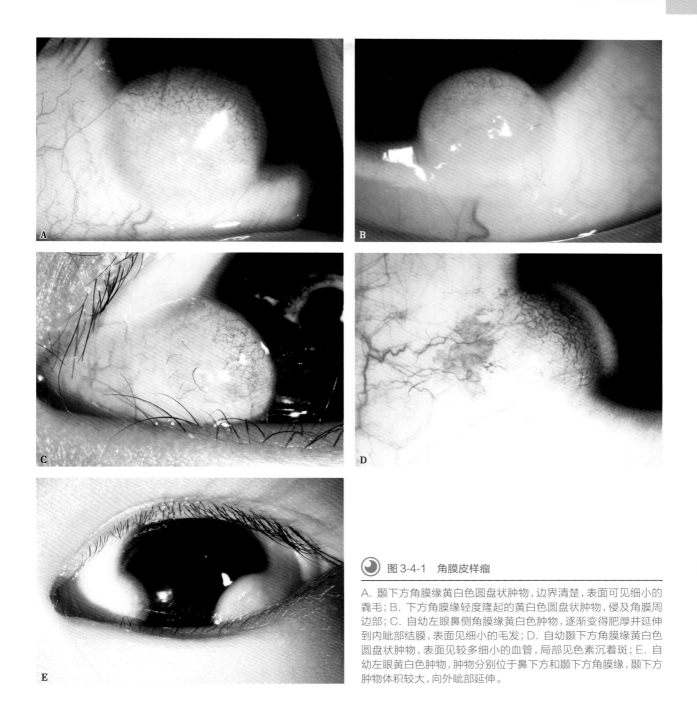

图 3-4-1 角膜皮样瘤

A. 颞下方角膜缘黄白色圆盘状肿物，边界清楚，表面可见细小的毫毛；B. 下方角膜缘轻度隆起的黄白色圆盘状肿物，侵及角膜周边部；C. 自幼左眼鼻侧角膜缘黄白色肿物，逐渐变得肥厚并延伸到内眦部结膜，表面见细小的毛发；D. 自幼颞下方角膜缘黄白色圆盘状肿物，表面见较多细小的血管，局部见色素沉着斑；E. 自幼左眼黄白色肿物，肿物分别位于鼻下方和颞下方角膜缘，颞下方肿物体积较大，向外眦部延伸。

【病理】肿瘤通常为扁平状斑块，直径在 2～15mm，厚度为 1～4mm。主要特点为肿瘤表面覆盖有厚薄不一的复层鳞状上皮细胞，可有少量表层细胞角化或表皮芽突，肿瘤的实质主要由排列欠规则、粗细不均的胶原纤维组成，其间通常含有少量毛囊、皮脂腺或汗腺（图 3-4-2）。有些肿瘤深层伴有分化成熟的脂肪组织。部分肿瘤中含有较多形态不规则的毛细血管，裂隙灯下表现为瘤体表面网格状血管。

【治疗和预后】本病为良性肿瘤，体积较小且无临床症状者可定期随诊。肿瘤较大者可手术切除或联合板层角膜移植，一般可治愈，很少复发。

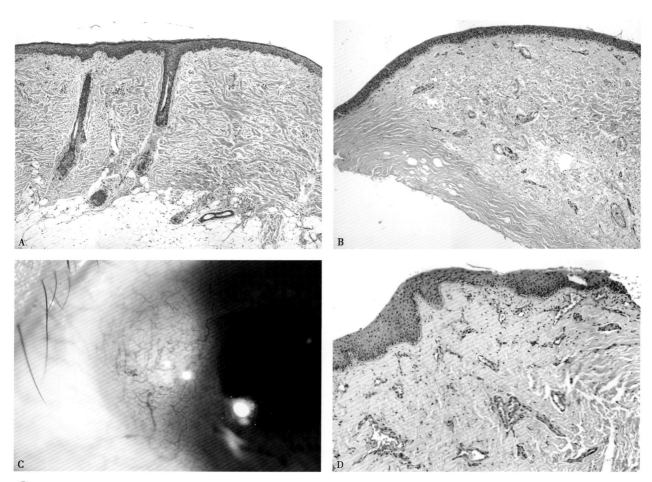

图 3-4-2　角膜皮样瘤的病理形态

A. 肿瘤表面覆盖有复层鳞状上皮细胞，下方肿瘤主要由排列不规则、粗细不均的胶原纤维组成，其间可见毛囊皮脂腺，深部可见分化成熟的脂肪细胞，HE×40；B. 肿物主要由排列不规则的条带状胶原纤维组成，其间有较多管径大小不一的毛细血管，肿瘤基底部与角膜板层纤维分界较清，HE×40；C、D. 裂隙灯图像显示颞侧角膜缘扁平的盘状肿物，边界欠清，表面可见丰富的血管网，病理图像显示肿瘤表面覆盖有厚薄不一的鳞状上皮细胞，有上皮芽突形成，上皮下为排列无章的胶原纤维间有大量形态不规则的毛细血管，HE×100。

二、皮样脂肪瘤

【概述】皮样脂肪瘤（dermatolipoma）是一种先天性迷芽瘤性病变，通常在青春期后肿物变得明显增大。有些患者伴发于 Goldenhar 综合征或器官样痣综合征。

【临床特点】多发生于儿童或青少年，好发于眼球颞侧或外眦部上直肌与外直肌之间，表现为浅黄色或黄白色扁平状肿物、边界不清，不易被推动。偶可见于鼻侧或上方结膜，少数肿瘤表面可见纤细毛发。有些肿瘤体积较大，可伸延到眼眶前部（图 3-4-3）。

【病理】多数肿物无包膜，质地较软，似脂肪组织。镜下肿瘤主要由分化成熟的脂肪组织组成，其间有少量结缔组织纤维、血管、毛囊和皮脂腺（图 3-4-3F、G）。有些瘤体表面可见不完整、厚薄不一的纤维组织包绕。

【鉴别诊断】主要应与眼眶脂肪脱垂相鉴别，后者多见于老年人，肿物表面光滑，覆盖有正常结膜，可推纳入眶，眼眶 CT 检查显示脱垂的脂肪与眼眶脂肪相连续，而皮样脂肪瘤显示为贴附于眼球表面密度较低的新月形肿物，后界比较清楚。

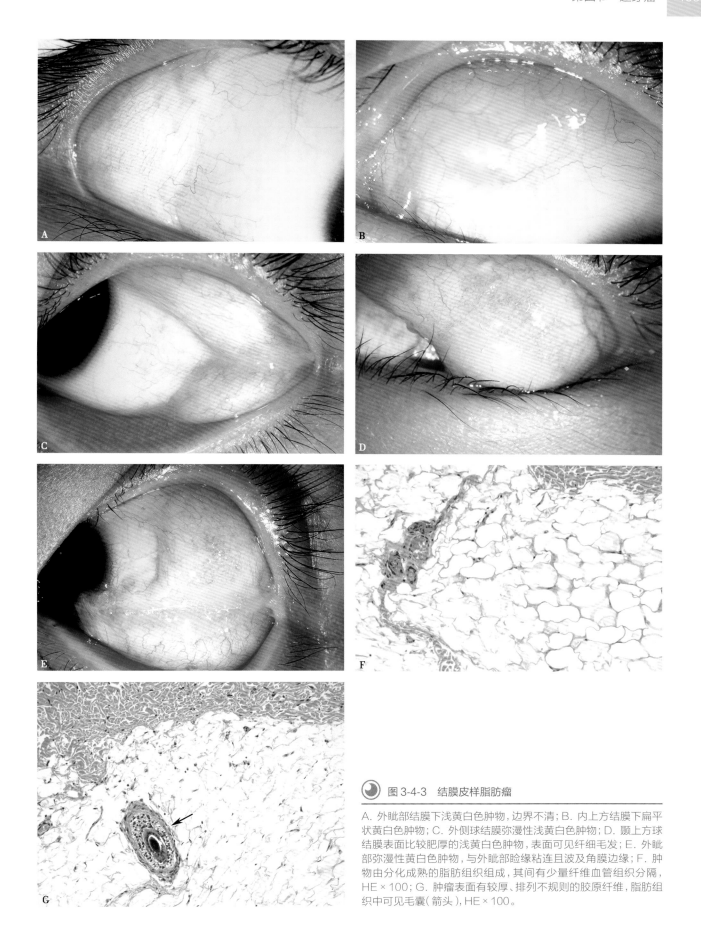

图 3-4-3　结膜皮样脂肪瘤

A. 外眦部结膜下浅黄白色肿物，边界不清；B. 内上方结膜下扁平状黄白色肿物；C. 外侧球结膜弥漫性浅黄白色肿物；D. 颞上方球结膜表面比较肥厚的浅黄白色肿物，表面可见纤细毛发；E. 外眦部弥漫性黄白色肿物，与外眦部睑缘粘连且波及角膜边缘；F. 肿物由分化成熟的脂肪组织组成，其间有少量纤维血管组织分隔，HE×100；G. 肿瘤表面有较厚、排列不规则的胶原纤维，脂肪组织中可见毛囊（箭头），HE×100。

【治疗和预后】大多数皮样脂肪瘤比较稳定，无明显生长倾向。体积较小或无明显临床症状者可随诊观察。一些体积较大、有明显临床症状或有美容需求者可选择手术切除。手术时小心仔细分离肿物周围筋膜、辨别泪腺组织及外直肌腱膜，多数可以完整切除。如果病变部位较深，手术时应避免损伤邻近的眼外肌或神经。对肿物累及外眦角者，术毕注意外眦部修复，缺损区结膜可行结膜瓣转瓣或移植修复。少数患者术后有可能并发干燥性角结膜炎。有些肿瘤难于彻底切除，术后容易复发。本瘤为良性肿瘤性病变，一般不会发生恶变。

三、骨性迷芽瘤

【概述】结膜骨性迷芽瘤（osseous choristoma of conjunctiva）是一种由单纯性骨性组织组成的眼球表面迷芽瘤。

【临床特点】好发于女性，表现为眼球颞上方巩膜表面扁平状或轻度隆起的黄白色斑块状肿物，质地较硬，外观类似于皮样脂肪瘤，一般比较稳定，无明显生长倾向（图 3-4-4）。有些患者可表现轻度结膜充血或异物感。CT 检查显示瘤体呈高密度影，有助于临床诊断。有些病例伴有眼睑或睑缘发育异常。

【病理】肿瘤边界比较清楚，质地坚硬。镜下瘤体主要由分化成熟的板状骨组成，骨组织表面包绕有很薄的纤维组织（图 3-4-4E）。

【治疗和预后】一般讲，无临床症状者可定期随诊观察，体积较大或有明显临床症状者通常选择手术切除。本瘤为良性肿瘤，彻底切除后很少复发。

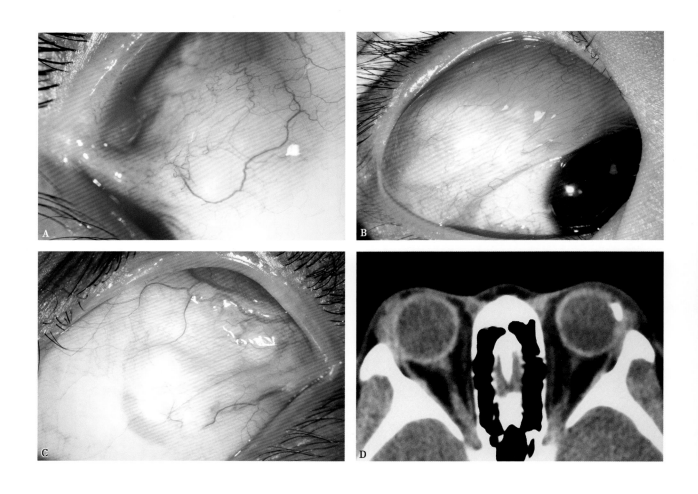

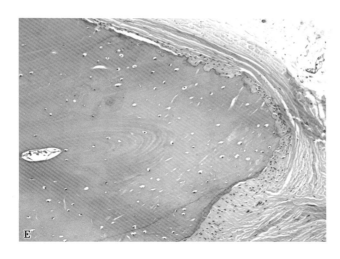

 图 3-4-4 结膜骨性迷芽瘤

A. 外眦部结膜下扁平状乳白色肿物,外侧有一蒂与睑缘粘连; B. 颞侧结膜下体积较大的黄白色肿物;C、D. 左眼颞上方结膜下不规则扁平状的浅黄白色肿物,表面可见扩张的结膜血管,横轴位CT 图像显示左眼颞上方巩膜表面局限性扁平状高密度影;E. 病理图像显示肿瘤由分化成熟的板状骨组成,瘤体表面包绕有较薄的纤维膜,HE×100。

四、复杂性迷芽瘤

【概述】复杂性迷芽瘤(complex choristoma)与皮样脂肪瘤不同,肿瘤中通常含有一种以上组织来源的成分。结膜复杂性迷芽瘤中,除皮样脂肪瘤成分外,还可含有上皮性囊肿、分化成熟的泪腺、汗腺、平滑肌、骨和软骨等成分。有些患者可伴有 Jadassohn 皮脂腺痣或 Goldenhar 综合征。

【临床特点】多发生于儿童或青少年,自幼发病,大多数患者表现为眼球颞上方结膜下浅黄白色肿物,类似于结膜皮样脂肪瘤,边界不清(图 3-4-5,图 3-4-6)。少数患者表现为多发性或弥漫性结膜肿物,累及睑结膜、球结膜或角膜缘,表现多样(图 3-4-7,图 3-4-8)。

【病理】多数肿瘤主要由分化成熟纤维脂肪组织组成,其内含有数量不等的皮肤附属器、泪腺、汗腺、软骨、肌纤维或骨组织等多种成分,多数肌纤维类似 Müller 肌纤维或平滑肌纤维。这些异位的组织通常分化成熟。

【治疗和预后】结膜复杂性迷芽瘤为良性肿瘤,可定期随诊观察或手术切除,大多数局限性肿物彻底切除后很少复发。少数弥漫性病变或伸入眼眶前部的肿瘤很难彻底切除,术后容易复发。

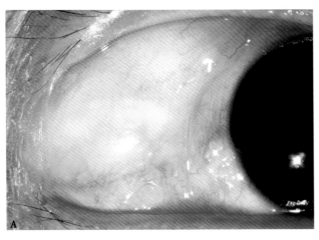
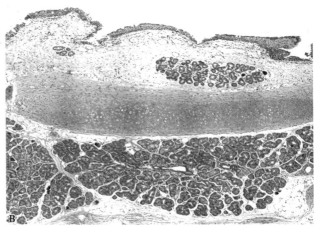

图 3-4-5 结膜复杂性迷芽瘤

A. 颞侧结膜下较肥厚的黄白色肿物,瘤体边缘可见结膜血管充血;B. 肿瘤由分化成熟的脂肪、胶原纤维、软骨和泪腺组织组成,HE×40。

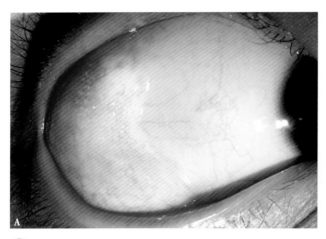
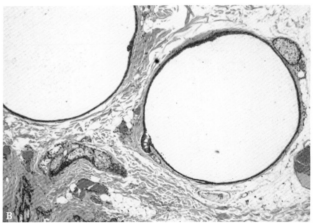

图 3-4-6　结膜复杂性迷芽瘤

A. 右眼颞侧结膜较厚的黄白色肿物，表面可透见黄色脂肪颗粒；B. 肿物主要由纤维脂肪组织组成，内含有分化成熟的皮脂腺和多房性皮脂腺囊肿，HE×40。

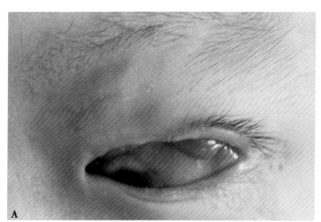
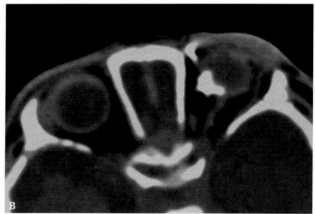

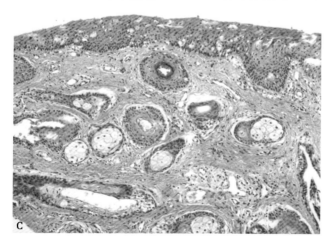

 图 3-4-7　结膜复杂性迷芽瘤伴 Goldenhar 综合征

A. 左眼外上方球结膜弥漫性浅红色肿物，伴有上睑畸形；B. 横轴位 CT 图像显示左眼环后极部和内眦部皮下斑块状高密度骨化影，C. 结膜肿物病理活检显示肿物表面结膜上皮呈表皮样增生，肿物内含有许多皮脂腺和毛囊，HE×40。

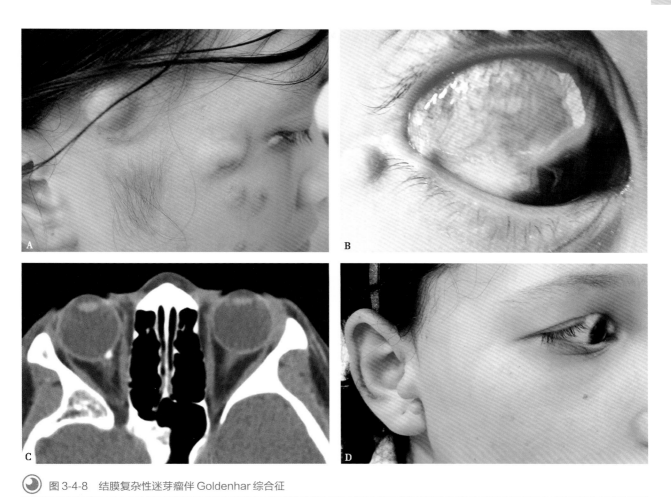

图 3-4-8 结膜复杂性迷芽瘤伴 Goldenhar 综合征

A. 患者女,右侧面部和眼睑皮肤自幼多发性结节状肿物,随年龄缓慢生长,无明显疼痛;B. 右眼上方球结膜弥漫性浅红色肿物;C. 横轴位 CT 图像示右眼后部眼环小灶状钙化斑和颅骨畸形;D. 另外一例患者伴有附耳和眼睑缺损。

五、其他类型的结膜迷芽瘤

除了我们熟知的角膜缘皮样瘤和结膜皮样脂肪瘤,迷芽瘤还可发生于眼球表面的其他部位,而且具有不同的临床表现和组织学特征。角膜缘泪腺迷芽瘤通常表现为单发或多发性、黄白色或粉红色囊泡状肿物,边界比较清楚,其主要是由分布异常和扩张的泪腺分泌部和导管组成(图 3-4-9)。有些病例可表现为角膜缘囊性或翼状胬肉样肿物(图 3-4-10)。迷芽瘤亦可发生于睑结膜,表现为局限性或弥漫性扁平隆起的肿物(图 3-4-11~图 3-4-13)。如果肿物内含有骨或软骨成分,CT 检查可显示局灶性高密度钙化影。

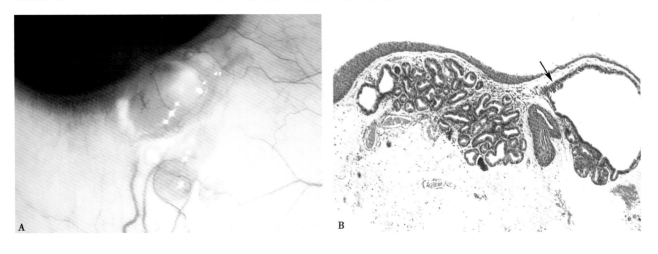

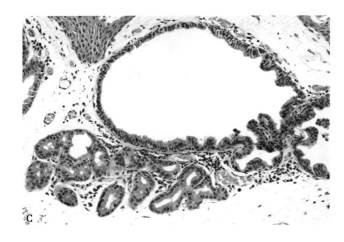

 图 3-4-9　角膜缘泪腺迷芽瘤

患者女，38 岁，右眼鼻侧角膜缘肿物 10 个月。A. 裂隙灯图像显示鼻侧角膜缘部位 3 个大小不一的淡黄色囊性肿物；B. 病理图像显示肿物位于结膜下，主要由灶状聚集的泪腺腺泡和小导管组成，有的腺腔呈囊性扩张（箭头），HE×40；C. 高倍镜下显示泪腺导管扩张，周围有分化较好的泪腺腺泡，PAS×100。

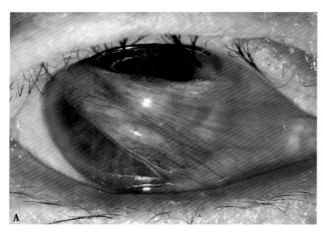
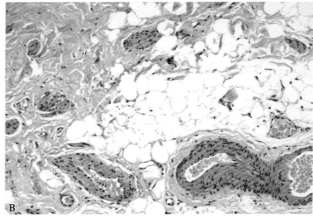

图 3-4-10　角结膜迷芽瘤

A. 右眼鼻侧角结膜灰白色薄片状肿物，向角膜表面延伸，类似于翼状胬肉，其表面有许多放射状走行的血管；B. 病理图像显示肿物主要由纤维脂肪组织、形态异常的厚壁血管和散在的 Müller 肌纤维束组成，HE×100。

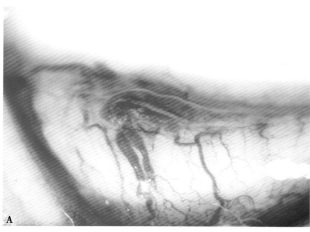
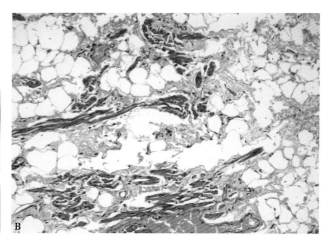

图 3-4-11　下睑结膜迷芽瘤

A. 下睑结膜弥漫性淡黄白色肿物，表面有高度扩张的血管；B. 病理图像显示肿物主要为纤维脂肪组织，其间穿插有异常扩张的血管和 Müller 肌纤维，HE×100。

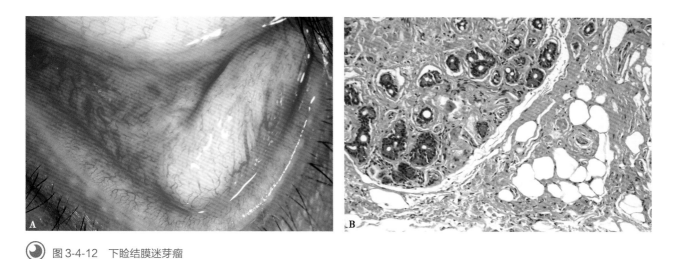

图 3-4-12　下睑结膜迷芽瘤

A. 下睑结膜局限性隆起的淡黄色肿物，边界较清，表面和边缘有扩张充血的结膜血管；B. 肿物主要由分化成熟的纤维脂肪组织和泪腺腺泡组成，泪腺腺泡间有大量基底膜样纤维，HE×40。

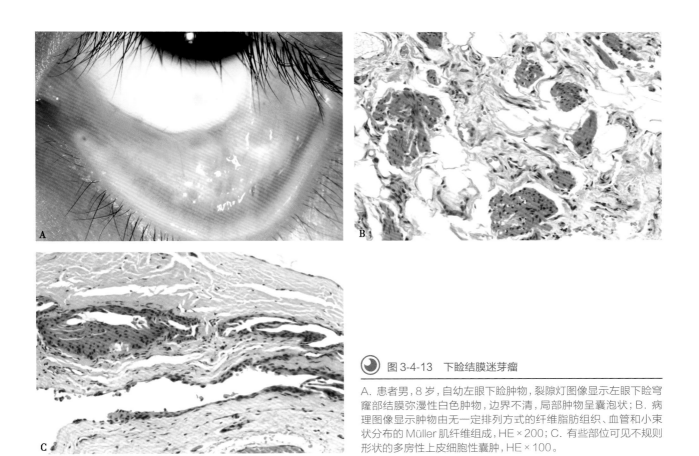

图 3-4-13　下睑结膜迷芽瘤

A. 患者男，8 岁，自幼左眼下睑肿物，裂隙灯图像显示左眼下睑穹窿部结膜弥漫性白色肿物，边界不清，局部肿物呈囊泡状；B. 病理图像显示肿物由无一定排列方式的纤维脂肪组织、血管和小束状分布的 Müller 肌纤维组成，HE×200；C. 有些部位可见不规则形状的多房性上皮细胞性囊肿，HE×100。

第五节

结膜囊肿

一、原发性结膜上皮囊肿

【概述】原发性结膜囊肿并不少见，多见于儿童或青少年，少数病例发生于成年人，单眼或双眼发病。多数病变是由于胚胎时期结膜上皮迷离在结膜下和持续增生所致。囊肿内通常含有透明或混浊的液体，其主要是由于结膜上皮细胞分泌的黏液物质不断积聚的结果。

【临床特点】囊肿可发生于结膜任何部位，包括内眦部、下穹窿部、睑结膜、球结膜或角膜缘，大多数表现为结膜表面透明或半透明的囊泡状隆起，表面光滑，可缓慢生长。有些结膜囊肿体积较大或呈多房性，常伴有囊肿表面或周围结膜血管扩张充血（图3-5-1，图3-5-2）。一些囊肿外观呈黄白色或浅棕色，其可能是由于囊肿内含有较多蛋白性分泌物所致。手术分离较大的囊肿时容易引起囊壁破裂和透明的水样液体流出。

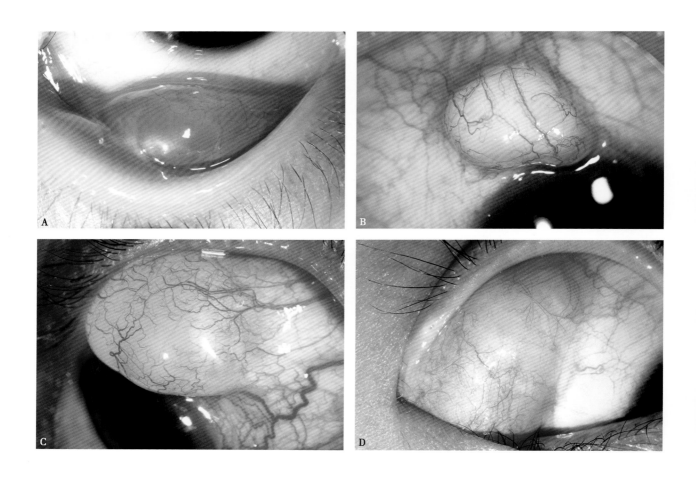

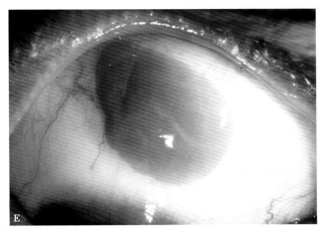

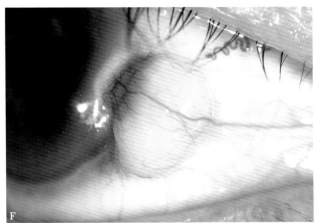

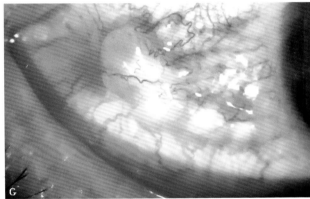

图 3-5-1　原发性结膜上皮细胞性囊肿的临床表现

A. 下穹窿部结膜边界清楚的半透明囊性肿物；B. 角膜缘半透明的囊性肿物，表面血管充血；C. 颞侧球结膜较大的半透明囊肿，结膜血管扩张充血；D. 外眦部球结膜半透明的囊性肿物，边界清楚；E. 球结膜边界清楚的咖啡色囊性肿物；F. 角膜缘黄白色囊肿；G. 颞侧球结膜表面不规则的串珠状囊性、半透明囊性肿物，周围结膜血管充血。

【病理】囊肿位于结膜下，大小不一，可为单房性或多房性，囊内充满白色透明或混浊的液体。囊肿壁上皮类似于结膜上皮，由数层非角化型鳞状上皮细胞组成，其间含有数量不等的黏液细胞（图 3-5-3）。有些囊壁上皮可呈微乳头或绒毛状增生。如果囊肿持续增大，囊壁上皮可变得菲薄或破裂，囊内容物外溢，继而引起囊壁周围慢性炎症（图 3-5-4）。少数结膜囊肿可发生在眼眶前部，尤其内眦部。

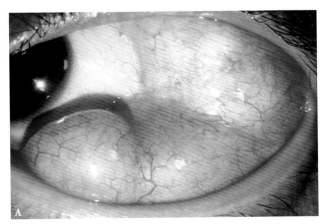

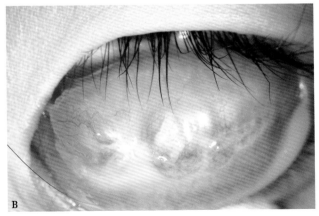

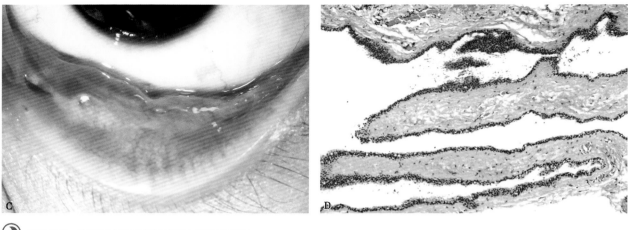

🌙 图 3-5-2 体积巨大的原发性结膜上皮细胞囊肿

A. 颞侧球结膜体积较大的白色半透明的囊肿,表面呈分叶状;B. 下穹窿部结膜半透明的巨大囊肿;C. 下穹窿部弥漫性灰白色的半透明囊肿;D. C 图患者的病理图像显示囊肿壁衬覆厚薄不均的结膜上皮细胞,HE×40。

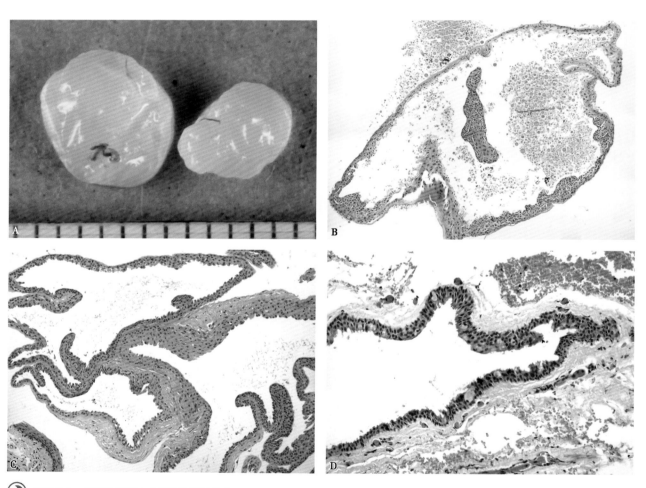

🌙 图 3-5-3 原发性结膜上皮细胞性囊肿的病理

A. 大体标本图像显示囊肿呈白色、半透明、圆形或椭圆形;B. 囊肿内含有红染的蛋白性物质,HE×40;C. 囊肿为多房性,囊壁上皮衬覆有非角化型鳞状上皮细胞,HE×100;D. 囊壁上皮间见少量胞浆透明的杯状细胞,HE×100。

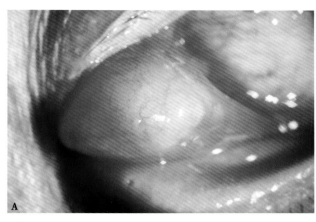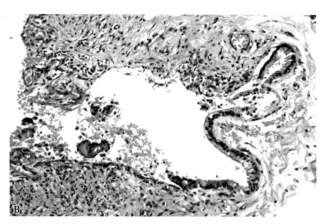

图 3-5-4 内眦部结膜上皮囊肿伴发炎症

A. 裂隙灯图像显示左眼内眦部黄白色肿物，其基底部与睑、球结膜粘连，表面结膜血管充血；B. 病理图像显示结膜上皮细胞囊肿，部分囊壁上皮消失，其周围伴有慢性炎症，HE×100。

【鉴别诊断】本病主要应与继发性结膜囊肿、结膜下睑板腺导管囊肿和泪腺导管囊肿鉴别。继发性结膜囊肿又称为植入性囊肿，通常有明确的眼球表面外伤或眼部手术史，结膜上皮通过局部损伤部位被迁移到结膜下和持续增生所致。睑板腺导管囊肿是某些眼睑病变导致睑板腺导管阻塞、分泌物潴留所致，主要发生在睑结膜下，囊肿呈黄白色，囊壁由复层鳞状上皮细胞组成，无颗粒层，囊内为均匀、红染的蛋白物质（图 3-5-5）。

【治疗和预后】体积较小的结膜囊肿可定期随诊观察。体积较大或伴有临床症状的结膜囊肿一般采用手术完整切除，术后很少复发。

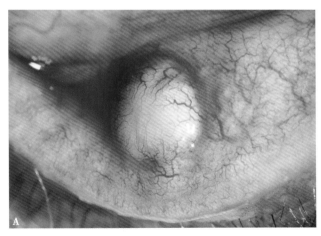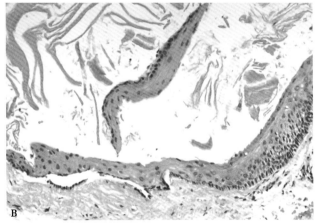

图 3-5-5 睑结膜下睑板腺导管囊肿

A. 裂隙灯图像显示下睑结膜边界清楚、轻度隆起的黄白色肿物；B. 病理图像显示囊肿壁由复层鳞状上皮细胞组成，无颗粒层，HE×100。

二、泪阜部皮脂腺囊肿

【概述】泪阜部皮脂腺囊肿比较少见，多数是由于泪阜部结膜下组织中皮脂腺导管阻塞、分泌物潴留所致。

【临床特点】发生于年轻人或老年人，单眼发病，病史数月到数年。临床表现为泪阜部或内眦部结膜下黄白色肿物，直径一般小于 5mm，边界比较清楚，与周围组织无明显粘连（图 3-5-6）。

　　【病理】囊肿壁衬覆有复层鳞状上皮细胞，无颗粒层，囊壁内面为一薄层波浪状、红染的角质层，囊壁上可见到皮脂腺（图3-5-6D）。由于囊肿壁较薄，囊肿容易发生塌陷或折返。大多数囊肿表面的结膜上皮伴有轻度增生或鳞状化生，有些病例伴有结膜下慢性炎症。

　　【治疗和预后】本病治疗主要是手术完整切除，一般预后较好，很少复发。大多数囊肿体积较小，与周围组织无明显粘连，术中容易分离。由于正常泪阜部含有皮脂腺，临床上主要应与泪阜部皮脂腺腺瘤和皮脂腺癌鉴别。

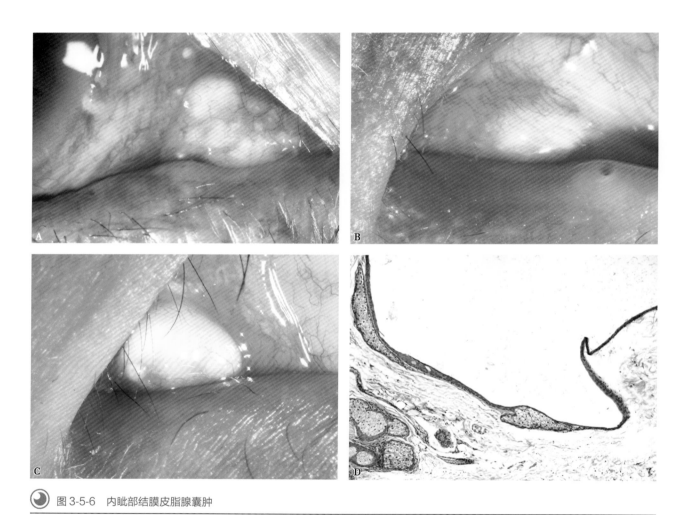

🕐 **图 3-5-6   内眦部结膜皮脂腺囊肿**

A~C. 裂隙灯图像显示内眦部黄白色囊性肿物，体积较小；D. 病理图像显示囊肿性病变，囊壁上皮内可见皮脂腺，HE×100。

三、继发性结膜上皮囊肿

　　【概述】继发性结膜上皮囊肿主要是眼外伤、眼部手术或炎性病变过程中，角膜缘或结膜上皮细胞内陷或上皮碎片沿伤口迁移进入结膜下组织所致。

　　【临床特点】好发于角膜缘或病变损伤部位，表现为透明的囊性肿物，体积较小，表面光滑，边界清楚，囊肿内含有透明或混浊的液体。有些囊肿内伴发出血，表现为结膜下棕褐色肿物，类似于结膜色素痣（图3-5-7）。囊肿可发生于眼球摘除术或某些眼部手术后，表现为结膜囊内局限性或弥漫性囊肿（图3-5-8）。有些囊肿伴发于结膜翼状胬肉，多数是由于表面结膜上皮内陷所致，部分病例有翼状胬肉手术切除史（图3-5-9）。

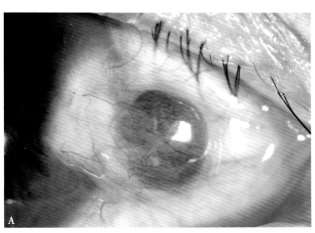
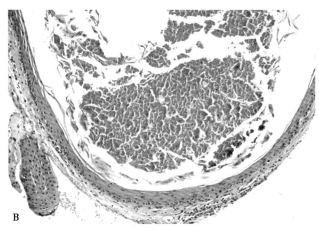

 图 3-5-7 继发性结膜上皮性囊肿

A. 裂隙灯图像显示右眼鼻侧角膜缘灰黑色肿物；B. 病理图像显示上皮细胞性囊肿，囊壁衬覆有复层鳞状上皮细胞，囊内含有大量变性的红细胞，HE×40。

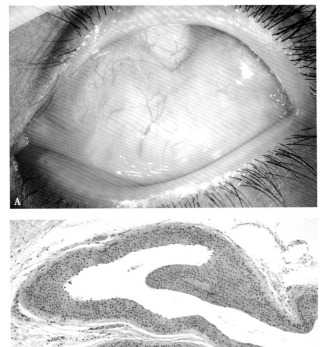
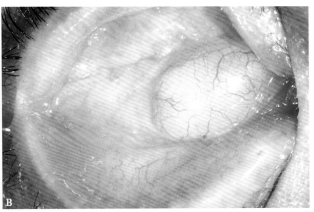

图 3-5-8 继发性结膜上皮细胞性囊肿

A. 继发于视网膜母细胞瘤眼球摘除术后，球结膜弥漫性囊肿；B. 继发于眼球摘除术后，内眦部结膜囊肿呈浅黄白色；C. 上图病理图像显示多房性上皮性囊肿，囊肿壁衬覆有复层非角化型鳞状上皮细胞，HE×40。

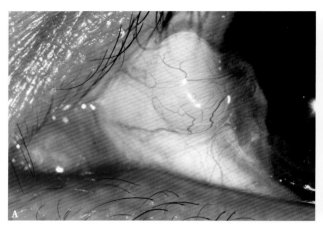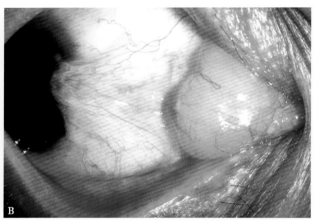

图 3-5-9   结膜翼状胬肉伴发上皮细胞性囊肿

A. 左眼翼状胬肉头部伴有体积较大的半透明囊肿; B. 右眼翼状胬肉伴有内眦部较大半透明的囊肿。

【病理】囊肿一般较小,圆形或不规则形,囊内含有透明的液体。囊壁衬覆有厚薄不一的非角化型鳞状上皮细胞,有时可见胞浆透明的黏液细胞。有的囊肿体积较大,囊壁上皮被挤压成单层或扁平状。囊肿呈单房性或多房性,周围可伴有慢性炎症(图 3-5-7B,图 3-5-8C)。

【治疗和预后】对体积较大、有明显临床症状或怀疑为肿瘤的病变通常选择手术完整切除,一般很少复发。有些体积较小的结膜上皮细胞性囊肿可定期观察,部分囊肿可自行消退。

四、泪腺导管囊肿

【概述】泪腺导管囊肿(ductal cysts of the lacrimal glands)指由于泪腺导管狭窄或扩张,腺体分泌增加或分泌物潴留所致的囊肿性病变。泪腺导管囊肿的发生可能与结膜炎症、外伤或老龄化有关,泪腺导管周围的炎症或外伤可以造成导管管壁张力减弱、分泌物积聚、管壁持续扩张。少数病例可伴发于异位泪腺或某些结膜迷芽瘤性病变。

【临床特点】多见于青少年或成年人,很少发生于儿童,单眼发病,无性别和眼位差异。囊肿通常位于外上方穹窿部,表现为比较光滑的球状囊性肿物,生长缓慢,有透光性,可压缩,无明显疼痛(图 3-5-10)。有些患者可有眼部异物感或情绪激动后肿物增大。CT 检查提示类圆形占位病变,边界清楚,密度较低。

【病理】囊肿可呈单房性或多房性,大小不一,形态不规则。囊壁衬覆有双层细胞,内层为立方状、外层扁平状,无角化,囊肿内含有 PAS 染色阳性物质。多数囊肿壁周围可见泪腺组织,有些病变伴有慢性炎性细胞浸润。

【鉴别诊断】本病主要应与结膜上皮细胞性囊肿和复杂性迷芽瘤鉴别。

1. **结膜上皮囊肿**   可发生于球结膜或睑结膜任何部位,囊肿呈白色透明状,囊壁衬覆有厚薄不均的非角化型鳞状上皮细胞,其间可见少量杯状细胞。

2. **复杂性迷芽瘤**   有些结膜迷芽瘤中含有泪腺或泪腺导管囊肿,但肿物中还含有其他迷芽瘤成分,如脂肪组织、肌纤维、软骨或毛囊等成分。

【治疗与预后】主要是手术完整切除,术后很少复发,预后较好。通常选择经结膜面切口,术中可见囊肿内含有透明液体。肿物切除不彻底或单独抽吸囊肿内液体可导致肿物复发。体积较小且无明显临床症状者可随诊观察。

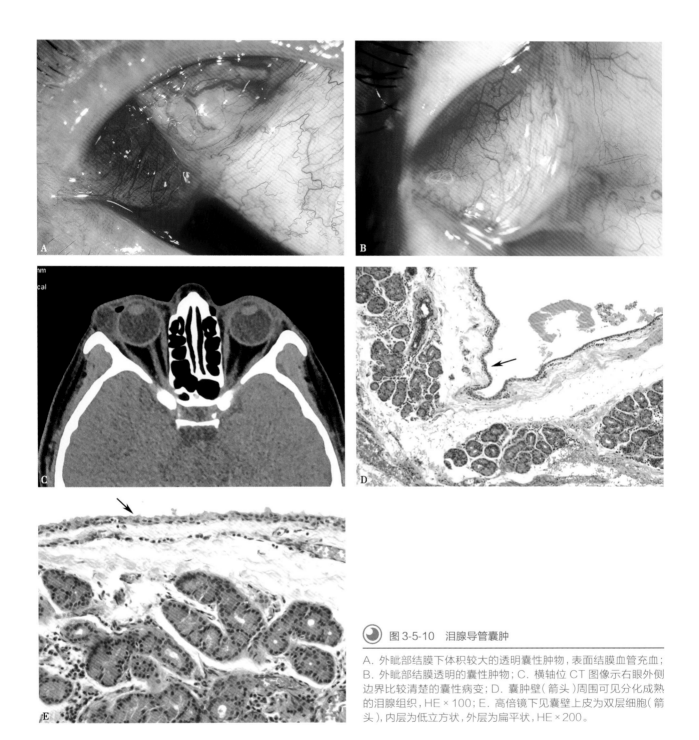

图 3-5-10 泪腺导管囊肿

A. 外眦部结膜下体积较大的透明囊性肿物,表面结膜血管充血;
B. 外眦部结膜透明的囊性肿物;C. 横轴位 CT 图像示右眼外侧
边界比较清楚的囊性病变;D. 囊肿壁(箭头)周围可见分化成熟
的泪腺组织,HE×100;E. 高倍镜下见囊壁上皮为双层细胞(箭
头),内层为低立方状,外层为扁平状,HE×200。

第六节

其他组织来源的结膜肿瘤

一、结膜血管性肿瘤

【概述】大多数结膜血管性肿瘤属于先天性发育异常或错构瘤性病变，有些病变可伴发眼眶血管异常、眼眶静脉曲张、Sturge-Weber 综合征，眼睑、额部或口腔黏膜的血管性肿瘤。

【临床特点】好发于儿童或青少年，少数可见于成年人。临床表现通常与血管瘤类型和病变范围有关。毛细血管瘤通常表现为结膜表面粉红色或灰紫色、界线清楚的肉芽样肿物，质地较软，有缓慢生长倾向（图 3-6-1）。有些结膜血管性肿瘤属于血管发育异常性病变，表现为结膜表面不规则迂曲扩张的血管、缓慢生长的局限性或弥漫性、团块状或不规则形状、红色或蓝紫色肿物，低头时肿物体积可增大（图 3-6-2）。如果存在眼球突出或眼球移位，通常是伴有眼眶病变的表现，影像学检查可以提示眶内血管病变的范围及与周围组织的关系。

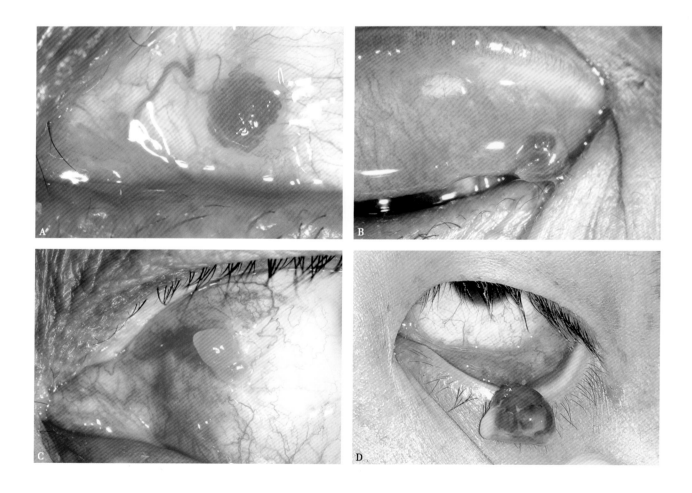

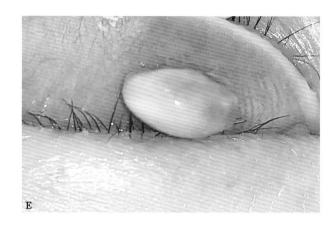

 图 3-6-1 结膜毛细血管瘤

A. 内侧球结膜红色肿物，邻近可见扩张的结膜血管；B. 上睑结膜表面结节状红色肿物；C. 内眦部结膜表面肉芽状红色隆起的肿物，周围结膜肿胀充血；D. 下睑结膜红色肿物，突出睑缘外；E. 上睑结膜表面肉芽状灰白色肿物，边界清楚。

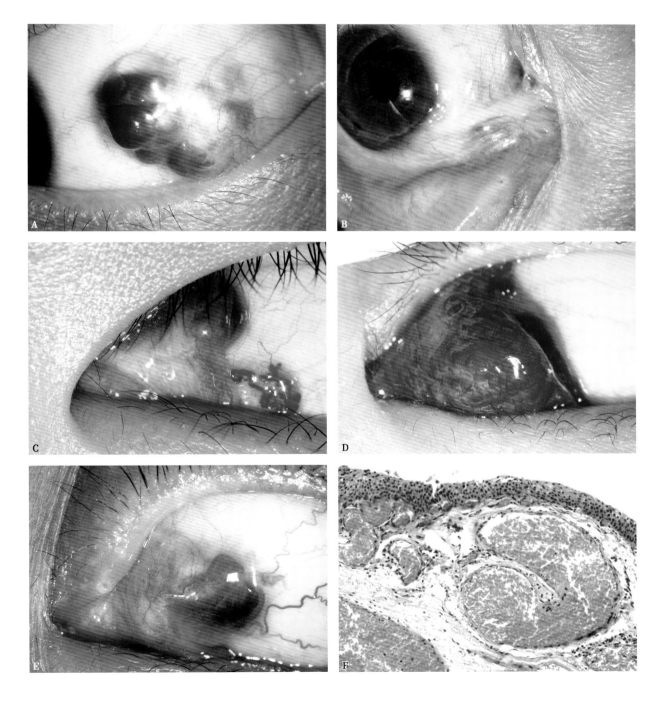

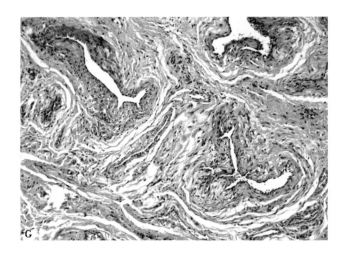

 图 3-6-2　结膜下血管发育异常

A. 颞侧球结膜下紫红色团块状肿物；B. 内眦部结膜下不规则暗紫色肿物；C. 眼眶和结膜下静脉型血管瘤，内眦部结膜可见暗紫色结节状肿物，周围见异常迂曲扩张血管；D. 内眦部结膜表面边界不清、较厚的暗红色肿物；E. 内眦部结膜下紫红色肿物；F. 病理图像示结膜下组织中大量管径不一的血管，血管内充满血液，HE×100；G. 结膜下血管发育异常，可见许多管壁较厚的异常血管，HE×100。

【病理】

1. **结膜血管瘤**　主要为毛细血管瘤，特点为结膜上皮下可见呈簇状分布、大小不一、无一定排列方向的毛细血管，其间有纤维组织分隔成小叶状（图 3-6-3）。有些肿瘤内伴有较多血管内皮细胞增生。其他类型的血管瘤很少发生在结膜。

2. **结膜血管发育异常**　主要由异常分布的动静脉血管组成，血管管径大小不一，呈高度扩张或狭窄的裂隙状，或可见灶状血管内皮增生（见图 3-6-2E、F）。有些病变伴发淋巴管发育异常，间质中常伴有淋巴细胞浸润或淋巴滤泡。

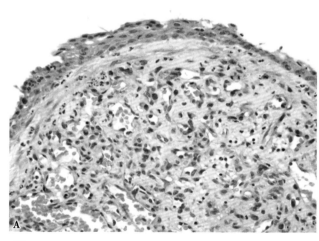
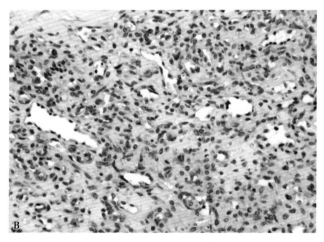

图 3-6-3　结膜毛细血管瘤的病理

A. 血管瘤位于结膜下基质层内，主要由毛细血管和增生的内皮细胞组成，HE×200；B. 高倍镜下显示增生的短梭形内皮细胞间有许多毛细血管样腔隙，HE×200。

【治疗和预后】

1. **结膜血管瘤**　体积较小且无明显临床症状者可随诊观察。如果病变范围较大或有临床症状，可选择手术切除。有些病例术中容易出血。需要确定结膜血管瘤是否为眶内血管病变的延伸灶，这一点对于预先判断术中是否发生出血和能否彻底切除病变至关重要。

2. **结膜血管发育异常**　如果没有临床症状通常无须特殊治疗，当出现明显症状或者患者有美容需求时，可以考虑手术切除病灶。手术医生应考虑术中大出血的风险，并且需要一并切除延伸至眼眶内的病变。为预防术中出血及确定病变范围，可以切除前预先瘤体内注射耳脑胶。本病很难彻底切除，术后容易复发。有些病变可采用 YAG 激光治疗。

二、结膜淋巴管瘤和血管淋巴管瘤

【概述】结膜淋巴管瘤是由结膜下异常分布或扩张的淋巴管组成的团块状肿瘤样增生，属于错构瘤性病变。有些淋巴管瘤中伴有异常的血管成分，称为血管淋巴管瘤。大多数为散发病例，单眼发病。部分病例伴发于 Turner 综合征，Nonne-Milroy-Miege 病、眼眶深部或眼睑皮肤的淋巴管瘤。

【临床特点】多发生于青少年，大多数为单眼发病，表现为穹窿部或结膜下黄白色或灰白色、扁平状、团块状或囊泡状肿物（图 3-6-4）。如果肿物伴发出血，其外观可呈蓝紫色。有些病变呈多发性或弥漫性肿物，边界不清。有些患者伴发眼眶深部淋巴管瘤。

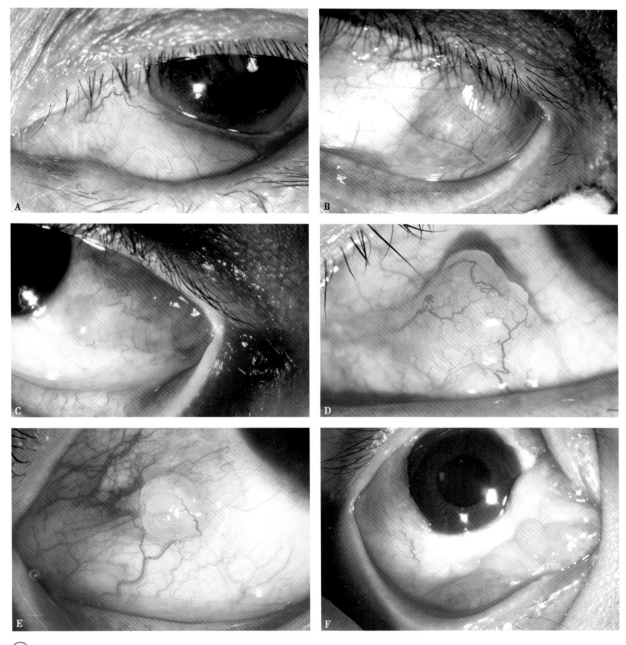

图 3-6-4 结膜淋巴管瘤的临床表现

A. 左眼下穹窿部结膜半透明的囊性肿物；B. 左眼外眦部球结膜下蓝紫色肿物；C. 左眼外侧球结膜下扁平的黄白色囊性肿物；D. 左眼下方球结膜轻度隆起的黄白色肿物，表面结膜血管充血；E. 球结膜表面囊泡状肿物，周围结膜血管充血；F. 右眼内眦部结膜弥漫性黄白色囊泡状肿物。

【病理】肿瘤无包膜，边界清楚或无明显边界。大多数肿瘤表现为海绵状淋巴管瘤，由许多形状不规则、扩张的小淋巴管组成，管壁较薄，衬覆有很薄的扁平状内皮细胞，管腔内可含有透明的液体（图 3-6-5）。淋巴管之间有很疏松的结缔组织纤维，其间可有少量淋巴细胞，偶见淋巴滤泡。如果肿瘤由异常分布的血管和淋巴管组成，称为血管淋巴管瘤。

【治疗和预后】体积较小或无临床症状者可定期随诊观察，体积较大者可手术切除或激光治疗。有些眼球表面弥漫性淋巴管瘤治疗比较困难，很难彻底切除，术后容易复发。本瘤为良性肿瘤，一般不会发生恶性变。

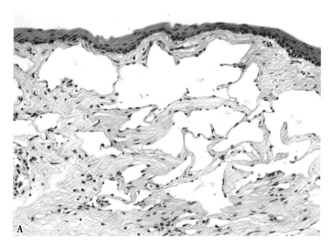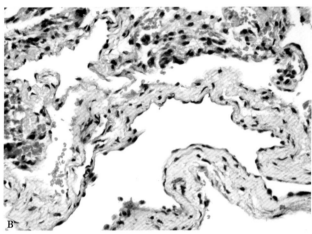

图 3-6-5　结膜淋巴管瘤的病理

A. 结膜上皮下有大量呈灶状聚集、管径不一、囊性扩张的淋巴管，HE × 40；B. 淋巴管的管壁较薄，内壁衬覆扁平的内皮细胞，HE × 100。

三、结膜纤维瘤

【概述】结膜纤维瘤（conjunctival fibroma）是一种良性纤维性肿瘤，非常少见，有些学者认为其可能起源于结膜固有层的纤维或眼球筋膜。有些发生于儿童的结膜纤维瘤属于先天性肿瘤。

【临床特点】本病可发生于幼儿、儿童或成年人，单眼发病，多见于球结膜或角膜缘部位，表现为球结膜下扁平、局限性或弥漫性肿物，多数呈粉白色，有缓慢生长倾向（图 3-6-6）。触之肿物与结膜粘连，无明显疼痛。角膜缘部位的纤维瘤可侵及邻近角膜组织。

【病理】肿物无明显包膜，主要特点为结膜下大量排列较规则或无一定排列的宽带状胶原纤维增生，其间可有少量成纤维细胞和细小血管，无明显炎性细胞（图 3-6-6E）。

【鉴别诊断】主要应与结膜翼状胬肉、结膜黏液瘤和慢性炎症或损伤后引起的结膜下纤维组织增生鉴别。

1. **翼状胬肉**　通常发生于鼻侧角膜缘，有独特的临床表现，病理特点为结膜下纤维血管组织增生、伴有嗜碱性变性或黏液变性。

2. **结膜黏液瘤**　肿瘤主要由少量稀疏散在的小卵圆形、梭形或星芒状细胞和大量红染的黏液样基质组成，瘤体内无宽带状胶原纤维。

3. **慢性炎症或损伤后引起的结膜下纤维组织增生**　病灶局限于损伤部位，增生的胶原纤维呈瘢痕样排列，且常伴有炎性细胞浸润。

【治疗与预后】较小的肿物可定期观察，体积较大的肿物主要是手术切除。多数肿瘤与表面结膜粘连较紧，但与巩膜面容易分离。本瘤为良性肿瘤，完整切除后一般不会复发。

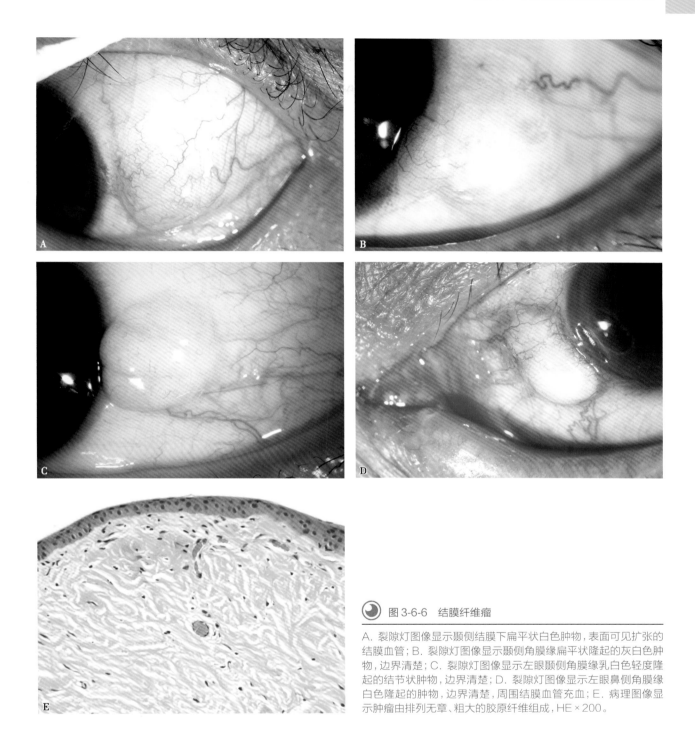

图 3-6-6 结膜纤维瘤

A. 裂隙灯图像显示颞侧结膜下扁平状白色肿物，表面可见扩张的结膜血管；B. 裂隙灯图像显示颞侧角膜缘扁平状隆起的灰白色肿物，边界清楚；C. 裂隙灯图像显示左眼颞侧角膜缘乳白色轻度隆起的结节状肿物，边界清楚；D. 裂隙灯图像显示左眼鼻侧角膜缘白色隆起的肿物，边界清楚，周围结膜血管充血；E. 病理图像显示肿瘤由排列无章、粗大的胶原纤维组成，HE×200。

四、结膜黏液瘤和血管黏液瘤

【概述】结膜黏液瘤（conjunctival myxoma）是一种很少见的结膜下良性肿瘤，起源于原始间叶细胞。很少数结膜黏液瘤属于 Carney 综合征的一部分，后者为常染色体显性遗传性病变，患者可表现心脏、皮肤和黏膜的黏液瘤，皮肤斑点状色素沉着，内分泌功能亢进（Cushing 综合征、肢端肥大症 / 巨人症和性早熟）和黑色素性神经鞘瘤。如果瘤体内含有较多的血管，称为血管黏液瘤。除结膜外，黏液瘤和血管黏液瘤偶可发生在眼眶、角膜和眼睑。

【临床特点】主要发生于成年人，儿童少见。通常为单眼发病，好发于鼻侧、颞侧睑裂区球结膜，很少发生在睑结膜或其他部位的球结膜。黏液瘤主要表现为无痛性、缓慢生长的结膜下局限性、黄粉色或半透明的实性肿物，有些肿物外观类似结膜囊肿（图 3-6-7）。多发性结膜黏液瘤非常少见。血管黏液瘤通常表现为球结膜表面浅粉色肿物，边界清楚（图 3-6-8）。

【病理】结膜黏液瘤体积较小，表面光滑而饱满，质地较软或稍硬（图 3-6-7F）。镜下主要由少量稀疏散在的小卵圆形、梭形或星芒状细胞和大量红染的黏液样基质组成，其间有比较细小的胶原纤维丝，血管稀少。瘤细胞体积很小，胞质较少或有纤细的胞浆突起，胞核小而深染，无明显核仁（图 3-6-7G）。瘤细胞无明显异型性。黏液样物质主要由透明质酸和少量硫酸软骨素组成，胶体铁和阿辛蓝染色呈阳性。电镜下发现黏液瘤细胞含有大量粗面内质网、胞质空泡、胞核空泡和疏松排列的微丝，提示瘤细胞可产生黏液样物质和细胞外胶原纤维。免疫组织化学染色，瘤细胞对 vimentin（波形蛋白）呈阳性表达，部分瘤细胞对 CD34 和 SMA 呈阳性表达，S-100 蛋白呈阴性表达。有些结膜黏液瘤无明显包膜，与表面结膜有粘连（图 3-6-7H）。

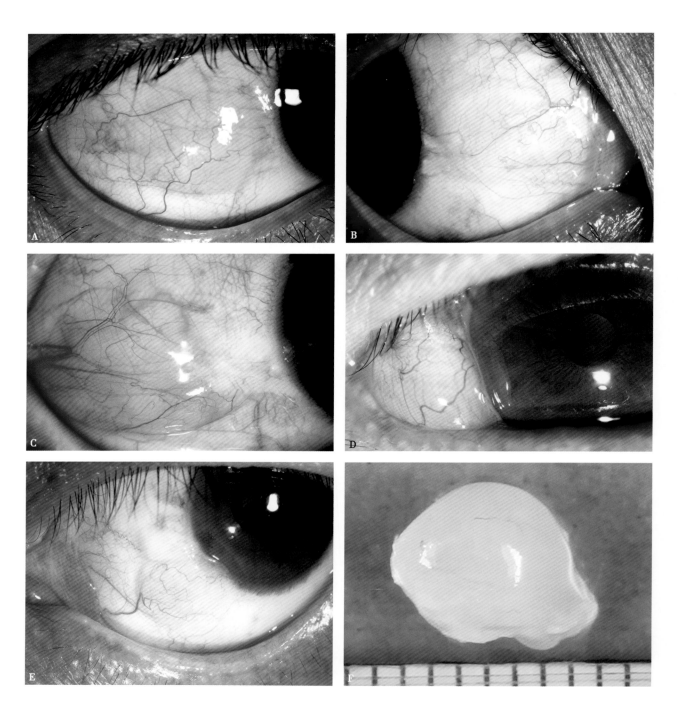

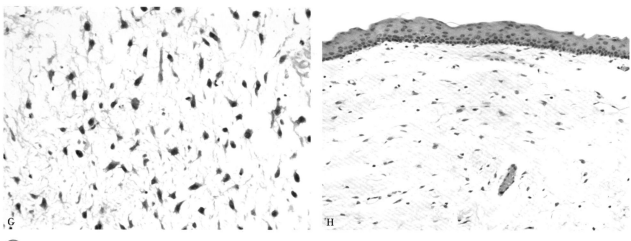

图 3-6-7 结膜黏液瘤

A. 颞侧结膜下半透明性肿物,边界比较清楚;B. 外眦部结膜下边界不清、扁平的白色肿物;C. 颞侧结膜下边界不清的浅黄色肿物;D. 颞侧球结膜白色半透明的肿物,类似于结膜囊肿,表面结膜血管扩张充血;E. 鼻侧角膜缘处球结膜轻度隆起的粉白色盘状肿物,边界清楚,邻近结膜有少量色素沉着;F. 肿物大体呈白色、半透明、边界清楚;G. 病理图像显示肿物由大量黏液样基质和少量短梭形或星形细胞组成,HE×200;H. 病理图像显示肿物与表面结膜粘连,HE×200。

血管黏液瘤的病理特点为星芒状或短梭形成纤维细胞和黏液样基质之间含有许多薄壁扩张的血管,这些血管可能属于小动脉、小静脉或毛细血管(图 3-6-8C)。

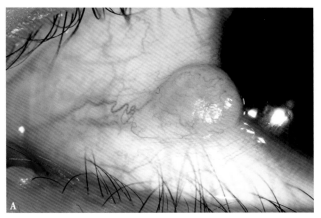

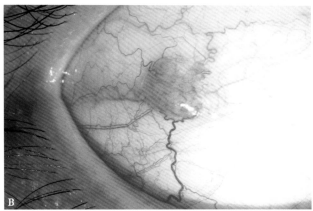

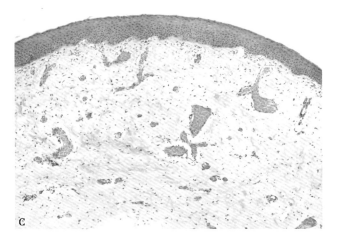

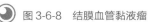

图 3-6-8 结膜血管黏液瘤

A. 角膜缘粉白色结节状肿物,边界比较清楚,邻近结膜血管扩张;B. 球结膜表面体积较小的粉红色结节状肿物,边界清楚;C. 病理图像显示黏液样纤维组织中有许多毛细血管,HE×100。

【鉴别诊断】临床上本瘤主要应与结膜囊肿鉴别，使用超声生物显微镜（UBM）或眼前节 OCT 检查，黏液瘤为实体性肿物，有助于两者鉴别。病理诊断主要应与神经纤维瘤、黏液性脂肪肉瘤、黏液性恶性纤维组织细胞瘤和黏液软骨瘤等一些梭形细胞性肿瘤或容易发生黏液变性的肿瘤相鉴别。

【治疗和预后】对可疑为结膜黏液瘤而病变较小且无明显临床症状的病变可以定期观察。体积较大或有临床体征者可手术切除。大多数结膜黏液瘤手术完整切除后不复发。少数肿瘤与结膜粘连或病变边界不清，很难彻底切除，术后容易复发。

五、结膜肌成纤维细胞瘤

肌成纤维细胞瘤（myofibroblastic tumor）是一种间叶源性肿瘤，由增生的梭形肌成纤维样细胞组成，梭形细胞之间可见胶原纤维。结膜肌成纤维细胞瘤罕见，可发生于球结膜下方，表现为质地较硬的白色肿物，边界清楚或模糊（图 3-6-9A）。肿瘤主要由增生的梭形或胖梭形成纤维细胞和肌成纤维细胞组成，呈波浪状或束状排列。免疫组织化学染色，瘤细胞对 vimentin 和 SMA 呈阳性表达（图 3-6-9B、C）。本病属于交界性肿瘤，治疗主要是手术完整切除，切除不彻底可复发。

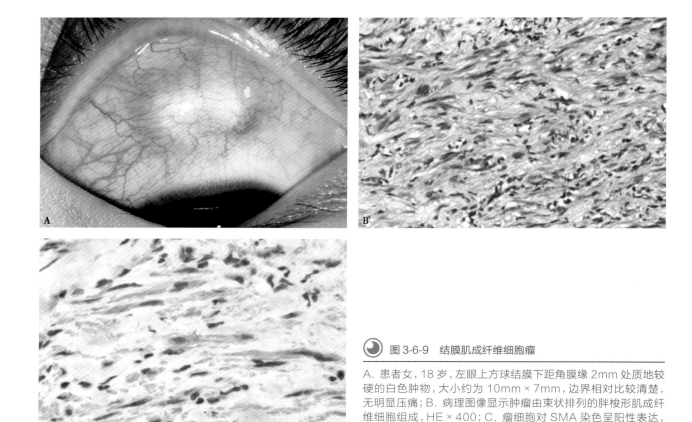

图 3-6-9　结膜肌成纤维细胞瘤

A. 患者女，18 岁，左眼上方球结膜下距角膜缘 2mm 处质地较硬的白色肿物，大小约为 10mm × 7mm，边界相对比较清楚，无明显压痛；B. 病理图像显示肿瘤由束状排列的胖梭形肌成纤维细胞组成，HE × 400；C. 瘤细胞对 SMA 染色呈阳性表达，EnVision × 400。

六、结膜孤立性纤维性肿瘤

孤立性纤维性肿瘤（solitary fibrous tumor，SFT）属于一种成纤维细胞性肿瘤，瘤细胞具有 CD34 阳性树突状间质细胞分化，遗传学显示 12q 重排，形成 NAB2-STAT6 融合基因。近代文献报道本瘤除好发于胸膜外，可发生于身体其他部位。眼部 SFT 多发生于眼眶或泪囊周围，而结膜和眼睑的 SFT 非常少见。

近年我们收治两例结膜 SFT，均发生于中年女性的内眦部结膜，CT 检查无明显眼眶病变。肿物位于内眦部结膜下，呈紫红色或浅红色，瘤体表面结膜血管充血（图 3-6-10A、B）。肿瘤大体形态不规则，边界比较清楚，术中发现肿瘤与结膜粘连，无明显包膜。病理学检查肿瘤位于结膜下，主要由排列比较疏松的长梭形纤维样细胞组成，呈无结构或无模式性生长，其间穿插许多粗大的胶原纤维和血管，瘤细胞无明显异型性。免疫组织化学染色，瘤细胞表达 CD34、STAT6（信号转导及转录激活因子 6）、CD99 和Bcl-2（图 3-6-10C～E）。本瘤属于交界性肿瘤，切除不彻底容易复发。

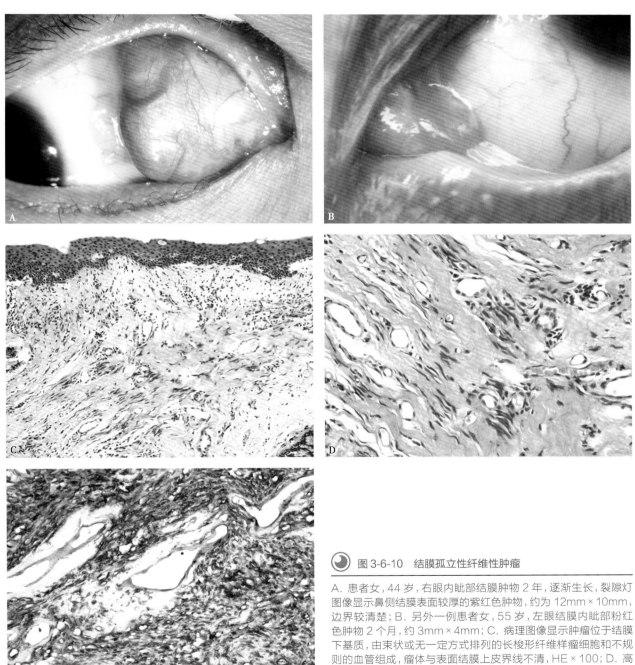

图 3-6-10 结膜孤立性纤维性肿瘤

A. 患者女，44 岁，右眼内眦部结膜肿物 2 年，逐渐生长，裂隙灯图像显示鼻侧结膜表面较厚的紫红色肿物，约为 12mm×10mm，边界较清楚；B. 另外一例患者女，55 岁，左眼结膜内眦部粉红色肿物 2 个月，约 3mm×4mm；C. 病理图像显示肿瘤位于结膜下基质，由束状或无一定方式排列的长梭形纤维样瘤细胞和不规则的血管组成，瘤体与表面结膜上皮界线不清，HE×100；D. 高倍镜下显示梭形瘤细胞之间穿插有粗细不等的胶原纤维和血管，HE×200；E. 瘤细胞对 CD34 呈强阳性表达，EnVision×200。

七、结膜幼年性黄色肉芽肿

幼年性黄色肉芽肿（juvannile xanthogranuloma）是一种非朗格汉斯细胞组织细胞增生性病变，好发于幼儿或儿童，少数可发生于成年人。结膜幼年性黄色肉芽肿非常少见，通常表现为球结膜表面轻度隆起的局限性浅黄色或黄白色肿物，边界清楚，周围可见充血扩张的血管（图3-6-11A）。文献中报道有些病例发生于角膜缘部位。肿物一般较小，直径很少超过6mm。病理特点为肿物位于结膜上皮下，主要由胞浆丰富的类脂性细胞、Touton巨细胞、单核细胞和淋巴细胞组成，病变后期伴有成纤维细胞增生。瘤细胞对CD68呈阳性表达（图3-6-11B、C）。临床治疗主要是手术完整切除。本病与成年人眼眶周黄色肉芽肿不同，后者体积通常较大，病变比较弥漫，其中一些患者伴有哮喘、副蛋白血症等全身病变。

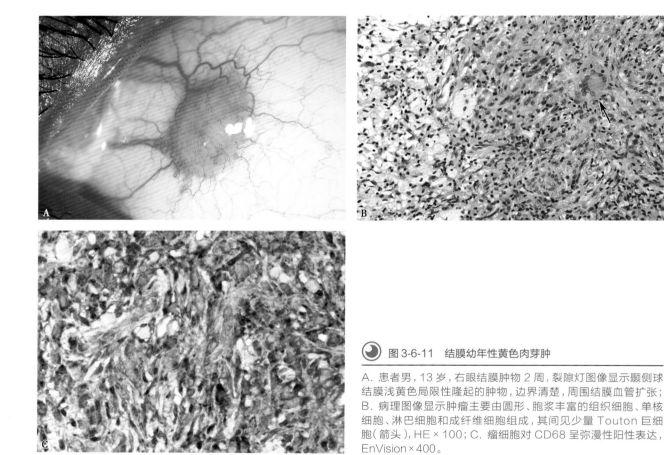

图3-6-11　结膜幼年性黄色肉芽肿

A. 患者男，13岁，右眼结膜肿物2周，裂隙灯图像显示颞侧球结膜浅黄色局限性隆起的肿物，边界清楚，周围结膜血管扩张；B. 病理图像显示肿瘤主要由圆形、胞浆丰富的组织细胞、单核细胞、淋巴细胞和成纤维细胞组成，其间见少量Touton巨细胞（箭头），HE×100；C. 瘤细胞对CD68呈弥漫性阳性表达，EnVision×400。

八、结膜朗格汉斯细胞组织细胞增生

朗格汉斯细胞组织细胞增生症（Langerhans cell histiocytosis，LCH）属于朗格汉斯细胞的克隆性增生，本病可为局限性孤立性病变或为累及多个系统的播散性病变。眼部LCH多见于眼眶，而发生于结膜的LCH非常少见。

近年我们收治两例结膜LCH，分别为51岁和25岁的男性，均发生于下睑缘结膜，呈轻度隆起的白色扁平肿物，边界清楚，周围结膜充血（图3-6-12A）。肿瘤分别为3mm×3mm和4mm×5mm。一例患者伴有外周血嗜酸性粒细胞数目增高和肢体皮肤牛皮癣，另外一例外周血淋巴细胞绝对值和淋巴细胞百分比轻度增高。两例患者均没有全身其他部位LCH病变。

　　病理检查可见结膜上皮不规则增生,上皮下有弥漫性小圆形或卵圆形细胞增生。本病诊断主要依据病理诊断中对 LCH 细胞的识别,这些细胞通常呈卵圆形,直径 10~15μm,胞质中等丰富,嗜酸,胞核呈分叶状或咖啡豆状,可见核沟或凹陷,核染色质细腻,核膜薄。瘤细胞表达 CD1a,Langerin 和 S-100 蛋白(图 3-6-12)。电镜下细胞胞质内可见 Birbeck 颗粒。

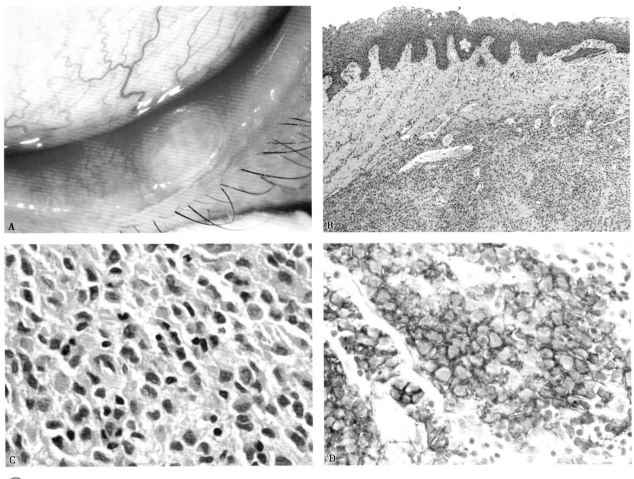

🌙 图 3-6-12 结膜朗格汉斯组织细胞增生

A. 患者男,25 岁,左眼下睑缘肿物 3 周,裂隙灯图像显示下睑结膜轻度隆起的白色扁平状肿物,边界比较清楚;B. 病理图像示结膜上皮下弥漫性小圆形细胞增生,伴结膜上皮增生和鳞状化生,HE×100;C. 高倍镜下显示肿瘤细胞呈小卵圆形,胞质嗜酸,胞核可见核沟或分叶,染色质细,HE×400;D. 肿瘤细胞对 CD1a 呈阳性表达,EnVision×400。

九、神经纤维瘤和神经纤维瘤病

　　结膜神经纤维瘤主要来自眼眶神经纤维瘤的蔓延或伴发于神经纤维瘤病,多数属于 I 型神经纤维瘤病的丛状神经纤维瘤。有些患者伴有皮肤多发性神经纤维瘤。

　　临床主要表现为睑结膜或球结膜弥漫性增厚或不规则形状的结节状肿物,边界不清(图 3-6-13)。肿瘤一般无包膜,与周围组织分界不清,主要由波浪状或旋涡状排列的短梭形细胞组成,其间穿插有粗细不等的胶原纤维,且含有较多的血管。有些肿瘤细胞可发生水肿或黏液变性。有些病变中,瘤细胞之间可见无序分布且增粗的神经干。

　　结膜局限性神经纤维瘤罕见,肿物可缓慢生长,一般选择局部肿物切除。如果伴发于眼眶或眼睑皮肤神经纤维瘤病,手术很难彻底切除,容易复发。大多数神经纤维瘤为良性肿瘤,很少发生恶性变。

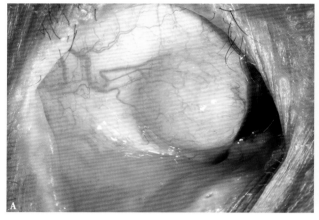
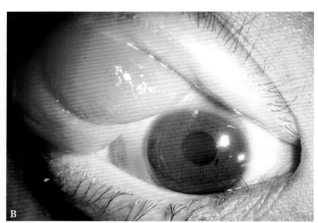
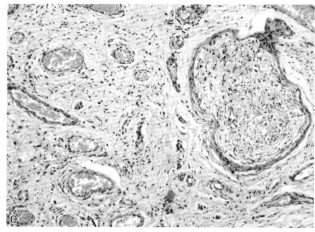

 图3-6-13　结膜神经纤维瘤的临床表现

A. 右眼颞侧角膜缘浅粉色结节状肿物，边界较清，表面光滑，邻近结膜血管扩张充血；B. 另外一例右眼外眦部上睑结膜半球状隆起的分叶状浅红色肿物，突出睑裂外；C. 病理图像显示肿瘤细胞呈短梭形，排列疏松，其间可见增粗的神经干和丰富血管，HE×100。

十、结膜下淋巴组织增生

【概述】结膜淋巴组织增生通常是指结膜下淋巴组织良性或反应性增生性病变，其可能和某些慢性炎症、过敏性疾病或病毒感染有关。

【临床特点】多数患者表现为睑结膜或穹窿部结膜表面呈簇状分布、多发性滤泡状肿物，单眼或双眼发病（图3-6-14，图3-6-15）。有些临床表现类似结膜MALT淋巴瘤，诊断非常困难，主要依靠病理诊断。结膜下弥漫性淋巴组织增生非常少见，要特别注意与结膜MALT淋巴瘤鉴别。

【病理】主要特点为结膜下大量分化成熟的小淋巴细胞增生，其间可见数量不等、分化成熟的淋巴滤泡。淋巴细胞的体积较小，大小和形态比较一致，胞浆不明显，核呈圆形、深染、无明显核仁。多数病变中伴有少量成熟的浆细胞、厚壁毛细血管、血管内皮细胞、巨噬细胞或嗜酸性粒细胞（图3-6-14C、D，图3-6-15D）。

【鉴别诊断】诊断中要特别注意局部活检或送检组织较小的病变，其送检的组织有一定局限性，病理医生应与临床医生充分沟通，详细了解患者的临床病史和眼部表现，避免诊断失误。如与临床不符，可重新取做活检，不要勉强作出淋巴组织增生或淋巴瘤的诊断。可疑病例应通过基因重排检测或请有经验的医生会诊。文献中已有报道部分淋巴组织增生可发展为淋巴瘤。

【治疗和预后】目前尚无明确的推荐治疗方法，有报道可选择冷冻治疗、手术切除或口服类固醇激素联合治疗。结膜淋巴组织增生的预后相对较好，有些学者报道少数病变会发展为淋巴瘤。

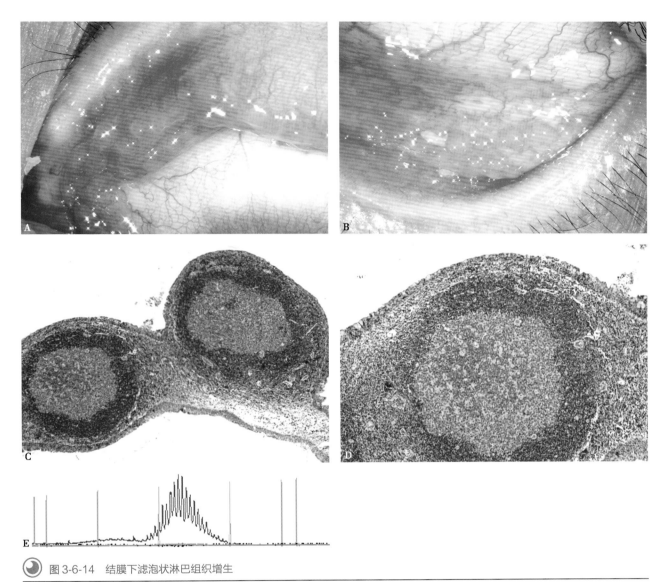

图 3-6-14 结膜下滤泡状淋巴组织增生

A. 患者女，61 岁，左眼上、下眼睑结膜滤泡状肿物 2 个月余，裂隙灯图像显示上睑内眦部睑结膜和穹窿部结膜有较多的浅红色滤泡状肿物；B. 下睑结膜表面有较多扁平状滤泡肿物，结膜血管充血；C. 下睑肿物活检显示结膜下淋巴组织增生，其间有多个分化成熟的淋巴滤泡，HE×40；D. 高倍镜下显示滤泡生发中心扩大，HE×100；E. 毛细管电泳基因分析结果显示 B 细胞免疫球蛋白重链基因多克隆性重排（BIOMED-2 IgH）。

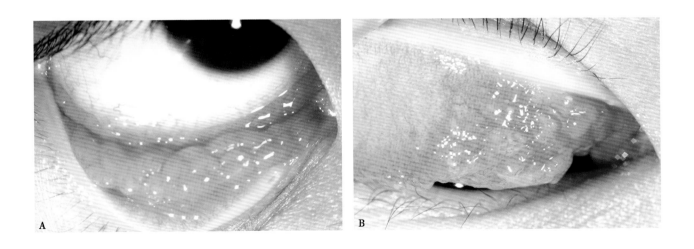

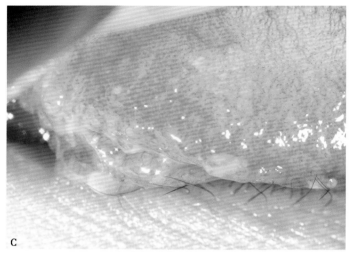
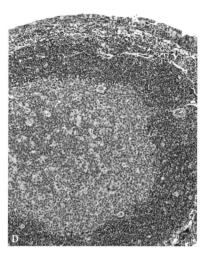

图 3-6-15   双眼结膜下滤泡状淋巴组织增生

A. 患者女，15 岁，双眼上、下眼睑结膜肿物半年，裂隙灯图像显示右眼下睑和穹窿部结膜弥漫性粉红色滤泡状肿物，表面光滑；B. 右眼上睑内侧睑结膜和穹窿部结膜粉红色滤泡状或肉芽肿状肿物；C. 左眼上睑穹窿部结膜粉红色滤泡状肿物；D. 左眼上睑结膜病变区病理活检证实为结膜下淋巴组织增生，其间有体积较大、分化成熟的淋巴滤泡，HE×200。

十一、结膜淋巴瘤

【概述】近年来结膜淋巴瘤的发病率呈上升趋势，文献报道其发病率占眼附属器淋巴瘤的 20%～25%。大多数结膜淋巴瘤属于非霍奇金 B 细胞淋巴瘤，最常见的类型为黏膜相关淋巴组织结外边缘区淋巴瘤（MALT 淋巴瘤），其他少见的类型包括滤泡性淋巴瘤、弥漫性大 B 细胞淋巴瘤、套细胞淋巴瘤等。结膜 T 细胞淋巴瘤罕见。目前一些研究显示某些结膜淋巴瘤的发病与长期慢性炎症刺激、鹦鹉衣原体感染、自身免疫性疾病或遗传学异常有关。大多数结膜淋巴瘤属于原发性病变，少部分病变来自眼眶淋巴瘤蔓延或伴发全身其他部位淋巴瘤。

【临床特点】

1. 结膜 MALT 淋巴瘤   多见于成年女性，单眼或双眼发病，病史较长，大多数发生于穹窿部球结膜下，表现为局限性或弥漫性鲑鱼肉样粉红色隆起的肿物，表面比较光滑（图 3-6-16，图 3-6-17）。肿物缓慢生长，可随结膜活动，伴有结膜水肿、充血、溢泪等症状。少数患者可表现为穹窿部结膜滤泡状或肉芽肿样肿物（图 3-6-18），与淋巴组织增生鉴别比较困难。睑结膜或泪阜部结膜淋巴瘤非常少见（图 3-6-19）。

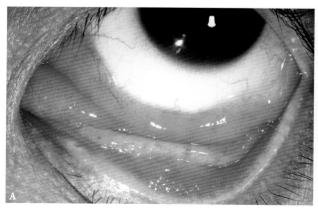
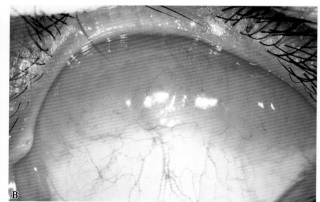

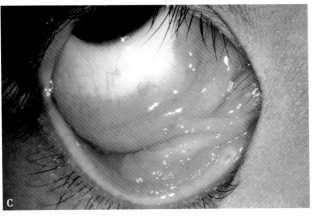
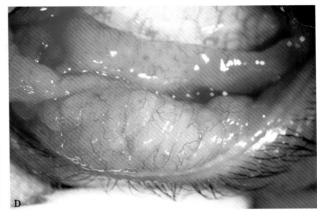
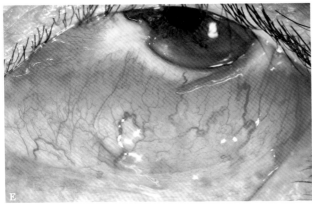

🌙 图 3-6-16　结膜 MALT 淋巴瘤的临床表现

A. 下穹窿部弥漫性粉红色鲑鱼肉样肿物；B. 上穹窿部结膜浅粉色弥漫性肿物，表面比较平坦；C. 下穹窿部和内侧结膜弥漫性粉红色鲑鱼肉样肿物；D. 下睑结膜和穹窿部结膜弥漫性粉红色肿物，表面不光滑；E. 下方穹窿部结膜和球结膜弥漫性粉红色肿物，表面有许多充血扩张的血管，波及角膜缘。

2. 其他类型淋巴瘤　结膜弥漫性大 B 细胞淋巴瘤、滤泡性淋巴瘤、套细胞淋巴瘤、霍奇金淋巴瘤和 T 细胞淋巴瘤非常少见，这些患者多数伴有全身其他部位淋巴瘤，发病时间较短，病程发展较快，重者肿物可突出于睑裂外。

3. 如果伴发眼眶淋巴瘤，患者常表现眼球运动障碍或复视等症状（图 3-6-20）。

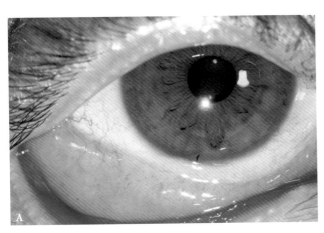
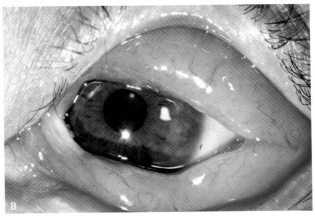

🌙 图 3-6-17　双眼结膜 MALT 淋巴瘤的临床表现

A. 患者男，45 岁，双眼结膜肿物 1 年半，裂隙灯图像显示右眼下睑穹窿部结膜弥漫性粉红色鲑鱼肉样肿物；B. 左眼上、下睑穹窿部结膜弥漫性粉红色鲑鱼肉样肿物，表面比较光滑。

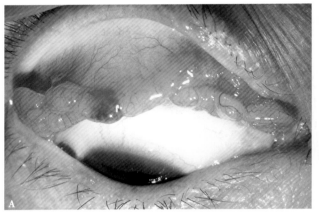
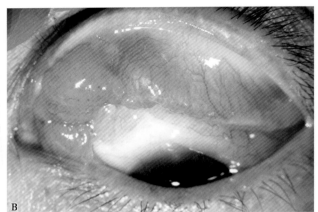
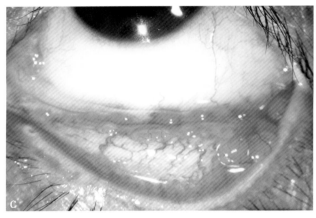

图 3-6-18 双眼结膜 MALT 淋巴瘤

A. 患者女，56 岁，双眼结膜肿物 3 年，裂隙灯图像显示右眼上睑穹窿部结膜弥漫性肉芽肿样浅红色肿物；B. 左眼上睑穹窿部结膜浅粉色肉芽样肿物；C. 左眼下睑穹窿部和外眦部结膜表面可见许多滤泡状或肉芽肿状粉红色肿物。

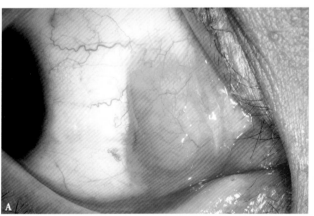
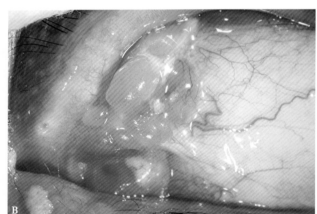
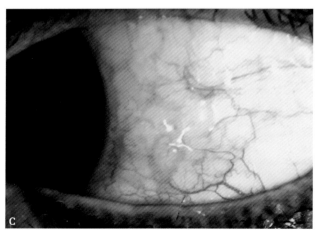

图 3-6-19 结膜 MALT 淋巴瘤

A. 内眦部结膜浅红色、结节状鲑鱼肉样肿物；B. 内眦部结膜粉红色、大小不一的肉芽肿样肿物；C. 角膜缘部位轻度隆起的粉红色肿物。

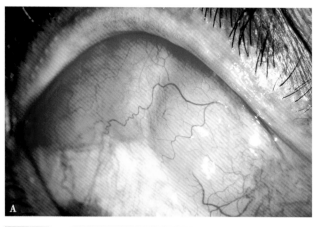
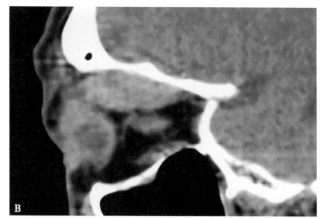
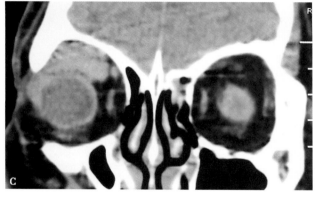

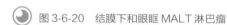
图 3-6-20 结膜下和眼眶 MALT 淋巴瘤

A. 患者男,70 岁,裂隙灯图像显示右眼上穹窿部和球结膜鲑鱼肉样浅红色肿物;B、C. 矢状位和冠状位 CT 图像显示眼眶上方中等密度肿物,波及眼球壁周围。

【病理】结膜淋巴瘤的病理分型主要依据 WHO 的分类,需要结合临床表现、组织病理学形态和免疫组织化学染色的特点。结膜淋巴瘤大多数为 MALT 淋巴瘤,主要特点为结膜下弥漫性淋巴细胞增生,瘤细胞成分单一,呈中心细胞样,小到中等大小,胞核轻度不规则,核染色质较细腻,无明显核仁。有些瘤细胞呈单核细胞样 B 细胞。肿瘤细胞通常侵犯表面的结膜上皮,有些肿瘤内可见瘤细胞侵入血管内。免疫组织化学染色,肿瘤细胞 CD20(+),CD79(+),Ki-67 指数通常低于 5%(图 3-6-21)。目前尚无 MALT淋巴瘤的特异性标记物。有些结膜 MALT 淋巴瘤伴有浆细胞分化和淀粉样变性(图 3-6-22)。有些文献报道,与眼附属器淋巴瘤相关的染色体易位包括 t(11;18)(q32;q21)。其他类型结膜淋巴瘤,如滤泡性淋巴瘤、弥漫性大 B 细胞淋巴瘤、套细胞淋巴瘤和霍奇金淋巴瘤比较少见(图 3-6-23~图 3-6-25),其详细的病理学和免疫组织化学特征见眼眶章。

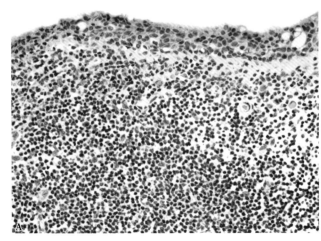
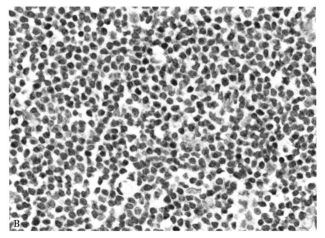

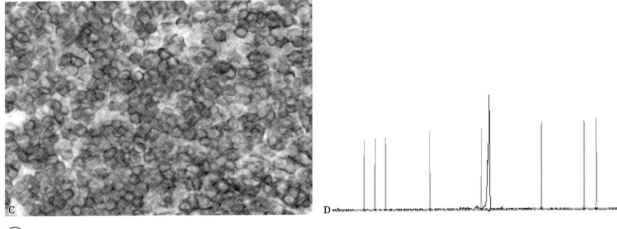

图 3-6-21 结膜 MALT 淋巴瘤的病理

A. 结膜上皮下淋巴细胞弥漫性增生,瘤细胞侵及表面结膜上皮,HE×200;B. 淋巴细胞中等大,胞核圆形,形态不规则,深染,无明显核仁,HE×400;C. 瘤细胞对 CD20 呈弥漫性阳性表达,EnVision×400;D. 毛细管电泳基因分析结果显示 B 细胞免疫球蛋白重链基因单克隆性重排(BIOMED-2 IgH)。

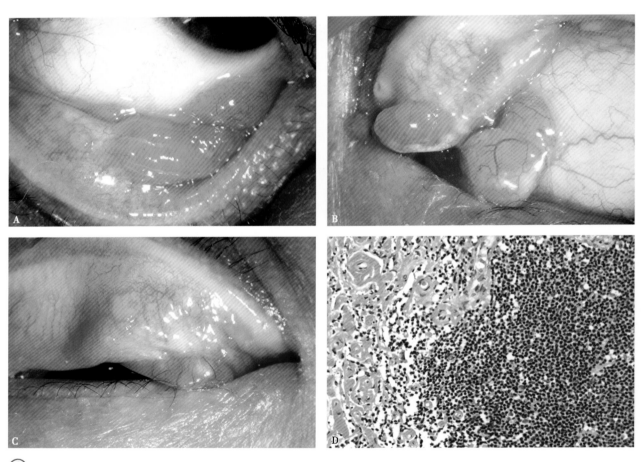

图 3-6-22 结膜 MALT 淋巴瘤,伴有睑结膜淀粉样变性

A、B. 患者女性,61 岁,患有风湿病和关节炎病史,裂隙灯图像显示左眼外眦部穹窿部、内眦部和睑结膜多发性粉红色肉芽状肿物;C. 右眼上睑结膜散在的粉红色肉芽状肿物;D. 病理活检证实为 MALT 淋巴瘤,肿瘤中含有片块状分布的淀粉样物质,有些淀粉样物质围绕在血管周围,HE×200。

【鉴别诊断】结膜淋巴瘤的诊断和分类主要依靠组织病理学诊断,对临床怀疑为结膜淋巴瘤的病变可切取适当大小的组织进行病理活检。但必须注意要切取典型部位的肿物组织,切取的组织要能够满足病理活检和分子病理学检测的需要,活检组织块太小可能会给病理诊断带来困难或出现误诊。由于结膜淋巴瘤大多数属于 MALT 淋巴瘤,有些病变与淋巴组织增生的鉴别非常困难,必要时需要进一步应用聚合酶链反应(PCR)技术进行基因重排检测。结膜淋巴瘤很少发生于儿童,应注意与某些血液疾病加以鉴别。

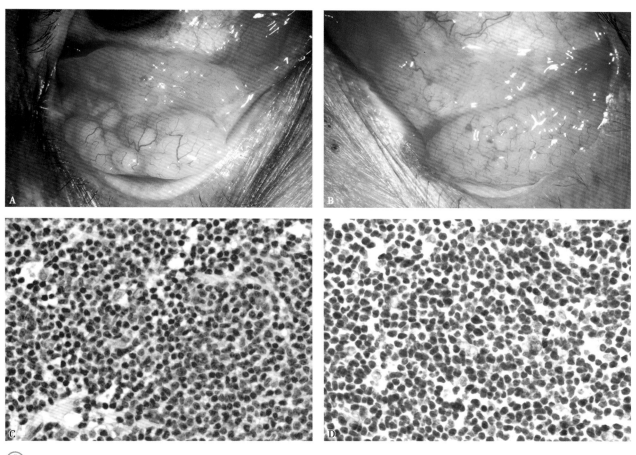

图 3-6-23 双眼结膜套细胞淋巴瘤

A. 患者男性,60 岁,双眼结膜肿物 6 个月,右眼下穹窿部结膜弥漫性浅红色鲑鱼肉样肿物,表面不光滑;B. 左眼下穹窿部结膜弥漫性浅红色鲑鱼肉样肿物,侵及外侧睑缘;C. 肿瘤细胞呈小圆形,胞核中等大小,形态不规则,HE×400;D. 肿瘤细胞对 Cyclin D1 呈阳性表达,EnVision×400。

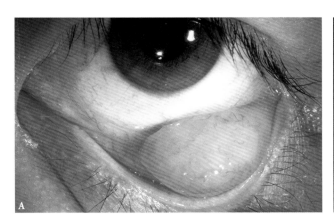

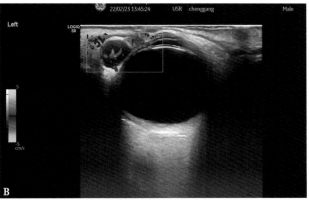

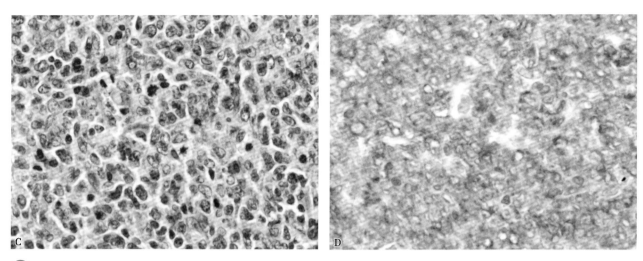

图 3-6-24　结膜弥漫性大 B 细胞淋巴瘤（GCB 样）

A. 患者男，46 岁，左眼下睑结膜肿物 1 个月，裂隙灯图像显示下穹窿部结膜球状隆起的粉红色肿物，边界比较清楚；B. 彩色多普勒超声图像显示低回声肿物内有血流信号；C. 肿瘤主要由中到大的中心母细胞组成，有较多核分裂象，HE×400；D. 免疫组织化学染色，瘤细胞对 CD10 呈弥漫性阳性表达，EnVision×400。

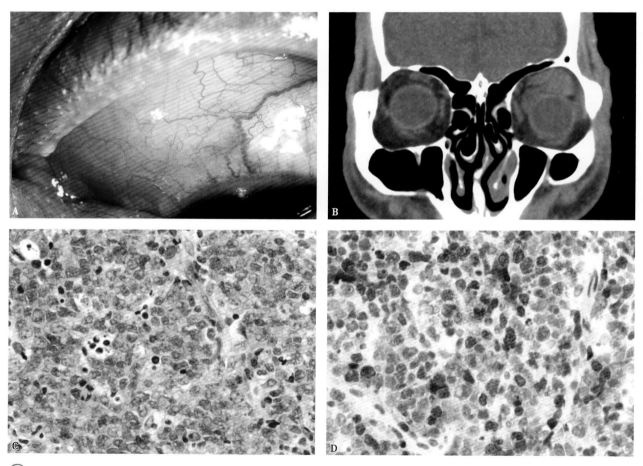

图 3-6-25　结膜和眼眶内弥漫性大 B 细胞淋巴瘤（非 GCB 样）

A. 患者男，59 岁，左眼结膜肿物 1 个月，裂隙灯图像示左眼鼻上方结膜粉红色鲑鱼肉样肿物，推之结膜不活动；B. CT 图像显示左眼眶上方肿物，边界不清；C. 肿瘤细胞似中心母细胞，胞质丰富，核呈圆形，染色质细腻，有 2~3 个贴核膜的小核仁，HE×400；D. 免疫组织化学染色，瘤细胞表达 Mum1，EnVision×400。

【治疗和预后】结膜淋巴瘤的治疗通常需要结合患者临床表现、病理学类型、临床分期、病变范围和全身情况。体积较小或比较局限性病变,可选择手术切除和辅以冷冻治疗。如果肿瘤范围较大,可采用大部分肿物切除,经病理检查证实为淋巴瘤的病例可选择局部放疗、化疗或生物治疗。对存在明显残留病变或复发病变可选择局部放疗,多数病例有一定疗效。文献中报道对反复复发或弥漫性病变可选择局部化疗、免疫治疗或抗生素联合治疗,但仍需大样本的临床观察。

结膜 MALT 淋巴瘤是一种低度恶性淋巴瘤,预后相对较好。对某些手术切除后无明显残留病变的患者可进行密切随诊观察。一些文献报道有些结膜 MALT 淋巴瘤大部分切除后,残留病变通常发展缓慢或无明显临床症状。有些结膜淋巴瘤可伴有全身其他部位淋巴瘤,所以对经病理检查证实后的患者应进行较详细的全身检查,尤其弥漫性大 B 细胞淋巴瘤、滤泡性淋巴瘤和套细胞淋巴瘤。如果患者伴有全身淋巴瘤,应给予相应的全身治疗。弥漫性大 B 细胞淋巴瘤、套细胞淋巴瘤或 T 细胞淋巴瘤主要是结合全身表现选择化疗。

十二、结膜淀粉样变性

【概述】病因不清,多数学者认为与局部或全身免疫性疾病有关。结膜淀粉样变性比较少见,多数属于局限性病变,有些病例可能与结膜长期慢性炎症或沙眼有关。少数患者可伴有全身其他部位的淀粉样变性或淋巴瘤。

【临床特点】本病可发生于结膜任何部位,单眼或双眼发病,表现为结膜下组织局限性或弥漫性增厚,呈黄色或黄白色,边界不清。病变可逐渐扩展到眼睑及球结膜(图 3-6-26)。

【病理】主要特点为结膜下组织和小血管壁周围有大量嗜酸性、均匀一致的无结构的变性物质,刚果红染色呈阳性(图 3-6-26E)。有些病变中伴有少量淋巴细胞和浆细胞浸润。

【治疗和预后】目前对本病治疗还没有十分有效的方法,体积较大者可选择手术切除。

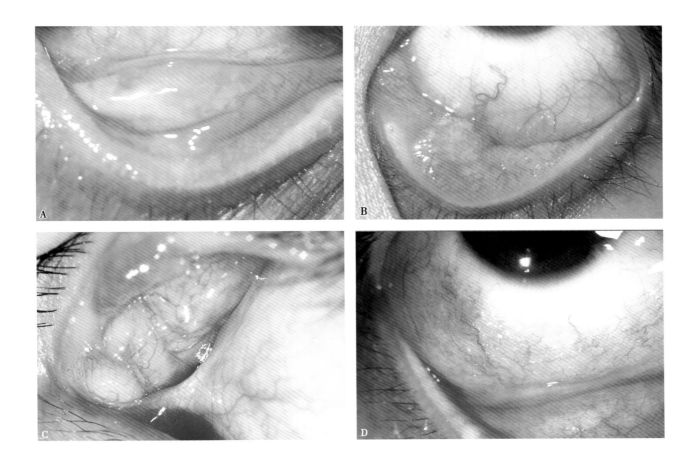

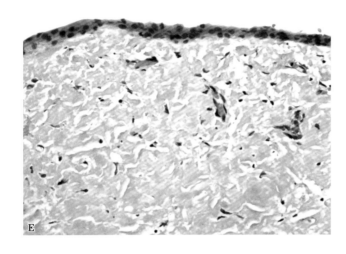

 图 3-6-26　结膜下淀粉样变性

A. 下睑穹窿部结膜下黄白色肿物；B. 下睑结膜下弥漫性黄白色肿物；C. 外眦部结膜下边界不清的淡黄色隆起肿物，周围结膜血管充血；D. 外眦部结膜下浅黄白色肿物似结膜囊肿，边界不清；E. 病理图像显示结膜上皮下聚集有大量粉染的团块状变性物质，HE×200。

十三、结节病

结节病（sarcoidosis）是一种病因未明、可累及多系统、以非坏死性上皮样细胞肉芽肿为特征的疾病。病变可累及全身多个系统或组织，最常见于肺、淋巴结和皮肤。结节病可累及眼部组织，包括泪腺、葡萄膜、视网膜、眼睑、结膜和眼眶，最常见于泪腺。本病病理特点为慢性肉芽肿性炎症，可见由大量上皮样细胞和多核巨噬细胞组成的肉芽肿性结节，结节大小比较一致，结节内无干酪样坏死。

结膜结节病非常少见，笔者见到一例 50 岁的女性患者，主诉左眼结膜肿物 1 个月，无明显疼痛，临床检查见左眼结膜下边界比较清楚的粉白色结节状肿物，病理切除后证实为结节病样肉芽肿（图 3-6-27）。术后患者全身检查，血管紧张素水平增高，肺部 CT 显示双侧肺门有肿大的结节影，气管镜活检组织经病理检查证实为结节病。本病需要与结核性肉芽肿鉴别，后者结节不规则，结节内见干酪样坏死，结核菌素试验阳性。对考虑为结节病的患者，应当做相关的全身检查，并排除全身其他部位病变。

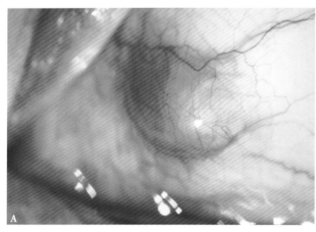
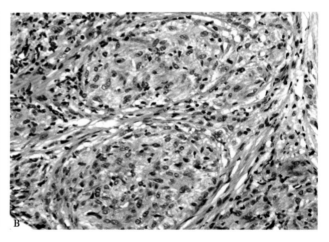

图 3-6-27　结膜结节病

A. 患者女，50 岁，左眼结膜肿物 1 个月余，裂隙灯图像显示左眼内侧球结膜下轻度隆起的粉白色结节状肿物，边界比较清楚；B. 病理活检表现为肉芽肿性炎症，可见许多由上皮样细胞、多核巨噬细胞和淋巴细胞组成的肉芽肿性结节，结节内无干酪样坏死，HE×200。

十四、睑裂斑

睑裂斑（pinguecula）属于结膜下组织的变性性疾病，多见于中老年人，其发病原因可能与日光照射、烟尘刺激或环境污染等外部因素有关。临床上主要表现为睑裂部位角膜缘两侧轻度隆起增厚黄白色或灰白色小结节，大多数发生于颞侧，边界比较清楚。肿物一般较小，多数患者无明显临床症状。病理特点为结膜上皮轻度增生或变薄，结膜下有许多嗜碱性变性物质，可伴有钙盐沉积（图3-6-28）。本病应与角膜缘翼状胬肉、结膜上皮内瘤变和鳞状细胞癌鉴别。

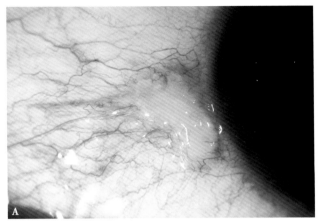
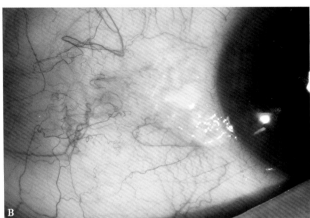
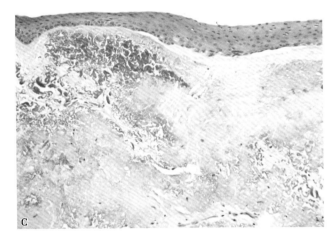

图 3-6-28　睑裂斑

A. 裂隙灯图像显示左眼鼻侧睑裂区角膜缘灰白色轻度隆起的结节状肿物，周围结膜血管充血；B. 裂隙灯图像显示右眼颞侧睑裂区角膜缘轻度隆起的黄白色肿物，周围血管充血；C. 病理图像显示结膜下聚集有大量嗜碱性变性物质，HE×100。

（林锦镛　王玉川　杨丽红　张　楠　李　静）

参考文献

[1] 黄晶晶，李彬，梁庆丰，等. 眼结膜肿物2 053例临床组织病理学分析. 中华眼科杂志，2016，52（10）：738-744.

[2] 梁庆丰，黄晶晶，曹凯，等. 眼表鳞状上皮肿瘤的组织病理学与活体共聚焦显微镜影像学特征分析. 中华眼科杂志，2018，54（9）：652-660.

[3] 林锦镛，刘冬，李恩江. 26例结膜黑色素瘤的临床和病理学特点. 中华眼科杂志，2010，46（04）：308-311.

[4] 孟宪实，刘小伟. 结膜乳头状瘤的临床特点分析. 中华眼科杂志，2019，55（5）：369-373.

[5] 王玉川，陈陆霞，李静，等. 结膜日光性角化病的临床病理学特点及其与HPV的关系. 中华眼科杂志，2019，55：531-535.

[6] 王宏，罗燕，李海燕. 结膜乳头状瘤119例临床病理特征分析. 肿瘤研究与临床，2018，30（7）：487-489.

[7] CHALKIA A K，BONTZOS G，SPANDIDOS D A，et al. Human papillomavirus infection and ocular surface disease（review）. Int J Oncol，2019，54（5）：1503-1510.

[8] CINOTTI E，SINGER A，LABEILLE B，et al. Handheld in vivo reflectance confocal microscopy for the diagnosis of eyelid margin and conjunctival tumors. JAMA Ophthalmol，2017，135（8）：845-851.

[9] COHEN V M L，O'DAY R F. Management issues in conjunctival tumours：Conjunctival melanoma and primary acquired melanosis. Ophthalmol Ther，2019，8（4）：501-510.

[10] GRIFFIN H, MUDHAR H S, RUNDLE P, et al. Human papillomavirus type 16 causes a defined subset of conjunctival in situ squamous cell carcinomas. Mod Pathol, 2020, 33(1): 74-90.

[11] HERWIG-CARL M C, LOEFFLER K U, GROSSNIKLAUS H E. Melanocytoma of the conjunctiva: Clinicopathologic features of three cases. Ocul Oncol Pathol, 2019, 5(4): 290-297.

[12] KARP C L, MERCADO C, VENKATESWARAN N, et al. Use of high-resolution optical coherence tomography in the surgical management of ocular surface squamous neoplasia: A pilot study. Am J Ophthalmol, 2019, 206: 17-31.

[13] SHIELDS C L, SHIELDS J A. Tumors of the conjunctiva and cornea. Indian J Ophthalmol, 2019, 67(12): 1930-1948.

[14] SHIELDS C L, MARKOWITZ J S, BELINSKY I, et al. Conjunctival melanoma. Outcomes based on tumor origin in 382 consecutive cases. Ophthalmology, 2011, 118(2): 389-395.

[15] SHIELDS J, MASHAYEKHI A, KLIGMAN B, et al. Vascular tumors of the conjunctiva in 140 cases. Ophthalmology, 2011, 118(9): 1747-1753.

[16] THEOTOKA D, MORKIN M I, GALOR A, et al. Update on diagnosis and management of conjunctival papilloma. Eye Vis(Lond). 2019, 6: 18.

[17] VORA G K, DEMIRCI H, MARR B, et al. Advances in the management of Conjunctival Melanoma. Surv Ophthalmol, 2017, 62(1): 26-42.

[18] VENKATESWARAN N, MERCADO C, TRAN A Q, et al. The use of high resolution anterior segment optical coherence tomography for the characterization of conjunctival lymphoma, conjunctival amyloidosis and benign reactive lymphoid hyperplasia. Eye Vis(Lond), 2019, 6: 17.

[19] VIRGILI G, PARRAVANO M, GATTA G, et al. Incidence and survival of patients with conjunctival melanoma in Europe. JAMA Ophthalmol, 2020, 138(6): 601-608.

[20] VENKATESWARAN N, MERCADO C, GALOR A, et al. Comparison of topical 5-fluorouracil and interferon alfa-2b as primary treatment modalities for ocular surface squamous neoplasia. Am J Ophthalmol, 2019, 199: 216-222.

[21] LEE G I, OH D, KIM W S, et al. Low-dose radiation therapy for primary conjunctival marginal zone B-cell lymphoma. Cancer Res Treat, 2018, 50(2): 575-581.

[22] PINNIX C C, DABAJA B S, MILGROM S A, et al. Ultra-low-dose radiotherapy for definitive management of ocular adnexal B cell lymphoma. Head Neck, 2017, 39(6): 1095-1100.

[23] JAIN P, FINGER P T, DAMATO B, et al. Multicenter, international assessment of the eighth edition of the American Joint Committee on Cancer cancer staging manual for conjunctival melanoma. JAMA Ophthalmol, 2019, 137(8): 905-911.

[24] KNUDSEN M K H, RASMUSSEN P K, COUPLAND S E, et al. Clinicopathological features of ocular adnexal mantle-cell lymphoma in an international multicenter cohort. JAMA Ophthalmol, 2017, 135(12): 1367-1374.

[25] JAIN P, FINGER P T, FILI M, et al. Conjunctival melanoma treatment outcomes in 288 patients: A multicentre international data-sharing study. Br J Ophthalmol, 2021, 105(10): 1358-1364.

第四章
葡萄膜肿瘤

第一节　葡萄膜的组织解剖和肿瘤类型　236

第二节　葡萄膜黑色素性肿瘤　237

第三节　葡萄膜非黑色素性肿瘤　275

第四节　葡萄膜转移癌　292

第五节　眼内色素上皮和无色素上皮细胞肿瘤和瘤

　　　　样病变　302

第六节　虹膜囊肿　311

第一节

葡萄膜的组织解剖和肿瘤类型

　　葡萄膜又称为色素膜或血管膜,由前向后分为虹膜、睫状体和脉络膜三部分(图 4-1-1)。葡萄膜主要由疏松的结缔组织基质、血管和黑素细胞组成。虹膜和睫状体内还含有平滑肌纤维,分别称为瞳孔括约肌、瞳孔开大肌和睫状肌。有色人种中葡萄膜黑素细胞内通常含有数量不等的黑色素颗粒。葡萄膜基质内的纤维、血管、黑素细胞及睫状肌起源于中胚叶或神经嵴细胞,而虹膜睫状体色素上皮,睫状体无色素上皮,视网膜色素上皮(retinal pigmental epithelium,RPE),瞳孔开大肌及括约肌则起源于神经外胚叶组织。因此,眼内有两种不同组织来源的黑素细胞,一种是来源于神经嵴细胞分化的葡萄膜基质内的黑素细胞,呈树突状,含有数量不等的黑色素颗粒,分布于虹膜、睫状体和脉络膜基质内,偶可见于睫状血管或神经穿入巩膜的部位;这种黑素细胞发生的肿瘤性病变主要包括色素痣、黑色素细胞瘤和黑色素瘤。另一种是虹膜、睫状体色素上皮和 RPE 细胞,其来源于神经外胚叶;这些细胞发生的肿瘤很少见,主要包括虹膜色素上皮囊肿、色素上皮腺瘤或腺癌。

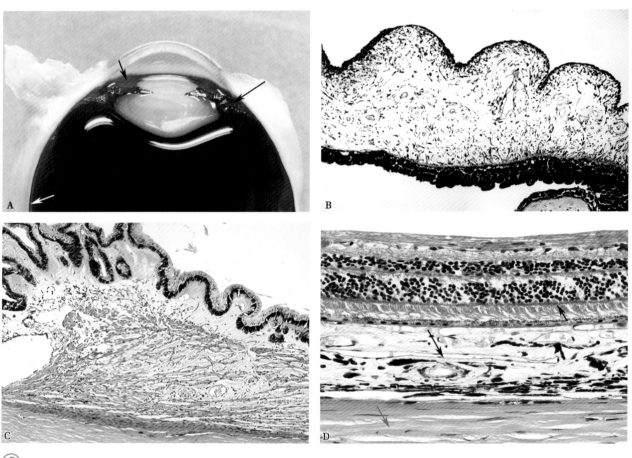

🌑 **图 4-1-1　正常葡萄膜的组织结构**

A. 正常眼球前节的解剖图,虹膜(黑色短箭头)、睫状体(黑色长箭头)、脉络膜(白色箭头);B. 正常虹膜组织结构,HE×100;C. 正常睫状体结构,HE×100;D. 正常眼球壁的组织结构,视网膜(黑色短箭头)、脉络膜(黑色长箭头)、巩膜(红色箭头),HE×100。

　　葡萄膜肿瘤分为黑色素性和非黑色素性肿瘤两种类型。黑色素性肿瘤中主要包括葡萄膜基质内黑素细胞起源的色素痣、黑色素细胞瘤、黑色素瘤和虹膜、睫状体或 RPE 细胞起源的色素上皮腺瘤或腺癌。非黑色素性肿瘤分为原发性、继发性和转移性肿瘤。原发性肿瘤中主要是脉络膜血管瘤、脉络膜骨瘤、睫状体平滑肌瘤、睫状体髓上皮瘤和淋巴瘤。继发性肿瘤多数是由于视网膜母细胞瘤、角膜缘鳞状细胞癌或眼眶内恶性肿瘤的直接侵犯。葡萄膜转移性肿瘤主要是由于体内其他器官或组织的恶性肿瘤经血液转移所致，尤其是呼吸道、消化道或乳腺的癌瘤，而肉瘤很少转移到眼球内。有少数葡萄膜转移癌同时伴有眼眶内转移癌。葡萄膜与角膜缘、巩膜和视网膜有紧密的解剖学关系，因此，葡萄膜肿瘤通常会波及邻近组织，引起一系列与肿瘤相关的继发性病变。如睫状体肿瘤的初期常表现角膜缘充血、眼压增高和继发性青光眼的体征。弥漫性脉络膜黑色素瘤、体积较大的脉络膜肿瘤和脉络膜转移癌通常伴有继发性青光眼和广泛的视网膜脱离。

第二节

葡萄膜黑色素性肿瘤

一、良性黑色素性肿瘤

（一）色素痣

【概述】葡萄膜色素痣是一种良性黑色素性病变，其组织发生于虹膜、睫状体或脉络膜基质内的黑素细胞。大多数属于先天性病变，单眼发病，多见于青少年。色素痣的大小、形状和色素多寡均有差异。有些弥漫性色素痣可能属于眼黑变病的一种表现。

【临床特点】根据色素痣部位不同，葡萄膜色素痣分为虹膜色素痣、睫状体色素痣和脉络膜色素痣。

1. **虹膜色素痣**　大多数表现为虹膜表面局限性、单发或多发性、圆形或不规则形的扁平状黑色素性斑块或稍突出于虹膜表面，其厚度一般不超过 1mm。少数病例表现为弥漫性虹膜色素痣，病变可累及大部分虹膜，但病灶仍为扁平状（图 4-2-1）。偶见虹膜色素痣伴发于结膜或脉络膜黑色素瘤。

2. **睫状体和脉络膜色素痣**　睫状体部位比较隐蔽，临床上很难发现色素痣，大多数是在眼球病理检查时偶被发现。周边部脉络膜色素痣一般无明显临床症状，但黄斑部附近的脉络膜色素痣可伴有轻度视物模糊或视物变形等体征。脉络膜色素痣多发生在眼球后极部，表现为扁平状、圆形或椭圆形的棕褐色斑块，界线比较清楚或边缘不规则，直径为 1.5～5.0mm，个别病例达 10mm 左右（图 4-2-2）。少数脉络膜色素痣轻度隆起，但其厚度一般不超过 2mm。有些脉络膜色素痣伴有局部 RPE 细胞变性、玻璃膜疣、橘黄色色素沉着或轻度浆液渗出性视网膜脱离，后者可出现相应部位的视野缺损。有的色素痣周围有一个黄色、不规则的晕环，称为晕环痣（halo nevus）。

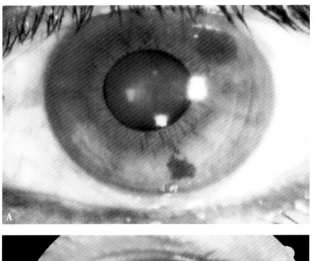

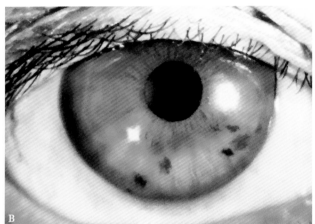

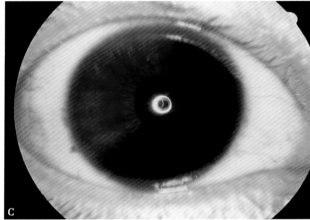

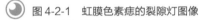

图 4-2-1　虹膜色素痣的裂隙灯图像

A. 颞侧虹膜表面两个局限性虹膜色素痣；B. 虹膜表面多发性色素痣；C. 弥漫性虹膜色素痣，颞侧虹膜色泽弥漫性变深呈黑色。

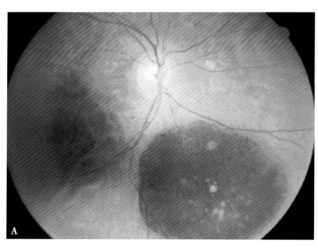

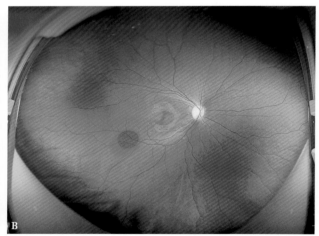

图 4-2-2　脉络膜色素痣

A. 眼底图像显示后极部脉络膜局限性圆形扁平的黑色素沉着斑，边界清楚，表面可见视网膜血管；B. 眼底图像显示颞下方血管弓处的视网膜下类圆形灰黑色病灶，边界清晰。

【辅助检查】

1. **虹膜色素痣**　多数病变根据虹膜病变特点、裂隙灯显微镜和超声生物显微镜检查可以作出临床诊断，有些病变可通过医学摄影，随诊观察色素痣有无生长倾向。

2. **脉络膜色素痣**　大多数病变通过间接检眼镜检查可以作出初步诊断。某些眼部辅助检查有助于了解脉络膜色素痣的特点和对邻近组织的影响。眼超声检查的诊断价值有限，其与体积较小的脉络膜黑色素瘤鉴别比较困难。由于大多数脉络膜色素痣含有较多黑色素，眼底荧光血管造影（fundus fluorescence angiography，FFA）常显示相应部位的遮蔽荧光。如果色素痣累及脉络膜毛细血管层或伴有局部 RPE 病变，可在弱荧光区出现点灶状强荧光，称为斑驳状荧光。吲哚菁绿血管造影（indocyanine green angiography，ICGA），多数脉络膜色素痣显示自始至终的弱荧光，极少数色素痣在晚期出现均匀的强荧光，伴有色素痣外缘的弱荧光。脉络膜色素痣通过 OCT 检查，可早期发现亚临床的渗出性视网膜脱离。

【病理】色素痣主要由分化良好的小梭形痣细胞组成，有些痣细胞间掺杂少量圆形或多边形痣细胞。梭形痣细胞体积较小，长梭形，胞核椭圆形，染色淡，细胞内含有多少不一的黑色素。圆形或多边形痣细胞较正常的葡萄膜黑素细胞稍大，胞浆丰富，胞核较小，细胞内含有丰富的黑色素颗粒。组织切片脱色素后，痣细胞为良性细胞形态，无明显异型性（图 4-2-3）。虹膜色素痣中的梭形痣细胞粘连比较紧密，一般不易脱落到眼前房内；但圆形或多边形痣细胞容易脱落，积聚在前房角或小梁网部位，引起继发性青光眼。

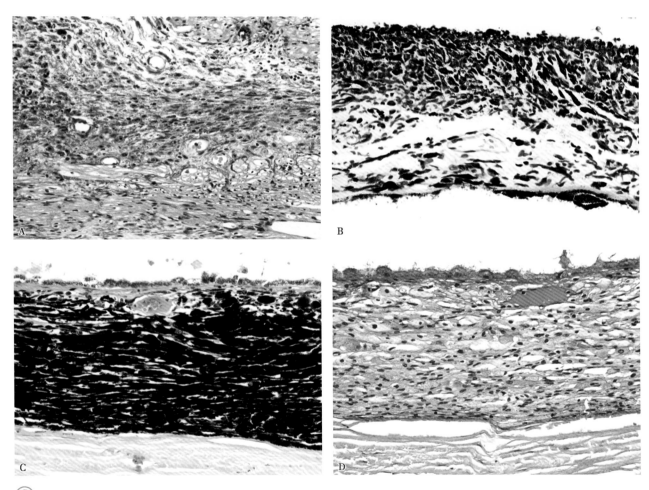

🌑 图 4-2-3　葡萄膜色素痣的病理

A. 局限性虹膜色素痣，局部虹膜基质层内大量具有良性细胞形态的梭形黑素细胞增生，HE×100；B. 弥漫性虹膜色素痣，虹膜浅基质层内弥漫性、具有良性细胞形态的梭形黑素细胞增生，HE×100；C. 局限性脉络膜色素痣，脉络膜基质内小灶状增生的黑素细胞，胞浆内含有大量黑色素，HE×200；D. 切片脱色素后显示黑素细胞呈梭形或多边形，胞浆丰富，胞核小圆形，无明显细胞异型性，HE×200。

　　大多数睫状体或脉络膜色素痣偶见于因其他眼病而摘除的眼球内或尸检眼球内,表现为睫状体或脉络膜内局限性、扁平状或轻度隆起的黑色素性斑块,其厚度通常在2mm以内,多位于脉络膜组织的外层,边界比较清楚。某些脉络膜色素痣表面伴有RPE细胞变性、玻璃膜疣和轻度浆液渗出性视网膜脱离。

　　【鉴别诊断】

　　1. **虹膜黑色素瘤**　虹膜色素痣一般比较稳定,无明显生长倾向。对有明显生长倾向的虹膜黑色素性肿物、直径>3mm、厚度>1mm,或形成明显的结节状或弥漫性黑色素性肿物时应当考虑到黑色素瘤的可能性。另外少数瞳孔缘部的色素痣可伴有虹膜色素上皮囊肿,囊肿呈黑色、圆形,表面光滑,注意不要误诊为黑色素瘤。病理诊断中虹膜色素痣与黑色素瘤的区别为后者肿瘤常累及虹膜组织全层或侵及周围组织,瘤细胞有明显异型性。

　　2. **虹膜色素痣综合征**　又称为虹膜角膜内皮综合征,一般为单眼发病,特点为多发性或弥漫性虹膜色素痣、角膜后弹力层移位和同侧患眼继发性青光眼。由于角膜内皮细胞沿前房角组织增生、并产生新的基底膜物质,可引起进行性前房角粘连和继发性闭角型青光眼。

　　3. **先天性眼黑变病**(congenital ocular melanocytosis)　先天性眼黑变病是以表层巩膜和葡萄膜色素沉着斑为特征的一种先天性病变,多数单眼发病,偶可累及双眼。主要表现为虹膜或脉络膜局限性或弥漫性、不规则形状的色素斑,伴有表层巩膜单发或散在的扁平状、蓝灰色色素沉着斑,推移球结膜时不能随之活动。如果患者伴有眼周围皮肤的色素沉着斑或色素痣,则称为先天性眼皮肤黑变病(congenital oculardermal melanocytosis)。病理特点为葡萄膜内黑素细胞弥漫性或局限性增生,细胞类似于正常黑素细胞或体积稍大,胞浆丰富,含有大量黑色素颗粒,细胞无异型性。先天性眼黑变病或眼皮肤黑变病可以伴发同侧葡萄膜、皮肤、眼眶或脑膜黑色素瘤。有些病例可以伴发视盘或睫状体黑色素细胞瘤。但表层巩膜的色素斑一般比较稳定,不会发生恶性变。

　　4. **脉络膜黑色素瘤**　有些脉络膜色素痣与体积较小的脉络膜黑色素瘤鉴别比较困难。一般来讲,绝大多数脉络膜色素痣比较稳定,无明显生长倾向,病变厚度很少超过3mm。因此,对可疑病例要密切随诊观察,可采用眼底照相或眼超声检查记录下病变的形态和随诊过程中的变化。如果脉络膜黑色素性病变有明显生长倾向、肿物厚度超过3mm,瘤体表面有大片状橘黄色色素斑或伴有较广泛视网膜脱离,应考虑到脉络膜黑色素瘤的可能性。

　　【治疗与预后】大多数葡萄膜色素痣比较稳定,可定期随诊观察,一般无须治疗。对少数有生长倾向的色素痣应密切随诊或切除活检,排除恶性变。应当注意有些葡萄膜色素痣可并发结膜或葡萄膜黑色素瘤。如果虹膜色素痣累及前房角或痣细胞脱落后阻塞前房角,常可引起继发性青光眼。脉络膜色素痣可引起邻近组织结构紊乱、RPE细胞变性、玻璃膜疣或轻度浆液渗出性视网膜脱离。有些形态不典型或体积较大,可疑为脉络膜色素痣的病变应密切随诊,注意病变的发展变化,对经FFA或ICGA检查发现视网膜脱离的病变可行激光治疗。少数葡萄膜色素痣可恶变为黑色素瘤。

　　(二)**黑色素细胞瘤**

　　【概述】黑色素细胞瘤(melnocytoma)又称为大细胞样痣(magnocellular nevi),是一种良性黑色素细胞性肿瘤,起源于葡萄膜基质内的黑素细胞。眼内黑色素细胞瘤好发于视盘表面,少数病例可发生于虹膜、睫状体或脉络膜。由于瘤体内含有大量深黑色的黑色素,肿瘤外观常呈深黑色,临床上与恶性黑色素瘤的鉴别非常困难。本瘤可发生于任何年龄,单眼发病,无明显性别差异,临床表现通常与肿瘤位置有关。

　　【临床特点】

　　1. **虹膜黑色素细胞瘤**　肿瘤可发生于虹膜任何部位,表现为虹膜表面结节状深黑色肿物或虹膜弥漫性增厚,瘤体大小不一,有缓慢生长倾向。肿物较大者可遮挡瞳孔区或占据大部分眼前房。患者可表现眼红、视力下降、角膜水肿、眼压增高或非典型性前部葡萄膜炎等体征。裂隙灯检查可见虹膜表面局限性扁平状或结节状深黑色肿物,前房角、小梁网区有不均匀的黑色素沉着,瘤体周围的虹膜表面亦可见散在的卫星状病灶(图4-2-4)。由于眼压增高或瘤体直接与角膜内皮接触,患眼可出现角膜内皮水肿。UBM检查显示虹膜结节状或弥漫性实性肿物。有些病例伴有睫状体黑色素细胞瘤。

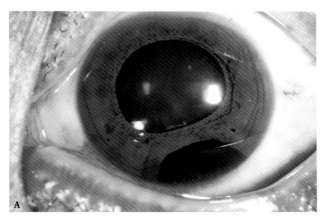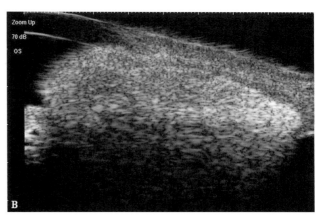

图 4-2-4　虹膜黑色素细胞瘤

A. 裂隙灯图像左眼颞下方虹膜膨隆且呈深黑色，边界清楚；B. UBM 检查显示左眼颞下方虹膜中等回声病变区，内回声均一。

2. 睫状体和脉络膜黑色素细胞瘤　如果肿瘤位于虹膜根部或睫状体，可透过瞳孔发现虹膜后方均匀一致的深黑色肿物，虹膜根部向前隆起（图 4-2-5，图 4-2-6）。有些病例表现前房角、晶状体周围黑色素沉着或漂浮的黑色素颗粒，这主要由于瘤细胞之间黏附不紧密，脱落后散入眼前房、小梁网、晶状体周围或前部玻璃体内的原因。如果瘤体较大、遮挡瞳孔区或伴有继发性视网膜脱离时可导致继发性青光眼、视力减退或丧失。脉络膜黑色素细胞瘤的眼底表现类似于黑色素瘤，瘤体常呈深黑色结节状，伴有继发性视网膜脱离。

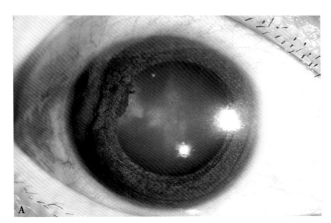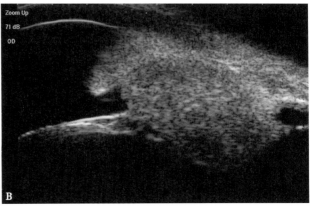

图 4-2-5　虹膜睫状体黑色素细胞瘤

A. 患者男，40 岁，右眼视力下降 2 周，裂隙灯图像显示右眼虹膜颞侧膨隆，透过瞳孔可见后部睫状体棕黑色肿物，且压迫周围虹膜；B. UBM 检查示虹膜根部和睫状体占位性病变，推挤虹膜向前。

【辅助检查】

1. 眼超声检查　睫状体或脉络膜局限性、球状或结节状肿物，瘤体内为中低反射波。UBM 检查可显示虹膜根部或睫状体前部肿物的形状和部位，多数肿物呈中等回声，内回声均一。

2. CT 检查　显示睫状体或脉络膜内界线清楚的球状或结节状实性肿物，无明显特异性。

3. MRI 检查　通常显示 T_1WI 呈中高信号，T_2WI 呈低信号，与葡萄膜黑色素瘤鉴别非常困难。

4. 巩膜透照法检查　瘤体呈深黑色，不透光，有助于与其他非黑色素性肿瘤的鉴别。

5. 细针穿刺活检　对可疑病例可采用细针穿刺活检，是明确诊断的最好办法，但操作要慎重，避免瘤细胞种植，需要有经验病理医生进行诊断。应当注意有些黑色素细胞瘤可发生恶变，细针穿刺的组织一般较少，病理诊断有一定局限性。

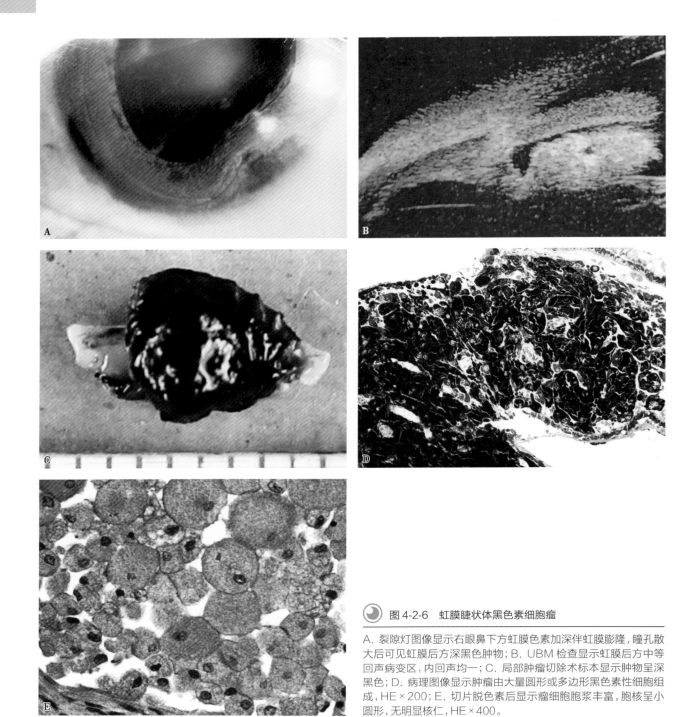

图 4-2-6 虹膜睫状体黑色素细胞瘤

A. 裂隙灯图像显示右眼鼻下方虹膜色素加深伴虹膜膨隆,瞳孔散大后可见虹膜后方深黑色肿物;B. UBM 检查显示虹膜后方中等回声病变区,内回声均一;C. 局部肿瘤切除术标本显示肿物呈深黑色;D. 病理图像显示肿瘤由大量圆形或多边形黑色素性细胞组成,HE×200;E. 切片脱色素后显示瘤细胞胞浆丰富,胞核呈小圆形,无明显核仁,HE×400。

【病理】大多数肿瘤呈单发病灶,外观呈深黑色结节状或球状肿物,几乎不形成蘑菇状;偶见多发性葡萄膜黑色素细胞瘤。镜下瘤细胞体积较大、呈圆形或多边形、细胞内含有大量黑色素颗粒。切片经高锰酸钾脱色素后,能比较清楚地显示瘤细胞胞浆丰富、胞核呈小圆形或卵圆形、核染色质淡染、核膜较薄、核仁不明显或有一个小核仁、无明显异型性(图 4-2-7)。有些肿瘤周边部可见少量小梭形瘤细胞。黑色素细胞瘤可有自发性小灶状坏死,瘤细胞容易脱落到前房或前部玻璃体内。少数黑色素细胞瘤可恶变为黑色素瘤,如果瘤体较大,瘤细胞胞核增大,核浆比例变大,通常提示肿瘤生长活跃或有恶变倾向(图 4-2-8)。

【鉴别诊断】由于黑色素细胞瘤的外观常呈深黑色,临床上很难与恶性黑色素瘤鉴别,主要依靠病理诊断,后者瘤细胞有明显异型性和病理性核分裂象。

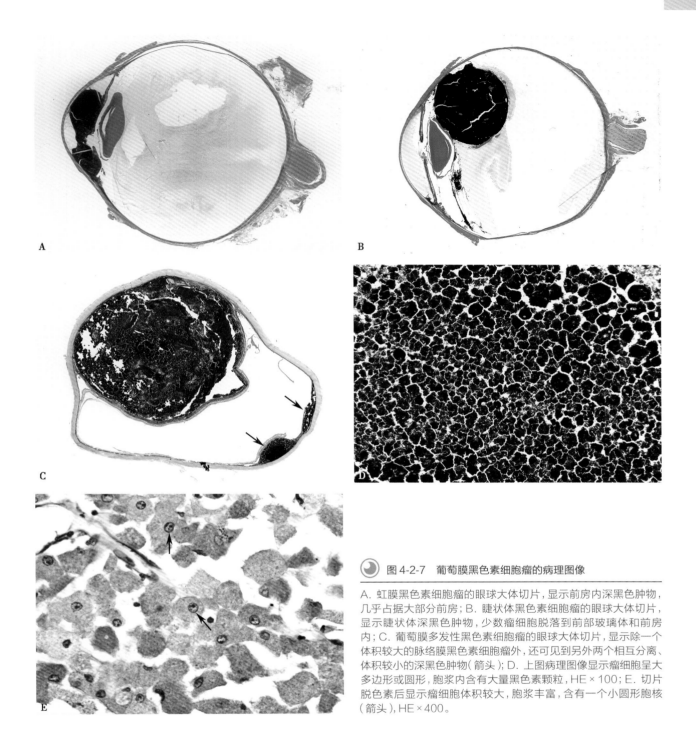

🌐 图 4-2-7 葡萄膜黑色素细胞瘤的病理图像

A. 虹膜黑色素细胞瘤的眼球大体切片，显示前房内深黑色肿物，几乎占据大部分前房；B. 睫状体黑色素细胞瘤的眼球大体切片，显示睫状体深黑色肿物，少数瘤细胞脱落到前部玻璃体和前房内；C. 葡萄膜多发性黑色素细胞瘤的眼球大体切片，显示除一个体积较大的脉络膜黑色素细胞瘤外，还可见到另外两个相互分离、体积较小的深黑色肿物（箭头）；D. 上图病理图像显示瘤细胞呈大多边形或圆形，胞浆内含有大量黑色素颗粒，HE×100；E. 切片脱色素后显示瘤细胞体积较大，胞浆丰富，含有一个小圆形胞核（箭头），HE×400。

【治疗与预后】目前对 3 个时限以内的虹膜睫状体和前部葡萄膜黑色素细胞瘤主要采用局部肿物切除术。可根据肿瘤的部位和大小，选择部分虹膜睫状体切除术或巩膜瓣下部分巩膜板层睫状体脉络膜切除术。如果经针吸活检证实为黑色素细胞瘤，则应当在早期给予局部切除手术或相应治疗。一些文献报道经局部肿瘤切除术，多数病例可保留眼球或一定的视力，且术后很少复发。对肿瘤体积较大、患眼无视力、伴有严重眼内并发症或广泛视网膜脱离者还应该考虑眼球摘除。由于瘤细胞容易脱落到眼前房、小梁网、晶状体周围或前部玻璃体内，可引起继发性青光眼。偶可见到虹膜黑色素细胞瘤并发脉络膜血管瘤。少数病例可发生恶变，尤其体积较大的肿瘤。

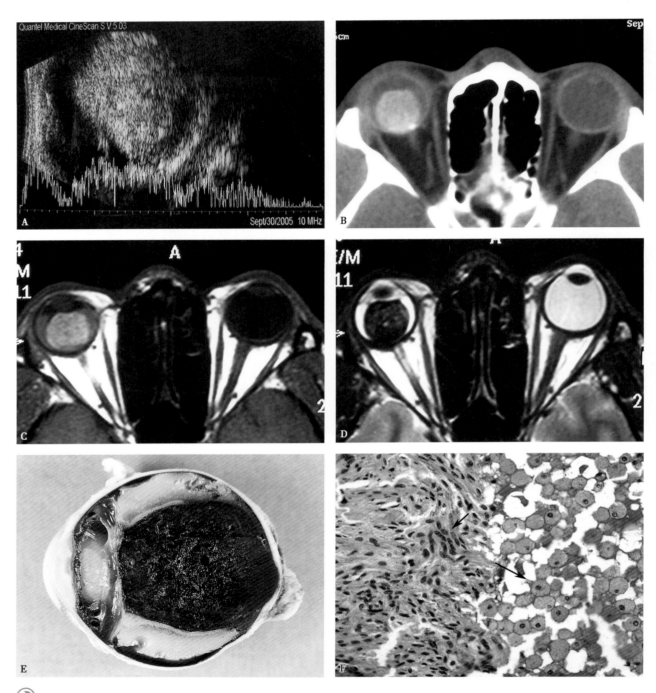

图 4-2-8 脉络膜黑色素细胞瘤恶变

患者男，36 岁，右眼视物模糊 10 年，视力丧失 1 年。A. 眼 B 超检查显示右眼球内实体性占位性病变；B. 横轴位 CT 图像示右眼内高密度占位影；C、D. 横轴位 MRI 图像显示右眼球内肿物，T_1WI 呈中高信号，T_2WI 呈低信号；E. 眼球大体切面显示玻璃体内与眼球壁相连的深黑色球状肿物；F. 脱色素后病理图像显示右侧为黑色素细胞瘤的组织形态，瘤细胞体积较大，胞浆丰富，胞核呈小圆形（长箭头），左侧瘤细胞恶变为黑色素瘤（短箭头），HE×200。

二、恶性黑色素瘤

（一）虹膜黑色素瘤

【概述】虹膜黑色素瘤是一种起源于虹膜基质内黑素细胞的恶性肿瘤，比较少见，其发生率约占葡萄膜黑色素瘤的 5%。一般为单眼发病、无明显眼位差异，男女性发病率大致相同。有些虹膜黑色素瘤伴发睫状体或脉络膜黑色素瘤。

【临床特点】大多数为局限性黑色素瘤，边界清楚、形态不规则、色素分布不均，瘤体表面光滑或粗糙。瘤体直径一般 >3mm，厚度 >1mm，有明显生长倾向（图 4-2-9）。弥漫性虹膜黑色素瘤比较少见，表现为虹膜弥漫性增厚或互相融合的多灶性黑色素性肿物，有些病例表现为患眼虹膜色泽逐渐变深，虹膜表面的隐窝消失。根据肿物部位和体积不同，患眼可伴有眼压增高、虹膜外翻、瞳孔异位、表层巩膜血管扩张、前房积血、晶状体混浊、角膜水肿、大泡状角膜病变或不典型性前部葡萄膜炎等体征。虹膜黑色素性肿物逐渐增长、瘤体表面粗糙或有较多新生血管，通常是虹膜黑色素瘤的表现。

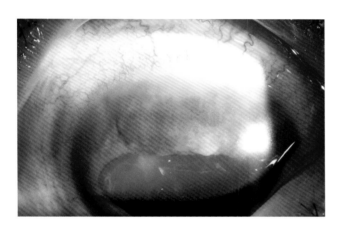

 图 4-2-9　虹膜黑色素瘤的临床表现

裂隙灯图像显示虹膜上方体积较大、轻度隆凸的棕褐色肿物。

【辅助检查】

1. **裂隙灯和房角镜检查**　通常显示虹膜不规则增厚或结节性黑色肿物，前房角可见黑色素沉着。

2. **UBM 检查**　显示虹膜肿瘤的形状、部位，局部有无侵犯。

3. **细针穿刺活检**　可选择性用于某些可疑病例，要慎重操作，避免瘤细胞种植。由于针吸活检的组织很少，对于梭形细胞色素痣和梭形细胞黑色素瘤的鉴别比较困难。

【病理】肿瘤位于虹膜基质层内，呈结节状或扁平状，厚度为 1～4mm。瘤细胞呈梭形或上皮样，与脉络膜黑色素瘤的细胞形态相似（见脉络膜黑色素瘤）。大多数虹膜黑色素瘤属于梭形细胞型，少数为梭形细胞和上皮样细胞混合型（图 4-2-10）。虹膜无色素性或少色素性黑色素瘤比较少见，瘤细胞内含有很少或无黑色素，可通过免疫组织化学染色，瘤细胞对 HMB45、SOX10、S-100 蛋白呈阳性表达。随着肿瘤生长和体积增大，瘤体可向前房内、虹膜后表面生长。虹膜根部的肿瘤容易侵及睫状体或角膜缘组织、并向眼球外扩散。有些虹膜黑色素瘤可侵犯角膜实质层，最终导致角膜穿孔。

【鉴别诊断】主要应与虹膜色素痣、黑色素细胞瘤、虹膜色素上皮腺瘤和瞳孔缘部虹膜色素上皮囊肿鉴别。

1. **虹膜色素痣**　一般认为对虹膜黑色素性病变应该定期观察，大多数虹膜色素痣比较扁平、无明显生长倾向。如果虹膜肿物有生长倾向、体积增大、表面粗糙、含有较多新生血管，伴有自发性前房积血、严重角膜水肿和继发性青光眼等体征，应当考虑到黑色素瘤的可能性。

2. **虹膜黑色素细胞瘤**　黑色素细胞瘤的外观常呈深黑色，其与恶性黑色素瘤的临床鉴别非常困难，主要依靠病理学诊断。因此，对可疑病例可采用细针穿刺活检以明确诊断。

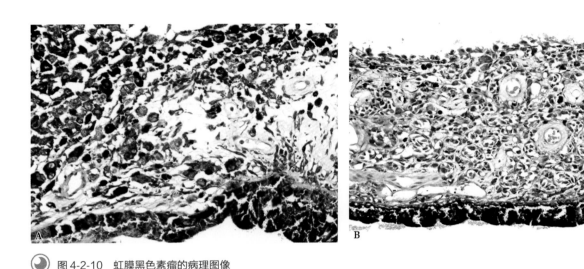

🌑 图 4-2-10 　虹膜黑色素瘤的病理图像

A. 瘤细胞位于虹膜基质层内,细胞内含有大量黑色素,HE×200;B. 少色素性虹膜黑色素瘤,瘤细胞含有很少量黑色素,有明显异型性,HE×100。

3. **虹膜色素上皮囊肿**　瞳孔缘部虹膜色素上皮囊肿可表现为虹膜瞳孔区结节性黑色素性肿物,外观类似于黑色素性肿瘤。UBM 检查有助于两者鉴别,囊肿表现为瞳孔缘部或虹膜后面单发或多发性囊样肿物,而黑色素瘤显示虹膜基质层或虹膜表面实性肿物。

4. **与其他非黑色素性肿瘤鉴别**　有些虹膜黑色素瘤内含有较少黑色素,要特别注意与虹膜平滑肌瘤、神经鞘瘤、血管瘤、植入性上皮囊肿、炎性肉芽肿或转移癌鉴别。虹膜转移癌一般为多灶性、生长速度较快,若有全身恶性肿瘤病史则有助于诊断,可疑病例应做较详细的全身检查。

【治疗和预后】体积较小的虹膜黑色素性肿物应定期随诊观察,可用裂隙灯摄影记录下肿物的形态。如果瘤体有逐渐生长倾向,应考虑到黑色素瘤的可能性,可选择局部虹膜肿瘤扩大切除。一些文献报道对诊断明确的局限性虹膜黑色素瘤,早期局部切除术可以明显改善预后。但要注意手术切口应有足够大,术中手术器械不要直接触及瘤体,避免肿瘤接触到邻近组织边缘;要较完整地切除肿物,其边缘至少要有 1~2mm 的无肿瘤区。虹膜根部或波及前房角或睫状体的肿瘤可采用部分虹膜睫状体切除术或部分板层巩膜虹膜睫状体切除术。大部分局限性虹膜黑色素瘤经局部肿瘤切除术后,预后一般较好。

弥漫性虹膜黑色素瘤治疗比较困难,如果伴有严重继发性青光眼,且经细针穿刺活检或局部切除活检证实诊断后,可考虑眼球摘除术。有学者建议如患者拒绝手术可采用局部放疗,但其临床效果还有待于进一步观察。对某些伴有继发性青光眼,但视力仍较好、患者拒绝眼球摘除的病例早期可采用适当的抗青光眼药物治疗。这些病例不宜采用小梁切除手术,因为手术可能会导致瘤细胞向眼外扩散。大多数虹膜黑色素瘤的预后相对较好,一些大组的病例报道 5 年肿瘤转移率约为 3%,10 年约为 5%。

（二）睫状体黑色素瘤

【概述】睫状体黑色素瘤的发生率约占葡萄膜黑色素瘤的 10%。有些睫状体黑色素瘤可能来自虹膜或脉络膜黑色素瘤的蔓延,同样睫状体黑色素瘤亦可蔓延到虹膜或脉络膜。

【临床特点】由于睫状体部位比较隐匿,患者早期通常无明显临床症状。随着肿瘤持续增长,患眼可出现眼红、眼痛、晶状体混浊、视力下降、瞳孔不规则、对光反应迟钝、继发性青光眼、晶状体向一侧偏位、眼屈光调节障碍或不典型前部葡萄膜炎的体征。有些患者表现表层巩膜血管迂曲扩张或局限性黑色素沉着斑。裂隙灯检查可见到虹膜根部或睫状体部椭圆形、棕色或棕黑色肿物(图 4-2-11)。睫状体黑色素瘤可以直接蔓延到前房角或小梁网部位,因此较脉络膜黑色素瘤更容易早期发生继发性青光眼。

【辅助检查】

1. **眼超声检查**　显示睫状体部球形或结节状实性肿物,较大者伴有继发性视网膜脱离。彩色多普勒超声检查病变内可探及血流信号(图 4-2-12A)。

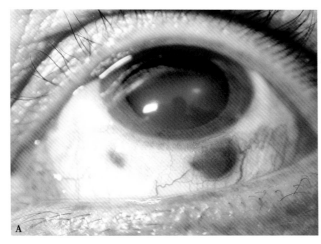
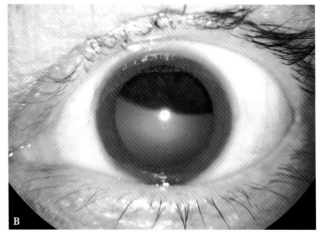
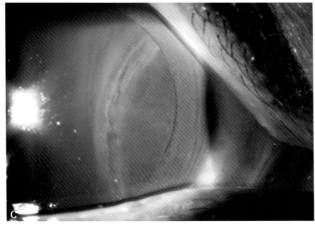

 图 4-2-11　睫状体黑色素瘤的临床表现

A. 患者外眼像显示睫状体黑色素瘤侵及局部巩膜,下方角膜缘附近可见两个大小不等的黑色素斑块;B. 瞳孔散大后,上方虹膜后可见棕黑色肿物;C. 另外一例患者透过瞳孔可见睫状体区一个较大的黑色素性肿物。

　　2. **UBM 检查**　可比较清楚显示虹膜根部及睫状体前部肿瘤,肿物为实性,内反射波均匀。

　　3. **巩膜透照试验**　显示瘤体不透光。

　　4. **CT 检查**　可准确显示肿物的部位和体积,对制订肿物局部切除术的手术方案有很大帮助。

　　5. **MRI 检查**　其特点与脉络膜黑色素瘤基本相同,黑色素含量较多的肿瘤显示 T_1WI 呈相对玻璃体的中高信号、T_2WI 呈相对玻璃体的低信号(图 4-2-12)。

　　【病理】睫状体黑色素瘤常呈结节状或球状;若瘤体较大、突破色素上皮后可形成蘑菇状。文献报道极少数肿瘤可沿睫状体弥漫性生长,形成不规则的环状黑色素瘤。肿瘤细胞主要由梭形和上皮样黑色素瘤细胞组成,其细胞形态和分型与脉络膜黑色素瘤相同。有些肿瘤可经巩膜血管穿入部位或直接侵透巩膜组织扩散到眼球表面或球结膜下。睫状体黑色素瘤可伴发后部脉络膜黑色素瘤。

　　【鉴别诊断】睫状体肿瘤的诊断应当考虑到以下几点:①睫状体肿物有多种类型,包括良性肿瘤或炎性病变;②很多睫状体非黑色素性肿物的表面被较完整的睫状体色素上皮覆盖,因此其外观常呈棕色或棕黑色,容易被看作黑色素性肿瘤;③具有良性细胞形态的黑色素细胞瘤可发生在睫状体、虹膜或前部脉络膜,其与恶性黑色素瘤的临床鉴别非常困难;④多数睫状体良性或恶性肿瘤均有生长倾向,瘤体较大者可引起继发性渗出性视网膜脱离和继发性青光眼,不要简单地把这些体征作为判定恶性肿瘤的标准。

　　临床上睫状体黑色素瘤主要应与睫状体的黑色素细胞瘤、平滑肌瘤、神经鞘瘤、色素上皮囊肿、睫状体髓上皮瘤、睫状体转移癌、色素上皮腺瘤或腺癌鉴别。虹膜根部或睫状体色素上皮囊肿通常呈多发性、圆球状隆起的小肿物,UBM 检查显示肿物呈囊性。睫状体平滑肌瘤或神经鞘瘤非常少见,由于瘤体表面有色素上皮覆盖,其外观常呈棕黑色或棕褐色,容易被看作黑色素性肿物。某些睫状体非特异性或特异性炎症（如结核、结节病等）亦可形成肿瘤样结节，其形态很类似于睫状体肿物，应注意与无色素性黑色素瘤鉴别。病理学诊断中要特别注意黑色素瘤与色素痣、黑色素细胞瘤、色素上皮腺瘤或腺癌的鉴别。

【治疗和预后】睫状体黑色素瘤的治疗选择与肿瘤体积相关。一般认为肿瘤直径<10mm，高度<5mm者可采用肿物局部切除术，以期提高患者生存质量。累及虹膜者可行虹膜睫状体切除术。如果瘤体较大且伴有继发性青光眼和广泛视网膜脱离者，可考虑眼球摘除术或局部放疗。有学者认为睫状体黑色素瘤的预后较脉络膜黑色素瘤差，这可能是由于睫状体黑色素瘤不容易早期被发现和睫状体内血管丰富，睫状肌运动可促使瘤细胞经血管转移的原因。

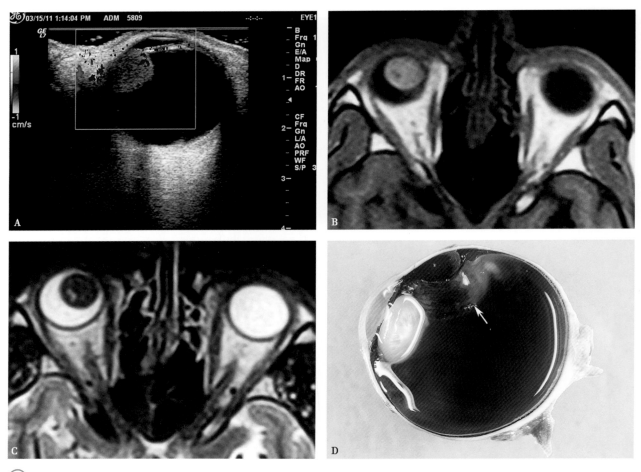

图4-2-12　睫状体黑色素瘤的MRI特点和眼球大体图像

A. 彩色多普勒超声图像显示眼球前部睫状体处球形占位病变，内部有血流信号；B、C. 横轴位MRI图像显示眼球前部肿物，边界清楚，T_1WI呈高信号，T_2WI呈低信号；D. 眼球大体切面可见睫状体部结节状黑色素性肿物，累及前部脉络膜（箭头）。

（三）脉络膜黑色素瘤

【概述】大约85%的葡萄膜黑色素瘤发生于脉络膜，其起源于脉络膜基质内的黑素细胞，是成年人眼球内最常见的恶性肿瘤。白种人的发病率明显高于有色人种。葡萄膜黑色素瘤，包括虹膜、睫状体和脉络膜黑色素瘤，其发生的确切原因还不完全清楚，目前认为可能与过度日光照射、种族、内分泌状态或某些化学性物质刺激有关。有些葡萄膜黑色素瘤是由于色素痣、黑色素细胞瘤的恶变或伴发于神经纤维瘤病和先天性眼皮肤黑变病（太田痣）（图4-2-13，图4-2-14）。文献报道极少数葡萄膜黑色素瘤患者有家族史。

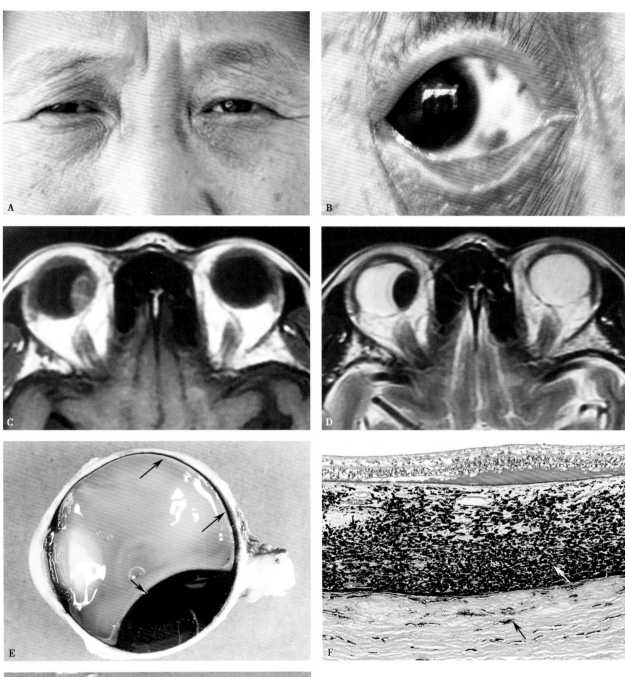

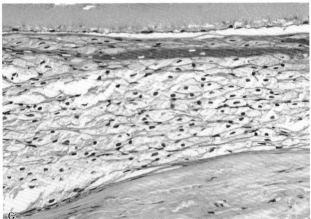

图4-2-13 先天性眼皮肤黑变病伴发脉络膜黑色素瘤

患者男,46岁,右眼内肿物1年。A.患者面部外观像显示双眼睑和额部皮肤呈弥漫性蓝灰色;B.右眼巩膜表面有多灶性不规则的色素斑;C、D.横轴位MRI图像显示右眼眼内肿物,T_1WI呈中高信号,T_2WI呈低信号;E.眼球大体切面显示一侧后部脉络膜结节状黑色素性肿瘤(短箭头),其他部位葡萄膜轻度增厚,色泽变深(长箭头);F.病理检查证实除结节状肿物为黑色素瘤外,其他部位脉络膜为眼黑变病,特点为葡萄膜轻度增厚,基质内大量黑素细胞增生(白箭头),巩膜纤维间有散在的长梭形黑素细胞(黑箭头),HE×100;G.切片脱色素后显示这些部位葡萄膜基质内的黑素细胞具有良性细胞形态,体积较大,胞浆丰富,有一个较小的胞核,HE×200。

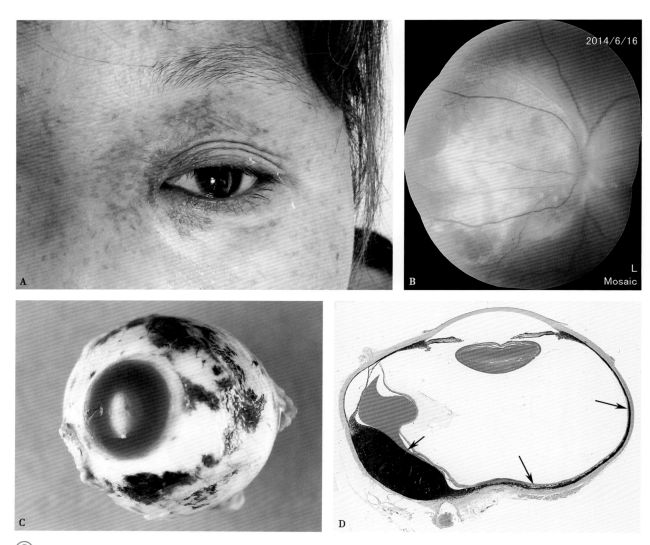

图 4-2-14　先天性眼皮肤黑变病伴发脉络膜黑色素瘤

患者女,45 岁,左眼视力下降 2 年。A. 患者外观像显示左侧面部和眼睑皮肤广泛性色素沉着;B. 眼底可见后极部视网膜轻度隆起;C. 眼球大体图像显示巩膜表面多灶性黑色素沉着斑;D. 眼球大体切面可见鼻侧后部脉络膜椭圆形结节状黑色素瘤(短箭头),黑变病部位的脉络膜轻度增厚,色泽变深(长箭头)。

【临床特点】临床症状通常与肿瘤位置和体积有关。肿瘤体积较小或位于周边部脉络膜者,早期一般无明显临床症状。如肿瘤位于黄斑部或眼球后极部,早期可出现视力减退、视物变形、视野缺损或眼内漂浮物等临床体征(图 4-2-15)。眼底检查可见绝大多数脉络膜黑色素瘤呈灰黑色或棕褐色,有些肿瘤内色素分布不均匀。大多数脉络膜黑色素瘤为局限性、单灶性肿物,早期位于 RPE 下方生长,呈结节状或半球状、界线清楚的视网膜下肿物,周围有不同程度的渗出性视网膜脱离(图 4-2-16)。随着肿瘤生长,瘤细胞穿透局部 Bruch 膜和 RPE,在视网膜下形成一个蘑菇状或领扣状肿物,视网膜脱离的范围进一步增大(图 4-2-17,图 4-2-18)。瘤体较大或伴有广泛视网膜脱离者可出现眼痛或继发性青光眼症状(图 4-2-19)。国内无色素性或少色素性脉络膜黑色素瘤非常少见(图 4-2-20)。少数脉络膜黑色素瘤可发生于视盘边缘或围绕视盘周围生长。

很少数脉络膜黑色素瘤呈弥漫性扁平状生长,其特点为瘤体基底径通常大于瘤体厚度的 5 倍以上,眼 B 超检查显示脉络膜弥漫性增厚,眼底检查常看不到结节状隆起的肿物。这种生长方式的脉络膜黑色素瘤早期临床诊断很困难,容易引起广泛的渗出性视网膜脱离、继发性青光眼或瘤细胞向眼球外扩散(图 4-2-21,图 4-2-22)。另外要注意有些脉络膜黑色素瘤伴有瘤体内、视网膜下或玻璃体积血(图 4-2-23)。

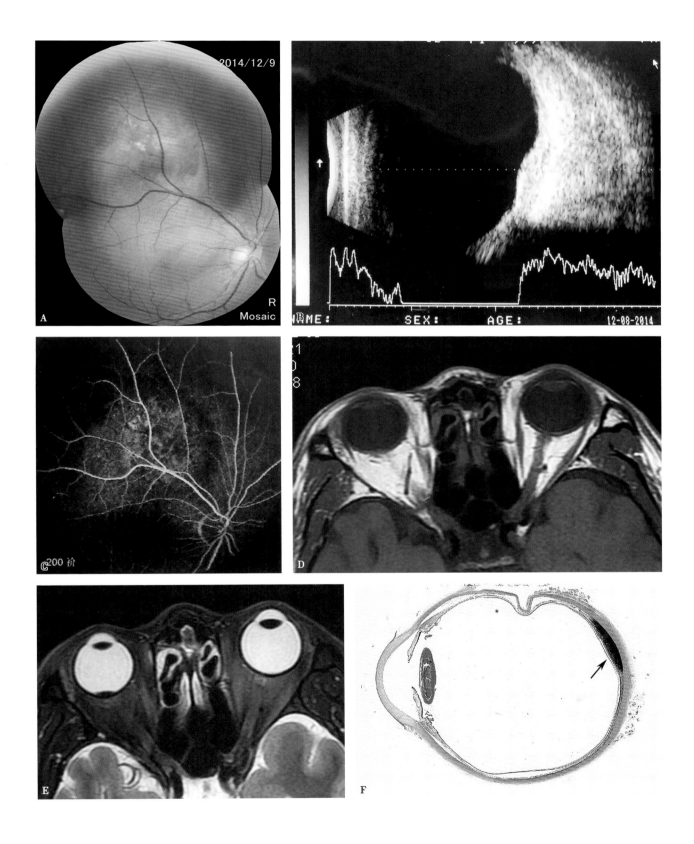

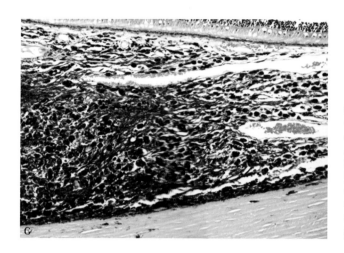

⊙ 图 4-2-15　脉络膜黑色素瘤

A. 眼底图像示后极部扁平状黑色素性肿物；B. 眼 B 超检查显示后极部脉络膜轻度隆起的占位性病变；C. 眼底荧光血管造影显示动静脉期颞上方片状斑驳状荧光；D、E. 横轴位 MRI 图像显示右眼后极部眼环扁平的占位性病变，T₁WI 呈中信号，T₂WI 呈低信号；F. 眼球大体切面可见后极部一个局限性轻度隆起的脉络膜黑色素性肿物（箭头）；G. 病理检查证实为脉络膜黑色素瘤，肿瘤位于脉络膜内，瘤细胞呈梭形，含有大量黑色素，表面 RPE 基本完整，HE×40。

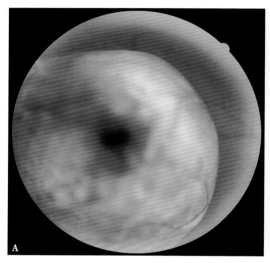

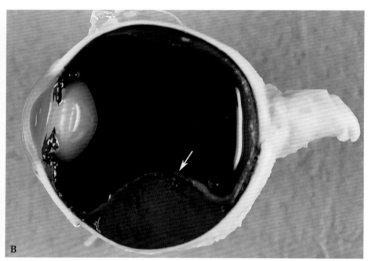

⊙ 图 4-2-16　脉络膜黑色素瘤

A. 检眼镜下可见一个球状隆起的黑色素性肿物；B. 眼球大体切面显示眼球赤道部脉络膜黑色素瘤（箭头），肿瘤边界较清，周围伴有轻度渗出性视网膜脱离。

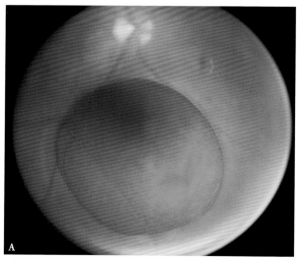

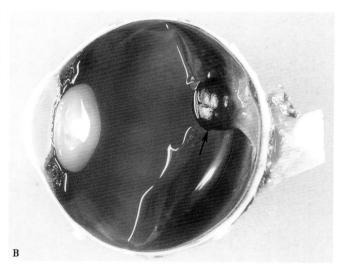

⊙ 图 4-2-17　脉络膜黑色素瘤

A. 检眼镜下可见视盘下方高度隆起的黑色素性肿物；B. 眼球大体切面显示后极部一个典型的蘑菇状黑色素性肿物（箭头）。

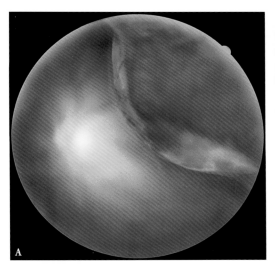
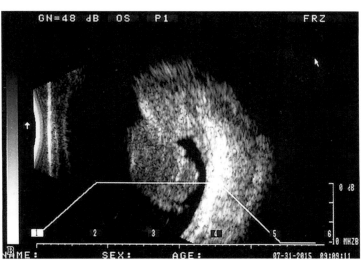
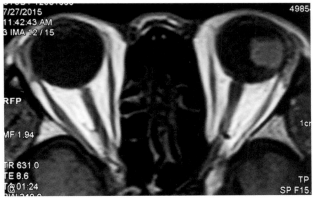
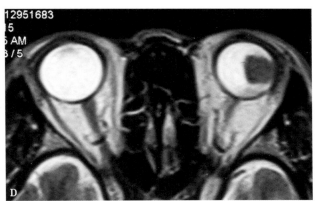
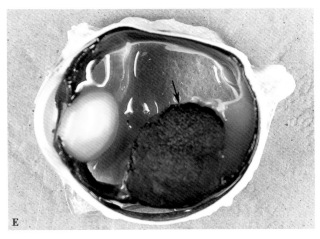

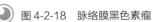图 4-2-18　脉络膜黑色素瘤

A. 眼底图像显示眼底半球状隆起的黑色肿物；B. 眼 B 超图像显示眼内占位性病变；C、D. 横轴位 MRI 图像显示眼球内赤道部肿物，T_1WI 呈中高信号，T_2WI 呈低信号；E. 眼球大体切面显示赤道部不规则结节状黑色肿物（箭头），邻近视网膜渗出性脱离。

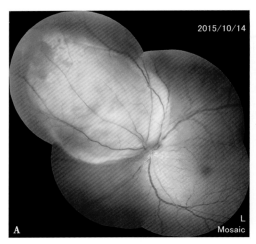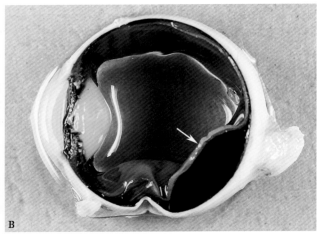

图 4-2-19 脉络膜黑色素瘤

A. 眼底图像显示左眼鼻上方灰褐色半球形肿物;B. 眼球大体切面显示眼球后极部结节状黑色肿物(箭头)。

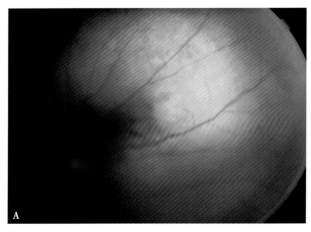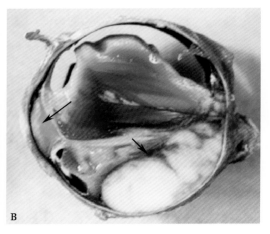

图 4-2-20 少色素性脉络膜黑色素瘤

A. 检眼镜下模糊可见颞上方视网膜下方黄褐色肿物,视网膜广泛脱离;B. 眼球大体切面示后部脉络膜白色结节状肿物(短箭头),局部有少许色素,视网膜全部脱离,并推挤虹膜晶状体向前移位(长箭头),病理证实为黑色素瘤。

【辅助检查】临床上大多数脉络膜黑色素瘤通过较详细的眼底、眼超声、CT 和 MRI 检查可以作出诊断。有些伴有玻璃体混浊或严重眼内并发症的病例,眼底不能窥入,通常需要根据患者的实际情况,选择不同的辅助检查,以提高临床诊断的正确性。

1. **眼超声检查** A 型和 B 型超声检查对脉络膜黑色素瘤的诊断有很大价值。典型的脉络膜黑色素瘤 B 型超声特点为:①与眼球壁相连的结节状、半球状或蘑菇状实体性肿物,边界比较清楚,周围伴有不同程度的视网膜脱离或玻璃体混浊;②瘤体内有"挖空现象",即肿物前部内回声多而强,向后逐渐减弱,靠近眼球壁时呈无声波反射的空区;③瘤体的基底部缺乏回声,与周围眼球壁强回声对比形成无回声的球壁凹陷痕,其主要因为瘤体压迫巩膜而致(图 4-2-24)。

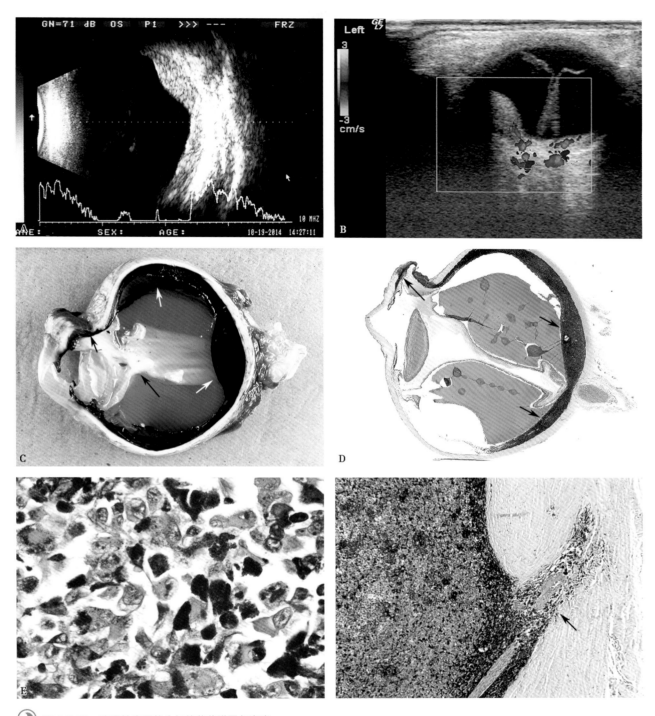

图 4-2-21 弥漫性扁平状生长的葡萄膜黑色素瘤

A. 眼超声检查示脉络膜弥漫性增厚；B. 彩色多普勒图像显示后部脉络膜弥漫性增厚，其内可见血流信号，视网膜呈漏斗状脱离；C. 眼球大体切面显示葡萄膜内弥漫性扁平状黑色素性肿物（白箭头），肿瘤侵及局部角膜缘部位（短黑箭头），视网膜广泛性渗出性脱离（长黑箭头）；D. 全眼球病理切片显示葡萄膜内弥漫性扁平状生长的黑色素性肿物（短黑箭头），肿瘤侵及局部角膜缘（长黑箭头）；E. 病理检查证实为黑色素瘤，瘤细胞呈上皮样，有明显异型性，HE×400；F. 肿瘤细胞沿巩膜内血管神经穿入部位向眼外蔓延（箭头），HE×40。

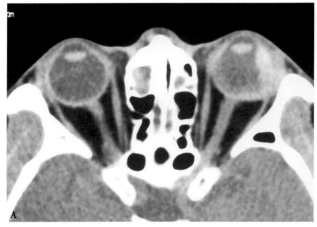
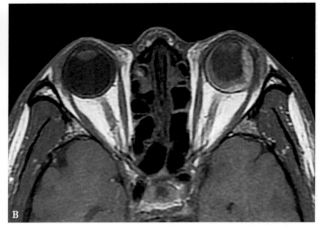
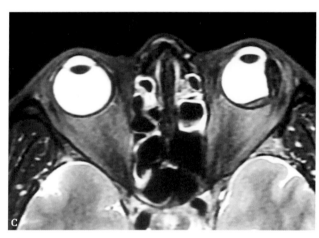
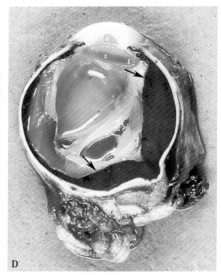

图 4-2-22　弥漫性扁平状生长的睫状体脉络膜黑色素瘤

A. 横轴位 CT 图像示左眼颞侧葡萄膜弥漫性高密度影；B、C. 横轴位 MRI 图像显示左眼颞侧葡萄膜扁平状占位影，T$_1$WI 呈中高信号，T$_2$WI 呈低信号；D. 眼球大体切面显示颞侧葡萄膜弥漫性扁平状黑色素性肿物（箭头），伴有视网膜广泛脱离。

　　A 型超声图像显示肿物为实体性波峰，呈从高频率波峰逐渐消减变弱的斜坡形波峰，肿瘤的前界面呈现高波峰、向后经瘤体振幅逐渐减低，接近眼球壁时呈低弱波。肿瘤通常呈现比较规则的低中度内反射波，这主要和黑色素瘤细胞排列比较致密有关。如果瘤体内有扩张的血管或灶状瘤细胞坏死，可呈现不规则的内反射波。彩色多普勒超声检查通常显示瘤体内有呈枝状或斑块状分布的血管血流，频谱显示为与动脉血流相同、较高阻力的供血血流波形。

　　超声检查应当密切结合临床病史和注意眼底病变的主要部位。由于脉络膜黑色素瘤的体积、生长方式、黑色素和血管的数量、瘤体表面 RPE 破坏程度及眼内并发症不同，超声显示的图像亦不完全相同。瘤体较小的脉络膜黑色素瘤，其所显示的超声图像通常缺乏特征性，临床诊断比较困难。弥漫性脉络膜黑色素瘤常表现为扁平状生长的脉络膜肿物，眼超声检查时有时很难与脉络膜炎、脉络膜脱离或视网膜脱离相鉴别（见图 4-2-21A）。"挖空现象"的明显与否与瘤体内黑色素多寡有关，瘤体内黑色素较多的肿瘤由于声能吸收衰减明显，其"挖空现象"更显著。如果脉络膜黑色素瘤蔓延到眼眶内，B 超图像可显示与肿瘤相邻的眼球后不规则低回声或无回声区。

　　2. CT 检查　典型的脉络膜黑色素瘤通常表现为一个与眼球壁相连的半球状或蘑菇状高密度影，CT 检查可比较清楚地显示脉络膜肿物的位置、形状、体积和有无巩膜外侵犯，但对确定肿物的性质有一定局限性。如肿瘤侵犯眼球外或眼眶内，可见眼球壁被破坏和与眼球壁相连的肿物。

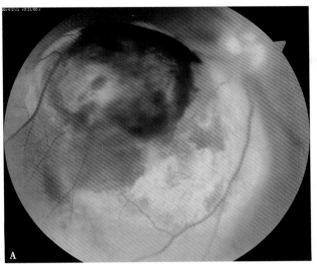

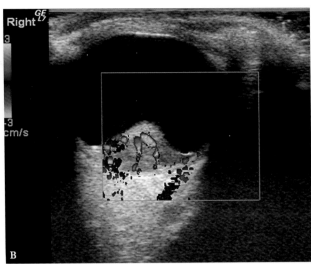

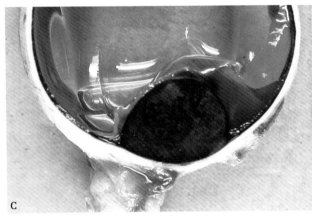

图 4-2-23　脉络膜黑色素瘤伴有出血

A. 眼底图像显示眼球后极部黑褐色肿物，表面伴有出血；B. 彩色多普勒超声图像显示眼球后部肿瘤内有丰富血流信号；C. 眼球大体切面显示眼球后部视盘旁结节状黑色素性肿物，邻近视网膜渗出性脱离。

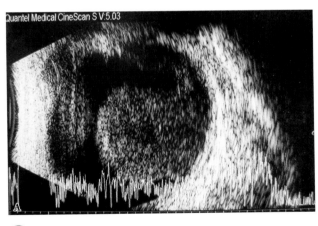

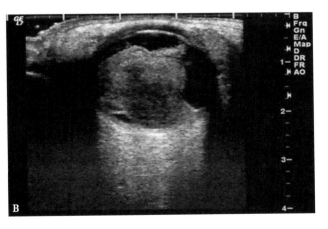

图 4-2-24　脉络膜黑色素瘤的超声图像

A. 眼 B 超图像显示与眼球壁相连的眼内结节状肿物；B. 超声图像显示瘤体与巩膜壁相连，有典型的"挖空现象"。

3. MRI 检查　对脉络膜黑色素瘤的诊断和鉴别诊断有很大帮助。典型脉络膜黑色素瘤的特点为 T_1WI 呈中高信号，T_2WI 呈低信号（图 4-2-25，图 4-2-26）。MRI 检查有利于对早期体积较小、伴有屈光间质混浊或弥漫性扁平状脉络膜黑色素瘤的诊断（见图 4-2-22）。少色素性或无色素性黑色素瘤通常表现为 T_1WI 相对玻璃体的中低信号，T_2WI 呈中信号。脉络膜黑色素瘤伴有大量玻璃体积血可表现为混杂信号（图 4-2-27，图 4-2-28）。

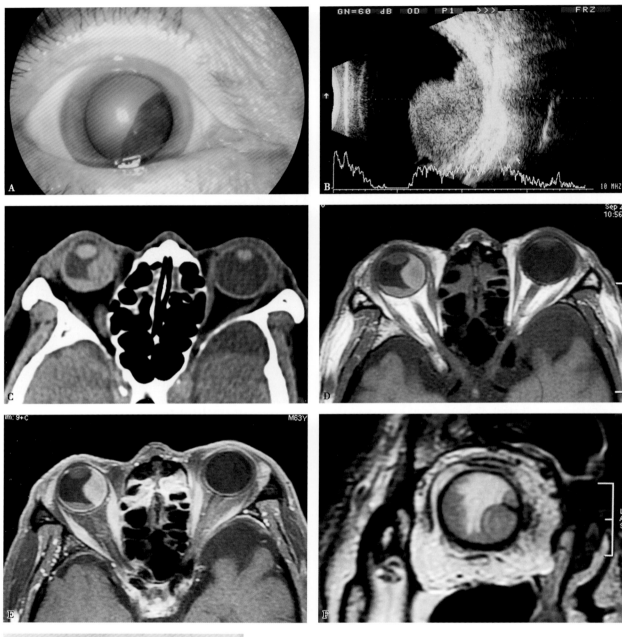

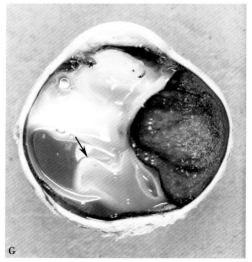

🌙 图 4-2-25 脉络膜黑色素瘤临床和影像学表现

A. 裂隙灯图像显示鼻侧虹膜后方黑色肿物；B. 眼 B 超图像显示与眼球壁相连的眼内实性肿物；C. 横轴位 CT 图像示右眼球内高密度占位影；D、E. 横轴位 MRI 图像显示右眼内鼻侧团块状肿物影，前缘达鼻侧睫状体，后缘达视盘，T_1WI 呈高信号，增强抑脂图像明显增强；F. 眼眶冠状位 MRI-T_2WI 图像，肿物呈低信号；G. 眼球大体切面显示右眼球鼻侧脉络膜色素不均的灰褐色肿物，玻璃体混浊，邻近视网膜广泛渗出性脱离（箭头）。

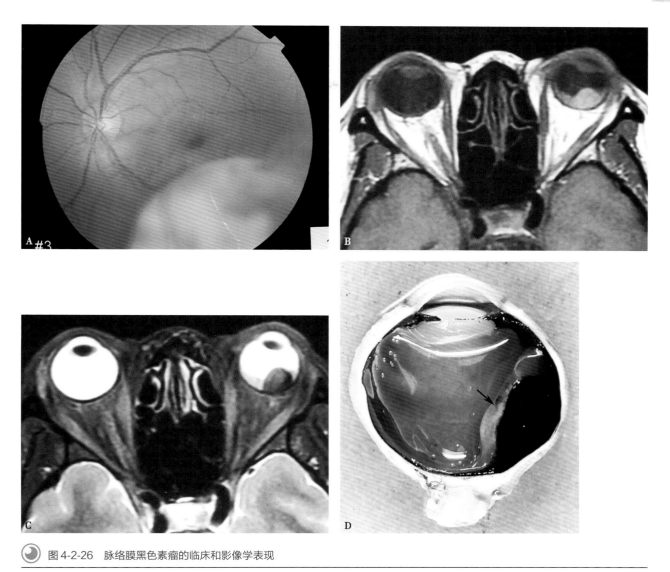

图 4-2-26　脉络膜黑色素瘤的临床和影像学表现

A. 眼底颞下方可见高度隆起的灰黑色肿物；B、C. 横轴位 MRI 图像示左眼球后部实体性肿物影，T$_1$WI 呈高信号，T$_2$WI 呈低信号；D. 眼球大体切面可见后部脉络膜结节状黑色肿物（箭头），邻近视网膜渗出性脱离。

4. 荧光眼底血管造影　由于瘤体内有大量黑色素引起荧光遮蔽，早期以弱荧光或无荧光为主要表现。动 - 静脉期在弱荧光的背景上出现散在斑点状强荧光，随后荧光逐渐增强。晚期，整个肿瘤呈现弥漫荧光，部分病例为强荧光扩大。强荧光主要由瘤体内血管和表面视网膜血管扩张导致荧光渗漏而形成。有些瘤体表面视网膜有破坏，可以看到走行迂曲、螺旋状血管形态，因与视网膜血管荧光同时显现，又称"双循环"现象。瘤体内荧光斑逐渐增强、扩大，与弱荧光区形成强弱相间的斑驳状荧光。有些学者认为，早期斑驳状荧光，晚期弥漫性强荧光通常为球状或蘑菇状脉络膜黑色素瘤的特点。如果造影各期不显示荧光，可能是肿瘤大片坏死遮蔽荧光或 / 和瘤体血管闭塞无灌注所致。

　　由于每个肿瘤的生长方式、体积、生长部位、黑色素含量、血管多寡，以及继发性病变不同，荧光眼底血管造影的表现有很大区别。肿瘤体积比较小且表面 RPE 无明显破坏者，通常无明显的荧光眼底血管造影改变。ICGA 特点为早期病变部位弱荧光（肿瘤及肿瘤内血管被黑色素遮盖），中期到晚期依然呈弱荧光或斑驳样弱荧光，晚期呈点片状荧光或融合（图 4-2-29）。

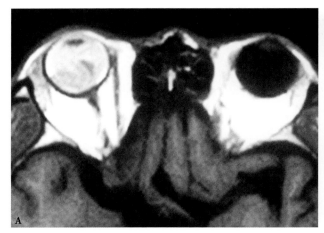

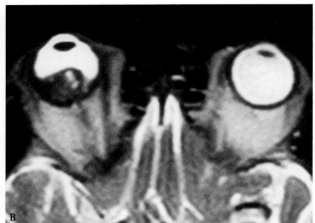

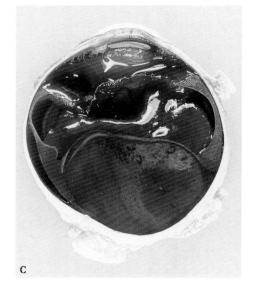

图 4-2-27　脉络膜黑色素瘤伴有玻璃体大量积血

A、B. 横轴位 MRI 图像显示右眼内后部肿物影，T₁WI 显示后部肿物呈不均匀中信号，玻璃体呈高信号，T₂WI 显示后部肿物呈低信号，玻璃体呈高信号；C. 眼球大体切面显示眼球后部体积较大的黑色素性肿物，前部玻璃体内大量积血，虹膜晶状体前移位。

　　5. 细针穿刺活检　由于这种检查方法对眼组织有损伤性、可能会引起眼内并发症或肿瘤扩散，因此眼内细针穿刺活检仍然严格地限定于经其他临床辅助检查仍不能确诊，但又必须根据组织学诊断来选择治疗方案的眼内肿物。这种方法对睫状体肿物、脉络膜无色素性黑色素瘤、脉络膜转移癌或恶性淋巴瘤的诊断很有帮助。准备做细针穿刺活检的患眼屈光间质应比较清楚、在检眼镜下能直视到肿瘤。针吸出来的标本通常比较小，更需要有经验的病理医生进行诊断。

　　6. 局部切除活检　主要用于某些睫状体或前部脉络膜肿物的确诊或治疗，目前临床上主要采用巩膜瓣下部分巩膜板层睫状体或脉络膜肿物切除术。因为全层眼球壁切除活检容易引起严重的眼内并发症和肿瘤细胞扩散，临床上已很少使用。

　　7. 临床随诊和会诊　临床医生应当较详细地了解眼内肿物类型、形态学和各种辅助检查的特点及患者全身情况，这对于提高临床诊断的正确性非常重要。为了减少误诊和选择较适当的治疗，对有些形态不典型，瘤体较小或黑色素含量较少，很难确定性质的脉络膜肿物可以在一段时间内密切观察，而不要急于眼球摘除。有些病例应当请有专长的眼肿瘤医生进行会诊。

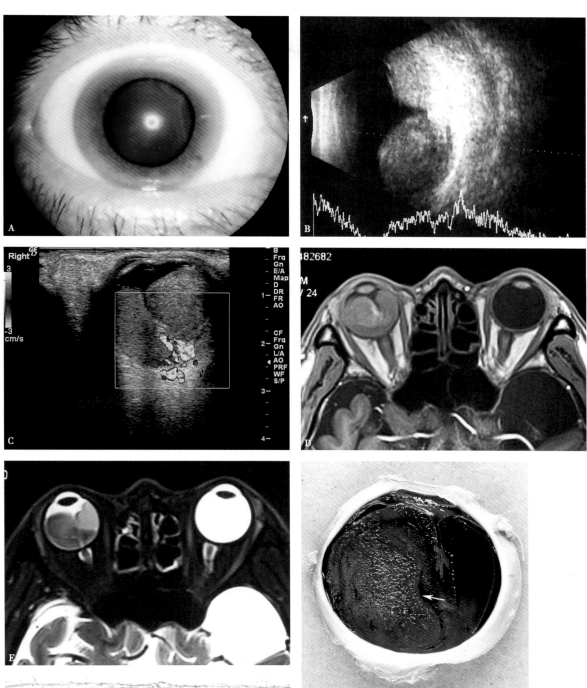

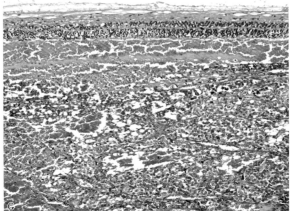

🌙 图 4-2-28　脉络膜黑色素瘤伴有视网膜下大量出血

A. 瞳孔后方可见棕褐色肿物；B. 眼 B 超图像显示眼球后部两个回声不同的团块影；C. 彩超显示肿物内有血流信号；D、E. 横轴位 MRI 图像显示右眼内占位性病变，T_1WI 呈不均匀的中等信号，颞侧病变呈稍高信号，T_2WI 显示右眼球颞侧病变呈界线清楚的低信号，而鼻侧呈中信号；F. 眼球大体切面显示颞侧体积较大的黑色素性肿物（箭头），鼻侧有大量出血，全部视网膜脱离，注意鼻侧出血区在 MRI 图像中 T_1WI 和 T_2WI 均呈中信号；G. 病理图像显示视网膜下瘤细胞间有大量出血，HE × 100。

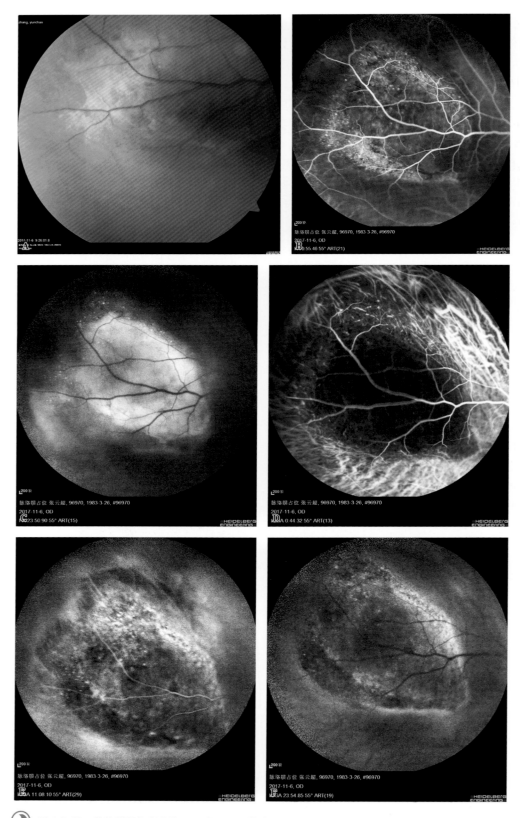

图 4-2-29 脉络膜黑色素瘤的 FFA 和 ICGA 特点

A. 眼底图像显示视网膜下方青黑色肿物；B. FFA 动脉期开始病变部位出现多个点状强荧光，迅速增强扩大，形成斑片状强荧光，病变局部呈现弱荧光区；C. FFA 晚期病变区呈现斑驳状荧光表现；D. ICGA 早期，由于肿瘤内血管被黑色素遮盖，病变部位呈弱荧光；E. ICGA 中期到晚期病变部位呈弱荧光或斑驳样弱荧光；F. ICGA 晚期呈点片状荧光或融合。

【病理】

1. 大体形态 大多数脉络膜黑色素瘤呈单发性、局限性生长的肿物，早期位于 RPE 下方生长，呈界线清楚的黑色或棕褐色结节状肿物（见图 4-2-15F，图 4-2-19B）。随着肿瘤持续增长，瘤体表面的 RPE 细胞受到破坏，瘤细胞可穿过 Bruch 膜和 RPE 断裂处向视网膜下方生长，形成典型的蘑菇状或领扣状肿物（见图 4-2-17B，图 4-2-30A、B）。很少数葡萄膜黑色素瘤呈弥漫性扁平状生长，其特点为肿瘤基底径较大，肿瘤在脉络膜或睫状体内弥漫性生长，肿瘤厚度 < 肿瘤直径的 1/5，通常伴有广泛的渗出性视网膜脱离、玻璃体混浊或继发性青光眼（见图 4-2-21，图 4-2-22）。多灶性脉络膜黑色素瘤非常少见。

2. 黑色素含量 葡萄膜黑色素瘤通常含有较多的黑色素，但瘤体内黑色素含量多寡不一，分布不均匀；即便在同一个瘤体内的不同部位，黑色素的含量有很大区别。临床上确有少数脉络膜黑色素瘤仅含有少量黑色素或无色素，称为少色素性或无色素性黑色素瘤。

3. 瘤细胞形态 葡萄膜黑色素瘤的瘤细胞主要分为四种类型（图 4-2-30）。

（1）梭形 A 型瘤细胞：瘤细胞呈长梭形，胞膜界线不清，胞核较小，其中央有一个线状核膜纵褶，细胞核染色质细，无明显核仁，病理性核分裂象比较少见。

（2）梭形 B 型瘤细胞：瘤细胞体积稍大，胞核呈长椭圆形，核染色质较粗，可见一个界线清楚、深染的圆形核仁，病理性核分裂象比较常见。

（3）上皮样瘤细胞：瘤细胞大小不一、呈圆形或多边形，胞膜较清楚，胞质嗜酸、胞核大、核染色质较粗，有一个大而深染、嗜双色的核仁，有明显的细胞异型性和病理性核分裂象，有些瘤细胞可形成瘤巨细胞。

（4）气球状瘤细胞：此类瘤细胞比较少见，体积较大，胞浆丰富、呈泡沫状，胞核固缩变小、深染、常被挤向细胞的一侧。组织化学染色证实这些瘤细胞内含有脂质或糖蛋白，可能属于一种瘤细胞变性的过渡形态。

4. 病理学分型 根据瘤细胞形态与预后的关系，眼内葡萄膜黑色素瘤分为五种类型：①梭形细胞型；②混合细胞型；③上皮样细胞型；④坏死型；⑤气球状细胞型。临床上主要以梭形细胞型、混合细胞型和上皮样细胞型比较常见，而坏死型和气球状细胞型黑色素瘤非常少见。混合细胞型脉络膜黑色素瘤由不同比例的梭形和上皮样黑色素瘤细胞组成。一般来讲，瘤体中上皮样瘤细胞比例高于 80% 时，就可以诊断为上皮样细胞型黑色素瘤。少数无色素性黑色素瘤或诊断困难的病例可采用免疫组织化学染色加以证实，大多数黑色素瘤细胞对 S-100 蛋白、HMB-45、Melan A 和 SOX10 染色呈阳性表达。少色素性黑色素瘤、弥漫性扁平状生长的脉络膜黑色素瘤多数属于上皮样瘤细胞型。坏死型黑色素瘤的特点为瘤体内有大量瘤细胞坏死，有些病例可伴发眼内炎或巩膜炎（图 4-2-31）。

5. 分子遗传学 分子遗传学检测有助于葡萄膜黑色素瘤的预后评估，其中 3 号染色体缺失、染色体 8q 扩增、两类基因表达谱和 *BAP1* 失活与预后不良有关，而染色体 6p 扩增和 *EIF1AX* 突变与较好的预后有关。检测方法包括荧光原位杂交（FISH）、基于 RNA 的检测技术和基于 DNA 的检测技术等，其中通过 FISH 进行的核型分析操作较为复杂，对细针穿刺样本进行分析的失败率高达 50%；基于 RNA 的基因表达谱聚类分析可以将葡萄膜黑色素瘤分为两类：低转移潜能的 I 类肿瘤和高转移潜能的 II 类肿瘤，此方法的失败率仅为 3%；基于 DNA 的检测可以分析染色体的拷贝数和基因突变，具有较低的失败率，但至少有 10% 的不确定性，不确定性的主要原因是无法分辨肿瘤成分和非肿瘤性基质。分子遗传学分析有助于葡萄膜黑色素瘤的诊断和治疗，是组织病理学诊断的有力补充。

【脉络膜黑色素瘤相关的眼内继发性病变】

1. 继发性渗出性视网膜脱离 大多数脉络膜黑色素瘤伴有不同程度的、非孔源性、渗出性视网膜脱离，视网膜下有大量蛋白性渗出液或伴有少量出血。视网膜脱离的程度与肿瘤体积和生长方式有明显关系。早期较小的肿瘤一般仅在瘤体边缘有轻度渗出性视网膜脱离（见图 4-2-23C）；随着瘤体不断增大和 RPE 广泛破坏，尤其瘤体突破 RPE 后，视网膜脱离范围明显增大。瘤体较大或弥漫性生长的肿瘤通常伴有广泛视网膜脱离，大量的视网膜下液可将脱离的视网膜推挤到眼球中轴或晶状体后方（见图 4-2-20B，图 4-2-21C）。瘤体表面的视网膜可发生囊样变性、变薄或血管破裂出血，但肿瘤很少侵透视网膜或进入玻璃体内生长。

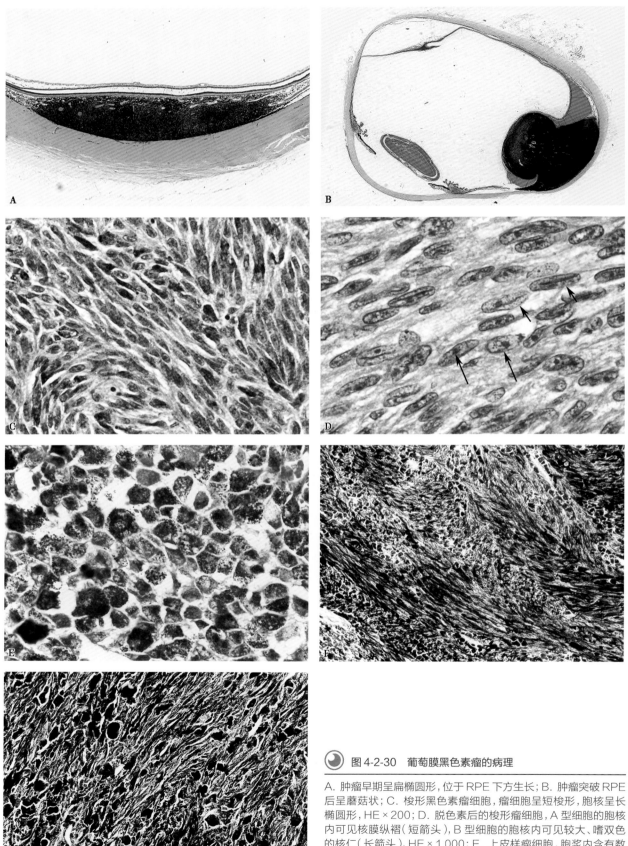

图 4-2-30　葡萄膜黑色素瘤的病理

A. 肿瘤早期呈扁椭圆形,位于 RPE 下方生长;B. 肿瘤突破 RPE 后呈蘑菇状;C. 梭形黑色素瘤细胞,瘤细胞呈短梭形,胞核呈长椭圆形,HE×200;D. 脱色素后的梭形瘤细胞,A 型细胞的胞核内可见核膜纵褶(短箭头),B 型细胞的胞核内可见较大、嗜双色的核仁(长箭头),HE×1 000;E. 上皮样瘤细胞,胞浆内含有数量不等的黑色素,HE×400;F. 梭形细胞型脉络膜黑色素瘤,瘤细胞呈束状排列,HE×100;G. 混合细胞型脉络膜黑色素瘤,HE×100。

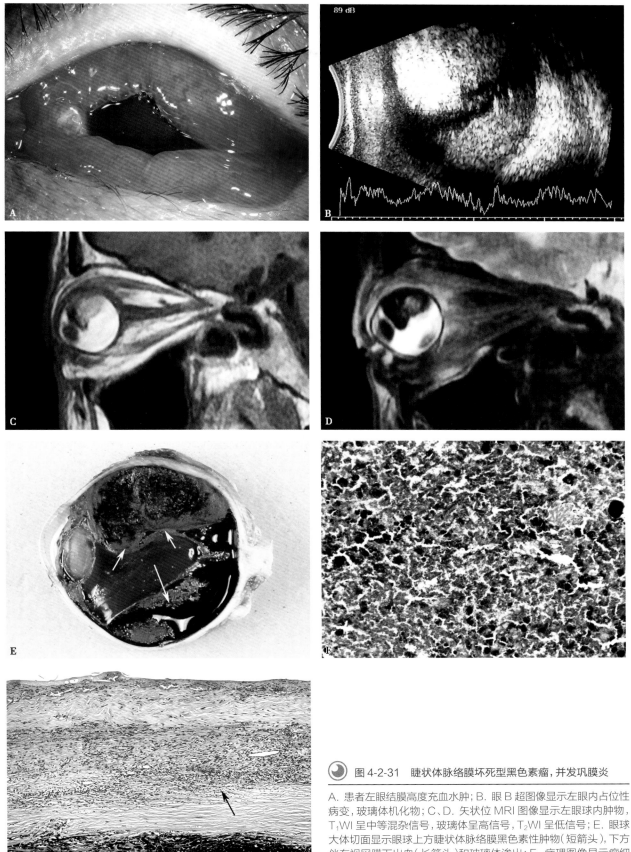

图 4-2-31 睫状体脉络膜坏死型黑色素瘤，并发巩膜炎

A. 患者左眼结膜高度充血水肿；B. 眼 B 超图像显示左眼内占位性病变，玻璃体机化物；C、D. 矢状位 MRI 图像显示左眼球内肿物，T_1WI 呈中等混杂信号，玻璃体呈高信号，T_2WI 呈低信号；E. 眼球大体切面显示眼球上方睫状体脉络膜黑色素性肿物（短箭头），下方伴有视网膜下出血（长箭头）和玻璃体渗出；F. 病理图像显示瘤细胞大量坏死，HE×200；G. 瘤体表面的巩膜肿胀增厚，巩膜纤维间有大量炎性细胞浸润和纤维细胞增生（箭头），HE×40。

　　2. 继发性青光眼　主要是由于肿瘤体积较大、伴有广泛视网膜脱离，使虹膜和晶状体向前移位，从而导致继发性闭角型青光眼或新生血管性青光眼。有些发生于黄斑部以外部位的脉络膜肿瘤和大多数弥漫性脉络膜黑色素瘤患者，其首诊症状主要表现为继发性青光眼。因此对原因不明的继发性青光眼应注意排除脉络膜黑色素瘤或其他眼内肿瘤性病变。

　　3. 玻璃体积血　比较少见，通常是由于肿瘤内血管自发性破裂或瘤细胞侵犯视网膜血管所致（图 4-2-27C，图 4-2-28F）。

　　4. 眼内炎症　很少数葡萄膜或脉络膜黑色素瘤可伴有眼内炎症或巩膜炎症，主要是由于瘤细胞坏死所致，多见于坏死型黑色素瘤（图 4-2-31G）。近年来，一些文献报道有些巩膜敷贴器放疗或局部切除治疗后的患者可发生轻度或中度眼内炎症反应。

　　【肿瘤眼外蔓延和转移途径】　葡萄膜黑色素瘤可沿巩膜内血管和神经穿入部位向眼球外蔓延（图 4-2-32），或通过侵透眼球壁向巩膜表面或眼眶内蔓延（图 4-2-33，图 4-2-34）。肿瘤基底径较大或弥漫性扁平状脉络膜黑色素瘤更容易发生眼外蔓延（图 4-2-35）。视盘周围的脉络膜黑色素瘤容易侵犯视神经（图 4-2-36）。

　　葡萄膜黑色素瘤主要经血行转移到眼外器官或组织，最常转移到肝、肺、胃肠道、皮肤、中枢神经系统或骨骼等部位，尤其多见于肝脏。一般很少转移到局部或全身淋巴结。全身转移性病变可发生于眼内黑色素瘤确诊后或眼球摘除后数月、数年或更长的时间，有些患者可能在眼部临床症状出现之前就已发生了全身转移。因此葡萄膜黑色素瘤治疗前应当对患者做较全面的全身检查。

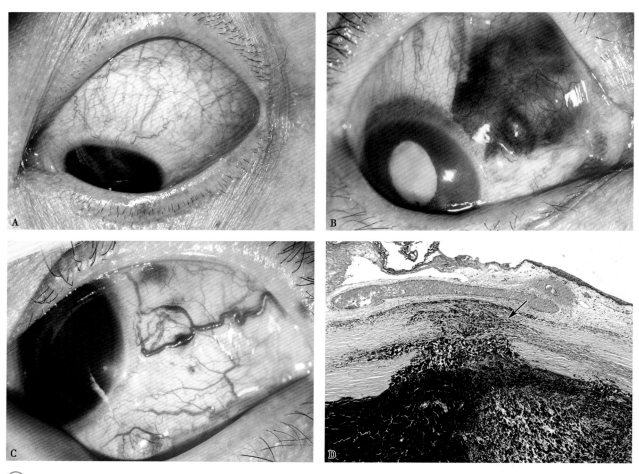

🌙 **图 4-2-32　葡萄膜黑色素瘤侵犯前部巩膜**

A. 患眼外观像显示左眼颞侧巩膜呈葡萄肿状；B. 右眼鼻侧巩膜表面灰黑色隆起的肿物；C. 左眼颞侧角膜附近的眼球表面可见多发性、大小不一、轻度隆起的黑色素性斑点；D. 上图病理图像显示眼球表面黑色斑点是由于瘤细胞侵及巩膜或结膜下所致（箭头），HE×40。

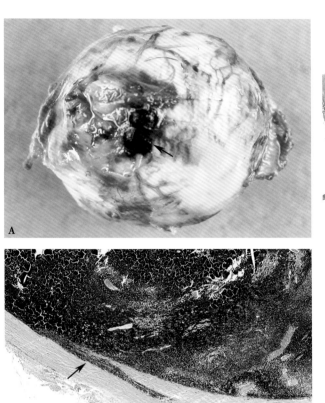
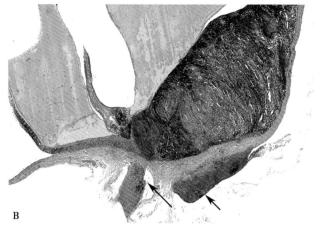

图4-2-33　脉络膜黑色素瘤向眼球后部蔓延

A. 眼球大体图像显示肿瘤侵及后部巩膜壁外（箭头）；B. 病理图像显示肿瘤细胞侵及眼眶外（短箭头）和视神经（长箭头），HE×10；C. 病理图像显示肿瘤细胞沿巩膜血管神经穿入部位向眼外蔓延（箭头），HE×25。

【治疗】目前临床上有很多方法用于葡萄膜黑色素瘤的治疗，但至今还难以确定哪一种治疗能够有效地预防全身转移。文献中报道一些保守治疗可最大可能地保留眼球和有用的视力，提高患者的生存质量，但这些治疗结果和眼球摘除术基本相同，并不能明显提高患者的生存率。因此，临床上每一种治疗都要根据患者的实际情况，包括肿瘤位置、体积大小、生长方式、患眼和对侧眼视力、患者年龄、全身健康状况等多种因素，作出比较慎重的选择。近年文献报道有些眼内肿瘤在局部切除或保守治疗后通常会引起一些眼内并发症、肿瘤残留或复发，有些病例需要重复治疗等，因此决定治疗前必须向患者讲明治疗目的和可能会出现的问题，征得患者的同意。

1. **定期随诊**　对某些形态不典型、有一定视力且体积较小的脉络膜黑色素性肿瘤可首先采取定期随诊观察。观察期间应特别注意肿物有无生长倾向，如果发现肿物逐渐增长、厚度增加、视力下降、瘤体周围伴有明显视网膜脱离且影像学检查显示黑色素瘤特点的病变，则应当给予适当的治疗。

2. **放射治疗**　巩膜表面敷贴放射治疗（episcleral plaque radiotherapy）作为一种近距离放疗，是目前国内外治疗脉络膜黑色素瘤最常用的首选治疗之一。相对适应证主要为：①睫状体部位黑色素瘤；②有生长倾向、体积较小或中等大小的脉络膜黑色素瘤；③一部分体积较大、但瘤体远离视盘或黄斑区的脉络膜黑色素瘤，且治疗后尚能保留一部分视力者；④患眼是唯一有视力眼；⑤可选择性地用于伴有巩膜外轻度侵犯、瘤体厚度<2mm的脉络膜黑色素瘤。治疗后可控制肿瘤生长、瘤体逐渐缩小，最终在肿瘤部位形成脉络膜视网膜瘢痕。文献中报道有些病例治疗后肿瘤不能完全消失或再次复发。

局部放疗后眼部并发症可发生在治疗后数月或数年，主要包括放射性视网膜病变、白内障、视神经病变、虹膜新生血管、继发性青光眼、眼内出血和继发性视网膜脱离。有些患者还可出现前部葡萄膜炎、干眼症、斜视、巩膜萎缩或黄斑囊样水肿。一般来讲，放射剂量较大，并发症更常见。黄斑部下方或距离视盘较近的肿瘤放疗后容易发生放射性视网膜病变。

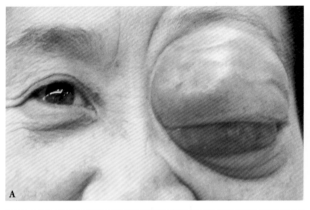

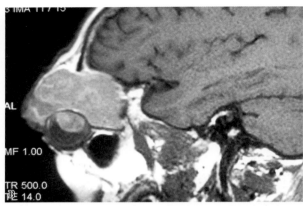

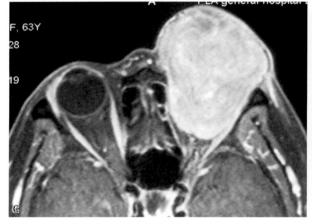

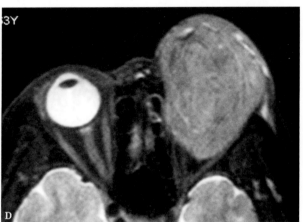

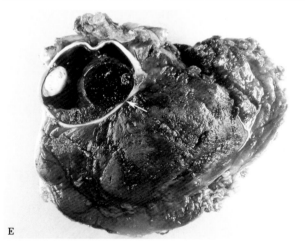

 图 4-2-34 葡萄膜黑色素瘤侵犯眼眶

A. 患者外观像显示左眼高度突出，结膜肿胀并突出睑裂外；B. 矢状位 MRI-T$_1$WI 图像显示眼球内和眼眶上方肿物，呈中高信号；C、D. 横轴位 MRI 图像显示左眼球内和眼眶内肿物，T$_1$WI 增强抑脂后明显强化，T$_2$WI 呈中低信号；E. 眼眶内容摘除术标本示眼球内体积较大的黑色素性肿物，肿瘤穿透后部巩膜（箭头），眼眶内巨大的黑色素性肿物与眼球壁相连。

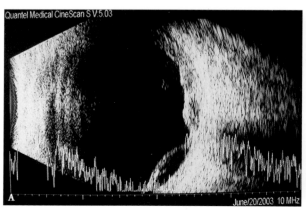

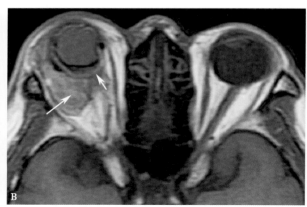

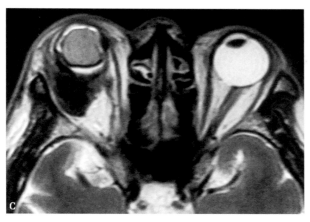
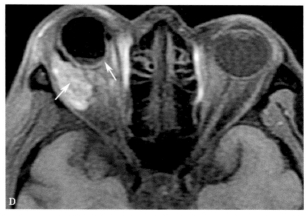
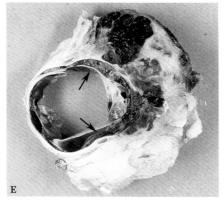
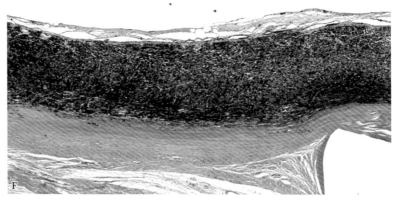

图 4-2-35 弥漫性扁平状脉络膜黑色素瘤侵犯眼眶

患者男,53岁,5年前曾被诊断为右眼视网膜脱离,在外院施行视网膜脱离复位手术。A. B超图像显示后部脉络膜弥漫性增厚;
B、C. 横轴位 MRI 图像显示脉络膜扁平状肿物(短箭头)和眼球后部团块状肿物影(长箭头),T₁WI 呈中信号,T₂WI 呈低信号;
D. T₁WI 脂肪抑制 MRI 图像显示肿物呈高信号(箭头);E. 眼眶内容摘除标本大体图像显示后部脉络膜弥漫性扁平状黑色素性肿物
(箭头),巩膜壁被广泛破坏,肿瘤侵及眼眶;F. 病理图像显示眼球内弥漫性扁平状生长的脉络膜黑色素瘤,HE×25。

3. 肿瘤局部切除术 随着显微手术技术的发展,近年来国内外很多学者开展了虹膜、睫状体和脉络膜黑色素瘤局部切除术,手术方法有很大改进。

(1)部分板层巩膜葡萄膜切除术:相对适应证主要为:①肿瘤基底最大直径<16mm、厚度<5mm;②肿物位于睫状体或前部脉络膜;③患者全身健康状况较好。手术后最常见的并发症为玻璃体积血、视网膜脱离、白内障、眼内残留肿瘤或术后肿瘤复发。伴有以下情况者通常不适合局部切除术,包括:①肿瘤直径>16mm 或超过 1/3 以上象限的睫状体肿物;②患眼已基本上无视力;③肿瘤侵犯视网膜、玻璃体或累及视神经;④肿瘤已蔓延到眼球外或发生全身转移,患眼伴有与肿瘤相关的眼内炎或继发性青光眼;⑤患者有心血管系统和肺部疾病,体质较差者。

(2)脉络膜黑色素瘤眼内局部切除术:相对适应证主要为后极部脉络膜黑色素瘤或瘤体距视盘 1PD 范围外,肿瘤直径<10mm,无视神经或巩膜外侵犯、无全身转移和患者体质较好。手术后并发症主要为玻璃体积血、白内障、视网膜脱离、黄斑部牵引和视网膜前膜形成。如果怀疑肿瘤基底部残留有瘤细胞,术后可辅以局部巩膜表面敷贴放疗。

4. 经瞳孔温热疗法(transpupillary thermotherapy,TTT) 相对适应证主要为:①肿瘤位于眼底后极部,基底部直径<10mm,厚度 3~4mm;②临床观察表明瘤体有生长倾向;③无局部或全身转移;④患眼屈光间质透明。TTT 治疗具有操作简单和可重复进行的优点。有些文献报道 TTT 疗法对体积较小的脉络膜黑色素瘤有一定疗效,治疗后可使肿瘤体积缩小,复发率较低,且对周围组织损伤较小。治疗前必须慎重选择病例,全面考虑患眼的视力、肿瘤基底部的直径、肿瘤大小和位置、对侧眼和全身体质的情况,选择最佳的治疗方案。

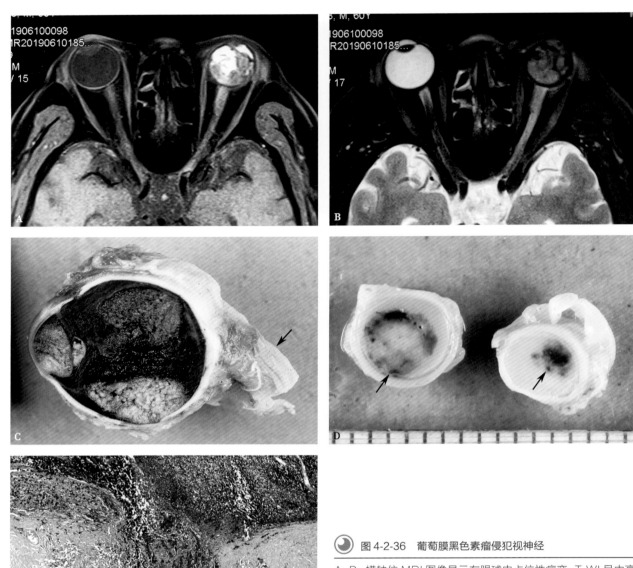

图 4-2-36　葡萄膜黑色素瘤侵犯视神经

A、B. 横轴位 MRI 图像显示左眼球内占位性病变，T₁WI 呈中高混杂信号，T₂WI 呈中低混杂信号，眼球后视神经增粗；C. 眼球大体切面显示眼球内充满黑色素性肿物，局部伴有出血坏死，视神经增粗呈灰黑色（箭头）；D. 视神经切面显示肿瘤细胞广泛侵及视神经（箭头）；E. 病理图像显示黑色素瘤细胞侵犯筛板后视神经，HE×40。

　　5. **眼球摘除术**　目前对于一些患眼已无视力、瘤体较大、不宜做放射治疗或局部切除术、伴有严重眼内并发症或继发性青光眼患者的治疗仍然以眼球摘除术为主。有些视盘旁脉络膜黑色素瘤伴有视神经侵犯者亦应考虑眼球摘除。手术中应尽量避免过度挤压眼球，减少瘤细胞经脉络膜血管向眼外转移的可能。眼球摘除术中应注意眼球壁表面或巩膜血管神经穿入部位有无瘤细胞侵犯。

　　6. **眶内容摘除**　主要用于脉络膜黑色素瘤伴有较广泛眼眶内侵犯或患眼摘除术后发生眶内肿瘤复发且无全身转移的患者。脉络膜黑色素瘤伴有眼眶内广泛侵犯者预后较差，目前还没有充分证据表明眶内容摘除术可阻止全身转移。

　　7. **化疗**　通常适用于葡萄膜黑色素瘤伴有全身转移或眼球外侵犯的病例，目前临床疗效还不肯定，仍然需要更进一步观察。有些学者认为睫状体和脉络膜黑色素瘤可能会在肿瘤早期就发生亚临床的微小转移灶，因此建议对经病理学检查证实的黑色素瘤给予预防性化疗，尤其是体积较大、上皮样细胞型或视盘周围的黑色素瘤。

8. **免疫疗法** 主要用于伴有全身转移的患者，常用的药物包括干扰素、白介素 -2、肿瘤坏死因子等。有些文献报道葡萄膜黑色素瘤发生全身转移的患者，使用干扰素 -α、干扰素 -2b 和白介素 -2 等后，可使生存期延长。但文献中报道的病例数目仍然有限，其临床疗效的评估需要观察更多病例。

免疫疗法是继手术、放疗、化疗后的第四种抗肿瘤疗法，其中 T 细胞受体基因工程改造的 T 细胞疗法（engineered T-cell receptor T cells for cancer immunotherapy，TCR-T 疗法）在转移性葡萄膜黑色素瘤治疗中具有很好的疗效。TCR-T 技术主要机制是向普通 T 细胞中引入新的基因，使得改造过的 T 细胞能够表达有效识别肿瘤细胞的 TCR（T cell receptor，T 细胞抗原受体），从而引导 T 细胞杀死肿瘤细胞。Tebentafusp 是 TCR-T 疗法的一种新型药物，是一种 TCR-scFC 融合蛋白，TCR 部分能靶向结合于黑色素瘤细胞表面抗原 gp100，scFC 部分能靶向结合 T 细胞表面 CD3 受体，吸引、招募 T 细胞至肿瘤细胞周围，并激活 T 细胞发挥肿瘤杀伤作用。Tebentafusp 一线治疗转移性葡萄膜黑色素瘤 3 期临床试验（NCT03070392）显示，与 PD-1 单抗、达卡巴嗪和 CTLA-4 单抗治疗的对照组相比，Tebentafusp 能显著提高转移性葡萄膜黑色素瘤患者的生存率，降低死亡风险，无 4 级以上的毒副作用。

【预后相关性因素】 目前多数学者认为影响预后的主要因素仍然是肿瘤最大直径、病理学类型、生长方式、肿瘤前缘位置及有无巩膜外扩散。

1. **肿瘤最大直径** 瘤体最大基底直径 <10mm，厚度 <3mm 的肿瘤预后相对较好，而瘤体基底直径 >15mm，厚度 >8mm 者预后较差。

2. **病理学类型** 梭形细胞型黑色素瘤预后相对较好，上皮样瘤细胞型预后较差，混合细胞型黑色素瘤介于两者之间。

3. **生长方式** 弥漫性或多灶性脉络膜黑色素瘤的预后较差。瘤体的基底部愈宽广，愈容易侵犯邻近的巩膜和引起瘤细胞向眼外扩散。

4. **肿瘤部位** 虹膜黑色素瘤的预后相对较好，而睫状体和脉络膜黑色素瘤的预后较差。视盘周围的脉络膜黑色素瘤由于瘤细胞容易侵犯视盘或视神经，预后较差。

5. **眼球外扩散** 伴有巩膜外扩散或侵犯视神经者预后较差。

6. **肿瘤内的血管网** 近年来有些学者发现瘤体内出现 3 个以上背靠背闭合血管环或上皮样瘤细胞周围有血管网围绕的脉络膜黑色素瘤预后较差。

7. **年龄** 有些文献报道老年患者由于免疫功能下降，治疗后容易发生全身转移，预后较差。

【鉴别诊断】 临床上主要应与脉络膜色素痣、黑色素细胞瘤、脉络膜血管瘤、脉络膜转移癌、成年人视网膜母细胞瘤、特发性视网膜下大出血、脉络膜出血性脱离、后部巩膜脉络膜炎、RPE 反应性增生、RPE 腺瘤和腺癌等加以鉴别。

1. **脉络膜转移癌** 多数脉络膜转移癌患者的病史较短，病变发展迅速，肿物多位于后极部脉络膜，表现为眼底灰黄色扁平状隆起的实性肿物，伴有不同程度视网膜脱离。但必须注意确有少数脉络膜转移癌呈结节状或蘑菇状生长方式。单眼内多灶性脉络膜肿物或双眼脉络膜肿物通常是脉络膜转移癌的体征。如果患者伴有全身恶性肿瘤病史或体征有助于脉络膜转移癌的诊断。临床上有些脉络膜转移癌患者首先出现眼内肿瘤，而无全身恶性肿瘤病史，尤其男性患者。因此，对眼内无色素性或少色素性脉络膜肿物，应注意询问患者的全身病史，并做详细的全身检查，尤其肺和肝脏。

2. **特发性视网膜下大量出血** 本病是指视网膜神经上皮层与 RPE 层之间的出血，病因不清，有些病变可能与老年性黄斑变性、视网膜大动脉瘤有关。如果视网膜下出血量较大，可引起视网膜局限性或弥漫性脱离，色泽暗，容易被怀疑为脉络膜黑色素瘤（图 4-2-37，图 4-2-38）。特发性视网膜下大量出血通常具有以下特征：①多发生于 60 岁以上的老年人，病史较短，主要表现为视力突然丧失；②多数伴有视网膜前或玻璃体积血；③ FFA 检查显示出血区自始至终遮蔽荧光，如有脉络膜新生血管或视网膜大动脉瘤，在弱荧光的边缘或中心可出现斑点状强荧光；④眼 B 超检查显示视网膜下有界线较清楚的扁平状或半球状实性肿物样回声波，无脉络膜"挖空现象"；⑤彩色多普勒超声检查显示视网膜下出血区或病变基底可见血流信号。

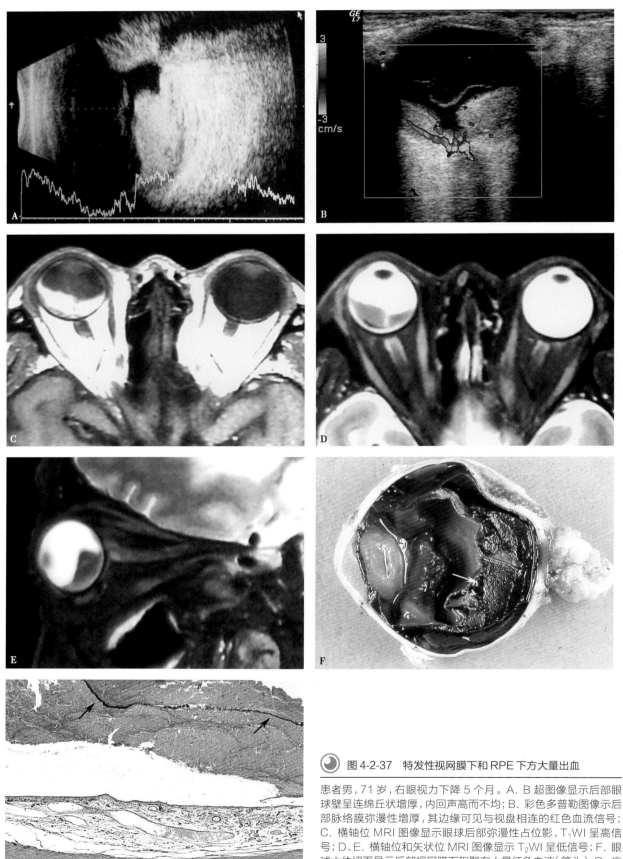

图 4-2-37　特发性视网膜下和 RPE 下方大量出血

患者男，71 岁，右眼视力下降 5 个月。A. B 超图像显示后部眼球壁呈连绵丘状增厚，内回声高而不均；B. 彩色多普勒图像示后部脉络膜弥漫性增厚，其边缘可见与视盘相连的红色血流信号；C. 横轴位 MRI 图像显示眼球后部弥漫性占位影，T_1WI 呈高信号；D、E. 横轴位和矢状位 MRI 图像显示 T_2WI 呈低信号；F. 眼球大体切面显示后部视网膜下积聚有大量红色血液（箭头）；G. 病理图像显示视网膜和 RPE 下方大量出血，RPE（箭头）出血性脱离，PAS×25。

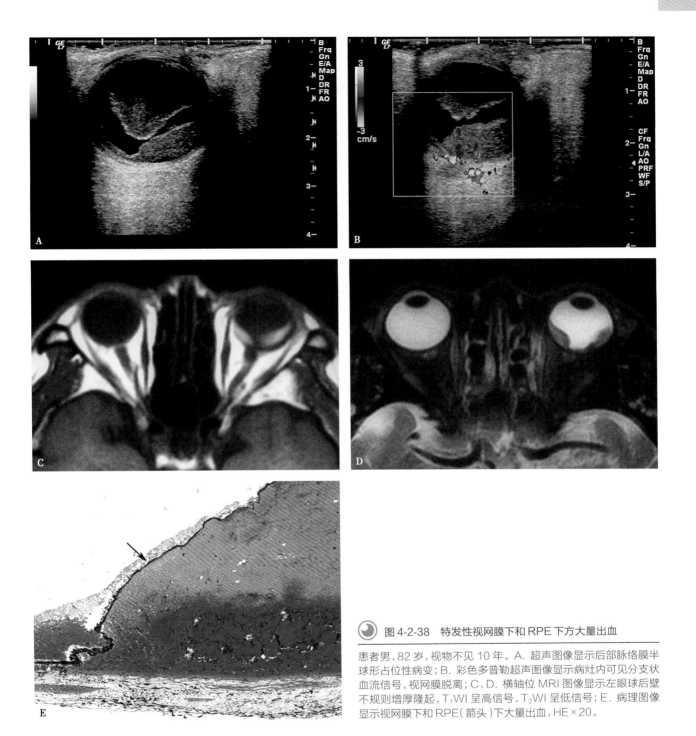

图 4-2-38　特发性视网膜下和 RPE 下方大量出血

患者男，82 岁，视物不见 10 年。A. 超声图像显示后部脉络膜半球形占位性病变；B. 彩色多普勒超声图像显示病灶内可见分支状血流信号，视网膜脱离；C、D. 横轴位 MRI 图像显示左眼球后壁不规则增厚隆起，T₁WI 呈高信号，T₂WI 呈低信号；E. 病理图像显示视网膜下和 RPE（箭头）下大量出血，HE×20。

　　3. 后部巩膜脉络膜炎和坏死性视网膜脉络膜炎　眼超声和 CT 等影像学检查中，某些眼球后部坏死性巩膜炎、巩膜脉络膜炎或坏死性视网膜脉络膜炎通常表现眼球后部局限性或弥漫性增厚，有时容易误诊为脉络膜占位性病变或黑色素瘤（图 4-2-39）。这些患者通常表现为病史较短、角膜后 KP、房水和玻璃体混浊、眼底模糊、视盘边界不清。应当注意除少数坏死型黑色素瘤外，脉络膜黑色素瘤几乎很少伴有眼内炎症。因此，对影像学检查提示后部巩膜脉络膜局限性或弥漫性增厚的病变，如伴有眼内炎症的表现，要结合临床病史和其他辅助检查综合分析，慎重诊断。某些特异性肉芽肿性炎症，如结核、梅毒或结节病等可累及葡萄膜或视网膜，形成局限性或弥漫性炎性病灶。另外有些坏死性后巩膜脉络膜炎症可累及邻近眼眶组织，应注意与眼眶内肿瘤的鉴别。

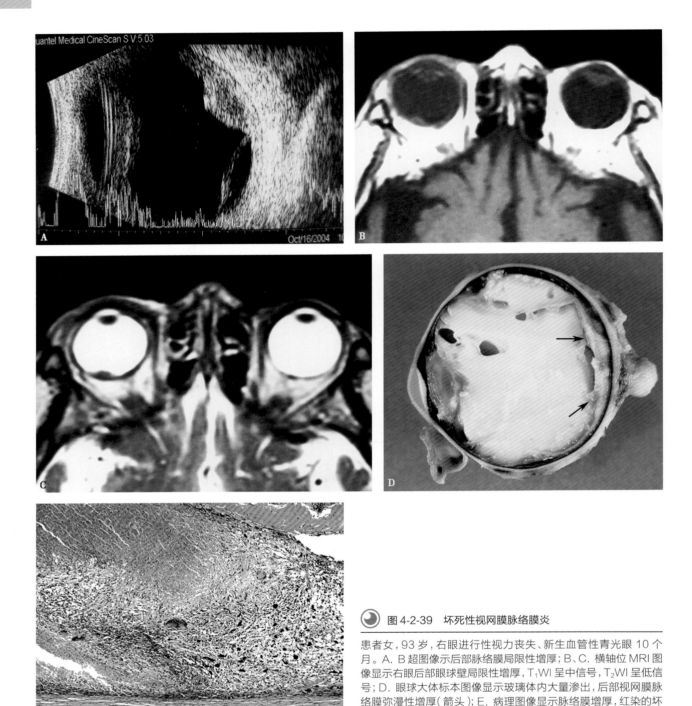

🌑 图 4-2-39　坏死性视网膜脉络膜炎

患者女，93 岁，右眼进行性视力丧失、新生血管性青光眼 10 个月。A. B 超图像示后部脉络膜局限性增厚；B、C. 横轴位 MRI 图像显示右眼后部眼球壁局限性增厚，T_1WI 呈中信号，T_2WI 呈低信号；D. 眼球大体标本图像显示玻璃体内大量渗出，后部视网膜脉络膜弥漫性增厚（箭头）；E. 病理图像显示脉络膜增厚，红染的坏死物质周围有大量淋巴细胞、多核巨噬细胞浸润，HE×20。

　　4. RPE 腺瘤和腺癌　RPE 腺瘤和腺癌是发生于 RPE 的黑色素性肿瘤，非常少见，临床上与脉络膜黑色素瘤的鉴别比较困难，其与脉络膜黑色素瘤的区别为：①大多数眼底表现为视网膜下暗棕色或深黑色肿物，体积可较小或很大，无一定形状；②眼超声检查显示肿瘤位于脉络膜表面，边界比较清楚，边缘陡峭的实体性肿物，A 超显示瘤体内为中、高度内反射。本瘤容易伴有渗出性视网膜脱离、玻璃体积血和瘤细胞脱落。针吸活检显示瘤细胞与色素上皮细胞相似，呈圆形或椭圆形，胞浆内含有粗大的黑色素颗粒。详见第四章第五节。

葡萄膜非黑色素性肿瘤

一、脉络膜血管瘤

【概述】脉络膜血管瘤（choroidal hemangioma）是一种良性、血管性错构瘤性病变，好发于 30～40 岁青壮年，单眼发病。根据临床特征和生长方式，分为孤立性和弥漫性脉络膜血管瘤两种类型，后者通常伴有同侧面部血管瘤或伴发于 Sturge-Weber 综合征。

【临床特点】

1. **孤立性脉络膜血管瘤**　肿瘤通常发生于眼底后极部脉络膜，尤其好发于视盘颞侧或黄斑部下方。检眼镜下可见瘤体通常为橘红色或杏黄色、无色素性扁平状或轻度隆起的圆盘状脉络膜肿物（图 4-3-1）。肿瘤位于视网膜黄斑部下方的患者早期表现视力减退、视物变形或玻璃体混浊症状，而发生于黄斑部以外的脉络膜血管瘤早期可无明显临床体征。有些患者由于伴有广泛渗出性视网膜脱离和继发性青光眼，就诊时视力已基本丧失。视力损害的程度及症状与视网膜脱离的范围有关。

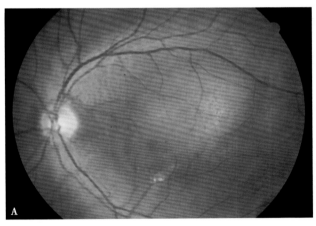
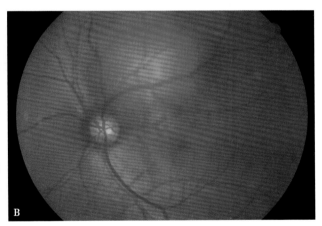
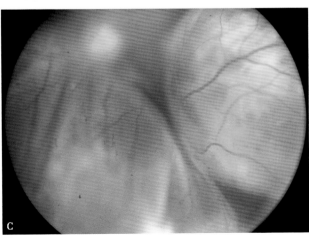

图 4-3-1　孤立性脉络膜血管瘤的眼底表现

A. 视盘颞侧黄斑部橘红色盘状肿物；B. 视盘上方橘红色盘状肿物；C. 脉络膜血管瘤伴有广泛视网膜脱离。

2. **弥漫性脉络膜血管瘤**　肿瘤多位于眼底后极部,表现为脉络膜弥漫性增厚,橘红色或番茄色,边界不清;其表面的视网膜血管有不同程度迂曲扩张。有些肿瘤可延伸到前部脉络膜,伴有视网膜囊样变性或渗出性视网膜脱离,视网膜下液随着头位活动而发生变化(图 4-3-2)。如伴有 RPE 增生或化生,瘤体表面可见小灶状色素沉着。病变晚期由于继发性视网膜广泛脱离,可推挤虹膜晶状体向前移位,引起继发性闭角型或新生血管性青光眼。有些病例伴有面部血管瘤、表层巩膜或结膜血管扩张、先天性或青少年性青光眼。Sturge-Weber 综合征的患者可表现颅内血管瘤或颅内病变的体征。

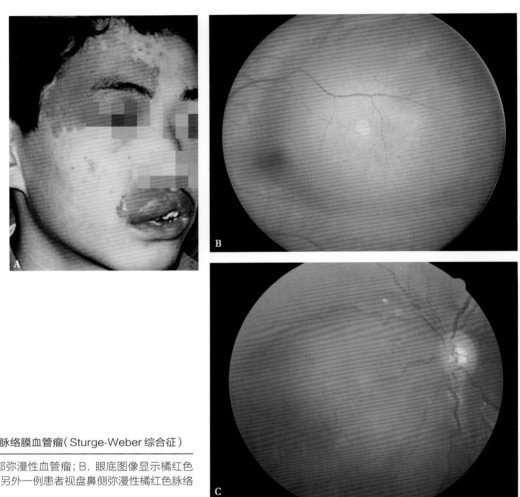

图 4-3-2　弥漫性脉络膜血管瘤(Sturge-Weber 综合征)

A. 患者外观像显示面部弥漫性血管瘤;B. 眼底图像显示橘红色弥漫性脉络膜肿物;C. 另外一例患者视盘鼻侧弥漫性橘红色脉络膜肿物。

【辅助检查】大多数病例根据眼底表现、眼超声和 FFA 检查的特点一般可以作出脉络膜血管瘤的诊断。

1. **眼超声检查**　B 超检查显示眼底后极部脉络膜扁平状隆起的占位性病变,边界比较清楚,伴有不同程度的渗出性视网膜脱离。大多数肿物的一侧邻近于视盘边缘。弥漫性脉络膜血管瘤的病变范围较大,B 超检查显示后部脉络膜弥漫性增厚。A 超检查,典型病例的特点为瘤体内反射高且比较规则,波峰与波峰的间隔和高度相似,波谷与波谷的间隔和高度也相似(图 4-3-3)。彩色多普勒超声显示肿瘤内血流丰富,呈团块状或星点状分布,频谱显示动脉血流波形和丰富的静脉血流波形(图 4-3-4,图 4-3-5)。

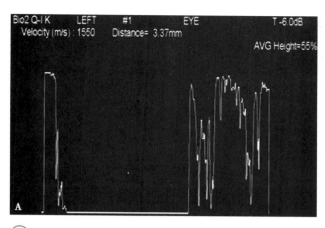
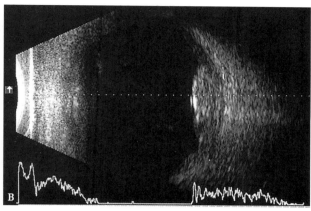

图 4-3-3　脉络膜血管瘤的超声图像

A. A 超图像显示脉络膜肿物,内反射波较高,且规则;B. B 超图像显示后部脉络膜扁平状肿物,表面有高反光带,肿物内反射波均匀。

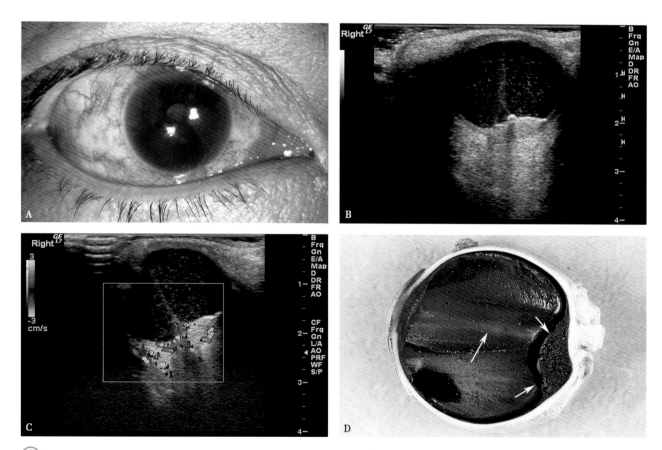

图 4-3-4　孤立性脉络膜血管瘤,伴有继发性青光眼和视网膜脱离

A. 裂隙灯图像显示结膜高度充血;B. B 超图像显示眼球后部轻度隆起的占位性肿物,视网膜全部脱离;C. 彩色多普勒超声图像显示瘤体内有红色血流信号;D. 眼球大体切面显示后部脉络膜血管瘤呈棕红色(短镜头),视网膜全部脱离(长箭头),视网膜下充满胶冻状渗出。

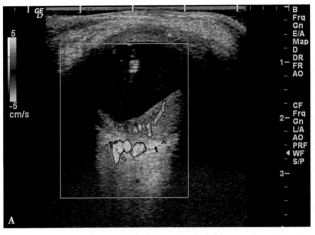
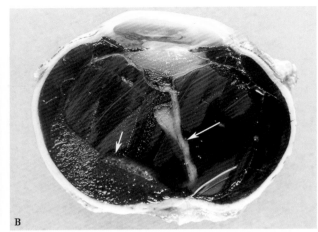
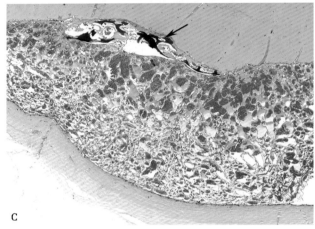

🌀 **图 4-3-5　弥漫性脉络膜血管瘤,伴有 Sturge-Weber 综合征和继发性青光眼**

A. 彩色多普勒超声图像显示眼球后部占位性病变,其内含有血流信号;B. 眼球大体切面显示一侧后部脉络膜弥漫性红色肿物(短箭头),瘤体较厚,伴有全部视网膜脱离(长箭头);C. 病理图像显示肿瘤位于脉络膜内,主要由大量扩张的血管组成,表面可见小灶状钙化(箭头),HE×25。

2. FFA 和 ICGA 检查

(1)FFA 检查:造影早期,病变部位出现不规则强荧光,动静脉期荧光明显增强并融合成片,其间可出现斑点状弱荧光,荧光漏入视网膜出现荧光积存,附近组织染色,瘤体表面或边缘处,可见毛细血管扩张。造影晚期病变持续强荧光渗漏,外围有弧形或环形弱荧光。

(2)ICGA 检查:造影早期病变部位强荧光,可以清晰显示瘤体由脉络膜血管团构成,逐渐增强融合成片;中期逐渐减弱;晚期瘤体整体呈弱荧光,局部斑点状强荧光,可以出现冲刷现象(图 4-3-6)。

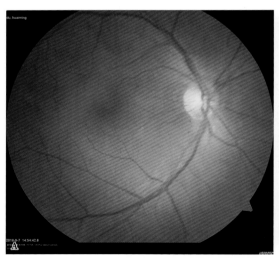
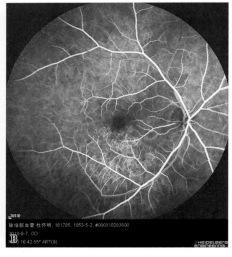

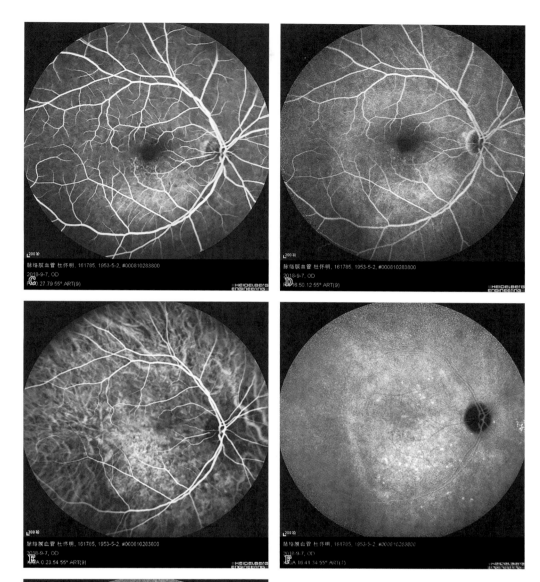

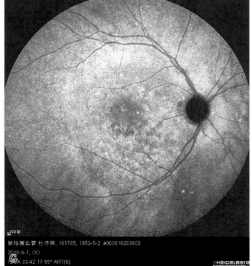

图 4-3-6　脉络膜血管瘤的 FFA 和 ICGA 表现

A. 眼底后极部橘红色肿物；B. FFA 造影早期，病变部位出现不规则强荧光；C. FFA 造影，动静脉期荧光明显增强并融合成片，其间可出现斑点状弱荧光，病变表面或边缘处，可见毛细血管扩张；D. FFA 造影晚期，病变持续强荧光渗漏，外围有弧形或环形弱荧光；E. ICGA 造影早期，病变部位强荧光，可以清晰显示瘤体由脉络膜血管团构成，逐渐增强融合成片；F. ICGA 造影中期，荧光逐渐减弱；G. ICGA 造影晚期瘤体整体呈弱荧光，局部斑点状强荧光，可出现冲刷现象。

3. **CT 检查**　对确定脉络膜血管瘤的部位、体积和形状有一定帮助。大多数孤立性脉络膜血管瘤表现为眼底后极部扁平状、界线比较清楚椭圆形肿物，其一侧位于视盘边缘，常伴继发性渗出性视网膜脱离。

4. **MRI 检查**　典型的脉络膜血管瘤显示为 T_1WI 中信号，T_2WI 中信号，有助于临床诊断（图4-3-7）。

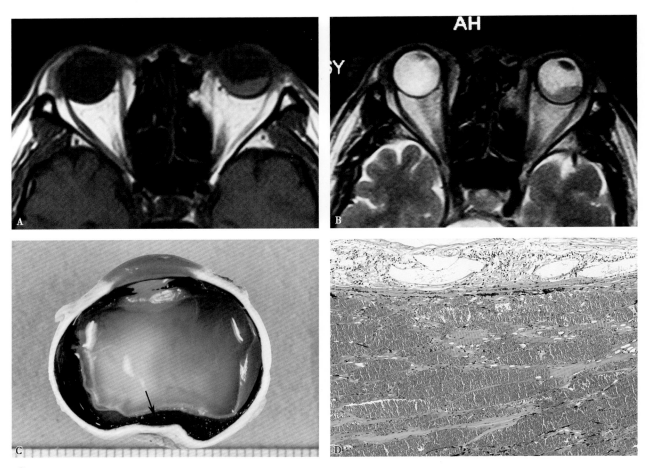

图 4-3-7　脉络膜血管瘤的 MRI 图像

A、B. 横轴位 MRI 图像显示左侧眼球后部扁平状肿物，T_1WI 呈中信号，T_2WI 呈中信号；C. 眼球大体切面显示后极部脉络膜扁平状紫红色肿物（箭头）；D. 病理检查证实为脉络膜血管瘤，瘤体表面视网膜萎缩和囊样变性，HE×100。

【病理】

1. **大体形态**　瘤体位于眼底后极部或视盘周围的脉络膜内，呈扁平状、暗红色，肿物一侧常终止在视盘边缘。大多数孤立性脉络膜血管瘤的界线比较清楚，瘤体的基底径可从 3mm 到 18mm，厚度为 2～3mm，瘤体中央较厚，而瘤体边缘较薄（图4-3-8A）。弥漫性脉络膜血管瘤的边界不清、通常累及大部分脉络膜，瘤体厚度可达 8mm 以上（见图 4-3-5B，图4-3-9）。

2. **镜下特点**　孤立性和弥漫性脉络膜血管瘤的组织形态基本相同，大多数表现为海绵状血管瘤的特点，肿瘤由许多扩张的血管和少量结缔组织间质组成（见图4-3-7D）。极少数脉络膜血管瘤为毛细血管型血管瘤，由一些比较细小的血管组成，血管之间有疏松水肿的结缔组织间质。病史较长的肿瘤通常伴有较严重的眼内继发性病变，包括脉络膜毛细血管闭塞、瘤体表面的 RPE 增生（图4-3-8B），RPE 细胞纤维状或骨样化生、视网膜囊样变性、渗出性视网膜脱离、继发性闭角型或新生血管性青光眼（图4-3-10）。偶见孤立性脉络膜血管瘤伴发虹膜睫状体黑色素细胞瘤。

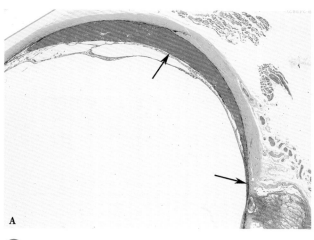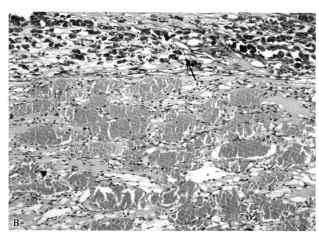

图 4-3-8　孤立性脉络膜血管瘤的病理图像

A. 低倍显微镜图像显示瘤体呈扁平状,中央较厚,边缘较薄,一侧终止于视盘边缘(箭头),HE×10;B. 肿瘤由许多扩张的血管组成,肿瘤表面的 RPE 细胞增生(箭头),HE×100。

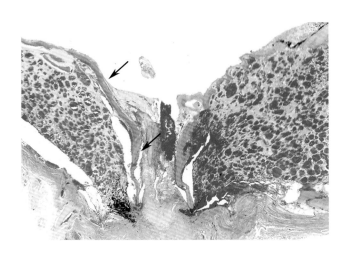

图 4-3-9　弥漫性脉络膜血管瘤病理图像

瘤体累及视盘两侧,瘤体表面伴有骨化(箭头),HE×20。

【鉴别诊断】大多数脉络膜血管瘤根据眼底形态特点、眼超声、FFA、ICGA 等辅助检查能够作出临床诊断。少数脉络膜血管瘤的眼底形态不典型、伴有广泛的继发性渗出性视网膜脱离或屈光间质混浊,临床诊断比较困难,应当注意与体积较小、无色素性或扁平状生长脉络膜黑色素瘤、脉络膜转移癌、脉络膜骨瘤、RPE 出血性脱离及中心性浆液性视网膜脉络膜病变等鉴别。有些可疑病例可通过眼超声检查,定期随诊观察。脉络膜血管瘤一般比较稳定,无明显生长倾向。有些脉络膜血管瘤瘤体表面的 RPE 细胞可以发生变性、增生或骨样化生,因此,眼底检查时肿瘤表面可有条状或不规则形状的色素斑。病理诊断中还应与某些病变或眼外伤引起的脉络膜血管扩张相区别。

【治疗和预后】脉络膜血管瘤的治疗主要根据患眼临床症状和继发性病变的程度。无明显临床症状者可定期观察,无须任何治疗。对伴有黄斑部视网膜渗出性脱离、视力减退者应给予适当治疗。目前治疗方法有多种选择,包括激光、经瞳孔温热疗法或局部放射治疗,应根据不同患者的情况而定。伴有严重继发性青光眼、视力基本丧失的患者可考虑眼球摘除,以解除患者痛苦。

脉络膜血管瘤为良性肿瘤,一般无明显生长倾向。脉络膜血管瘤的晚期由于视网膜广泛脱离和推挤虹膜晶状体向前移位,通常引起继发性新生血管性青光眼或闭角型青光眼。弥漫性脉络膜血管瘤的治疗比较困难,有些患者可伴有先天性或青少年性青光眼。如果伴有较严重的 Sturge-Weber 综合征,患者可表现一系列颅内血管瘤或颅内疾病的体征。

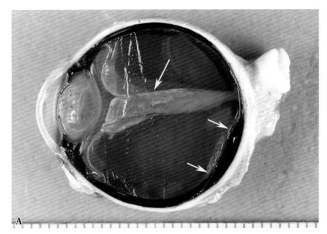

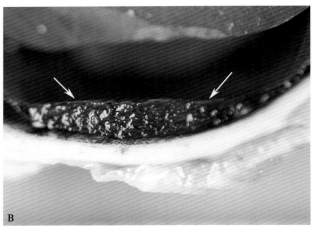

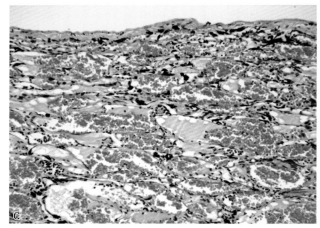

🌙 图 4-3-10　脉络膜血管瘤，伴有广泛渗出性视网膜脱离和继发性青光眼

A. 眼球大体切面显示后极部脉络膜扁平状棕红色肿物（短箭头），视网膜全部漏斗状脱离（长箭头），视网膜下方有大量胶冻状蛋白性渗出；B. 眼球大体切面显示肿瘤位于后极部脉络膜内，呈扁平状，紫红色，边界清楚，可见许多蜂窝状血管腔（箭头）；C. 肿瘤主要由扩张的血管组成，血管间有少量纤维分隔，瘤体表面 RPE 细胞分解破坏，HE×100。

二、脉络膜骨瘤

【概述】脉络膜骨瘤（choroidal osteoma）是由成熟骨细胞或骨小梁组成的良性脉络膜肿瘤。好发于 20～30 岁的青年女性，无种族性差异。目前还不完全清楚本瘤发生的机理，有些学者认为属于一种骨性迷芽瘤性病变，起源于脉络膜内残存中胚层细胞的骨样化生。还有学者认为与眼内炎症有关，某些局灶性脉络膜炎可引起营养不良性钙化，最终导致脉络膜骨瘤形成。

【临床特点】大多数脉络膜骨瘤发生在眼底后极部或邻近视盘部位，单眼或双眼发病。双眼发病率约占 25%，通常表现为对称性病变。患者主要表现视力减退、视物变形、复视或与肿瘤部位相一致的视野盲点。根据临床病程和眼底病变的特点不同，脉络膜骨瘤可分为两种形态。①扁平状：肿瘤早期，表面脉络膜毛细血管正常，呈橘红色、圆盘状脉络膜肿物、边界清晰，表面光滑，此种形态容易误诊为脉络膜血管瘤。②不规则隆起状：随着肿瘤缓慢生长，瘤体呈黄白色和橘红色、不规则形状的脉络膜肿物，表面凹凸不平，边缘不整齐呈地图状、扇贝状或似伸出伪足状，瘤体的中央或某个区域呈白色（图 4-3-11）。有些肿瘤可缓慢生长或瘤体表面有散在的黑色素沉着。随着病变发展，少数病例可引起继发性渗出性视网膜脱离、视网膜下出血或视网膜下新生血管膜。

【辅助检查】

1. 超声检查　脉络膜骨瘤的特点为：① A 超图像示瘤体表面高回声的内反射波；② B 超图像示肿瘤位于眼底后极部或视盘旁的脉络膜内，界线清楚、轻度隆起，表面不规则，有较高的内回声反射波（图 4-3-12）；③如果超声降低到低灵敏度、其他软组织回声消失后，而骨瘤的高回声反射波依然存在，其后面眼眶内脂肪波明显降低；④彩色多普勒超声检查示强回声区无血流信号。

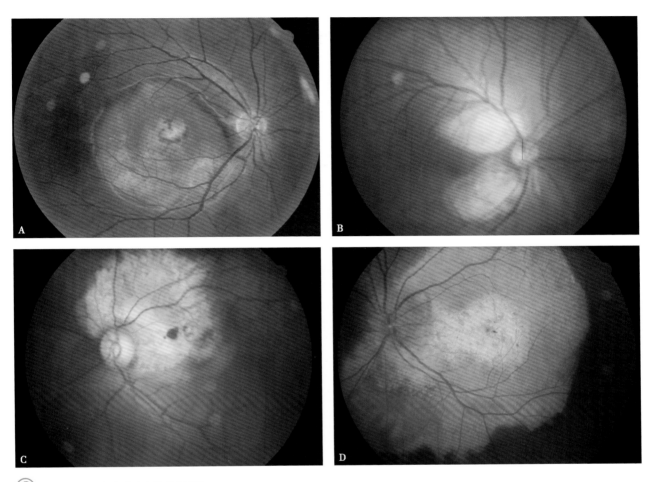

图 4-3-11　脉络膜骨瘤的眼底图像

A. 视盘颞侧呈圆盘状、橘红色肿物；B. 视盘颞侧分叶状橘黄色肿物；C. 视盘上方不规则隆起状橘黄色肿物，表面有少许色素；D. 肿瘤几乎围绕视盘周围，外周呈橘红色，中央呈黄白色，下方边缘呈锯齿状。

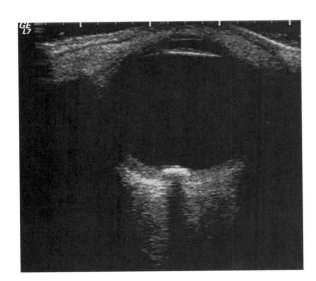

图 4-3-12　脉络膜骨瘤的 B 超图像

显示眼球后极部强回声斑点，后部伴有声影。

2. FFA 检查

（1）扁平状：造影早期脉络膜背景荧光示瘤体区荧光无异常，动 - 静脉期出现斑点状强荧光，逐渐荧光渗漏，晚期呈弥漫强荧光（图 4-3-13）。

（2）不规则隆起状：造影早期瘤体显示弱荧光，随之瘤体中心出现斑片状强荧光，周围仍为弱荧光。瘤体中心或白色区内可见团网状血管，形态不清晰。强荧光逐渐增强、融合，晚期为弥漫强荧光，边界不规则。

3. ICGA 检查

（1）扁平状：瘤体早期荧光出现的时间与脉络膜血管充盈时间同步，有细小的条形强荧光，类似脉络膜毛细血管。整个瘤体荧光低于正常脉络膜荧光。条形强荧光逐渐增强，中期开始消退。晚期瘤体内斑点状染色（图 4-3-14）。

（2）不规则隆起状：造影早期整个瘤体呈现弱荧光，附近的脉络膜不规则充盈缺损。随后在瘤体的中心或白色区内有粗大扭曲的血管，形态很清晰，血管荧光逐渐增强。造影中期瘤体内斑片状荧光，晚期可出现弱荧光与强荧光相间的斑驳状荧光，或荧光完全消退，有时可见漆裂纹。有些病例可见视网膜下新生血管膜，多位于骨瘤的周边部或接近于黄斑部。

4. CT 和 MRI 检查 CT 检查显示眼球后部轻度隆起、与骨密度相同的扁平状肿物（图 4-3-15）。MRI 检查显示眼球内肿物呈扁平状，T_1WI 呈高信号，T_2WI 呈低信号。

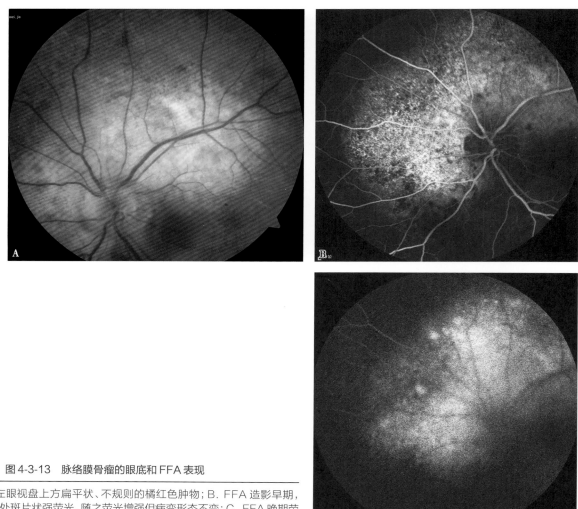

图 4-3-13　脉络膜骨瘤的眼底和 FFA 表现

A. 左眼视盘上方扁平状、不规则的橘红色肿物；B. FFA 造影早期，病变处斑片状强荧光，随之荧光增强但病变形态不变；C. FFA 晚期荧光渗漏，组织染色。

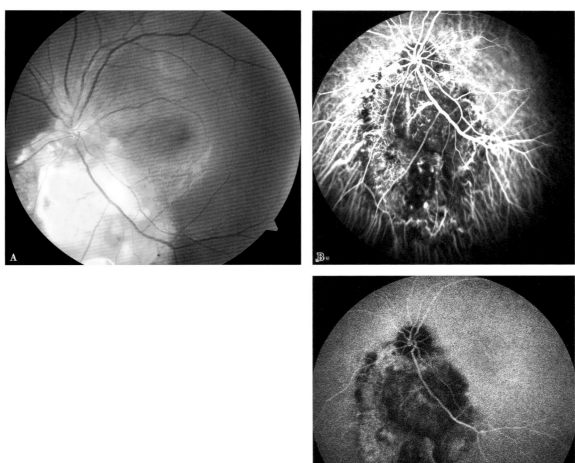

 图 4-3-14　脉络膜骨瘤眼底和 ICGA 表现

A. 左眼视盘鼻下方扁平状橘黄色肿物；B. ICGA 造影早期，病变处因受瘤体自身掩盖而呈弱荧光；C. ICGA 造影后期，持续呈现弱荧光状态。

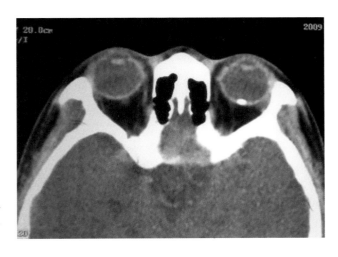

图 4-3-15　脉络膜骨瘤的 CT 图像

横轴位 CT 图像显示左眼环后部有一个边界清楚的高密度影，边界清楚。

　　【病理】肿瘤多位于视盘旁的脉络膜内，呈局限性扁平状骨性肿物，直径可从 2mm 到 22mm，厚度通常在 0.5～2.5mm。肿瘤主要由分化成熟的骨小梁或板状骨组成，有些骨小梁之间可见骨母细胞、破骨细胞及毛细血管（图 4-3-16）。眼内继发性病变包括脉络膜毛细血管层狭窄或消失、渗出性视网膜脱离、视网膜下出血或视网膜下新生血管膜。

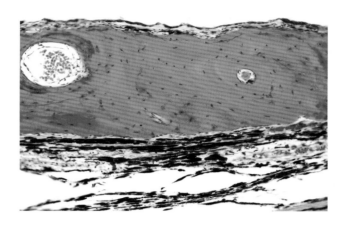

图 4-3-16 脉络膜骨瘤的病理图像

肿瘤位于脉络膜内，主要由分化成熟的板状骨组成，HE×100。

【鉴别诊断】大多数脉络膜骨瘤具有较典型的眼底形态，结合眼超声和 CT 检查，一般能作出临床诊断。有些眼球萎缩、长期眼内炎症或脉络膜血管瘤的眼球内通常伴发 RPE 骨样化生，其与脉络膜骨瘤的区别为骨样化生多发生在 RPE 与视网膜之间，而不是位于脉络膜基质内。另外有些玻璃膜疣晚期发生互相融合、体积增大和钙盐沉积，应当注意与脉络膜骨瘤鉴别。

脉络膜骨瘤应与巩膜脉络膜钙化（sclerochoroidal calcification）鉴别，后者是一个独立的眼底病变，多发生于中老年人，40%～80% 为双眼发病。有些病变伴发于甲状旁腺素增高、慢性肾衰竭或维生素 D 中毒等全身病变。眼底病变可表现几种不同形态：①眼底有多数体积较小的圆形、均质的黄白色病灶；②眼底病灶呈地图状、表面有较多的白色钙化灶；③ RPE 萎缩灶周围有黄白色环。病灶表面可伴有轻度视网膜脱离。病理学检查表现为巩膜或脉络膜内散在的钙盐沉积，而非骨小梁组织。

【治疗和预后】目前尚无有效的治疗方法可使脉络膜骨瘤消退。对无明显临床症状和并发症者，一般选择临床定期观察。如果伴有视网膜下新生血管或视网膜下渗出，可选择氩激光或氪激光光凝治疗，有些病例可能需要多次治疗。一般情况下，脉络膜骨瘤位于黄斑中心凹以外者可保留有较好视力。随着病变发展，患者可出现视力逐渐减退，其主要原因是视细胞变性和严重眼内并发症。视网膜下新生血管膜破裂可引起眼内大量充血和视力突然下降。

三、睫状体平滑肌瘤

【概述】睫状体平滑肌瘤（leiomyoma of ciliary body）是一种向平滑肌方向分化的良性肿瘤，起源于睫状体的肌纤维或血管周围的平滑肌纤维，非常少见。由于有些瘤细胞具有向神经性肿瘤分化的某些特征，以往文献中报道的一些病例又称为中外胚叶平滑肌瘤（mesectodermal leiomyoma）。目前国内外文献中尚未见到睫状体恶性平滑肌瘤的报道。

【临床特点】本瘤多发生于青年女性，单眼发病，患者可表现视力下降、晶状体脱位、局限性晶状体混浊、前房渗出、眼压增高或不典型性前部葡萄膜炎等体征。肿瘤位于睫状体部位，呈圆球状或结节状，表面比较光滑，常推挤虹膜根部向前移位。由于肿瘤表面有较完整的睫状体色素上皮覆盖，瘤体外观通常呈棕褐色，类似一个黑色素性肿物（图 4-3-17）。多数肿瘤有缓慢生长倾向，瘤体较大者可波及前房角或前部脉络膜，引起局部巩膜向外隆突或广泛渗出性视网膜脱离。文献中报道少数肿瘤可侵透角膜缘组织、突出到眼球表面。

【辅助检查】

1. **巩膜透照法** 瘤体相应部位有较好的透光性。

2. **眼超声检查** 眼 A 超检查显示肿物为均质的低内反射波；B 超检查显示结节状或球状实性肿物波，但肿瘤不呈蘑菇状，有些肿瘤可表现出声学暗区。UBM 检查可早期发现前部睫状体或虹膜的肿物，对确定肿物部位及体积有很大帮助。

3. **CT 和 MRI** CT 检查显示肿瘤位于睫状体，呈中等密度的实性肿物。MRI 检查显示 T_1WI 呈等信号，相对玻璃体的稍高信号，T_2WI 呈等信号，相对玻璃体的稍低信号（图 4-3-17D、E）。CT 和 MRI 检查对确定肿物形状、体积和部位有很大帮助，但对确定肿瘤性质比较困难。

【病理】大体观察，肿瘤位于睫状体色素上皮下方，呈边界比较清楚的白色结节状肿物（图 4-3-17G）。显微镜下观察，肿瘤位于睫状体基质内，表面覆盖有较完整的睫状体色素上皮细胞。肿瘤主要由束状或交错状排列的无色素性长梭形瘤细胞组成，胞浆丰富，嗜酸，有大量纤维状胞浆突起，胞浆内可见纵向走行的肌丝；胞核椭圆形，常排列成栅栏状或束状（图 4-3-17I）。有些部位瘤细胞排列比较疏松，大量纤细的胞浆突起互相交织成网状，类似于星形细胞瘤的形态。有些瘤体可向睫状体上腔和巩膜面生长，使局部巩膜向外隆突或瘤细胞侵及巩膜组织。免疫组织化学染色，瘤细胞对 SMA 呈强阳性表达，S-100 蛋白呈阴性表达。电镜下可见瘤细胞具有平滑肌瘤的特征，有局灶性梭形致密物、微饮液小泡和胞浆中含有大量微肌丝。

【鉴别诊断】

1. **睫状体黑色素瘤** 由于睫状体平滑肌瘤表面覆盖有睫状体色素上皮，肿瘤外观常呈棕褐色，容易被看作黑色素瘤。使用巩膜透照法检查，肿瘤有较好的透光性是平滑肌瘤的一个特征。国内无色素性葡萄膜黑色素瘤非常少见，其与平滑肌瘤的鉴别主要依靠病理学诊断。黑色素瘤细胞呈上皮样或梭形，无纤维状胞浆突起、胞浆内无纵向走行的肌丝、有明显的细胞异型性；免疫组织化学染色，瘤细胞对 HMB-45、Melan-A、S-100 蛋白和 SOX10 呈阳性表达，而对 SMA 呈阴性表达。

2. **睫状体血管平滑肌瘤** 罕见，临床表现与睫状体平滑肌瘤相似，患者可伴有眼睑血管瘤样病变和球结膜血管扩张。瘤体位于睫状体色素上皮下方，呈边界清楚的紫红色、结节状肿物。病理特点为瘤体由分化较好的平滑肌细胞和大量扩张的血管组成（图 4-3-18）。

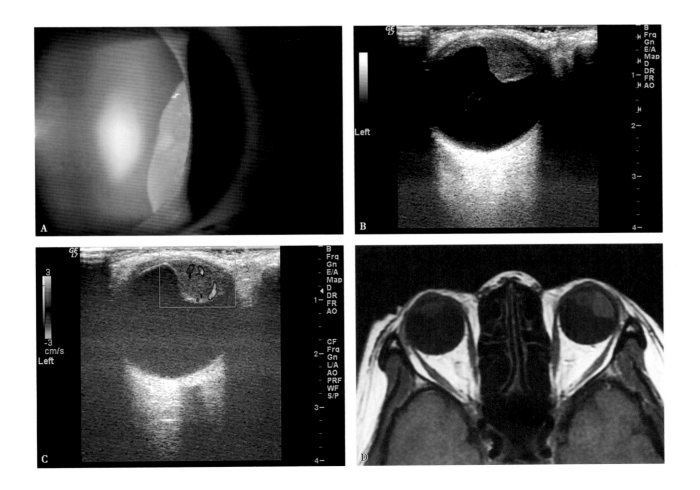

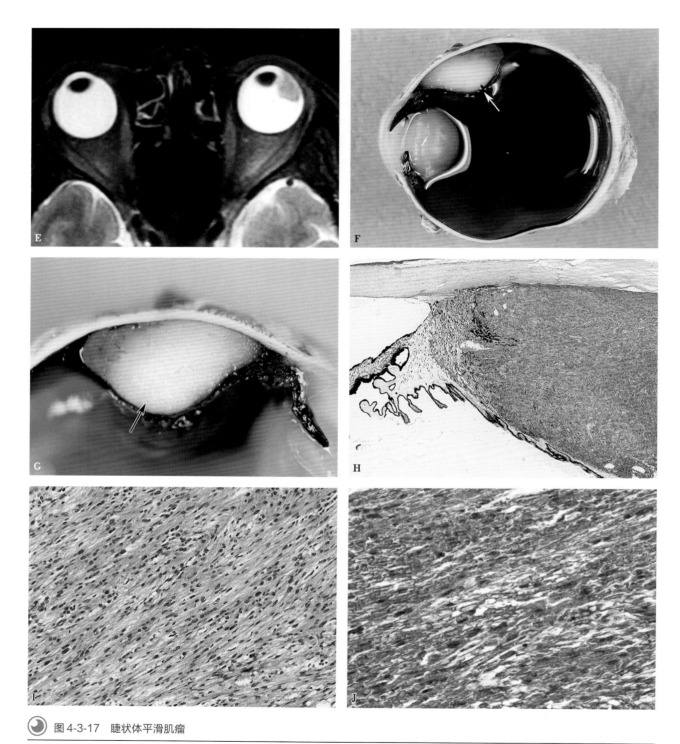

🌙 图 4-3-17 睫状体平滑肌瘤

A. 裂隙灯图像显示虹膜后方棕褐色结节状肿物，表面光滑；B. 眼 B 超图像显示眼球前部实体性肿物波；C. 彩超图像显示睫状体肿物，瘤体内有血流信号；D、E. 横轴位 MRI 图像显示左眼睫状体区结节状肿物影，T_1WI 和 T_2WI 均呈中等信号；F、G. 眼球大体图像显示睫状体区色素上皮下方黄白色肿物（箭头），累及前部脉络膜；H. 低倍病理图像显示肿瘤位于睫状体基质内；I. 肿瘤主要由束状排列的长梭形细胞组成，HE×200；J. 免疫组织化学染色，瘤细胞对 SMA 呈强阳性表达，EnVision×200。

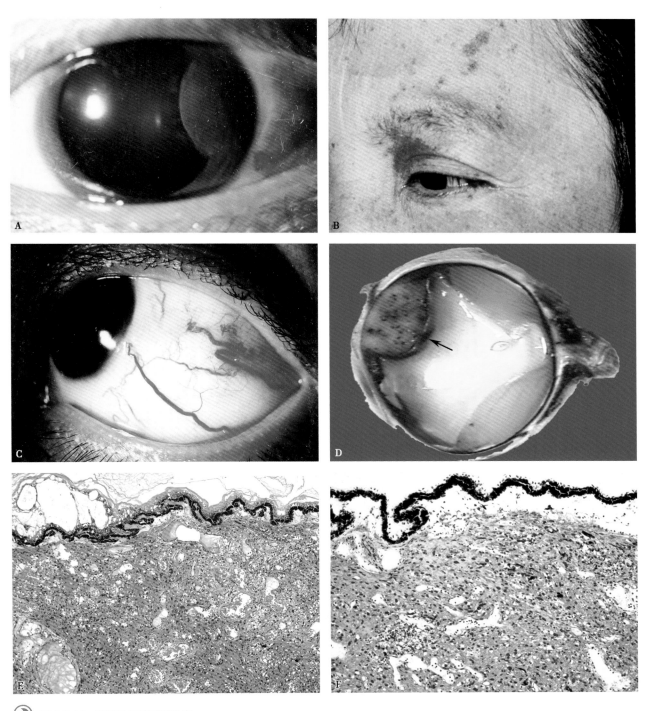

🌙 图 4-3-18 睫状体血管平滑肌瘤

A. 裂隙灯图像显示颞侧瞳孔缘后棕色肿物，表面光滑；B. 患眼上眼睑和额部皮肤血管瘤；C. 颞侧眼球表面可见迂曲扩张的血管；D. 眼球大体切面显示睫状体区粉红色肿物，其表面覆盖有色素上皮（箭头），肿瘤累及前房角和前部脉络膜；E. 病理图像显示肿瘤位于睫状体色素上皮下方，由束状排列的梭形细胞和许多大小不一的血管组成，HE×100；F. 血管之间的梭形瘤细胞对 SMA 染色呈弥漫性阳性表达，EnVision×100。

3. 神经鞘瘤和神经纤维瘤　这两个肿瘤亦可发生在睫状体或脉络膜内,但非常少见。神经鞘瘤其特点为瘤细胞主要为神经鞘细胞,有典型的栅栏状排列。免疫组织化学染色,瘤细胞对 S-100 蛋白呈阳性表达,而对 SMA 呈阴性表达。

【治疗和预后】由于肿瘤位于睫状体部位且与邻近组织有较清楚的界线,所以多数学者选择肿瘤局部切除术。国内外一些文献报道,如果肿瘤体积较小,无明显继发性视网膜脱离,局部完整切除后一般不复发,大多数病例可保留眼球和一定的视力,治疗结果比较满意。对肿瘤体积较大,累及前部脉络膜和伴有广泛视网膜脱离者局部切除比较困难,效果不佳,可考虑眼球摘除。

睫状体平滑肌瘤属于良性肿瘤,多数肿瘤有缓慢生长倾向,瘤体可很大或侵及局部巩膜,部分病例瘤细胞增生比较活跃,但文献中尚未见到恶性睫状体平滑肌瘤或发生全身转移的病例报道。由于肿瘤容易累及前房角组织,早期可出现眼压增高或继发性青光眼症状。有些病例瘤细胞可累及局部巩膜或经角膜缘处穿透眼球壁。体积较大的肿瘤可引起广泛的继发性渗出性视网膜脱离。因此提高对本病的临床诊断,早期采取恰当的治疗可以明显改善预后和避免不必要的眼球摘除。

四、神经鞘瘤

【概述】葡萄膜神经鞘瘤(uveal neurolemmoma)是由于睫状神经内施万细胞异常增生所致,非常少见。本瘤可发生于虹膜、睫状体及脉络膜,极少数病例伴发于神经纤维瘤病。

【临床特点】好发于青壮年,单眼发病,临床主要表现有视力减退、继发性视网膜脱离、视野缺损、眼压增高或继发性青光眼症状。裂隙灯检查可见虹膜或睫状体部位棕褐色结节状肿物,有些病例伴有晶状体脱位、局限性晶状体混浊、虹膜根部向前移位。巩膜透照检查瘤体有较好透光性。脉络膜神经鞘瘤通常表现为孤立性、结节状无色素性肿物,瘤体表面可有不均匀的色素沉着斑,周围伴有不同程度的继发性视网膜脱离。由于肿瘤表面有色素上皮覆盖和明显生长倾向,容易被误认为虹膜睫状体或脉络膜黑色素瘤。

【辅助检查】

1. FFA 检查　在动脉前期和动脉期显示线状强荧光,随后瘤体内显示进行性斑点状强荧光。文献中报道有些病例 FFA 特点很类似于脉络膜血管瘤或脉络膜色素痣,瘤体表面可伴有脉络膜新生血管。

2. 眼超声检查　A 超检查显示瘤体表面呈很高的初始波,随后呈较低的内反射波。B 超检查显示瘤体呈半球状或结节状实性肿物波,界线比较清楚,内反射波低,可有声空现象和脉络膜凹陷,很类似于脉络膜黑色素瘤。

3. 巩膜透照法　瘤体有较好的透光性。

【病理】瘤体主要由无色素性梭形细胞组成,有丰富的嗜酸性胞浆突起,细胞之间界线不清,胞核呈短梭形,无核仁,常沿细胞纵轴平行排列呈栅栏状(图 4-3-19)。瘤细胞之间可掺杂一些圆形或树突状的黑素细胞,故瘤体外观类似于一个黑色素瘤的颜色。免疫组织化学染色,瘤细胞对 vimentin、S-100 蛋白染色呈阳性表达,胶质纤维酸性蛋白和 Leu 7 染色呈阴性表达。

【鉴别诊断】葡萄膜神经鞘瘤非常少见,临床诊断比较困难,主要依靠病理诊断。有些神经鞘瘤细胞间含有少量黑素细胞,应注意与葡萄膜少色素性黑色素瘤鉴别。本瘤与睫状体平滑肌瘤的区别为神经鞘瘤的细胞核呈典型的栅栏状排列,瘤细胞对 S-100 蛋白染色呈阳性表达。

【治疗和预后】对体积较小、诊断不明确的肿瘤可定期随诊观察。如肿瘤有生长倾向,可选择肿物局部切除或部分虹膜睫状体切除术。肿物切除不彻底可复发或引起继发性青光眼和视网膜脱离。有些学者建议可采用巩膜敷贴器放疗。肿瘤体积较大者可考虑眼球摘除术。本瘤为良性肿瘤,目前尚无葡萄膜恶性神经鞘瘤的报道。

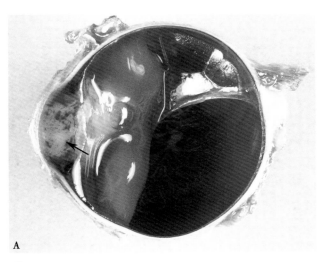
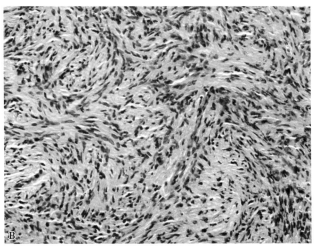

图 4-3-19　虹膜神经鞘瘤

患者男,53 岁,右眼虹膜神经鞘瘤局部切除术后 18 年,因肿瘤复发和继发性青光眼摘除眼球。A. 眼球大体图像显示前房内黄白色肿物,几乎占满大部分前房(箭头);B. 病理图像显示瘤细胞呈短梭形,瘤细胞胞核呈典型的栅栏状排列,HE×200。

五、葡萄膜神经纤维瘤

【概述】葡萄膜神经纤维瘤罕见,其是由施万细胞、神经束膜样细胞和成纤维细胞等成分组成的良性肿瘤。临床上可分为孤立性和弥漫性神经纤维瘤两种类型,后者多数伴有神经纤维瘤病。

【临床特点】孤立性神经纤维瘤一般为单发性、结节状、无色素性肿物,界线比较清楚,有缓慢生长倾向。弥漫性神经纤维瘤多伴发于神经纤维瘤病,表现为脉络膜弥漫性、扁平状增厚或脉络膜内多发性结节状肿物,界线不清。有些患者伴有虹膜多发性、黑色素性神经细胞错构瘤(Lisch 结节)。

【病理】肿瘤由大量增生的长梭形细胞、成纤维细胞和少量轴突纤维组成(图 4-3-20)。虹膜 Lisch 结节是神经纤维瘤病的特点之一,结节位于虹膜前界层与实质层之间,主要由增生的黑素细胞和神经胶质细胞组成。少数肿瘤发生在虹膜根部,瘤细胞累及前房角组织可引起继发性青光眼。肿瘤体积较大或弥漫性生长通常引起继发性视网膜脱离。

【鉴别诊断】本瘤临床诊断非常困难,尤其葡萄膜孤立性神经纤维瘤,应与葡萄膜少色素性黑色素瘤、神经鞘瘤、平滑肌瘤鉴别。

【治疗和预后】临床治疗主要是根据肿瘤的部位和体积,选择定期随诊观察、局部放疗或局部切除。有些肿瘤体积较大,因怀疑为葡萄膜黑色素瘤而导致眼球摘除。弥漫性神经纤维瘤的治疗比较困难。本瘤为良性肿瘤,一般不会发生恶性变。部分病例可伴发葡萄膜黑色素瘤。

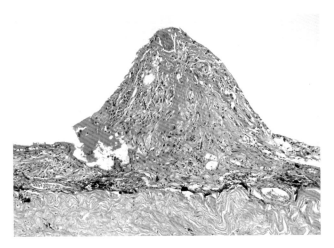

图 4-3-20　脉络膜神经纤维瘤

病理图像显示肿瘤体积较小,呈散在小结节状,瘤细胞呈长梭形,胞浆红染,其间可见少量扩张的血管,HE×40。

第四节

葡萄膜转移癌

【概述】 全身其他部位恶性肿瘤主要经血行转移到葡萄膜，而很少转移到视网膜。后极部脉络膜血流丰富，是转移癌最常见的部位。虹膜转移癌比较少见。女性患者中原发癌多数为乳腺癌，其次为肺癌或支气管癌；男性患者原发癌主要是肺癌、支气管癌，其次为肾癌、前列腺癌。其他一些癌瘤，如胃肠道癌、胰腺癌、甲状腺癌、肾细胞癌和皮肤黑色素瘤等转移到眼内者均有报道。葡萄膜转移癌多数出现于其他部位恶性肿瘤确诊或治疗以后的数月或数年内，但确有部分眼内转移癌出现在体内其他器官原发癌被诊断之前，尤其男性肺癌患者。有少数患者虽经较详细的全身检查，仍不能发现原发癌。

【临床特点】 好发于中年以上患者，女性发病率较高。左、右眼发病率大致相同，双眼发病率大约为30%。

1. **虹膜转移癌**　多数表现为虹膜表面或瞳孔缘部单发或多发性、白色或灰白色结节状肿物，有明显生长倾向。患者可表现眼红、眼痛、视力减退、前房积血或继发性青光眼等体征，后者主要是肿物位于虹膜根部或肿瘤细胞侵及前房角组织所致。有些转移癌组织较脆，瘤细胞容易自行脱落并积聚到前房下方，形成假性前房积脓（图4-4-1）。

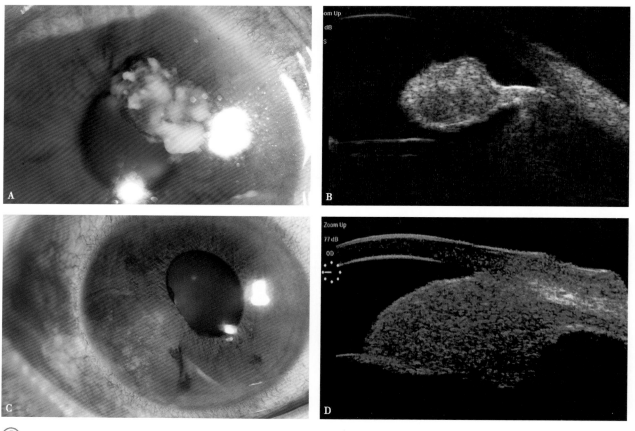

🌑 图4-4-1　虹膜转移性肺癌

A、B. 裂隙灯图像显示瞳孔缘部灰白色结节状肿物，UBM 图像显示虹膜基质层中高回声的肿物；C、D. 另外一例患者，裂隙灯图像显示右眼颞侧虹膜扁平状隆起的肿物，边界不清，UBM 图像显示虹膜肿物中等回声，并向前隆起与前房角接触。

　　2. **睫状体转移癌**　睫状体部位比较隐匿，一般不容易早期发现肿瘤。随着病变发展，患者可表现晶状体脱位、局限性晶状体混浊、前房变浅、不典型性前部葡萄膜炎或原因不明的眼压增高。有些病例可通过瞳孔缘看到虹膜后或睫状体部位单发或多发性、半球状或弥漫性肿物；因肿物表面有色素上皮覆盖，瘤体外观可呈棕色或棕褐色。局部表层巩膜血管可异常扩张充血。有些睫状体转移癌伴有虹膜或脉络膜的转移癌。特别要注意少数睫状体转移癌可以通过前部巩膜血管穿入部位或巩膜壁侵入结膜下，继而首先表现为结膜肿瘤的体征（图4-4-2）。

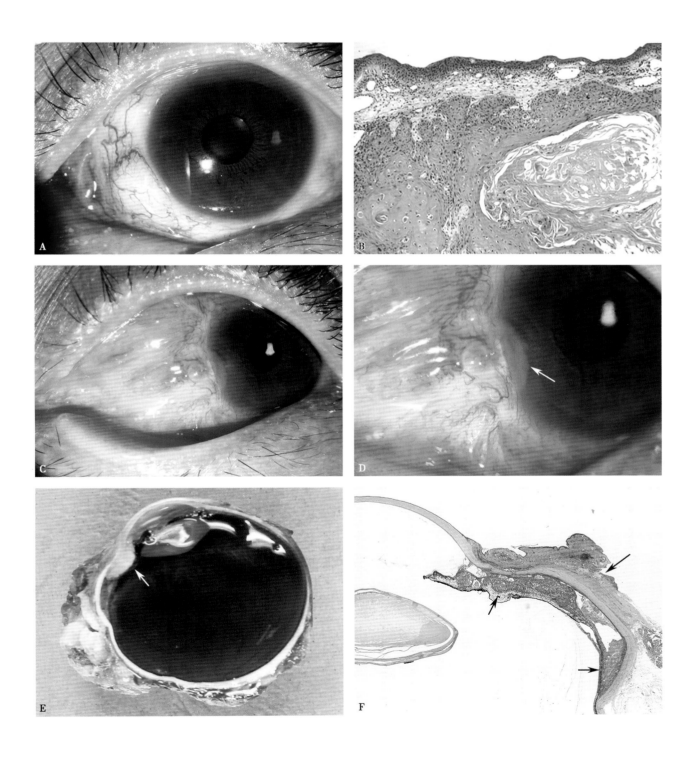

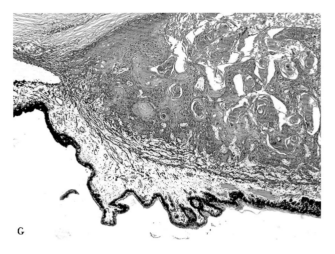

G

 图 4-4-2   睫状体和前部脉络膜转移性鳞状细胞癌，侵及结膜下

A. 裂隙灯图像显示患者初诊表现为鼻侧角膜缘轻度隆起的灰白色肿物，周围结膜血管充血；B. 肿物切除后病理检查证实为结膜下鳞状细胞癌，癌细胞巢表面结膜上皮与下方癌细胞巢无连接，HE×40；C、D. 结膜肿物切除术后 2 个月，局部结膜出现肿胀肥厚充血，裂隙灯下可见前房角处有肿物侵入（箭头）；E. 眼球大体标本图像显示睫状体区有一直径约 4mm 的白色肿物，并侵及前房角（箭头）；F. 低倍显微镜下可见睫状体和前部脉络膜内扁平状肿物（短箭头），并累及虹膜，其表面的结膜下组织增厚（长箭头），HE×10；G. 病理图像显示睫状体内高分化鳞状细胞癌，HE×40。

3. 脉络膜转移癌   比较常见，患者常表现无痛性视力减退、视力丧失、视物变形、闪光感、眼内有漂浮物或视野缺损。多数脉络膜转移癌的病史较短，病程发展快，眼底表现为乳黄色或灰黄色、不规则圆形或椭圆形、扁平状隆起的脉络膜肿物，边界不清，肿物周围伴有渗出性视网膜脱离（图 4-4-3）。有些病例由于伴发广泛渗出性视网膜脱离和虹膜、晶状体向前移位，通常首诊表现为闭角型或新生血管性青光眼症状。少数脉络膜转移癌可呈半球状、结节状或蘑菇状生长，也可表现为多灶性或弥漫性脉络膜肿物。视盘部转移癌非常少见，表现为视盘表面白色、黄色或粉红色结节状肿物，视盘弥漫性肿大。确有少数脉络膜转移癌伴发眼眶内转移癌。

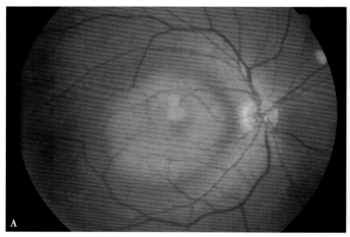

A

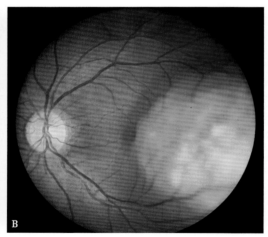

B

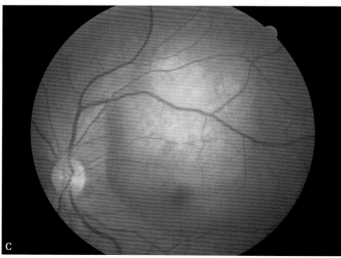

C

 图 4-4-3   脉络膜转移癌的眼底图像

A. 黄斑区轻度隆起的黄白色肿物；B. 黄斑颞侧黄白色肿物，隆起度高，实性，累及中心凹，C. 后极部类圆形隆起，上血管弓处实性、黄白色，伴神经上皮脱离，累及黄斑中心。

【影像学特点】

1. 眼超声检查

（1）A超：肿物内为中等程度内反射波，内部波峰不规则，无声消减现象。

（2）B超：脉络膜内扁平状或半球状隆起的实性肿物，呈中、高度实性内回声反射波，无脉络膜凹陷征或声空现象（图 4-4-4A，图 4-4-6B）。有些病例显示脉络膜弥漫性增厚或大小不一的多发性肿物。因为大约 30% 的脉络膜转移癌为双眼发病，因此对可疑病例的对侧眼需要进行较详细的眼超声和眼底检查。视盘转移癌表现为视盘或视盘周围结节状实性肿物，呈中、高度内反射波。

（3）彩色多普勒超声：瘤体内有呈枝状分布的血管血流，血流比较丰富，频谱显示与动脉血流相同的较高阻力波形。血流情况与转移癌大小有明显关系，如有些较扁平的肿物内仅能显示星点状血流信号，而隆起度较高或半球状生长的肿物显示有较均匀的血流信号，频谱分析为中速、低阻的血流模式（图 4-4-5A）。

2. CT 和 MRI 检查 对于眼屈光间质混浊的患者，CT 检查可辅助了解眼内病变的性质，肿物的部位、形态和大小，但对脉络膜转移癌的诊断无明显特异性。MRI 检查有助于与脉络膜黑色素瘤的鉴别诊断。大多数脉络膜转移癌表现为 T_1WI 与玻璃体一致或稍高的信号影，T_2WI 比玻璃体低的中等信号影（图 4-4-6）；而典型的脉络膜黑色素瘤显示 T_1WI 呈明显的高信号，T_2WI 呈明显低信号。

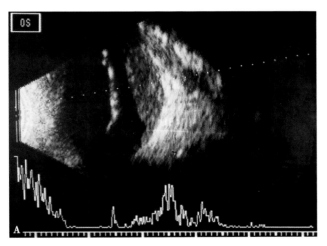

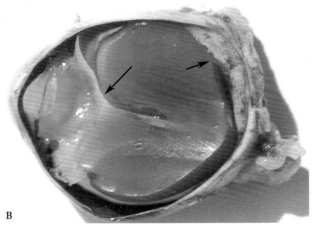

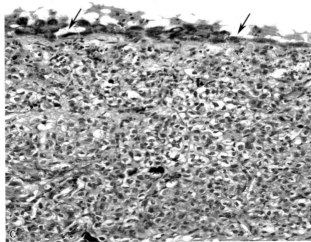

图 4-4-4 脉络膜转移性肺癌

A. 眼 B 超图像显示脉络膜扁平状肿物，内回声不均；B. 眼球大体图像显示后部脉络膜灰白色扁平状肿物（短箭头），伴有视网膜全部脱离（长箭头），推挤虹膜晶状体向前移位；C. 病理图像显示瘤细胞排列呈巢状或腺泡状，表面 RPE 细胞有分解破坏（箭头），HE×100。

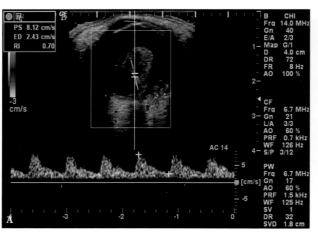
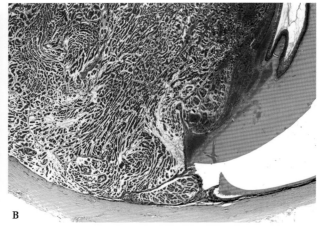

🌙 图4-4-5 脉络膜转移性乳腺癌

A. 彩色多普勒超声图像显示玻璃体内一隆起物,内回声不等,可见血流信号;B. 病理图像显示脉络膜肿物呈结节状生长,癌细胞排列成腺管状,并侵及视网膜下,HE×25。

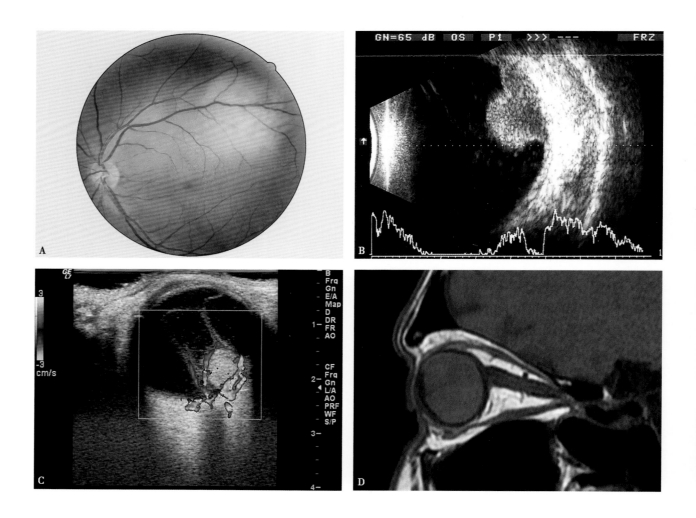

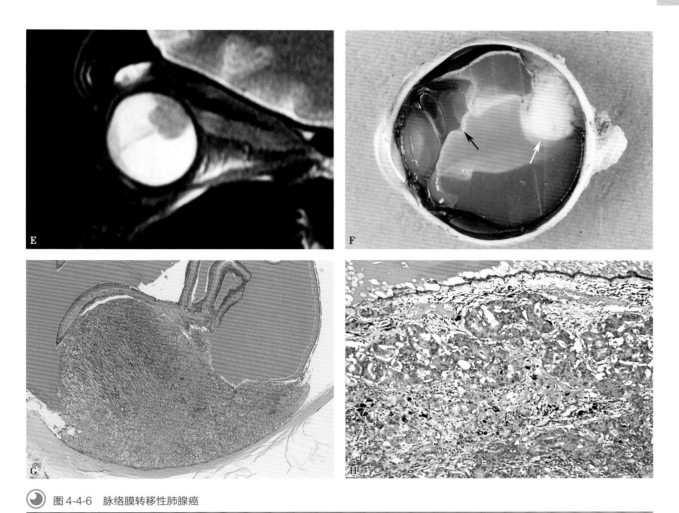

图 4-4-6　脉络膜转移性肺腺癌

A. 患者肺癌病史 1 年，左眼眼底图像显示颞上方橘黄色肿物；B. 眼 B 超图像显示眼球后部蘑菇状肿物；C. 彩超图像显示肿物内有红色血流信号；D、E. 矢状位 MRI 图像显示 T_1WI 肿物与玻璃体内全视网膜脱离下渗液均呈等信号，不易分辨，T_2WI 视网膜下渗液呈高信号，肿物呈中等信号；F. 眼球大体切面显示后部脉络膜黄白色结节状肿物（白箭头），全部视网膜渗出性脱离（黑箭头）；G. 病理图像显示脉络膜肿物呈非典型蘑菇状，HE×10；H. 瘤细胞排列成不规则腺管状，HE×100。

3. **FFA 检查**　早期为弱荧光，视盘及表面视网膜血管充盈正常；动静脉期，脉络膜背景荧光呈现弥漫针尖大小、斑点状强荧光，逐渐增强、扩大，部分融合。晚期可见成斑片状强荧光，但瘤体内的针尖状强荧光持续存在（图 4-4-7B～D，图 4-4-8B、C）。脉络膜转移癌主要表现为两种形式。①孤立性：多位于颞侧上下血管弓处或血管间，有些位于颞侧中周边部，边界比较清晰，淡黄色或黄白色；造影晚期瘤体中心强荧光斑部分呈融合状，边界不规则或无明显边界。②弥漫性：多位于视盘周围，动静脉期开始出现的强荧光点较密集，充盈的速度较快，晚期呈不均匀强荧光渗漏，边界不规则。

4. **ICGA 检查**

（1）孤立性脉络膜转移癌：ICGA 早期，在脉络膜荧光充盈的高峰期，转移癌瘤体内为无荧光。持续数秒后，大约 1min，瘤体的边缘开始出现斑点状强荧光，中心弱荧光，常常透过弱荧光看到下方的脉络膜血管，又称肿物的透镜作用。晚期瘤体荧光增强，呈弥散强荧光组成的外环，中心部分荧光强弱不均匀（图 4-4-7E～G，图 4-4-8D～F）。

（2）弥漫性脉络膜转移癌：ICGA 早期瘤体弱荧光，脉络膜血管荧光被遮挡。很快在弱荧光区出现斑驳状荧光；中期瘤体为弱荧光，斑驳状荧光部分融合，并多位于瘤体的边缘；晚期多为弱荧光。

5. **细针穿吸活检**　对其他辅助检查仍不能确诊，且需要根据诊断来选择治疗的病例，可有选择性地采用细针穿吸活检。但必须慎重操作，避免瘤细胞向眼球外扩散。

　　6. **全身检查**　对可疑为葡萄膜转移癌的患者要做较详细的全身检查,尤其无全身恶性肿瘤病史的患者,有必要进行比较全面、详细的全身体检,尤其是肺、乳腺、卵巢、肝和胃肠道等器官。要注意患者有无相关部位的淋巴结肿大。有些学者报道转移癌患者通常伴有癌胚抗原水平增高。

　　【病理】

　　(1)大体观察:多数睫状体和脉络膜转移癌呈局限性或弥漫性扁平状、灰白色或灰褐色肿物,与邻近脉络膜组织界线清楚或不清楚(见图 4-4-4B)。少数脉络膜转移癌呈半球状或结节状,类似于脉络膜黑色素瘤的生长方式(见图 4-4-5)。有些葡萄膜转移癌体积较小,甚至只有在显微镜下才能发现肿瘤病灶。少数葡萄膜转移癌可侵透眼球壁蔓延到眼球表面或眼眶内。虹膜转移癌常呈多发性的黄白色结节,结节可互相融合,多位于瞳孔缘部位。

　　(2)显微镜观察:葡萄膜转移癌的细胞形态和排列方式基本上与原发癌相似,具有原发癌的形态学特点。转移性乳腺癌细胞常排列成上皮巢或腺管状,转移性肺癌或支气管癌通常排列成腺样或不规则的细胞条索。肾细胞癌呈腺泡状,癌细胞浆内有空泡。极少数皮肤黑色素瘤可转移到眼内葡萄膜,瘤体内含有大量黑色素。有些转移癌分化较低,需要结合详细的全身检查、相应的免疫组织化学或特殊组织染色辅助诊断。脉络膜转移癌通常伴有瘤体表面 RPE 细胞萎缩消失、视网膜囊样变性、渗出性视网膜脱离和继发性青光眼(见图 4-4-4B,图 4-4-6F)。少数脉络膜转移癌可侵犯邻近巩膜或同时伴发眼眶内转移癌(图 4-4-9)。视盘周围的癌细胞容易侵及视神经或沿视神经蔓延到眼球外。

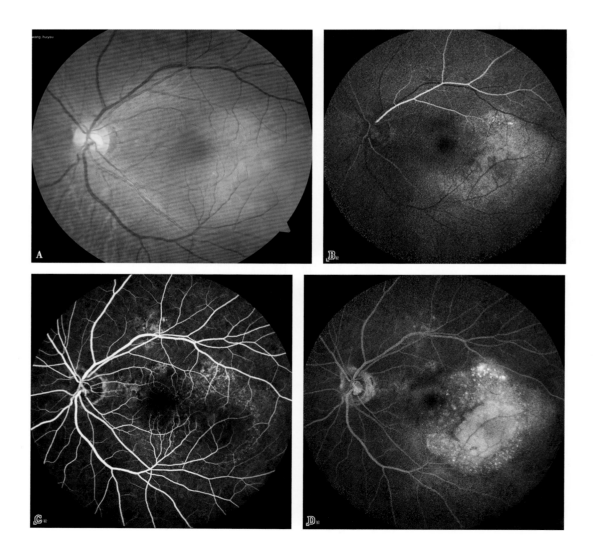

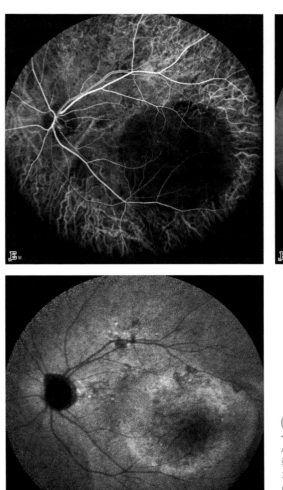

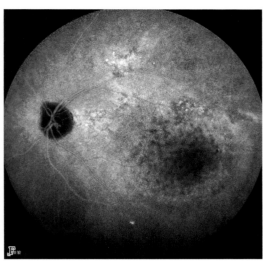

图 4-4-7 脉络膜转移性肺癌的 FFA 和 ICGA 表现

A. 左眼黄斑偏颞侧黄白色扁平隆起；B. FFA 造影早期病变处斑驳状弱荧光；C. FFA 造影中期逐渐增强并出现针尖样 RPE 水平渗漏；D. FFA 造影晚期增强，斑片状强荧光融合，瘤体染色；E. ICGA 造影早期，瘤体呈弱荧光；F. ICGA 造影中期周边轻度增强；G. ICGA 造影晚期表现为弱荧光，但较早期稍增强，在弱荧光背景下可以出现不同程度的强荧光。

【鉴别诊断】患者有全身恶性肿瘤病史或经临床检查发现体内其他器官组织的恶性肿瘤，有助于脉络膜转移癌的诊断。确有部分患者首诊表现为脉络膜转移癌。临床上脉络膜转移癌主要应与弥漫性生长的无色素性脉络膜黑色素瘤、脉络膜血管瘤、脉络膜骨瘤、后部视网膜脉络膜炎和后部巩膜炎相鉴别。

一般情况下，成年人双眼葡萄膜肿物或单眼多灶性肿物通常是转移癌的特点。有些眼底肿物形态很不典型、伴有严重的屈光间质混浊和继发性视网膜脱离，临床诊断非常困难。国内无色素性脉络膜黑色素瘤比较少见，对成年人无色素性、扁平状生长的脉络膜肿物首先要排除转移癌。彩色多普勒超声检查，脉络膜转移癌内血流常呈枝状分布的特点，频谱显示与动脉血流相同的较高阻力的供血血流波形。虹膜转移癌比较少见，主要应与虹膜无色素性黑色素瘤、平滑肌瘤、肉芽肿性虹膜炎、黄色肉芽肿、结节病性肉芽肿和虹膜异物相鉴别。

【治疗和预后】葡萄膜转移癌的治疗比较困难，通常要根据患者全身状况、患眼视力、肿物位置和大小及原发癌性质而选择不同的治疗方法。

1. 定期随诊观察 对一些无明显临床症状、瘤体较小、无明显继发性视网膜脱离的患者可选择定期随诊观察。某些原发灶不清、怀疑为脉络膜转移癌的病例，若肿瘤局限或较小，可在一定时间内随诊观察。文献中报道有些脉络膜转移癌可随着原发癌的全身治疗而逐渐消失。癌症晚期或体质较差的患者可考虑随诊观察。

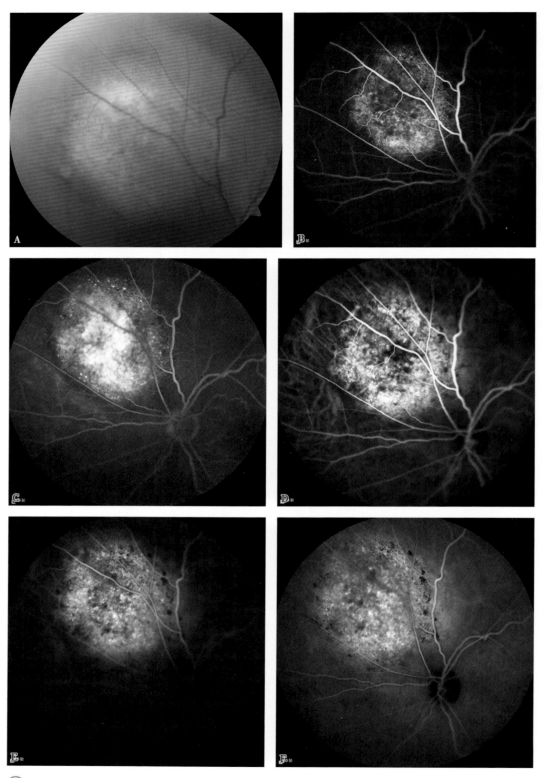

图 4-4-8 脉络膜转移性肺癌的 FFA 和 ICGA 表现

A. 眼底图像显示左眼鼻上方视网膜下黄白色隆起物,局部可见色素;B. FFA 早期图像显示视网膜鼻上方斑驳状强荧光,中心区略弱荧光;C. FFA 晚期图像显示中心荧光增强,病变边缘荧光略减弱,局部呈现斑点状强荧光;D. ICGA 早期图像显示视网膜下斑驳状强荧光,间杂小片状弱荧光;E、F. ICGA 中晚期图像显示强荧光呈现弥漫状,散在弱荧光,晚期局部强荧光有消退。

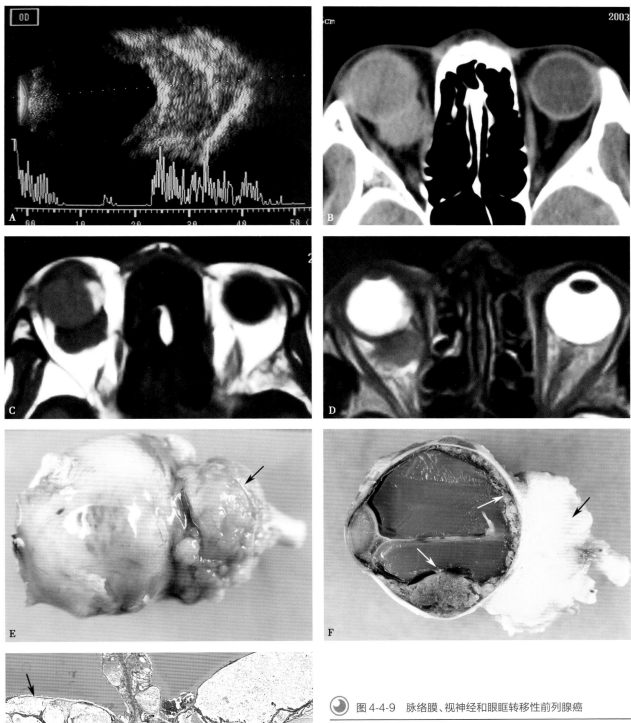

A. B 超图像显示后部脉络膜增厚，巩膜壁不完整，其后方不规则低回声肿物影；B. 横轴位 CT 图像显示眼内玻璃体密度增高，球后与眼球壁相连的不规则实体性肿物；C、D. 横轴位 MRI 图像显示右侧眼球与眼眶相连的肿物，T₁WI 呈低信号，T₂WI 均呈中信号；E. 眼球大体标本显示与眼球壁相连、围绕视神经生长的黄白色肿物（箭头）；F. 眼球大体切面显示脉络膜弥漫性扁平状肿物，局部呈结节状（白箭头），后部巩膜外有一个体积较大的黄白色肿物（黑箭头），全部视网膜漏斗状脱离，虹膜睫状体前移；G. 病理图像显示脉络膜和眼眶内肿物，癌细胞排列成腺管状（短箭头），腺腔内含有红染的颗粒状物质，瘤细胞侵及视神经（长箭头），HE×25。

2. **化疗** 一般来讲,只有在原发癌确定后才能使用有针对性的化疗。如果原发癌对全身化疗有一定疗效,眼球内转移癌可被控制或消退。化疗期间和化疗结束后应对患者定期随诊观察。

3. **局部放疗** 近年来文献报道多数脉络膜转移癌对质子束外放疗或巩膜敷贴器放疗有一定疗效,有些患者经局部放疗后显示肿瘤有不同程度消退,视网膜脱离症状减轻和视力有所改善。但放疗容易引起某些眼内并发症,包括放射性白内障、增殖性视网膜病变或视神经病变。

4. **手术治疗** 有些局限性虹膜或睫状体转移癌可选择局部切除术。一般不主张对脉络膜转移癌施行眼球摘除术。临床上眼球摘除的病例主要是患眼伴有严重继发性青光眼或因原发灶不清、被误诊为脉络膜黑色素瘤的患者。

一般来讲,如果肿瘤已发生全身转移,预后均较差。文献报道葡萄膜转移性乳腺癌的预后相对较好,确诊后平均存活 18 个月;而来自肺癌、消化道癌瘤、肾癌或皮肤黑色素瘤的葡萄膜转移性癌预后一般较差,确诊后平均存活 3～8 个月。

第五节

眼内色素上皮和无色素上皮细胞肿瘤和瘤样病变

眼内色素上皮细胞包括虹膜色素上皮、睫状体色素上皮和 RPE,另外睫状体表面还衬覆有一层无色素上皮细胞。这些上皮细胞起源的真性肿瘤非常少见,主要是睫状体髓上皮瘤,睫状体无色素上皮腺瘤或腺癌,虹膜睫状体色素上皮和 RPE 腺瘤或腺癌。

一、睫状体髓上皮瘤

【概述】睫状体髓上皮瘤(medulloepithelioma of ciliary body)又称视网膜胚瘤(diktyoma),组织起源于眼内原始视杯内层的髓上皮细胞。本瘤主要发生在睫状体部位,少数病例也可见于虹膜根部、虹膜后表面、视网膜或视盘部位。一般认为本瘤属于低度恶性肿瘤,死亡率约为10%。

【临床特点】大多数发生于 10 岁以内儿童,偶见于成年人,一般为单眼发病。由于睫状体部位比较隐蔽,肿瘤初期不容易被发现,患者可无明显症状,或表现局限性晶状体混浊或晶状体不全脱位。如肿物波及前房角或虹膜根部,一些患者可出现虹膜表面新生血管、继发性青光眼或不典型前部葡萄膜炎的体征。临床检查可见虹膜根部或睫状体部白色或灰白色肿物,有缓慢生长倾向。少数肿瘤可侵透角膜缘组织、蔓延到眼球表面。有些睫状体髓上皮瘤体积较大,甚至充满整个眼内腔或穿透后部巩膜、蔓延到眼眶内。视盘表面的髓上皮瘤比较少见,表现为视盘肿大或视盘表面结节状肿物,瘤细胞容易沿视神经向眼球外蔓延。

【辅助检查】一般通过临床病史、患者年龄、肿物部位和形态、眼底和裂隙灯检查以及眼超声检查可以作出初步临床诊断。

1. **裂隙灯检查** 虹膜后或睫状体部白色、粉红色或灰白色肿物,无明显黑色素,形态不规则,大小不一。少数可呈单发或多发性囊样肿物,游离或漂浮在前房内。

2. **UBM 检查** 睫状体肿物为实性,或实性肿物波内伴有不规则的囊样腔隙。

3. **CT 和 MRI 检查** 通常提示睫状体部位实体性肿物,无明显特异性改变。

4. 细针穿刺或肿物切除活检 由于细针穿刺活检的组织较少，有些低分化髓上皮瘤的细胞形态与视网膜母细胞瘤的鉴别比较困难，病理诊断应十分慎重。

【病理】

1. 大体观察 多数表现为睫状体部位白色或灰白色肿物，体积和形状均不一致。极少数睫状体髓上皮瘤沿着色素上皮表面弥漫性生长，而不形成结节状肿物。由于瘤细胞可产生酸性黏多糖物质，有的肿瘤内伴有大小不一的囊样腔隙。

2. 镜下特点 肿瘤主要由低分化的神经上皮细胞和原纤维状基质组成。瘤细胞形态类似于胚胎性视网膜或睫状体上皮，具有向髓上皮细胞分化的特点，排列成片块状、条索状、指套状，有时可见神经母细胞性菊形团样结构（图4-5-1）。有些瘤细胞间可见大小不一的囊性腔隙，囊壁内衬覆有未分化的神经上皮，腔隙内含有 Alcian 蓝染色阳性物质。目前将髓上皮瘤分为两种类型：①非畸胎瘤样型髓上皮瘤；②畸胎瘤样型髓上皮瘤。后者表现为肿瘤内伴有透明软骨、横纹肌、脑组织或未分化的间叶细胞等。

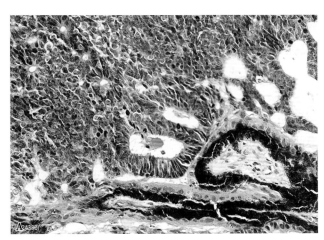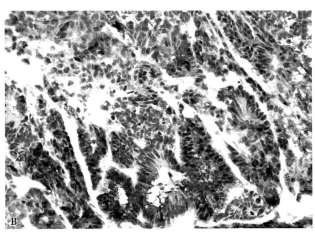

图 4-5-1 睫状体髓上皮瘤

A. 肿瘤起源于睫状体无色素上皮，瘤细胞小圆形，可见菊形团排列，HE×100；B. 瘤细胞对 S-100 蛋白染色呈阳性表达，EnVision×100。

【鉴别诊断】

1. 视网膜母细胞瘤 多发生于 3 岁以内儿童，好发于眼底后极部，而睫状体髓上皮瘤的发病年龄常在 3 岁以上的儿童，肿瘤早期主要位于睫状体部位或眼球前节。

2. 虹膜囊肿 少数睫状体髓上皮瘤可形成单发或多发性囊样肿物，游离或漂浮在前房内或位于虹膜根部，眼超声检查通常提示囊肿周围有相连的实体性肿物。应特别注意与原发性虹膜色素上皮囊肿和虹膜基质囊肿鉴别。

3. 睫状体其他病变 还应与其他眼前节组织发生的肿瘤、发育异常或炎症后期的纤维组织增生相区别。

【治疗与预后】 虹膜或睫状体部位体积较小的肿物，诊断不十分明确者可以在一定时间内随诊观察。如果肿物有生长倾向，可根据肿物部位和体积选择虹膜肿物或虹膜睫状体肿物局部切除术。有些肿物局部切除术后容易复发。对某些就诊时肿瘤已经很大、伴有严重的继发性青光眼或肿瘤侵及角膜缘外者，可选择眼球摘除术。肿瘤蔓延到眼眶者应考虑眶内容摘除术。视盘部位的髓上皮瘤容易沿视神经向眼球外蔓延，因此如果患眼视力基本丧失也应当考虑眼球摘除术，且应当尽可能地将眼球后视神经剪除的长一些。肿瘤位于虹膜根部或瘤体较大者可侵及或穿透角膜缘组织，蔓延到眼球表面。瘤体向后方蔓延可波及整个眼内腔。

睫状体髓上皮瘤为低度恶性肿瘤，一般情况下，肿瘤局限于眼球内者预后相对较好，很少发生全身转移。文献报道睫状体髓上皮瘤约有 10% 的死亡率，致死原因主要是由于肿瘤蔓延到颅内，因此巩膜外瘤细胞侵犯是影响预后的一个重要因素。

二、睫状体无色素上皮腺瘤和腺癌

【概述】睫状体无色素上皮腺瘤和腺癌起源于睫状体表面的无色素上皮细胞，非常少见。多数病例是在眼科检查、内眼手术、眼球病理检查或尸检中偶被发现。

【临床特点】一般为单眼发病，好发于老年人。腺瘤体积较小，表现为睫状体部位局限性、无色素性的肿物，边界清楚，比较稳定或有缓慢生长倾向（图 4-5-2，图 4-5-3）。瘤体较大者可导致晶状体悬韧带松弛、晶状体混浊、晶状体脱位或继发性青光眼。腺癌体积通常较大，有明显生长倾向，可侵犯大部分眼球内组织或穿透角膜缘，向眼球表面蔓延。临床上腺瘤和腺癌的鉴别比较困难。

【病理】

1. **睫状体无色素上皮腺瘤**   肿瘤位于睫状体表面，多数瘤体呈小圆形、表面光滑、无色素性肿物、边界比较清楚。镜下肿瘤主要由立方状或低柱状上皮细胞组成，排列成条索状或小管状，胞浆丰富、红染，胞核呈小圆形，胞浆内无黑色素。瘤细胞分化较好，无明显异型性，瘤细胞之间有均匀红染、PAS 染色阳性的基底膜样物质（图 4-5-2，图 4-5-3）。免疫组织化学染色，瘤细胞对 CK7 呈阳性表达，而对 GFAP（胶质纤维酸性蛋白）和 SMA 呈阴性表达。

2. **睫状体无色素上皮腺癌**   瘤体一般较大，瘤细胞呈多边形或梭形，无一定排列方式，胞核较大深染，呈弥漫性浸润性生长，有明显细胞异型性和病理性核分裂象（图 4-5-4）。瘤细胞可侵及后部脉络膜、视网膜或视神经。有些肿瘤可侵透局部巩膜或经巩膜血管神经穿入部位向眼球外蔓延。

【鉴别诊断】本瘤主要应与睫状体无色素性黑色素瘤或转移癌相鉴别。本瘤发生于眼球前部睫状体表面，瘤细胞间有丰富 PAS 染色阳性的基底膜样物质。腺瘤和腺癌的鉴别主要依据为后者呈浸润性生长，瘤细胞有明显异型性和病理性核分裂象，有时可见瘤细胞坏死。

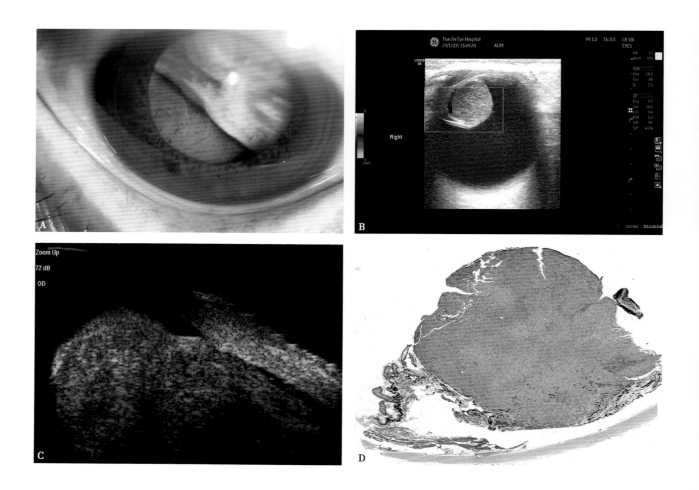

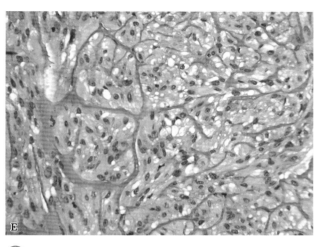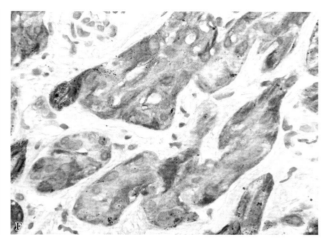

🌙 **图 4-5-2 睫状体无色素上皮腺瘤**

A. 裂隙灯图像显示右眼颞下方虹膜后粉白色肿物，表面光滑，晶状体混浊、脱位；B. 彩色多普勒超声图像显示右眼颞下方睫状体部位球形实体性病变，边界清楚，内回声不均，可见血流信号；C. UBM 图像显示虹膜后方睫状体部位圆球状肿物，并向前推挤虹膜；D. 肿瘤局部切除术标本，低倍显微镜下观察肿物位于睫状体表面，起自睫状体无色素上皮，HE×25；E. 肿瘤细胞呈多边形，胞浆丰富，细胞巢之间有丰富红染的基底膜样物质，HE×200；F. 瘤细胞对 CK 呈阳性表达，EnVision×400。

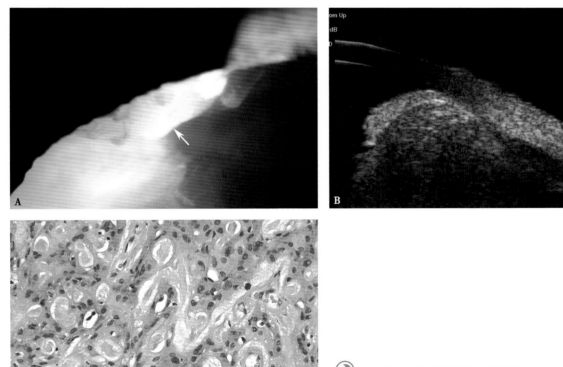

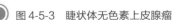🌙 **图 4-5-3 睫状体无色素上皮腺瘤**

A. 裂隙灯图像显示上方瞳孔缘后一个黄白色肿物，表面光滑（箭头）；B. UBM 图像显示睫状体肿物，内回声不均，并向前推挤虹膜；C. 病理图像显示肿瘤细胞排列成不规则腺管状，之间有较多基底膜物质，HE×200。

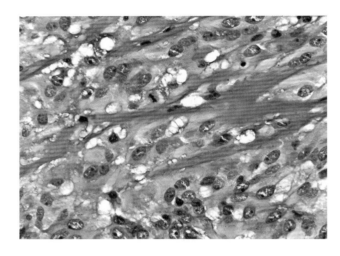

图 4-5-4　睫状体无色素上皮腺癌

病理图像显示瘤细胞大小不一，有明显异型性，之间有丰富的 PAS 染色阳性的基底膜物质，PAS×400。

【治疗与预后】对肿瘤体积较小，且无明显生长倾向的病变可选择定期随诊观察。如果瘤体持续增长或经活检证实为腺瘤或腺癌，可采用肿瘤局部切除术，但部分病例术后容易复发。对体积较大的腺癌，应考虑眼球摘除术。如果癌细胞已侵犯视神经或巩膜外组织，术后容易复发或向颅内蔓延。有些文献报道局部巩膜敷贴器放疗对睫状体无色素上皮腺癌的疗效不明显。睫状体无色素上皮腺癌为低度恶性肿瘤，有些肿瘤可侵及眼球外，瘤细胞可蔓延到眼眶或颅内，但很少发生全身转移。

三、Fuchs 腺瘤

Fuchs 腺瘤又称为年龄相关性睫状体无色素上皮增生（age-related hyperplasia of nonpigmented ciliary epithelium），属于获得性睫状体无色素上皮的良性增生性病变。大多数病例是在眼球病理学检查或尸检眼球中偶然发现。瘤体位于睫状突部位，可呈单发或多发，通常呈白色，体积一般较小，直径为 0.5～2.0mm。病理学特点为睫状体无色素上皮细胞不规则的条索状增生，上皮细胞之间有均匀的 PAS 染色阳性的基底膜样物质（图 4-5-5）。本瘤体积较小，一般无明显生长倾向，因此无明显临床意义。

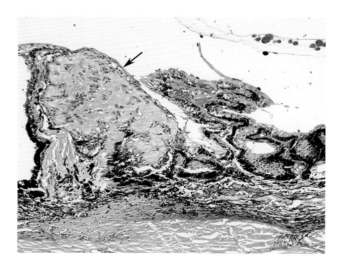

图 4-5-5　Fuchs 腺瘤的病理图像

睫状突表面的无色素上皮细胞呈结节状增生（箭头），HE×200。

四、虹膜睫状体色素上皮和 RPE 腺瘤和腺癌

【概述】眼内色素上皮腺瘤和腺癌发生于虹膜睫状体色素上皮或视网膜色素上皮（RPE），非常少见。本瘤好发于成年人，患眼无眼部疾病或眼外伤史。色素上皮腺瘤属于良性肿瘤，而色素上皮腺癌属于恶性肿瘤，两者鉴别主要依靠病理诊断。文献中报道的大多数病例均被临床误诊为黑色素瘤。少数色素上皮腺瘤发生于幼儿或儿童，且伴有眼内组织发育异常，其可能属于先天性异常。

【临床表现】

1. **虹膜和睫状体色素上皮腺瘤和腺癌** 肿物发生于虹膜睫状体部位，裂隙灯和房角镜下检查可见虹膜后表面或睫状体表面棕褐色肿物，体积较小，边界清楚。患者表现视力下降、不典型性虹膜炎、继发性青光眼、晶状体混浊或晶状体脱位等体征。巩膜透照法检查瘤体不透光，呈明显的肿瘤阴影。UBM 检查虹膜后表面或睫状体表面实体性肿物，边界清楚，有的瘤体内可见微小囊样腔隙（图 4-5-6，图 4-5-7）。有些瘤细胞容易脱落到前部玻璃体内。细针穿吸活检对本瘤诊断有很大帮助，但应当慎重操作，通常用于那些临床和相关辅助检查后仍诊断困难，且要根据病理诊断来选择治疗方案的病例。由于针吸活检取出的标本较少，更需要有经验的病理医生作出诊断。

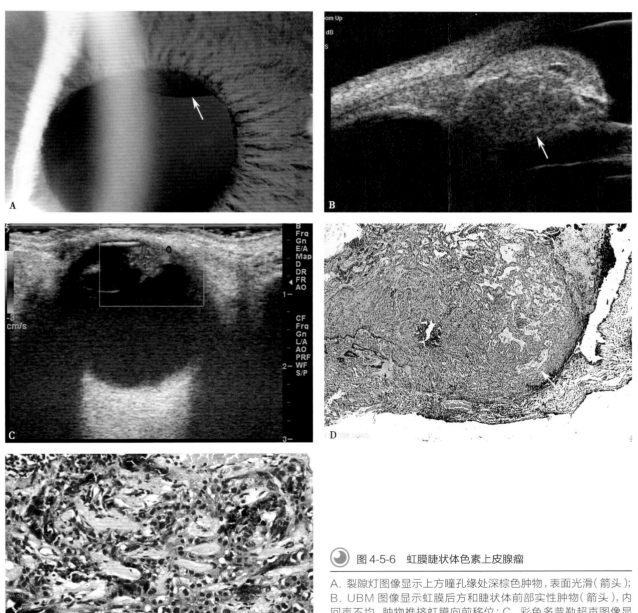

图 4-5-6 虹膜睫状体色素上皮腺瘤

A. 裂隙灯图像显示上方瞳孔缘处深棕色肿物，表面光滑（箭头）；B. UBM 图像显示虹膜后方和睫状体前部实性肿物（箭头），内回声不均，肿物推挤虹膜向前移位；C. 彩色多普勒超声图像显示虹膜睫状体部位肿物，可见血流信号；D. 局部肿物切除标本的低倍显微镜图像，显示肿瘤位于虹膜后（箭头）和睫状体前部，HE×10；E. 病理图像显示瘤细胞呈立方状，排列成腺管状，胞浆内含有不均匀的黑色素和小圆形空泡，HE×200。

    2. RPE 腺瘤或腺癌   单眼发病,通常表现为眼球后部视网膜下暗棕色或深黑色、圆球状或结节状肿物,表面光滑或不规则,与邻近组织界线清楚,有缓慢生长倾向。瘤体较大者通常类似于脉络膜黑色素瘤的形态(图 4-5-8)。眼超声检查,A 超显示瘤体内有高度内反射波;B 超显示瘤体位于脉络膜表面,呈边缘陡峭的球状或丘状实性肿物声影。

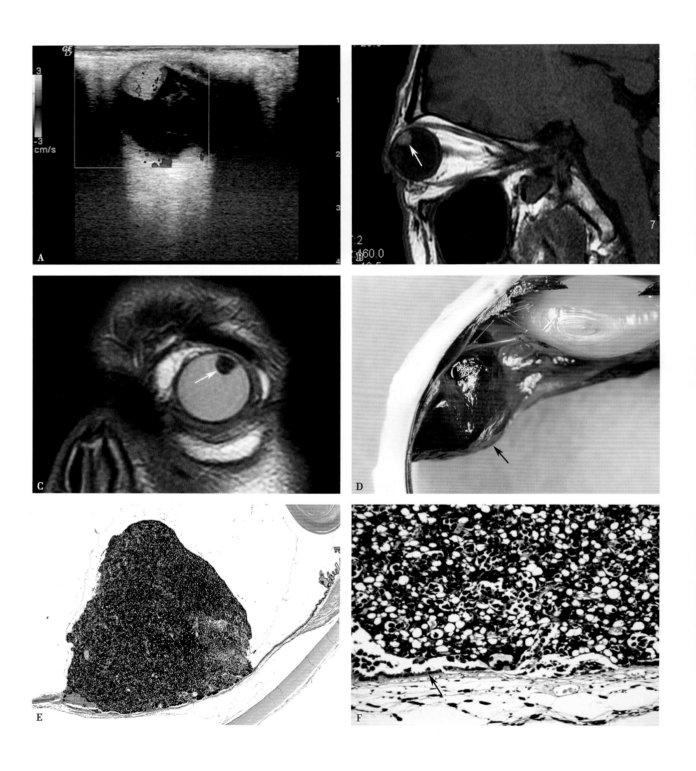

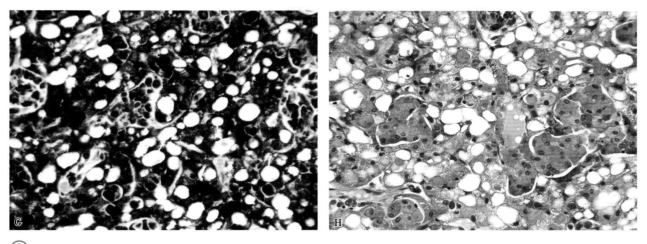

图 4-5-7　睫状体和视网膜色素上皮腺瘤

A. 彩色多普勒超声图像显示睫状体后方肿物,边界清楚,含有血流信号;B、C. 矢状位和冠状位 MRI 图像示眼球前部边界清楚的丘状肿物(箭头),T$_1$WI 呈中高信号、T$_2$WI 呈低信号;D. 眼球大体切面显示肿物位于睫状体后方,呈深黑色,表面光滑(箭头);E. 低倍显微镜图像显示睫状体后方肿物呈丘状,含有大量黑色素,边界清楚,HE × 10;F. 病理图像显示肿瘤起源于 RPE(箭头),瘤细胞朝向玻璃体内生长,脉络膜内未见肿瘤细胞,HE × 100;G. 瘤细胞内含有大量粗大的黑色素颗粒和边界清楚的小圆形空泡,瘤细胞巢之间有纤细的纤维血管束分隔,HE × 200;H. 切片经脱黑色素后显示瘤细胞呈圆形或立方状,胞浆丰富,胞核小圆形,无明显异型性,HE × 200。

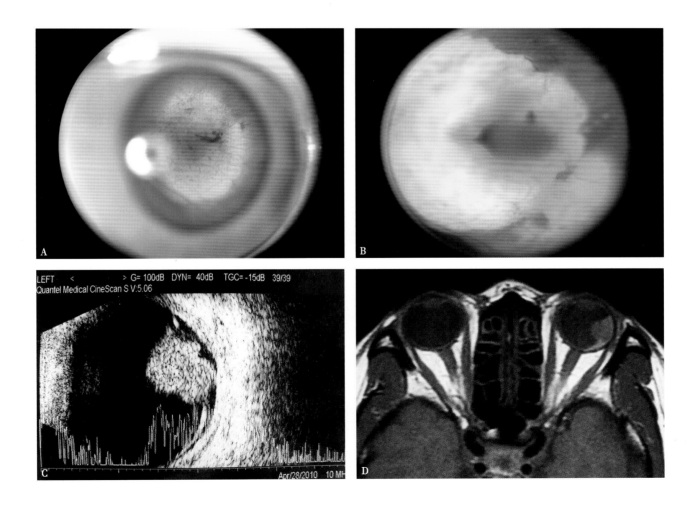

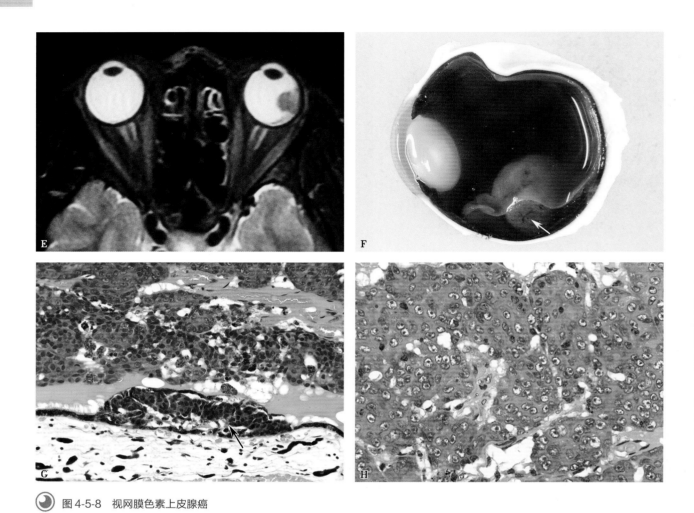

图 4-5-8　视网膜色素上皮腺癌

A、B. 眼底图像显示后极部棕黄色肿物；C. 眼 B 超图像显示眼球后部结节状肿物，内回声高，肿物边缘陡峭；D、E. 横轴位 MRI 图像显示左眼颞侧赤道部肿物影，T_1WI 呈中高信号、T_2WI 呈中低信号；F. 眼球大体切面显示视网膜下球状棕褐色肿物，边界清楚（箭头），伴视网膜脱离；G. 病理图像显示肿瘤起源于 RPE（箭头），向视网膜下方生长，脉络膜基质水肿，无肿瘤细胞浸润，HE×100；H. 瘤细胞排列成巢状，胞核体积较大，有明显异型性，HE×400。

【病理】

1. 色素上皮腺瘤　肿瘤体积一般较小，文献中报道的肿瘤直径多为 2～7mm，呈深黑色，朝向虹膜后方或玻璃体内生长。镜下瘤细胞呈低柱状或立方状，胞浆内含有较粗大的黑色素颗粒。切片脱去黑色素后可见瘤细胞排列成不规则的条索状或腺管状，分化较好，无明显细胞异型性（见图 4-5-6E，图 4-5-7H）。睫状体色素上皮起源的腺瘤通常为空泡细胞型，瘤细胞胞浆内含有多数圆形、界线清楚的小空泡，胞核常被挤向胞浆的一侧。有的瘤体内伴有许多扩张的血管，容易发生出血。免疫组织化学染色：瘤细胞对细胞角蛋白、波形蛋白及 S-100 蛋白呈阳性表达。

2. 色素上皮腺癌　多发生于眼球后部，瘤体呈深黑色，自脉络膜表面朝向视网膜下生长，与邻近组织分界清楚。瘤细胞具有上皮性肿瘤的特点，排列成乳头状、腺管状、巢状或不规则的片块状，胞浆内含有粗大的黑色素颗粒。瘤细胞有明显异型性和病理性核分裂象（见图 4-5-8H）。体积较大的肿瘤可在眼球内浸润性生长或侵犯眼球外。

【鉴别诊断】本瘤主要应与葡萄膜黑色素瘤和 RPE 反应性增生鉴别。RPE 腺瘤与脉络膜黑色素瘤的临床鉴别比较困难。一般讲葡萄膜黑色素瘤早期位于基质层内生长，晚期可突破 RPE 细胞向视网膜下生长。RPE 腺瘤和腺癌起源于脉络膜表面的色素上皮，瘤体主要朝向视网膜下生长，影像学检查显示肿瘤常呈丘状，边缘陡峭。RPE 反应性增生多发生于长期眼内病变或眼外伤的眼球内。

【治疗和预后】体积较小、无明显临床症状者可定期随诊观察。如果瘤体持续增长，眼球赤道部前方的肿瘤可选择肿瘤局部切除术，体积较大者仍应考虑眼球摘除术。有些文献报道色素上皮腺癌可选择局部巩膜敷贴器放疗，但其疗效有待于进一步观察。色素上皮腺癌为恶性肿瘤，瘤细胞可广泛地侵犯眼球内组织，甚至会侵犯眼球外。如果肿瘤局限于眼球内，预后相对较好，很少发生全身转移。

第六节

虹膜囊肿

一、原发性虹膜色素上皮囊肿

【概述】原发性虹膜色素上皮囊肿（primary iris pigment epithelium cysts）指起源于虹膜色素上皮的先天性囊肿，属于一种先天性发育异常，比较少见。大多数为散发病例，好发于女性，单眼发病，囊肿可为单发或多发性。有少数病例具有家族病史，双眼发病，为常染色体显性遗传。大多数病例不伴有其他全身发育异常。

【临床特点】多数患者是在常规眼部检查中偶然发现，而无明显临床症状。囊肿一般较小，根据部位不同，可分为瞳孔缘部囊肿、中周部（瞳孔缘与虹膜根部之间）囊肿、虹膜周边部囊肿和游离囊肿，以虹膜周边部囊肿和中周部囊肿最多见。虹膜瞳孔缘部囊肿常为棕褐色，圆形、椭圆形或菱形，表面光滑（图 4-6-1，图 4-6-2）。多数虹膜周边部囊肿伴有虹膜向前膨隆。游离性囊肿常漂浮在前房内或固定于前房角部位。透照法检查显示囊肿有很好的透光性。UBM 检查显示囊肿为囊性声空性病变，可单发或多发，虹膜根部囊肿和虹膜后较大的囊肿可推挤虹膜向前，导致前房角变窄（图 4-6-3）。

【病理】囊肿位于虹膜后表面或虹膜瞳孔缘部，囊肿壁衬覆有单层色素上皮细胞（图 4-6-4，图 4-6-2D、E）。电镜下证实这些细胞具有正常虹膜色素上皮的特点，细胞顶部有紧密连接和微绒毛结构，细胞底部有菲薄的基底膜。囊腔内含有透明的水样物质。有些虹膜色素上皮囊肿伴有虹膜基质内黑素细胞增生或虹膜后色素上皮增生。

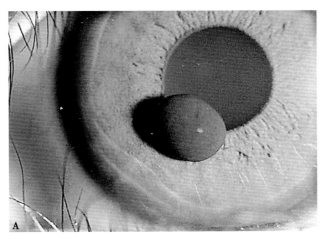

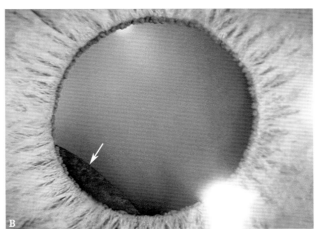

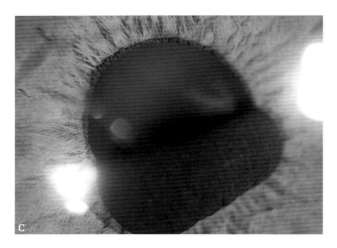

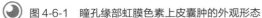

图 4-6-1　瞳孔缘部虹膜色素上皮囊肿的外观形态

A. 下方瞳孔缘部球状黑色素性肿物,表面光滑,边界清楚;B. 下方瞳孔缘可见虹膜后部黑色素性肿物,表面光滑;C. 下方瞳孔缘部黑色素性肿物突出虹膜表面。

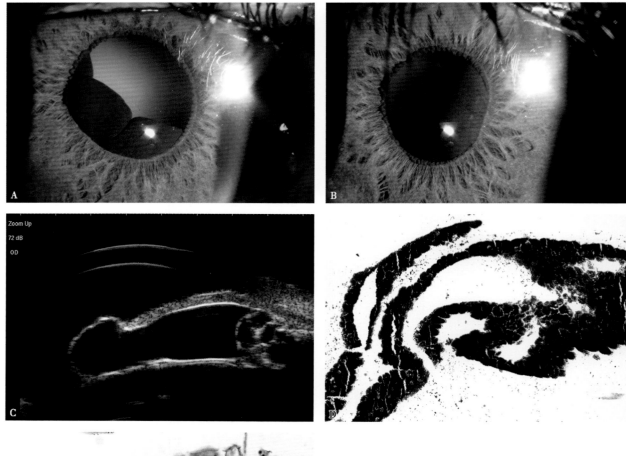

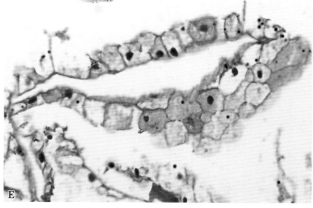

图 4-6-2　双眼虹膜色素上皮囊肿

A、B. 裂隙灯图像显示同一患者右眼和左眼虹膜色素上皮囊肿的形态,囊肿外观呈黑色,突出瞳孔缘,表面光滑;C. UBM 检查显示虹膜后囊性回声,虹膜膨隆;D. 右眼虹膜囊肿切除标本的病理图像,囊肿壁由黑色素性上皮样细胞组成,胞浆内含有粗大的黑色素颗粒,HE×400;E. 病理切片脱黑色素后显示囊壁上皮呈立方状或低柱状,胞浆丰富,细胞底部含有一个小圆形胞核,HE×400。

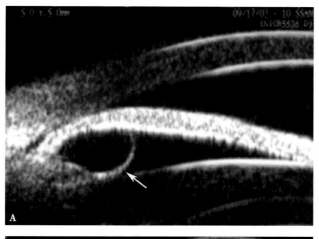
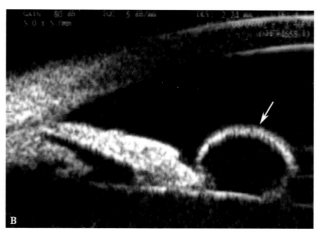
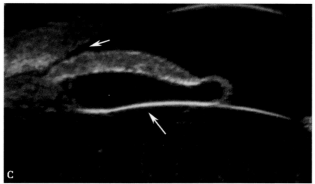

图 4-6-3　虹膜色素上皮囊肿的 UBM 图像

A. 虹膜根部色素上皮囊肿,呈边界清楚的囊性病变(箭头),虹膜根部向前移位;B. 瞳孔缘部虹膜色素上皮囊肿,囊肿突出瞳孔缘外(箭头);C. 虹膜后色素上皮囊肿(长箭头),虹膜膨隆,前房角变窄(短箭头)。

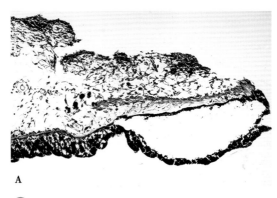
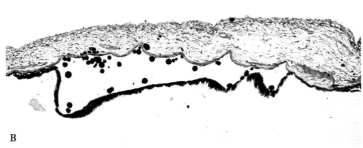

图 4-6-4　虹膜色素上皮囊肿的病理图像

A. 虹膜瞳孔缘部色素上皮囊肿,虹膜色素上皮之间分离呈囊腔状,HE×100;B. 中周部虹膜色素上皮囊肿,HE×40。

【鉴别诊断】

1. **虹膜色素上皮腺瘤**　腺瘤起源于虹膜后表面,呈深黑色或暗棕色,裂隙灯或巩膜透光法检查瘤体无透光性。UBM 检查提示腺瘤为实性肿物波。

2. **虹膜黑色素瘤**　肿瘤发生在虹膜基质层内,色泽不均,瘤体周围有营养性血管。UBM 检查显示黑色素瘤呈实性肿物,有助于与虹膜囊肿鉴别。

【治疗和预后】大多数虹膜色素上皮囊肿无明显临床症状,一般无须治疗。少数患者由于囊肿逐渐增大,继而引发继发性青光眼,可选择适当药物治疗、抗青光眼手术或囊肿切除术。

二、原发性虹膜基质囊肿

【概述】原发性虹膜基质囊肿（primary iris stroma cyst）非常少见，主要发生于幼儿或儿童，偶见于成年人。一般为单眼发病，无眼部外伤或手术史。

【临床特点】囊肿好发于虹膜下方或颞侧，表现为虹膜表面或基质内棕色或灰黑色、圆形或不规则形状的囊性肿物，单发或多发。囊肿直径一般为4～8mm，囊腔内含有少量混浊液体（图4-6-5）。囊肿可逐渐增大，引起虹膜前粘连、继发性青光眼、晶状体不全脱位或并发性白内障。UBM检查显示囊肿位于虹膜表面和前房内，有些囊肿较大，与角膜内皮相接触或伴有晶状体发育异常（图4-6-6，图4-6-7）。

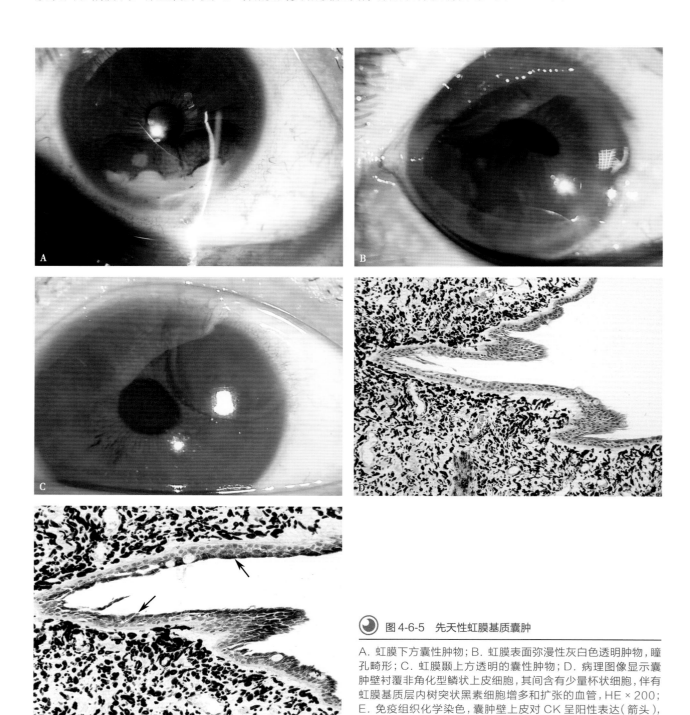

图4-6-5　先天性虹膜基质囊肿

A. 虹膜下方囊性肿物；B. 虹膜表面弥漫性灰白色透明肿物，瞳孔畸形；C. 虹膜颞上方透明的囊性肿物；D. 病理图像显示囊肿壁衬覆非角化型鳞状上皮细胞，其间含有少量杯状细胞，伴有虹膜基质层内树突状黑素细胞增多和扩张的血管，HE×200；E. 免疫组织化学染色，囊肿壁上皮对CK呈阳性表达（箭头），EnVision×200。

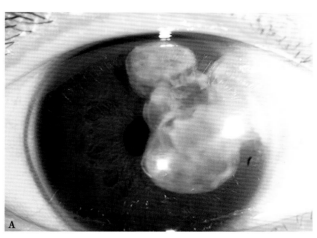
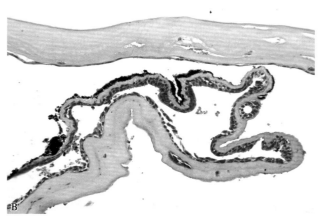

图 4-6-6　先天性虹膜基质囊肿

患者男，10 岁，自幼右眼前房内白色肿物，逐渐生长 8 年。A. 裂隙灯图像显示鼻侧前房内灰白色透明囊性肿物；B. 病理图像显示囊肿壁由单层立方状上皮和厚薄不一的基底膜样物质组成，HE×200。

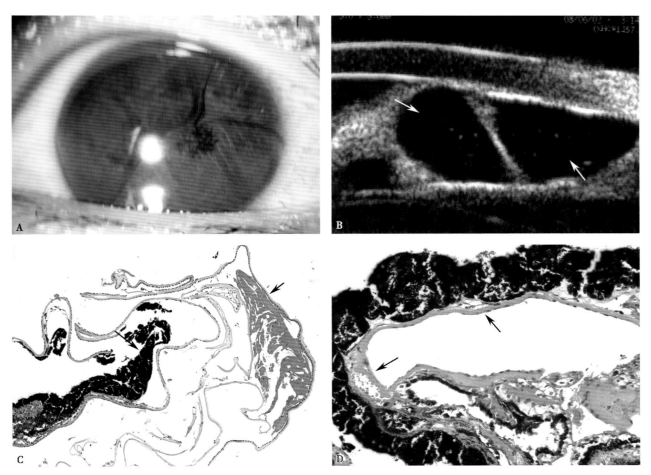

图 4-6-7　先天性虹膜基质囊肿伴晶状体异常

患者女，12 岁，左眼视力下降伴眼痛 1 年。A. 虹膜向前弥漫性囊状膨隆，瞳孔呈裂隙状；B. UBM 图像显示前房内多发性囊性肿物（箭头）；C. 病理图像显示虹膜（长箭头）与发育异常的晶状体（短箭头）相连，HE×40；D. 虹膜囊肿壁衬覆有晶状体囊膜上皮（箭头），HE×200。

【病理】大多数原发性虹膜基质囊肿的囊壁衬覆单层或复层立方状、柱状或扁平状上皮细胞,有些囊壁上皮下可见基底膜样物质(图4-6-5D)。少数原发性虹膜基质囊肿伴有晶状体发育异常,囊肿与发育异常晶状体相连,囊肿壁由晶状体囊膜和晶状体上皮细胞组成,其可能是胚胎时期形成晶状体的外胚叶细胞残留在虹膜内所致(图4-6-7)。

【鉴别诊断】主要应与虹膜上皮植入性囊肿鉴别,后者通常伴有眼外伤或眼内手术史。

【治疗和预后】目前临床上对先天性虹膜基质囊肿的治疗有多种方法,包括激光、针吸 + 角膜缘部位冷冻和手术切除等,但还不能确定哪一种治疗方法最佳。有些学者认为首先采用针吸 + 角膜缘部位冷冻治疗,这种方法对组织损伤小,可维持瞳孔的形状,避免手术后引起的散光性弱视,且对复发病例具有可重复治疗的优点。如果囊肿反复复发仍应考虑包括囊肿在内的虹膜切除术。

三、上皮植入性虹膜囊肿

【概述】上皮植入性虹膜囊肿(implantation epithelial cysts of iris)多发生于角膜或角膜缘穿通伤或内眼手术后。主要由于伤口对合不齐、愈合不良或伤口内嵌有眼内容组织,眼球表面的角膜或结膜上皮沿着伤口裂隙向眼球内生长,并在虹膜表面或基质内形成较完整的囊样肿物。

【临床特点】囊肿可发生于眼外伤或手术后数周或数年,通常伴有伤口愈合不良或继发性青光眼。囊肿可位于角膜缘、前房内或虹膜任何部位,单发或多发,呈灰棕色或棕色(图4-6-8)。

【病理】囊肿位于虹膜表面或虹膜基质内,单发或多发,衬覆囊壁内面的上皮为非角化型鳞状上皮细胞,数层或单层,排列整齐(图4-6-8E)。囊壁上皮中含有杯状细胞通常意味来自结膜上皮的内生。上皮植入性虹膜囊肿通常伴有局部虹膜组织慢性炎症或不同程度萎缩。上皮内生可在角膜实质层内形成囊肿样结构,称为上皮植入性角膜囊肿。少数内生的上皮可沿虹膜表面生长或蔓延到睫状体表面。

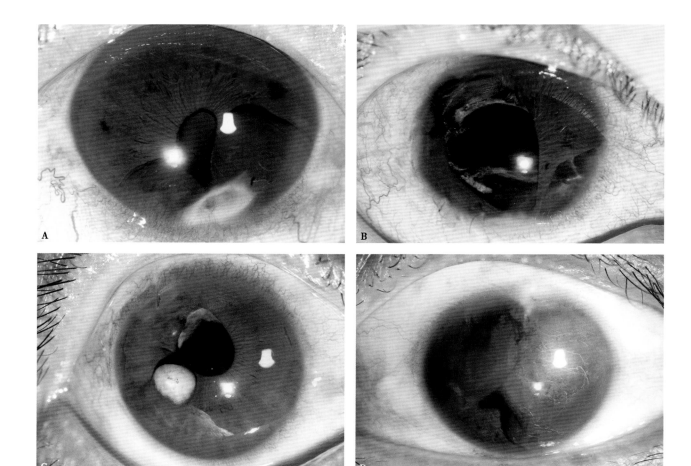

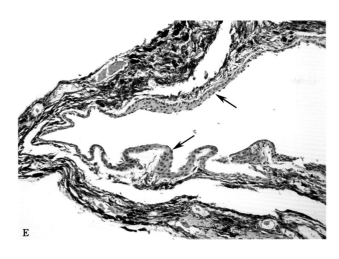

E

图4-6-8 上皮植入性虹膜囊肿

A. 左眼下方虹膜表面囊性肿物，瞳孔变形；B. 虹膜缺损，伴有灰白色弥漫性囊性肿物；C. 右眼颞下方虹膜表面白色、小圆形囊性肿物；D. 虹膜表面弥漫性灰白色囊肿；E. 上图患者的病理图像显示囊肿壁由厚薄不一的非角化型鳞状上皮细胞组成，类似于结膜上皮（箭头），HE×100。

【治疗和预后】治疗方法有多种选择，包括手术切除、激光光凝和冷冻治疗。目前对持续增大或伴有继发性青光眼的上皮植入性虹膜囊肿仍以囊肿及部分虹膜切除术为主。

（林锦镛 王玉川 丛春霞 赵 红）

参考文献

[1] 丛春霞，林锦镛，王兰惠. 葡萄膜转移癌的临床病理学观察. 中华眼科杂志，2016，52（10）：769-774.

[2] 黎蕾，王文吉，陈荣家，等. 脉络膜转移癌荧光素眼底血管造影特征及其与脉络膜黑色素瘤的鉴别诊断. 中华眼科杂志，2011，47（1）：27-34.

[3] 李文博，林锦镛，陈松. 弥漫型脉络膜黑色素瘤的临床病理特点. 中华眼底病杂志，2009，25（2）：108-111.

[4] 王子杨，杨文利，李栋军，等. 中小脉络膜黑色素瘤的超声诊断及鉴别诊断分析. 中华眼科杂志，2018，54（11）：843-848.

[5] 魏文斌，杨倩. 采用玻璃体视网膜显微手术技术行眼内肿瘤局部切除手术. 中华眼科杂志，2020，56（4）：306.

[6] 魏文斌，王倩. 重视睫状体肿瘤的正确诊断及合理治疗. 中华眼底病杂志，2022，38（3）：178-181.

[7] 杨文利，魏文斌，李栋军. 脉络膜黑色素瘤的超声造影诊断特征. 中华眼科杂志，2013，49（5）：428-432.

[8] 张惠蓉，马志中，冯云，等. 脉络膜转移癌临床特征的分析. 中华眼科杂志，2009，45（4）：301-308.

[9] 张承芬，董方田，陈有信. 脉络膜骨瘤的临床表现和治疗探讨. 中华眼科杂志，2007，43（9）：788-792.

[10] 张岩，林锦镛. 原发性虹膜基质囊肿14例的临床病理学特点. 中华眼科杂志，2014，50（10）：747-752.

[11] 中国医药教育协会眼科专业委员会，中华医学会眼科学分会眼整形眼眶病学组，中国抗癌协会眼肿瘤专业委员会. 中国葡萄膜黑色素瘤诊疗专家共识（2021年）. 中华眼科杂志，2021，57（12）：886-897.

[12] ALGAZI A P, TSAI K K, SHOUSHTARI A N, et al. Clinical outcomes in metastatic uveal melanoma treated with PD-1 and PD-L1 antibodies. Cancer, 2016, 122（21）：3344-3353.

[13] BREWINGTON B Y, SHAO Y F, DAVIDORF F H, et al. Brachytherapy for patients with uveal melanoma：Historical perspectives and future treatment directions. Clin Ophthalmol, 2018, 12：925-934.

[14] BIEWALD E, LAUTNER H, GÖK M, et al. Endoresection of large uveal melanomas：Clinical results in a consecutive series of 200 cases. Br J Ophthalmol, 2017, 101（2）：204-208.

[15] CHATTOPADHYAY C, KIM D W, GOMBOS D S, et al. Uveal melanoma：From diagnosis to treatment and the science in between. Cancer, 2016, 122（15）：2299-2312.

[16] DAMATO B. Ocular treatment of choroidal melanoma in relation to the prevention of metastatic death - a personal view. Prog Retin Eye Res, 2018, 66：187-199.

[17] KRANTZ B A, DAVE N, KOMATSUBARA K M, et al. Uveal melanoma：Epidemiology, etiology, and treatment of primary disease. Clin Ophthalmol, 2017, 11：279-289.

[18] FALLICO M, RACITI G, LONGO A, et al. Current molecular and clinical insights into uveal melanoma （review）. Int J Oncol, 2021, 58（4）：10-15.

[19] LEE J, CHOUNG H K, KIM Y A, et al. Intraocular medulloepithelioma in children：Clinicopathologic features itself hardly differentiate it from retinoblastoma. Int J Ophthalmol, 2019, 12（7）：1227-1230.

[20] MAROUS C L, SHIELDS C L, YU M D, et al. Malignant transformation of choroidal nevus according to race in 3334 consecutive patients. Indian J Ophthalmol, 2019, 67(12): 2035-2042.

[21] NATHAN P, HASSEL J C, RUTKOWSKI P, et al. Overall survival benefit with Tebentafusp in metastatic uveal melanoma. N Engl J Med, 2021, 385(13): 1196-1206.

[22] PAPAKOSTAS T D, LANE A M, MORRISON M, et al. Long-term outcomes after proton beam irradiation in patients with large choroidal melanomas. JAMA Ophthalmol, 2017, 135(11): 1191-1196.

[23] PARKER T, RIGNEY G, KALLOS J, et al. Gamma knife radiosurgery for uveal melanomas and metastases: A systematic review and meta-analysis. Lancet Oncol, 2020, 21(11): 1526-1536.

[24] SEN M, SANTOSH G, HONAVAR S G, et al. Circumscribed choroidal hemangioma: An overview of clinical manifestation, diagnosis and management. Indian J Ophthalmol, 2019, 67(12): 1965-1973.

[25] SHIELDS C L, MANALAC J, DAS C, et al. Choroidal melanoma: Clinical features, classification, and top 10 pseudomelanomas. Curr Opin Ophthalmol, 2014, 25(3): 177-185.

[26] SHELDS C L, KALIKI S, FURUTA M, et al. Diffuse versus nondiffuse small(≤3mm thickness)choroidal melanoma. Comparative analysis in 1,751 cases. The 2012 F. Phinizy Calhoun lecture. Retina, 2013, 33: 1763-1776.

第五章
视网膜和视盘肿瘤

第一节　视网膜母细胞瘤　320

第二节　视网膜血管瘤　328

第三节　视网膜星形细胞瘤　332

第四节　视盘黑色素细胞瘤　334

第一节

视网膜母细胞瘤

【概述】 视网膜母细胞瘤（retinoblastoma，RB）是婴幼儿眼内最常见的恶性肿瘤，多数发生在 3 岁以内的婴幼儿，少数发生于 8 岁以后的大龄儿童或成年人。大多数为单眼发病，双眼视网膜母细胞瘤的发生率为 25%～30%。35%～45% 的视网膜母细胞瘤有遗传性，尤其多见于双眼肿瘤患者。很少数遗传性视网膜母细胞瘤，尤其双眼视网膜母细胞瘤可并发松果体母细胞瘤，称为三侧性视网膜母细胞瘤。

【临床和影像学特点】

1. **临床表现** 大多数患儿表现为瞳孔区呈黄白色（白瞳症），伴有斜视和视力减退，有些患儿还可表现眼痛、虹膜表面新生血管、前房积血或类似眼内炎的体征（图 5-1-1）。重者表现眼球突出或肿物侵犯眼球外。大龄儿童或成年人视网膜母细胞瘤可以表现为局限性视网膜下肿物，伴有广泛的视网膜脱离。

2. **临床分期** 根据临床表现和病变发展，临床上将视网膜母细胞瘤分为四期：①眼内期；②青光眼期；③眼外期；④全身转移期。

3. **眼超声检查** B 超检查显示眼内球状、团块状或不规则形状的中高密度实性肿物，可有强回声反射团块或强回声钙斑。少数病例由于肿瘤细胞大量坏死可出现囊性腔隙。彩色多普勒超声检查显示肿瘤内有丰富血流信号（图 5-1-2，图 5-1-3）。

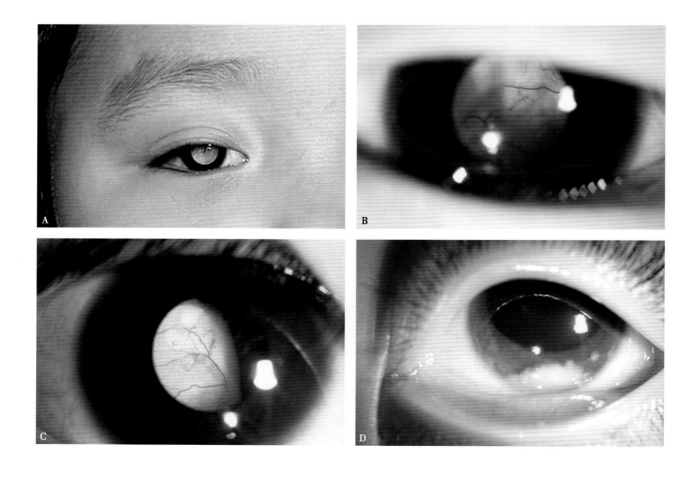

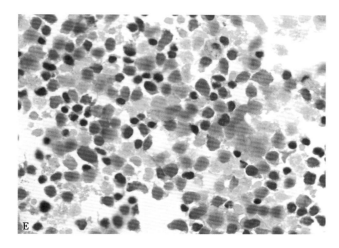

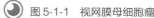
图 5-1-1　视网膜母细胞瘤

A. 患眼表现为瞳孔发白（白瞳症）；B. 裂隙灯下可见肿瘤表面有滋养血管；C. 裂隙灯下可见眼球内黄白色肿物；D. 患眼表现有假性前房积脓；E. 上图患者前房穿刺细胞图片，可见大量小圆形肿瘤细胞和坏死的细胞，HE×400。

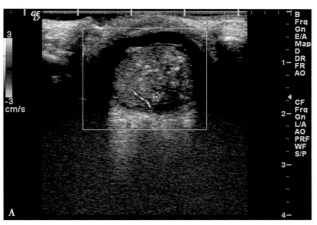

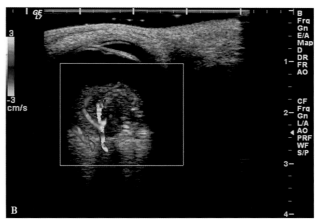

图 5-1-2　视网膜母细胞瘤的彩色多普勒超声图像

A. 眼球内占位性病变，有少许血流信号和散在的强光斑；B. 眼球内占位性病变，可见丰富血流信号。

4. CT 检查　多数病例显示自眼球壁向眼球内隆起的团块状软组织占位影，边界不清，伴有颗粒状或点状钙化斑（图 5-1-4）。肿瘤早期也可表现为眼环局限性或弥漫性增厚，随着肿瘤生长，瘤体可充满整个玻璃体腔。当肿瘤生长进入临床青光眼期时，可引起眼球体积增大。眼外期表现为视神经增粗和与眼球壁相连的眼眶内肿物。

5. MRI 检查　显示眼球内边界不清的肿物影，多数肿瘤 T_1WI 呈中低信号，T_2WI 呈中信号或低信号（图 5-1-5）。肿瘤伴有大量钙化时，T_1WI 及 T_2WI 均为低信号。

【病理】眼球内弥漫性或结节状肿物，切面呈白色鱼肉状或豆渣状，瘤体内可见坏死、颗粒状钙化或出血（图 5-1-6）。肿瘤起源于视网膜的各层细胞，通常表现为内生性、外生性或两者混合性生长方式。根据肿瘤细胞的分化，通常分为分化型和未分化型。

（1）分化型：瘤细胞类似神经母细胞，呈小圆形或椭圆形、胞浆较少、核大深染。瘤细胞间可见不同类型的菊形团样分化：① Flexner-Wintersteiner（F-W）菊形团：此型菊形团是视网膜母细胞瘤的特征性结构，其是由圆柱状或锥形细胞组成，胞核位于细胞的底部，瘤细胞排列呈环状，其中央有空腔（图 5-1-7A）；② Homer-Wright（H-W）菊形团：瘤细胞围绕一团互相缠结的神经纤维呈放射状排列，不形成中央腔（图 5-1-7B）；③花饰状排列的菊形团：是肿瘤细胞向视细胞分化的特征，瘤细胞有较长的胞浆突起，排列成百合花状（图 5-1-7C）。

（2）未分化型：瘤细胞分化较差，弥漫性分布，大小和形状变异较大，有明显细胞异型性和病理性核分裂象，无明显的菊形团样排列。有些瘤细胞围绕血管周围，形成假菊形团样排列（图 5-1-8）。

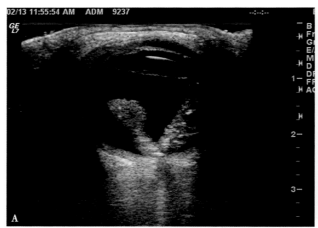
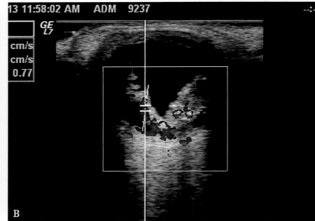

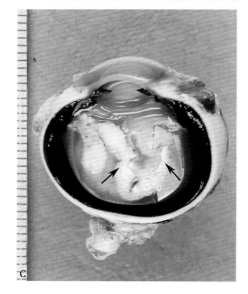

图 5-1-3   视网膜母细胞瘤超声图像和眼球大体图像

患儿 1.5 岁，女性，自幼白瞳。A. 眼超声图像示玻璃体内不规则漏斗状肿物，可见斑点状钙化影；B. 彩色多普勒超声图像显示肿物内含有丰富血流信号；C. 眼球大体图像显示眼内视网膜漏斗状脱离，肿瘤沿脱离的视网膜呈外生性生长（箭头），其与超声显示的图像形状相一致。

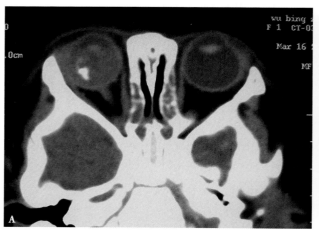
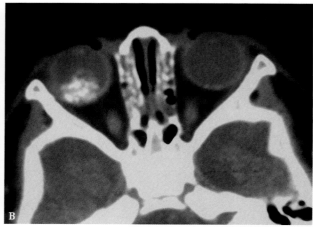

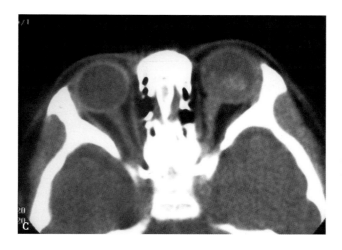

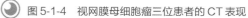

图 5-1-4 视网膜母细胞瘤三位患者的 CT 表现

A. 横轴位 CT 图像显示右眼球内团块状占位性病变,有钙化影;
B. 横轴位 CT 图像显示右眼球内软组织块影,其间可见高密度钙化斑;C. 横轴位 CT 图像显示左眼球轻度前突,玻璃体内密度不均的软组织肿块影,球后视神经增粗。

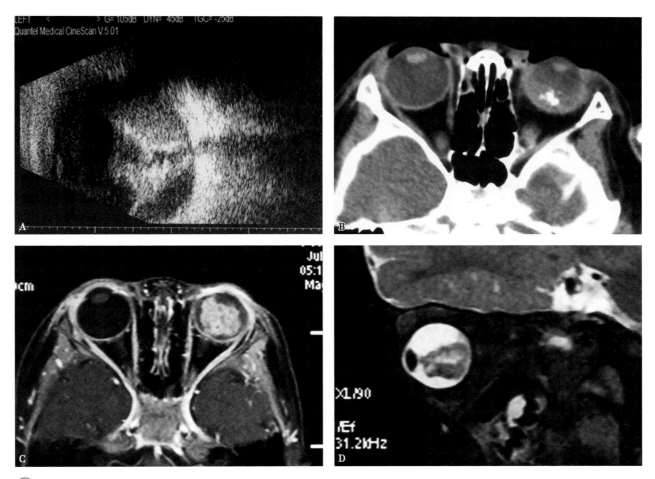

图 5-1-5 视网膜母细胞瘤

A. B 超图像显示后部玻璃体内软组织影,伴有钙化声影;B. 横轴位 CT 图像显示左眼玻璃体后部密度增高,其内可见斑点状高密度影;C. 横轴位 MRI-T₁WI 增强抑脂图像显示左眼球内不规则信号影,不均匀强化;D. 矢状位 MRI-T₂WI 抑脂图像显示眼球内不规则混杂信号影。

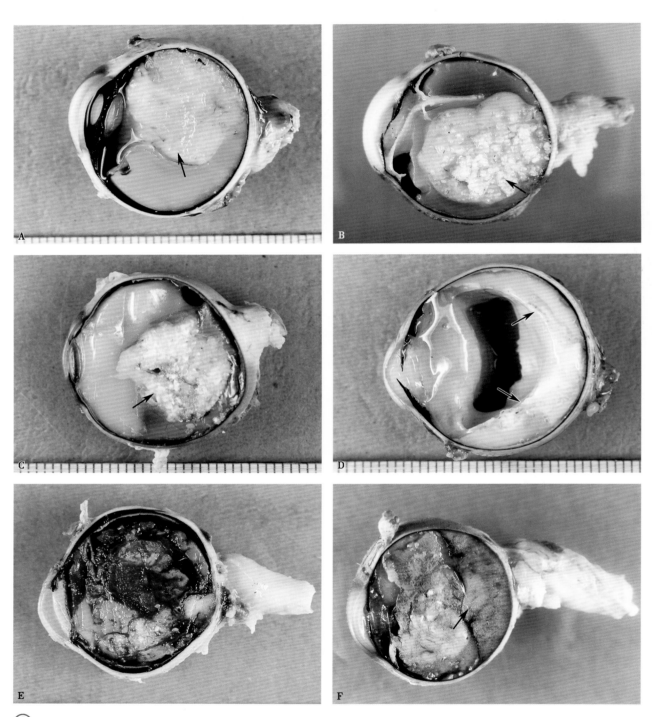

🔵 图 5-1-6　视网膜母细胞瘤大体图像

A. 大体图像显示视网膜下方团块状白色肿物（箭头），全部视网膜呈漏斗状脱离；B. 大体图像显示肿瘤呈外生性生长，瘤体位于视网膜下，呈黄白色（箭头）；C. 大体图像显示肿瘤呈内生性生长，玻璃体内白色团块状肿物（箭头），虹膜晶状体向前移位；D. 大体图像显示肿瘤沿视网膜扁平状弥漫性生长（箭头）；E. 大体切面显示玻璃体内充满肿物和积血，视神经增粗；F. 大体图像显示玻璃体内充满肿瘤，后部脉络膜内肿块状瘤细胞侵犯（箭头），视神经增粗。

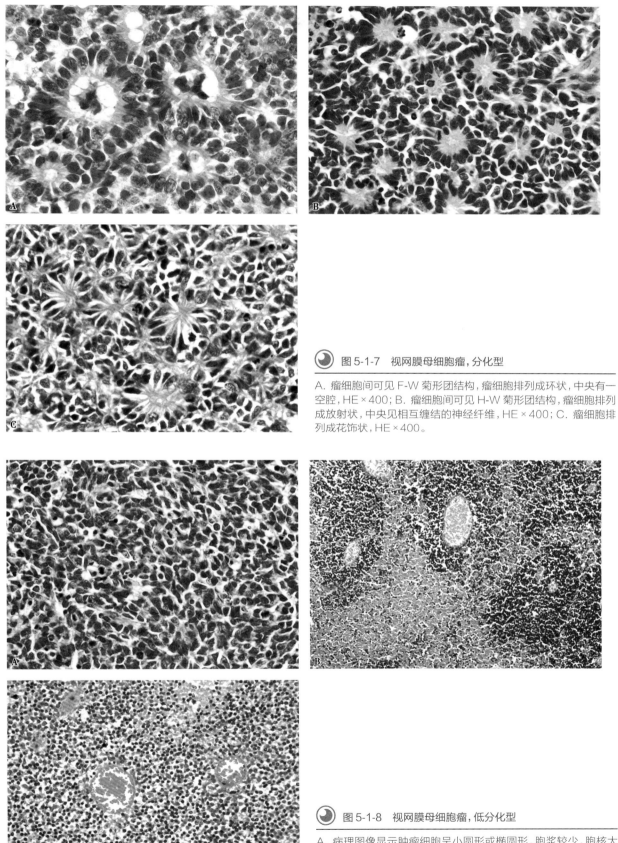

图 5-1-7　视网膜母细胞瘤，分化型

A. 瘤细胞间可见 F-W 菊形团结构，瘤细胞排列成环状，中央有一空腔，HE×400；B. 瘤细胞间可见 H-W 菊形团结构，瘤细胞排列成放射状，中央见相互缠结的神经纤维，HE×400；C. 瘤细胞排列成花饰状，HE×400。

图 5-1-8　视网膜母细胞瘤，低分化型

A. 病理图像显示肿瘤细胞呈小圆形或椭圆形，胞浆较少，胞核大小不一，染色质较深，有明显异型性，HE×400；B. 病理图像显示瘤细胞围绕血管排列，伴有大量坏死，HE×100；C. 病理图像显示瘤细胞呈小圆形，其间伴有瘤细胞坏死，HE×200。

　　视网膜母细胞瘤容易发生坏死,瘤细胞间常可见钙盐沉积和钙化(图5-1-9)。有些部位可见血管壁周围积聚有大量嗜碱性物质,其可能属于坏死性瘤细胞释放出的DNA物质。肿瘤细胞可以播散到眼前房内、虹膜或睫状体表面,有些瘤体内伴有小灶状或团块状脉络膜侵犯。视网膜母细胞瘤容易侵犯视盘、视神经、巩膜或眼球外,后者可通过巩膜内血管神经穿入部位蔓延或直接侵犯眼球壁所致(图5-1-10)。

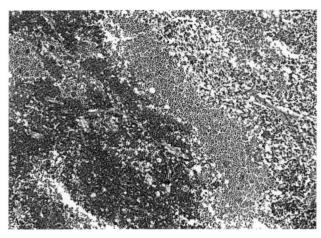
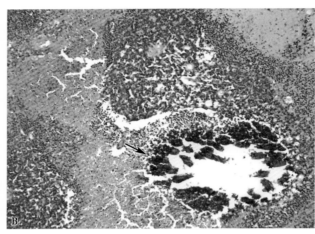

🌑 **图5-1-9　视网膜母细胞瘤**

A. 瘤细胞伴有大量坏死,HE×40;B. 坏死的瘤细胞间有小灶状钙化(箭头),HE×100。

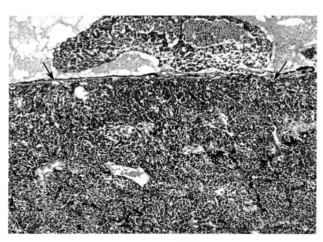
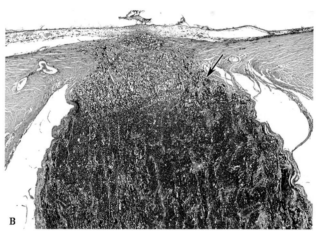
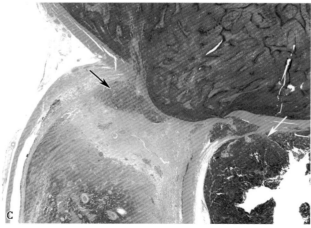

 图5-1-10　视网膜母细胞瘤

A. 病理图像显示脉络膜内肿块状瘤细胞侵犯(箭头),脉络膜明显增厚,HE×100;B. 病理图像显示肿瘤细胞侵及眼球筛板后视神经(箭头),HE×40;C. 瘤细胞侵犯筛板后视神经(黑箭头)和眼球外组织(白箭头),HE×20。

【鉴别诊断】临床诊断中主要应与以下疾病鉴别：①外层渗出性视网膜病变（Coats病）；②永存性原始玻璃体增生症；③早产儿视网膜病变；④视网膜星形细胞瘤；⑤转移性眼内炎；⑥弓蛔虫病；⑦睫状体髓上皮瘤。

【治疗和预后】视网膜母细胞瘤的治疗方法有很多种，包括全身化疗，局部放疗（巩膜外敷贴治疗）、激光治疗、冷冻治疗、经瞳孔温热疗法、玻璃体腔内注射化疗、眼动脉介入局部化疗和眼球摘除术等。但这些治疗手段的选择是建立于RB分期的基础上，治疗目标主要是在挽救生命的前提下能够保留眼球和部分视功能。因此明确RB诊断后，需要建立清晰的治疗思维，明确RB的分期，眼内期选择保眼治疗还是眼球摘除，合理地选择治疗方案和规范化治疗对提高RB患儿治疗效果非常重要（图5-1-11）。

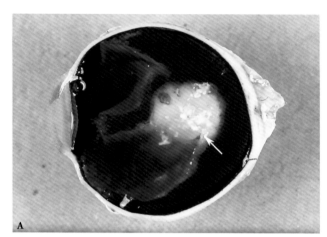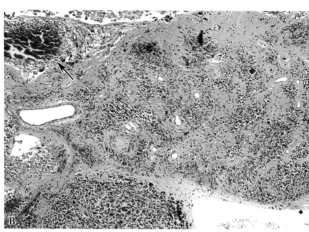

图5-1-11　经化疗后视网膜母细胞瘤的病理表现

患者女，2岁，左眼瞳孔区发白伴眼球歪斜3个月，临床诊断为视网膜母细胞瘤后曾行2个月全身化疗，因全身不适和肿瘤消退不明显，施行左眼球摘除。A. 眼球大体图像显示视网膜局限性黄白色肿物，可见钙化斑（白箭头）；B. 病理图像示视网膜和玻璃体内部分瘤细胞坏死，局部见钙化（箭头），HE×100。

目前对眼内期RB患者治疗主要是根据RB国际分期采用局部治疗或联合全身化疗的综合治疗。随着新一代安全有效的化疗药物的应用，化疗已经成为眼内期RB保眼治疗的一线治疗方法。RB的化疗方式主要是全身化疗，其可以达到化学减容的目的，还可以杀灭扩散到眼外的肿瘤细胞，提高眼外期和晚期患者的生存率。但在用药种类、用药剂量和减少化疗副作用等方面还有待于进一步规范。近年来有些学者根据RB患者的情况，选择眼动脉介入局部化疗或玻璃体腔内注射化疗，获得一定疗效和降低了眼球摘除率，但会产生一些眼内并发症，要合理地选择适应证。巩膜外敷贴治疗对中等大小或多灶性RB有一定疗效，但可引起局部巩膜坏死、放射性白内障、放射性视网膜病变等并发症。对于眼内体积较大的RB仍然以眼球摘除术为主，术中剪断的视神经应在10mm以上。如果肿瘤侵犯眼眶内应考虑眶内容摘除术或联合全身化疗。

视网膜母细胞瘤是一个恶性程度较高的眼内肿瘤，与肿瘤预后相关的因素主要是临床分期、肿瘤体积、肿瘤细胞分化程度、有无眼球外扩散、脉络膜或视神经侵犯等。肿瘤体积较小且局限在眼球内，无视盘侵犯者预后相对较好；如果视神经断端存在肿瘤细胞侵犯或肿瘤侵犯眼球外组织，预后较差。肿瘤细胞转移的途径主要是：①通过视神经或脑脊液蔓延到颅内和脊髓；②通过血行扩散和转移到脑、肺、骨骼或其他器官；③通过淋巴道转移到颌下或耳前淋巴结。

第二节

视网膜血管瘤

【概述】 视网膜血管瘤（retinal hemangioma）属于血管性错构瘤或发育畸形性病变，好发于视网膜周边部或视盘周围。一般认为伴有神经系统或视网膜血管瘤家族史及伴有神经系统血管瘤的患者属于VHL综合征（von Hippel-Lindau病），为常染色体显性遗传性疾病。散发性视网膜血管瘤病因不详，可能为视网膜血管的先天性异常或属于VHL综合征的早期表现。有些视网膜血管瘤属于视网膜动静脉血管连接异常性病变，称为蔓状血管瘤；如伴有中枢神经系统血管异常，称为Wyburn-Mason综合征。

【临床和影像学特点】

1. 临床表现　好发于10岁左右的青少年或青壮年，单眼或双眼发病，双眼患者多数为多发性视网膜血管瘤。临床主要表现为视力下降、眼前黑影飘动或视物变形。有些患者可在相当长时间内无明显临床症状。

2. 根据眼底表现不同，视网膜血管瘤分为毛细血管瘤、海绵状血管瘤和蔓状血管瘤。

（1）视网膜毛细血管瘤：好发于视网膜周边部或视盘周围，多位于颞侧，单发或多发。典型的视网膜周边部毛细血管瘤呈红色或暗红色，直径为1～5mm，可见输入小动脉和输出小静脉扩张，并向后延伸到视盘。视盘周围的毛细血管瘤可分为内生性和外生性两种类型，前者位于视网膜表面，呈鲜红色，边界清楚，可遮挡部分视盘边缘（图5-2-1）；后者通常表现为视盘边缘的视网膜增厚，呈灰白色。眼底FFA检查可显示肿瘤位置、大小、数目和渗漏的程度。FFA特点为早期瘤体滋养血管迅速充盈，随即荧光充满肿瘤及回流静脉，并可见瘤体周围毛细血管扩张（图5-2-2，图5-2-3）。

（2）视网膜海绵状血管瘤：多发生在眼底后极部、视盘周围或视盘表面，表现为视网膜内层轻度隆起、大小不一、葡萄串样外观的血管瘤，瘤体内可见暗红色血液充填，瘤体表面覆盖有灰白色胶质纤维（图5-2-4）。眼底FFA特点为造影早期瘤体充盈缓慢且不完全，呈现弱荧光或遮蔽荧光；中晚期逐渐出现荧光充盈，并可见"帽状荧光"的特征。眼底OCT检查显示视网膜表面凹凸不平的隆起病灶，其内见大小不一的囊泡状结构，囊泡壁边界清晰完整，囊泡孤立存在于视网膜表面，与其下方的视网膜未见血管成分相连。

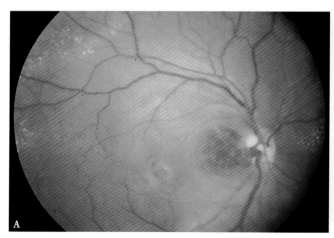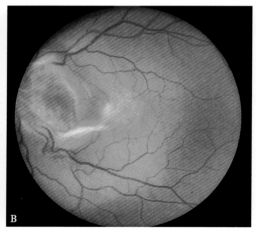

🕐 图5-2-1　视网膜毛细血管瘤

A. 右眼视盘颞侧橘红色实性隆起物，肿物边界清晰；B. 左眼视盘颞侧橘红色实性隆起物，肿物边界清晰。

（3）视网膜蔓状血管瘤：为先天性视网膜动静脉吻合，属于先天性血管瘤样畸形，主要特点为眼底大血管异常扩张或动静脉血管之间异常连接，其间穿插有一些异常的毛细血管丛。

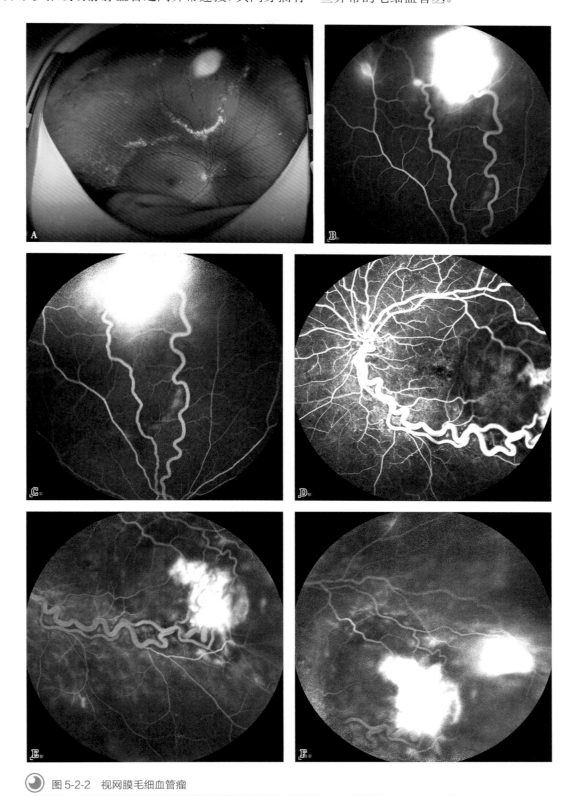

（图标）图 5-2-2 视网膜毛细血管瘤

A. 眼底图像显示右眼自视盘向上可见相伴行的滋养动脉和回流静脉，相连远端团状橘红色病灶与滋养血管相连，局部黄白色渗出；B. 右眼上方动静脉迂曲扩张，相连远端可见类圆形强荧光团；C. 晚期强荧光渗漏；D. FFA 早期图像显示左眼视盘相连的下方动静脉明显迂曲扩张；E. 扩张血管远端可见强荧光团；F. 晚期病变区强荧光渗漏。

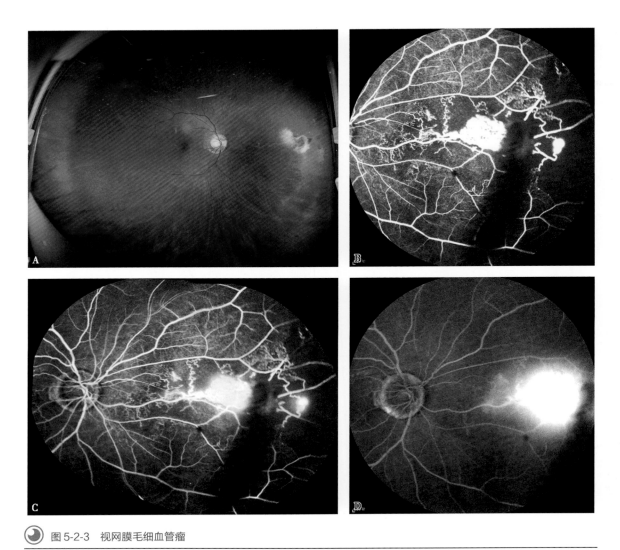

图 5-2-3　视网膜毛细血管瘤

A. 眼底图像显示右眼鼻侧周边部视网膜可见橘红色团状隆起,和视盘有血管相连;B、C. 显示 FFA 动静脉期鼻侧瘤体迅速充盈,周围可见明显毛细血管无灌注区;D. 显示 FFA 晚期瘤体渗漏明显。

【病理】

1. **毛细血管瘤**　主要特点为病变部位视网膜全层由增生的血管内皮细胞和数量不等的毛细血管或小血管所替代,血管间质中可见一些空泡状细胞(图 5-2-5)。肿瘤可朝向玻璃体或视网膜下生长,瘤体表面可伴有胶质纤维增生。

2. **海绵状血管瘤**　肿瘤由管径大小不一的静脉性血管组成,累及视网膜内层或全层组织。有些病例伴有视神经血管瘤(图 5-2-6)。

3. **蔓状血管瘤**　主要特点为病变区视网膜血管异常扩张,血管壁常有透明样变性,视网膜局限性变薄或囊样变性。

【治疗和预后】视网膜毛细血管瘤的治疗主要根据患者的临床表现,选择定期观察、激光光凝或冷冻治疗。多数学者认为视网膜海绵状血管瘤和视网膜蔓状血管瘤病情相对稳定,不易发展,一般不必治疗。对视网膜血管瘤患者应进行相关的全身检查,排除 VHL 综合征或其他组织器官的血管瘤性病变。对确诊为 VHL 综合征或不能排除 VHL 综合征的患者应定期复查。本瘤为良性肿瘤,一般较稳定,无明显生长倾向。如果患者伴有中枢神经系统病变,预后不佳,有些病例可能会危及生命。

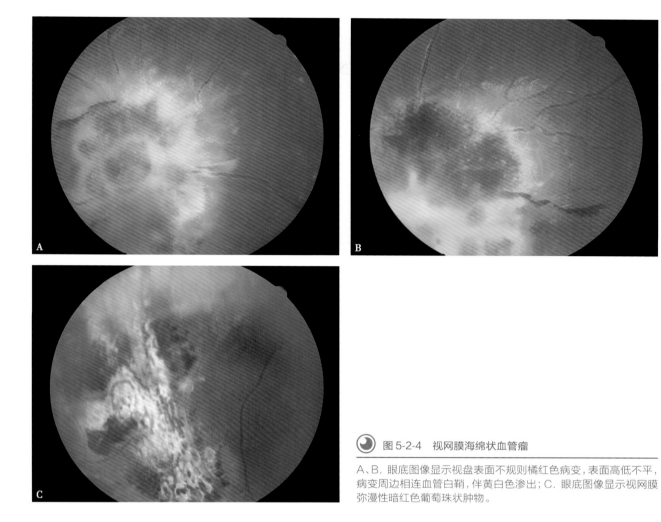

图 5-2-4 视网膜海绵状血管瘤

A、B. 眼底图像显示视盘表面不规则橘红色病变，表面高低不平，病变周边相连血管白鞘，伴黄白色渗出；C. 眼底图像显示视网膜弥漫性暗红色葡萄珠状肿物。

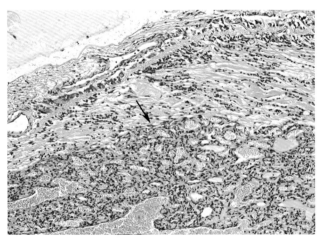

图 5-2-5 视网膜毛细血管瘤的病理

肿瘤位于视网膜外层，朝向视网膜下生长（箭头），主要由大量增生的毛细血管组成，HE×100。

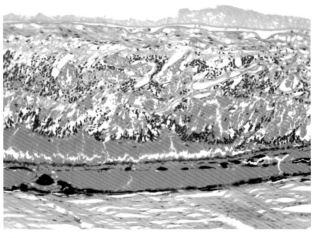

图 5-2-6 视网膜海绵状血管瘤

病理图像显示视网膜结构紊乱，其间有灶状分布、管径较大的静脉性血管，伴有视网膜出血，HE×200。

第三节

视网膜星形细胞瘤

【概述】 视网膜星形细胞瘤(retinal astrocytoma)是一种起源于视网膜内星形胶质细胞的良性肿瘤,非常少见。本瘤通常分为两型:Ⅰ型,称为视网膜星形细胞错构瘤,好发于幼儿,单眼或双眼发病,多数并发于结节性硬化症或神经纤维瘤病;Ⅱ型,称为获得性视网膜星形细胞瘤,多发生于年龄较大儿童或成年人,单眼发病,无结节性硬化症表现。

【临床和影像学特点】

1. **视网膜星形细胞错构瘤** 大多数患者自幼视力较差,肿物通常位于后极部视网膜或视盘表面,呈扁平或不规则隆起的灰白色或淡黄色结节,朝向玻璃体方向生长,边界模糊(图5-3-1)。大多数肿瘤内伴有黄色、折光性的钙化颗粒。

2. **获得性视网膜星形细胞瘤** 多数表现为视网膜表面黄色或灰黄色肿物,瘤体内无明显钙化,持续缓慢生长,可伴有渗出性视网膜脱离或新生血管性青光眼。

3. **影像学特点** 眼底FFA特点为造影早期肿瘤内细小的血管网充盈,晚期瘤体内弥漫性强着染。眼超声和CT检查多数瘤体内伴有钙化斑块(图5-3-1C,图5-3-2A)。OCT检查可显示肿瘤的深浅位置和伴有折光带。

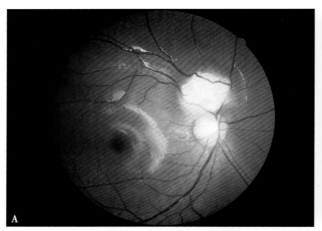
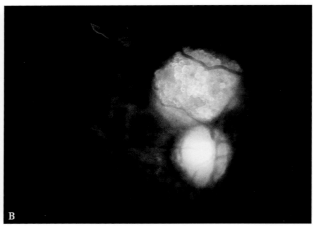

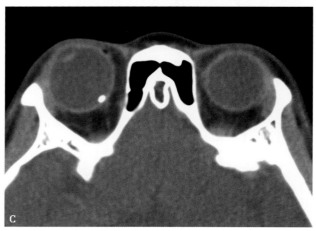

 图5-3-1 视网膜星形细胞错构瘤

患者男,9岁,查体发现右眼视盘上方黄白色结节状肿物,随访5年,眼底和视力无变化。A. 眼底像显示视盘上方黄白色肿物;B. FFA晚期瘤体荧光着染;C. 横轴位CT图像显示右眼后极部小结节状高密度影。

　　【病理】 肿瘤主要由分化完全的纤维状星形胶质细胞组成，胞浆嗜酸、有细长的胞浆突起，胞核较小、圆形或椭圆形，无明显细胞异型性。瘤细胞常排列成束状，其间可见大小不一、圆形或不规则形状的钙化斑。有些瘤体内伴有小血管增生或管腔扩张的静脉性血管。大多数视网膜星形细胞瘤相当于星形细胞瘤Ⅰ级或Ⅱ级（图 5-3-2B～D，图 5-3-3）。

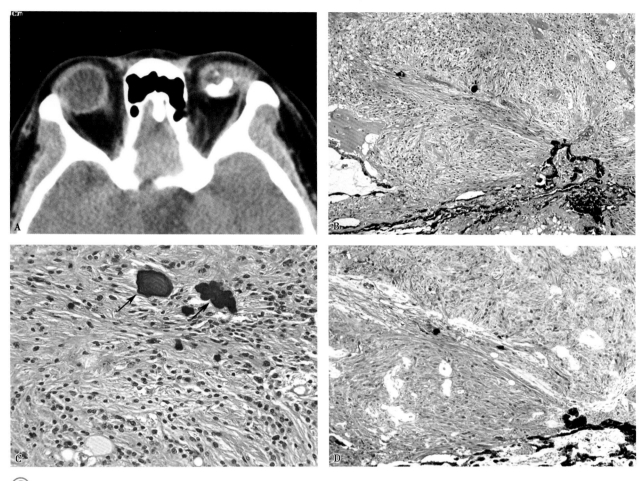

图 5-3-2　视网膜星形细胞瘤

患者女，21 岁，左眼自幼失明和先天性小眼球。A. 横轴位 CT 图像显示左眼小眼球，眼内伴有团块状钙化影；B. 低倍显微镜下显示肿瘤发生于视网膜，HE×40；C. 高倍镜下肿瘤由分化较好的纤维状星形胶质细胞组成，其间伴有大小不一的钙化斑（箭头），HE×200；D. 免疫组织化学染色，瘤细胞对 GFAP 呈弥漫性阳性，EnVision×100。

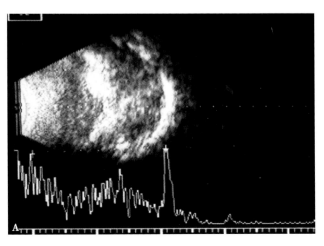
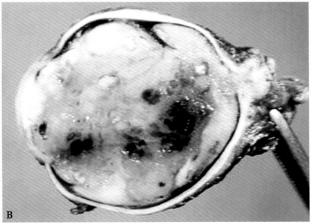

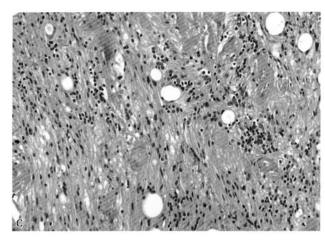
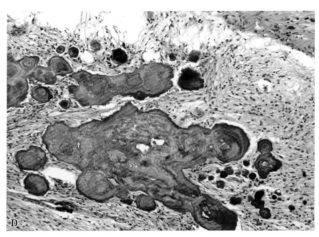

图 5-3-3 视网膜星形细胞瘤

患者男，25 岁，自幼诊断为眼内肿瘤。A. 眼 B 超图像显示眼球内实体性肿物；B. 眼球大体切面显示眼内充满黄白色实性肿物，有出血和钙化；C. 肿瘤由长梭形胶质细胞组成，HE×100；D. 瘤细胞间有大小不一的钙化斑，HE×100。

【鉴别诊断】本瘤主要应与视网膜母细胞瘤、视网膜毛细血管瘤、无色素性脉络膜黑色素瘤或视网膜胶质细胞瘤样增生相鉴别。

【治疗和预后】大多数视网膜星形细胞错构瘤体积较小，相对稳定。但有些肿瘤可持续缓慢生长，并发渗出性视网膜脱离、继发性青光眼和角膜变性，应定期随诊并采取一些对症治疗。有些肿瘤体积较大，容易被误诊为视网膜母细胞瘤。本瘤大多数属于良性肿瘤，一般不会发生恶变或全身转移。对诊断为视网膜星形细胞瘤的患者，应做相关的全身检查，排除结节性硬化症或神经纤维瘤病。

第四节

视盘黑色素细胞瘤

●●●●

【概述】视盘黑色素细胞瘤（melanocytoma of optic disc）又称大细胞样痣（magnocellular nevus），一般认为起源于视盘旁脉络膜内的黑素细胞，很少数可能起源于视盘内异位的黑素细胞，属于良性黑色素性肿瘤。本瘤好发于视盘表面或其周围的脉络膜内。

【临床特点】可发生于青壮年或老年人，单眼发病，早期通常无明显临床症状。随着肿瘤生长，有些患者表现视力减退和生理盲点扩大。有些病例是在眼底常规检查时偶被发现。肿瘤常位于视盘边缘或覆盖整个视盘，呈深黑色，扁平或轻度隆起，部分病例可伴发脉络膜色素痣或眼黑变病（图 5-4-1～图 5-4-3）。

【病理】肿瘤位于视盘表面，体积较小，呈深黑色，可向玻璃体内轻度隆起或延伸到筛板后视神经内。镜下肿瘤主要由体积较大的多边形或圆形黑素细胞组成，胞浆内含有大量粗大的黑色素颗粒。切片经高锰酸钾脱色素后，可见瘤细胞边界较清楚，胞浆丰富，胞核呈小圆形，无明显异型性及病理性核分裂象（图 5-4-4）。有些瘤体内含有少量小梭形黑素细胞，但瘤细胞无异型性。

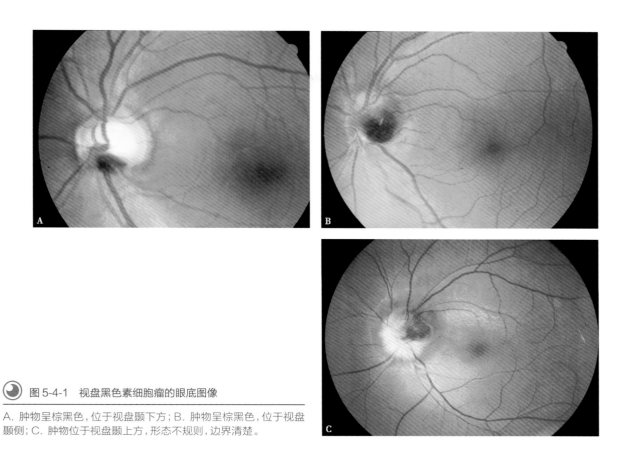

🌙 图 5-4-1　视盘黑色素细胞瘤的眼底图像

A. 肿物呈棕黑色，位于视盘颞下方；B. 肿物呈棕黑色，位于视盘颞侧；C. 肿物位于视盘颞上方，形态不规则，边界清楚。

🌙 图 5-4-2　视盘黑色素细胞瘤

A. 眼底图像示视盘表面轻度隆起的黑色肿物，表面色素不均；B. FFA早期病变持续遮蔽荧光；C. FFA晚期视盘边缘强荧光。

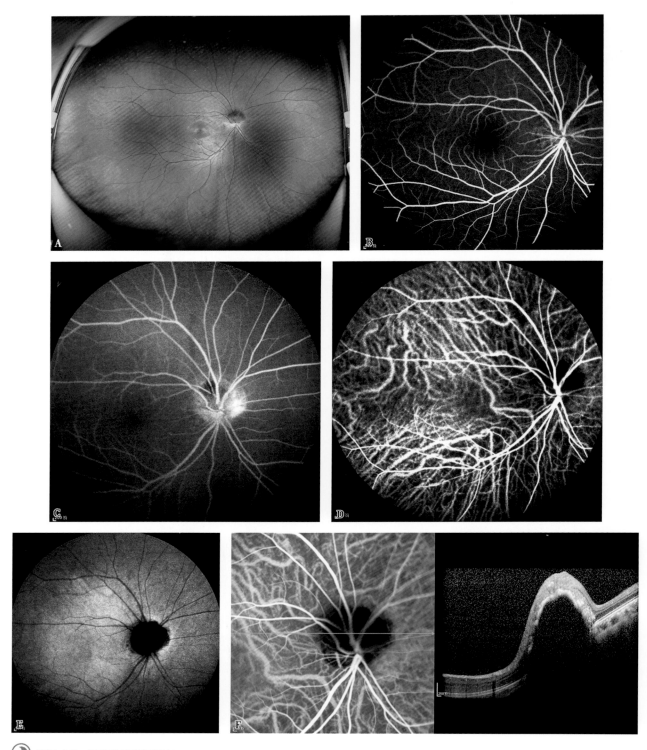

🌙 图 5-4-3　视盘黑色素细胞瘤

A. 眼底图像显示视盘上方轻度隆起的黑色肿物,边界不清,向外延伸;B. FFA 早期视盘上方弧形弱荧光;C. FFA 造影晚期视盘鼻侧轻度荧光渗漏;D. ICGA 早期视盘上方弱荧光;E. ICGA 造影晚期视盘隐见轻度弱荧光,病变弱荧光;F. OCT 图像显示视盘上方隆起,病变呈现带状高反射,后部伴有光学阴影。

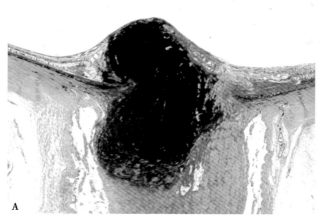
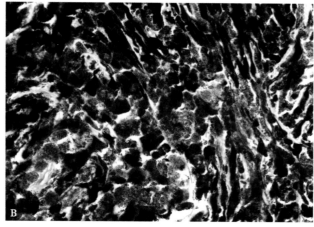
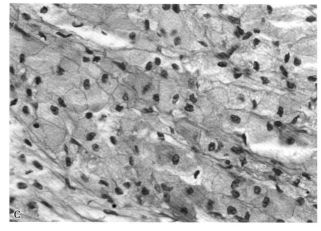

 图 5-4-4　视盘黑色素细胞瘤病理

A. 视盘部位深黑色肿物向玻璃体侧轻度隆起，并且延伸到筛板后视神经，HE×40；B. 瘤细胞内含有大量黑色素颗粒，HE×400；C. 切片脱色素后，显示瘤细胞呈大多边形或圆形，胞浆丰富，胞核较小，无明显异型性，HE×400。

【鉴别诊断】主要应与视盘周围的脉络膜黑色素瘤鉴别。大多数视盘黑色素细胞瘤体积较小，向玻璃体内隆起高度不超过 2mm。如果视盘黑色素性肿物体积较大，有明显生长倾向或累及脉络膜，应注意排除肿瘤恶变或脉络膜黑色素瘤。

【治疗和预后】大多数视盘黑色素细胞瘤比较稳定，无明显生长倾向，因此一般选择定期随诊观察，而无须行特殊治疗。极少数视盘黑色素细胞瘤可恶变为黑色素瘤。

（林锦镛　丛春霞　王玉川）

参考文献

[1] 程湧，贾忠旭，赵明威，等. 视网膜母细胞瘤综合治疗的回顾性临床研究. 中华眼底病杂志，2020，36(6)：419-424.

[2] 范先群. 重视视网膜母细胞瘤的国际分期应用和综合序列治疗. 中华眼科杂志，2017，53(8)：561-565.

[3] 林壮玲，张平. 视网膜母细胞瘤诊疗的研究进展. 眼科学报，2020，35(4)：271-277.

[4] 首都医科大学眼部肿瘤临床诊疗与研究中心，中华医学会放射学分会头颈学组，中华医学会放射学分会儿科学组. 视网膜母细胞瘤影像检查与诊断及选择性眼动脉化疗专家共识. 中华放射学杂志，2021，55(05)：470-477.

[5] 魏文斌，周楠. 重视视网膜母细胞瘤的规范化治疗，提升视网膜母细胞瘤的治疗水平. 中华眼底病杂志，2020，36(6)：413-418.

[6] 中华医学会眼科学分会眼底病学组，中华医学会儿科学分会眼科学组，中华医学会眼科学分会眼整形眼眶病学组. 中国视网膜母细胞瘤诊断和治疗指南. 中华眼科杂志，2019，55(10)：726-738.

[7] BERRY J L, XU L, MURPHREE A L, et al. Potential

of aqueous humor as a surrogate tumor biopsy for retinoblastoma. JAMA Ophthalmol, 2017, 135(11): 1221-1230.

[8] BRENNAN R C, QADDOUMI I, BILLUPS C A, et al. Comparison of high-risk histopathological features in eyes with primary or secondary enucleation for retinoblastoma. Br J Ophthalmol, 2015, 99(10): 1366-1371.

[9] FABIAN I D, STACEY A W, JOHNSON K P, et al. Primary intravenous chemotherapy for group D retinoblastoma: A 13-year retrospective analysis. Br J Ophthalmol, 2017, 101(1): 82-88.

[10] FRANCIS J H, ABRAMSON D H, GOBIN Y P, et al. Efficacy and toxicity of second-course ophthalmic artery chemosurgery for retinoblastoma. Ophthalmology, 2015, 122(5): 1016-1022.

[11] GERRISH A, STONE E, CLOKIE S, et al. Non-invasive diagnosis of retinoblastoma using cell-free DNA from aqueous

humour. Br J Ophthalmol, 2019, 103(5): 721-724.

[12] SOLIMAN S E, RACHER H, ZHANG C, et al. Genetics and molecular diagnostics in retinoblastoma-an update. Asia Pac J Ophthalmol, 2017, 6(2): 197-207.

[13] SHIELDS C L, MANJANDAV IDA F P, LALLY S E, et al. Intra-arterial chemotherapy for retinoblastoma in 70 eyes: Outcomes based on the international classification of retinoblastoma. Ophthalmology, 2014, 121(7): 1453-1460.

[14] ANCONA-LEZAMA D, DALVIN L A, SHIELDS C L. Modern treatment of retinoblastoma: A 2020 review. Indian J Ophthalmol, 2020, 68(11): 2356-2365.

[15] MIRZAYEV I, GÜNDÜZ A K, YAVUZ K, et al. Secondary intra-arterial chemotherapy and/or intravitreal chemotherapy as salvage treatment for retinoblastoma. Eur J Ophthalmol, 2021, 31(5): 2692-2698.

第六章

眼眶肿瘤和瘤样病变

第一节　眼眶肿瘤性和瘤样病变的分类和临床诊断
　　　　340

第二节　泪腺肿瘤和瘤样病变　343

第三节　眼眶血管和淋巴管性肿瘤和瘤样病变　364

第四节　眼眶间叶组织性肿瘤　378

第五节　骨源性肿瘤　408

第六节　神经源性肿瘤　418

第七节　眼眶淋巴细胞和组织细胞性肿瘤　448

第八节　眼眶内囊肿性病变　477

第九节　眼眶炎性假瘤和非感染性眼眶炎症　494

第十节　眼眶继发性和转移性肿瘤　504

眼眶内除含有眼球和视神经外，还包括泪腺、血管、脂肪、结缔组织、外周神经、眼外肌等。眼眶周围有额窦、上颌窦、筛窦和蝶窦。泪腺位于眼眶外上方眶缘后、额骨的泪腺窝内，正常情况下不能触及。泪腺属于小唾液腺，分为上叶和下叶两部分；上叶又称为眶叶，呈扁桃状，约 2.0cm×1.3cm×0.5cm；下叶又称为睑叶，体积较小，约为上叶的 1/2 大小。泪腺的组织结构与唾液腺相似，属于浆液腺，由腺泡和导管组成。另外，在上、下睑结膜穹窿部和睑缘部还存在体积很小的副泪腺，分别称为 Krause 腺和 Wolfring 腺，其组织结构与泪腺相似。眼眶肿瘤性或瘤样病变的类型比较复杂，所有眼眶内组织，包括眶骨壁均可以发生肿瘤。

第一节

眼眶肿瘤性和瘤样病变的分类和临床诊断

一、眼眶肿瘤性和瘤样病变的分类

眼眶肿瘤和瘤样病变的分类主要根据肿瘤的组织发生和性质分为原发性、继发性和转移性肿瘤（表 6-1-1）。

表 6-1-1　眼眶肿瘤性和瘤样病变的分类

（一）原发性肿瘤或瘤样病变	（二）继发性肿瘤
1. 先天性发育异常和囊肿性病变；	1. 鼻窦来源的良性或恶性肿瘤；
2. 泪腺肿瘤和瘤样病变；	2. 眼球内恶性肿瘤（视网膜母细胞瘤、脉络膜黑色素瘤、脉络膜转移癌）；
3. 血管淋巴管性肿瘤和瘤样病变；	3. 眼睑、结膜和泪囊的恶性肿瘤（睑板腺癌、鳞状细胞癌、黑色素瘤等）；
4. 神经源性肿瘤；	4. 颅内肿瘤的下行性蔓延
5. 间叶组织肿瘤；	（三）转移性肿瘤和白血病
6. 淋巴细胞和组织细胞性肿瘤；	1. 转移癌；
7. 非特异性和特异性眼眶内炎症；	2. 白血病
8. 其他肿瘤或瘤样病变	

二、眼眶肿瘤性和瘤样病变的临床诊断

眼眶肿瘤性或瘤样病变的临床诊断比较困难，主要根据患者临床病史、临床表现、影像学检查或活组织病理检查。医学影像学技术的快速发展和应用，对确定眼眶内肿物的部位、形状、性质、与周围组织的关系及眶骨有无破坏等提供了重要的手段，明显提高了眼眶内病变或肿瘤临床诊断的准确性。

（一）临床表现

1. **眼球突出和移位**　由于眼眶体积比较恒定和眶骨壁比较坚硬，大多数眼眶内占位性病变发展到一定程度均可导致眼球突出或移位。眼球移位的方向与病变部位有关，一般来讲，肿物常将眼球推向对

侧，并伴有不同程度的眼球突出。如眼眶颞上方泪腺病变常将眼球推向鼻下方，眶下部肿物常将眼球推向上方，眶上部肿物将眼球推向下方。若瘤体位于眼球正后位，眼球呈轴性突出。眼球突出或移位的程度通常与瘤体大小有关。眶内动静脉血管畸形常出现搏动性眼球突出。眼眶内静脉曲张可伴有出血和体位性眼球突出，其眼球突出程度常随头位变化而改变。间歇性眼球突出常提示病变内有炎症或可能为黏液囊肿、淋巴管瘤、皮样囊肿内容物外溢等。

2. **病史**　一般来讲，良性肿瘤发展比较缓慢，病程长，症状轻微。急性炎症或恶性肿瘤发病急，病程短且症状严重。但也有些例外情况，如有些眶内脂肪肉瘤或淋巴瘤的发病时间可达数年之久；而某些良性病变可由于感染、出血或囊肿壁破裂等继发性病变，使肿物突然增大，出现明显的临床症状。

3. **发病年龄**　在儿童或青少年患者中，最常见的病变为皮样囊肿、婴儿型毛细血管瘤、淋巴管瘤、血管淋巴管发育异常、纤维骨性肿瘤、神经纤维瘤病、视神经胶质瘤、组织细胞性病变、横纹肌肉瘤和白血病等。成年人最常见的肿瘤包括泪腺肿瘤、海绵状血管瘤、视神经脑膜瘤、神经鞘瘤、淋巴细胞性肿瘤和眼眶非感染性非特异性炎症（炎性假瘤）等。眼眶转移性肿瘤中，儿童以转移性神经母细胞瘤、白血病、骨原始网状细胞肉瘤（Ewing 肉瘤）为主；成年人主要是肺癌、乳腺癌、肝癌、胃肠道癌等。肉瘤一般很少转移到眼眶。近年来眼眶淋巴细胞性病变的发病率有逐年增加的趋势，主要发生于成年人；有些眼眶淋巴瘤属于全身性病变，伴有眼眶以外部位的淋巴瘤或白血病。

4. **眼位**　一般情况下，单侧眼眶肿物一般为原发性肿瘤，双侧眼眶肿物多见于特发性眼眶炎症、血管炎、淋巴细胞性肿瘤、IgG4 相关性疾病、白血病、转移癌、组织细胞增生症或海绵窦的病变。

5. **眼球内陷**　某些眼眶肿瘤亦可表现为眼球内陷（enophthalmos）或眼球回缩现象，其主要是由于病变内纤维组织瘢痕性收缩所致。这种表现多见于眼眶内转移性乳腺癌，眼眶内纤维硬化性炎症，局部放射治疗后眼眶脂肪组织纤维化等病变。

6. **眼眶周围疼痛**　有些眼眶内炎症或恶性肿瘤通常伴有局部疼痛，泪腺腺样囊性癌是最典型的病例，癌细胞侵犯外周神经后可引起局部麻木感和疼痛。

7. **视力减退或丧失**　视神经或视神经周围的肿瘤可侵害视神经纤维和血管，导致视力损害。眼眶肿瘤体积较大通常也会挤压眼球或视神经，引起不同程度视力减退，重者导致视力丧失。

（二）影像学检查

近年来，医学影像学的发展为眼眶病变的检查提供了重要手段，明显提高了临床诊断水平。目前临床上常用的影像学检查包括眼超声、彩色多普勒超声、CT、MRI 和血管造影等，对确定眼眶肿物的部位、性质、形状、与周围组织关系及有无骨壁破坏等提供了较可靠的临床依据，提高了临床诊断的正确性，有利于治疗方案的选择和术后的随诊观察。

1. **CT 检查**　一般来讲，界线清楚、有包膜的肿物多数为海绵状血管瘤、泪腺多形性腺瘤、神经鞘瘤等；肿物边界不清通常意味着瘤细胞向周围组织浸润性生长，可能为恶性肿瘤，如腺样囊性癌、横纹肌肉瘤、淋巴瘤等。某些眼眶炎性假瘤性病变、丛状神经纤维瘤、淋巴管瘤和婴儿型毛细血管瘤等良性肿瘤也常呈弥漫性生长。确有少数横纹肌肉瘤或转移癌表现为眼眶局限性肿物，临床诊断时应注意与其他病变鉴别。有些瘤体内可表现出钙化斑，如砂粒体型脑膜瘤、间叶性软骨肉瘤、静脉曲张中伴有的静脉石等。有些肿瘤细胞可产生黏液，黏液变性或坏死，使肿物内出现单发或多发的囊性腔隙，应该与真性囊肿相鉴别。眼眶深部囊性病变常为淋巴管瘤，眶下部囊肿多为表皮样囊肿，而眉弓两侧的囊肿主要是皮样囊肿。有些皮样囊肿可发生囊壁破裂和内容物溢出，引起囊壁周围肉芽肿性炎症或营养不良性钙化。伴有骨质破坏的肿瘤通常为骨源性肿瘤、朗格汉斯细胞组织细胞增生、转移性神经母细胞瘤、腺样囊性癌或转移癌等。眼外肌肿大多数是由于特发性眼眶内炎症、原发性眼外肌的肿瘤、Kimura 病或甲状腺相关性眼病所致。此外，眼眶内转移癌或淋巴细胞性病变亦可侵及眼外肌。

2. **MRI 检查**　相对于 CT 来讲，MRI 通过几个重要参数：氢质子密度、T_1 和 T_2 弛豫时间，呈现出不同组织的信号特点，对于某些病变来讲具有明显优势。大多数肿瘤的 MRI 信号强度基本相似，表现为 T_1WI 等信号，T_2WI 中或中高信号，如海绵状血管瘤、神经鞘瘤、炎性假瘤等。而且，对于视神经肿瘤、肌肉相关肿瘤及颅内病变的 MRI 图像更加清晰，如视神经炎、视神经脑膜瘤、视神经胶质瘤、肥大性肌炎、甲状腺相关性眼病等。对于含有液体或脂质成分的囊性病变亦有特征性表现,如皮样囊肿及出血类病变。理论上,MRI 用于揭示黑色素性肿瘤具有特异性,但在临床病例中往往病情复杂,合并有不同时期的出血、组织坏死、液化等情况,而导致信号特征的改变。因此,MRI 检查还需要结合其他检查结果和临床表现综合考虑。对于骨来源及含有钙化的病变或异物,MRI 不如 CT 有优势。

3. 眼超声检查　超声检查是准确诊断眼眶内疾病的重要检查手段。眼眶病变的超声主要是指 B 型超声,一般眼眶内肿瘤、囊肿、炎症等占位病变的回声较脂肪低,呈现相对低回声或无回声区。良性病变多为圆形,边界清楚,内回声分布较规则。恶性肿瘤和炎性病变的形状多不规则,边界不清或欠光滑,内回声分布不均匀。囊性病变可以被压缩,以此区别于实性病变,但海绵状血管瘤是个例外。根据 B 超内回声的多少还可初步判断肿瘤内部成分及结构特点,细胞成分为主的病变回声较低,如淋巴细胞性肿瘤;而间质较多的肿瘤则表现为高回声,如海绵状血管瘤、泪腺多形性腺瘤等。

4. 彩色多普勒超声检查　彩色多普勒在 B 型超声的基础上可以显示肿瘤或病变的血液供应情况,不同类型的血流信号数量、形态及血流参数有所不同。眼眶囊性病变、血肿及脓肿的内部均缺乏血流信号。海绵状血管瘤、泪腺多形性腺瘤及视神经胶质瘤等多无血流或有极不丰富的血流。脑膜瘤、孤立性纤维性肿瘤和恶性肿瘤的血流信号比较丰富。

5. 眼眶血管造影　眼眶血管造影分为动脉造影和静脉造影,动脉造影可发现眼眶和海绵窦动静脉异常吻合,以及动脉瘤的定性定位诊断,如颈动脉 - 海绵窦瘘、颅眶动静脉血管瘤;静脉造影可全面显示眶内静脉系统,如显示眶内静脉畸形和静脉曲张等病变形态和范围。此外,CT 和 MRI 也可进行血管造影,更好地揭示颅眶血管性病变。

(三)活组织病理检查

1. 切除活检　对于某些通过临床、影像学或其他辅助检查不能作出基本诊断且需根据肿物性质决定治疗方案的病例,可以切取部分病变组织进行病理学检查。活组织病理检查是诊断眼眶占位性病变性质的方法之一,但对于包膜完整的肿物一般不主张采用切除活检,如泪腺多形性腺瘤。活检部位正确与否对病理诊断的可靠性甚为重要,操作时应尽量避免损伤眼外肌、血管、神经、视神经等球后组织。

2. 眼眶内细针穿刺　有些学者通过眼眶内细针穿刺来获取活检标本,此法应在 B 型超声扫描或 CT 引导下进行。由于眼眶内细针穿刺切取的标本量少,病理诊断应慎重;有些诊断困难的病例,需要做特殊染色或免疫组织化学染色。有些眼眶肿瘤通常不主张根据细针穿刺的标本作出病理诊断,如泪腺上皮性肿瘤、淋巴细胞性肿瘤、炎性假瘤、骨源性肿瘤或某些软组织肿瘤等。

3. 冰冻切片　临床上很少使用于眼眶肿瘤的术中诊断,主要用于某些临床诊断困难,且需要根据病理诊断选择治疗方案的病例。但由于取材部位局限,制片效果差,眶内肿瘤类型复杂的原因,诊断一定要慎重。

尽管活组织病理检查可以比较准确地作出诊断,但要特别注意对影像学检查显示肿物有完整包膜、临床考虑为良性肿瘤的病例,应避免采用眼眶内肿物切除活检或穿刺活检。因为切除活检或穿刺活检时会引起肿瘤包膜破裂,瘤细胞外溢或针头附带瘤细胞进入包膜以外的眼眶软组织中,容易导致瘤体种植、术后复发。

泪腺肿瘤和瘤样病变

一、多形性腺瘤

【概述】泪腺多形性腺瘤（pleomorphic adenoma of lacrimal gland）是眼眶内比较常见的上皮性肿瘤，起源于泪腺导管上皮细胞，主要发生于眶部主泪腺，很少发生于睑部泪腺、副泪腺或异位泪腺。

【临床表现】一般单眼发病，好发在 40～50 岁成年人，儿童罕见。临床表现为眼眶外上方缓慢生长的肿物和上睑肿胀。随着肿物增长，患者可出现患侧眼球突出、眼球向内下方移位、上睑外侧饱满、上睑下垂或眼球向外或向上运动受限。眼眶外上方或泪腺窝内可触及结节状、质地较硬的肿物，边界清楚、活动度较差、无明显疼痛。少数患者由于肿瘤压迫眼球，可引起视物模糊或脉络膜皱褶。

【影像学检查】

1. 眼超声检查　显示眼眶外上方椭圆形或圆形占位性病变，表面光滑、边界清楚、内回声中等偏高、分布均匀、无可压缩性。由于肿瘤质地硬，压迫眼球可使眼球变形。瘤体内含有大量黏液基质时，回声可以不均质。有些病例中，内回声分布不均，有小片状无回声区。彩色多普勒超声检查显示病变内部有少量血流信号，可探及动脉频谱，也有的病例缺乏血流信号（图 6-2-1）。

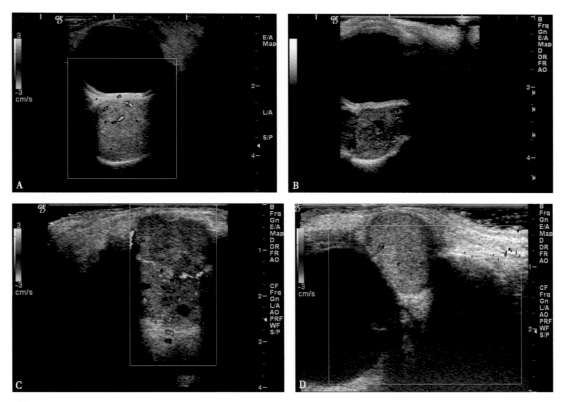

图 6-2-1　泪腺多形性腺瘤超声图像

A. 经眼球探查球后类圆形占位病变，表面光滑、边界清楚、内回声中等、分布均匀、眼球壁受压变形，可探及少量血流信号；B. 经眼球探查球后类圆形占位病变，内回声中等不均质，见小片状不规则无回声区；C. 直接探查泪腺区圆形占位病变，边界清楚，内回声不均匀，可见多个小片状不规则无回声区，可探及较丰富血流信号；D. 直接探查探及泪腺区圆形占位病变，表面光滑、边界清楚、内回声中等、分布均匀，缺乏血流信号。

　　2. CT 检查　大多数泪腺多形性腺瘤在眼眶外上方呈现圆形或椭圆形软组织密度影,均质,肿瘤边界清楚,表面光滑。由于肿瘤长期压迫、体积较大时可见泪腺窝骨壁局限性扩大或骨质吸收,眼球壁可受压变形,上直肌和外直肌分别向内、向下移位。有时由于肿瘤内含有大量黏液样基质可表现为密度不均,出现小片状密度稍低区,少数病变内部可有小灶状钙化斑。复发性多形性腺瘤常呈浸润性生长,在泪腺窝和眼眶内可见多个圆形或不规则肿块影,边界清楚或模糊,侵及眶内软组织,邻近骨壁可呈虫蚀状(图 6-2-2)。

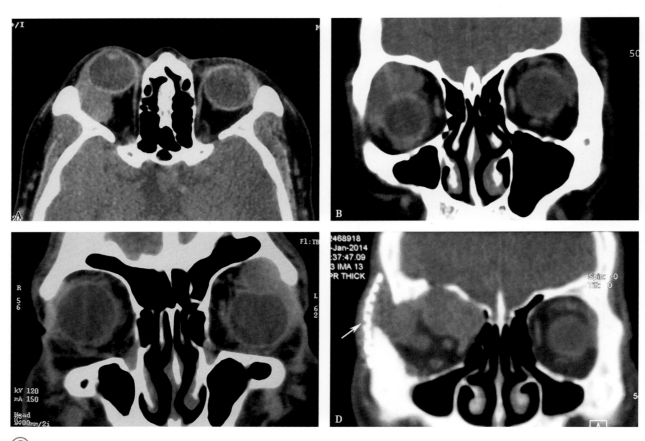

🌓 **图 6-2-2　泪腺多形性腺瘤的 CT 图像**

A、B. 横轴位和冠状位 CT 图像显示右眼眶泪腺区类圆形高密度影;C. 冠状位 CT 图像显示左眼眶泪腺窝骨凹,眼球受压变形,上直肌、外直肌向内、向下移位;D. 复发性多形性腺瘤,冠状位 CT 图像显示右眼眶泪腺窝和眼眶内可见多个圆形或不规则肿块影,边界清楚或模糊,侵及眼眶内软组织和邻近骨壁呈虫蚀状,眶外壁见前次手术后高密度修补材料影(箭头)。

　　3. MRI 检查　MRI 较 CT 能提供更多信息,由于多形性腺瘤成分多样,不同成分构成比不同,其信号表现不同,大多数多形性腺瘤表现为等 T_1 或稍长 T_1 信号,等 T_2 或稍长 T_2 混杂信号(图 6-2-3)。瘤体内含有大量黏液样基质时,出现 T_2 高信号,T_2 抑脂扫描中可更清晰显示瘤体形态,尤其在显示肿瘤表面瘤芽形状方面优于其他检查方法,瘤体表面瘤芽形成通常会增加复发的风险(图 6-2-4,图 6-2-5)。有些泪腺多形性腺瘤中肌上皮细胞增生活跃,细胞密度增加,MRI 表现为等 T_1,等或稍高 T_2,相对均质,DWI 则表现为等信号。对于起源于睑部泪腺且体积较小的多形性腺瘤,当其与泪腺组织难以鉴别时,可以通过 MRI 或超声检查辅助诊断。

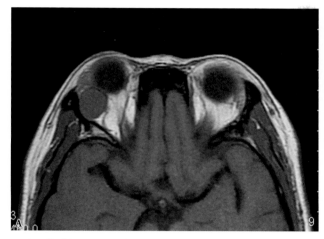
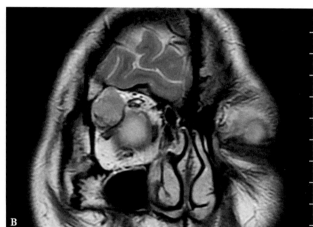
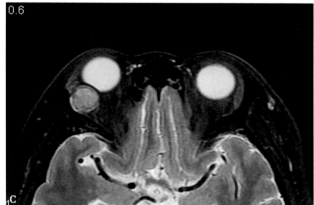

🌑 图 6-2-3　泪腺多形性腺瘤 MRI 图像

A. 横轴位 T₁WI 图像显示右眼颞侧瘤体呈现等信号；B. 右眼眶冠状位 T₂WI 图像显示右眼眶外上方类圆形占位，呈中高信号；C. 横轴位 T₂WI 抑脂图像显示右眼眶外上方类圆形占位，呈等信号。

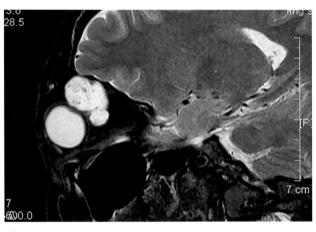
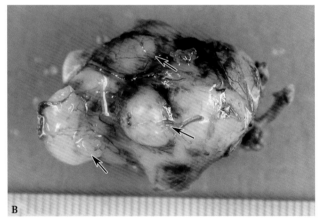

🌑 图 6-2-4　泪腺多形性腺瘤

A. 矢状位 MRI-T₂WI 抑脂图像显示瘤体呈高信号，可见肿瘤表面瘤芽；B. 肿瘤大体图像显示瘤体表面的瘤芽呈现大小不一的结节状突起（箭头）。

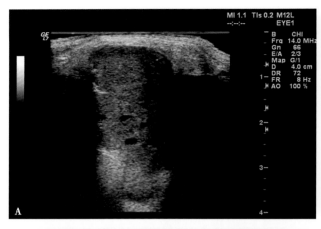
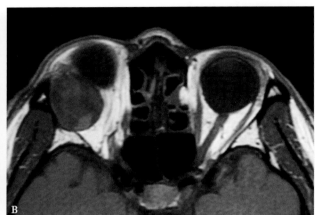
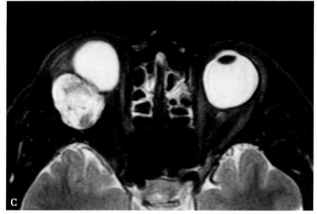

图 6-2-5　泪腺多形性腺瘤,伴有大量黏液样基质

A. 超声图像显示较高回声病变,内回声不均匀,有腔隙样无回声区;B. 横轴位 MRI-T$_1$WI 图像显示右眼眶外上方类圆形占位影,边界清楚,呈等信号,信号不均匀,内含局部较低信号影;C. 横轴位 MRI-T$_2$WI 抑脂图像显示右眼眶外上方不规则占位,边界清楚,整体呈中高信号,内含小片状中低信号影。

　　【肿瘤大体】肿瘤呈圆形或椭圆形,表面有厚薄不一的纤维性包膜,其可能是肿瘤生长过程中由于周围组织反应所形成的纤维性包裹,并不是一个真性的组织被膜。有些瘤体与泪腺之间无明显包膜,但通常与泪腺组织分界清楚。由于肿瘤向外膨胀性生长,瘤体表面可有小结节状突起。有少数肿瘤包膜不完整或与周围泪腺组织粘连。肿瘤切面通常为实性,白色或微黄白色,有些瘤体可见大小不一的囊性腔隙,其内含有胶冻样棕黄色分泌物(图 6-2-6)。

　　【病理】肿瘤主要由腺上皮细胞、肌上皮细胞和黏液样基质共同组成。腺上皮细胞通常排列成腺管状,其内层细胞扁平或立方状,可发生鳞状化生;外层细胞为肌上皮细胞,与周围黏液样基质有过渡(图 6-2-7)。少数肿瘤中可见脂肪细胞化生、软骨样基质或透明变样基质。有些文献报道肿瘤中透明样变样基质增多可能与多形性腺瘤恶变有一定关系。肿瘤中上皮和基质成分的比例有很大不同,一些肿瘤中可见大量肌上皮增生或含有较多黏液样基质。大多数肿瘤表面有厚薄不一的纤维膜包绕,有些肿瘤包膜外伴有局灶性淋巴细胞浸润。如果连续切片观察,通常可见小灶状瘤细胞浸润局部包膜内或瘤细胞突出包膜外,尤其多见于表面结节状突起的部位,其是肿瘤复发的主要因素之一。

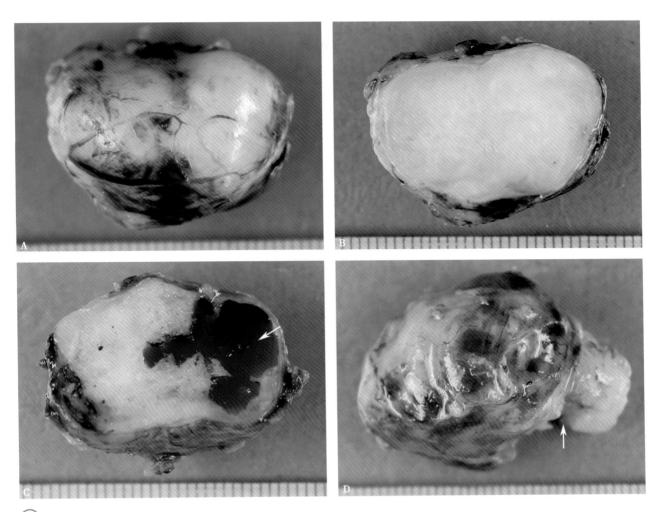

图 6-2-6 泪腺多形性腺瘤的大体图像

A. 肿物呈椭圆形,表面有完整的纤维包膜;B. 肿瘤切面呈实性、黄白色,细腻;C. 瘤体内有较大的囊性腔隙,其内充填有棕黄色胶冻状物质(箭头);D. 局部瘤细胞侵及包膜外(箭头)。

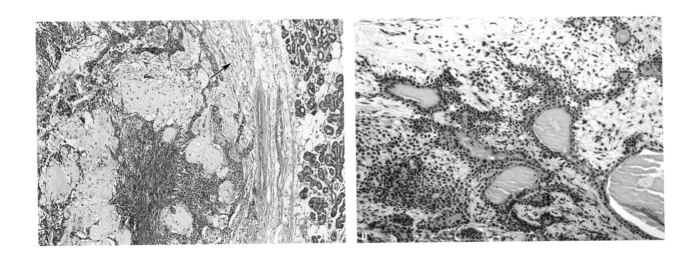

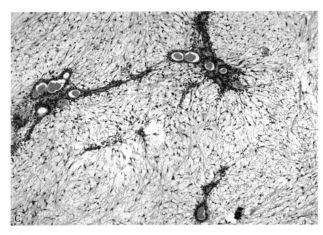
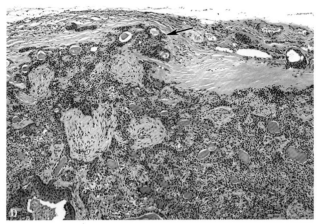

图 6-2-7   泪腺多形性腺瘤的病理

A. 肿瘤周围有较薄的纤维膜包绕(箭头),HE×40;B. 肿瘤由分化良好的腺上皮、肌上皮和黏液样基质组成,HE×100;C. 肿瘤中含有大量黏液样基质,HE×100;D. 肿瘤细胞侵及包膜内(箭头),HE×100。

【临床病理联系】

1. **肿瘤内囊性腔隙**   肿瘤中腺上皮细胞具有分泌功能,由于分泌物持续潴留在腺管内,有些肿瘤内会出现大小不一的囊性腔隙(见图 6-2-6C,图 6-2-7B)。如果囊性腔隙较大或肿瘤局部含有大量黏液样基质,眼超声检查显示病变内腔隙样无回声区,CT 图像中可显示局部低密度影,MRI 图像中显示 T_1WI 呈局灶低信号,T_2WI 呈局灶高信号。

2. **肿瘤细胞侵犯包膜**   对瘤体多处取材和连续切片观察,发现有将近 1/2 的肿瘤细胞侵及瘤体表面的纤维膜内,尤其肿瘤表面结节状突起部位或与周围组织粘连部位,有少数肿瘤可见瘤细胞侵及包膜外(图 6-2-6D,图 6-2-7D)。

3. **肿瘤内钙化**   很少数肿瘤病史较长,肿瘤间质组织可发生点灶状钙化变性(图 6-2-8),因此,CT 图像中可见肿瘤内含有细小的点状高密度影。

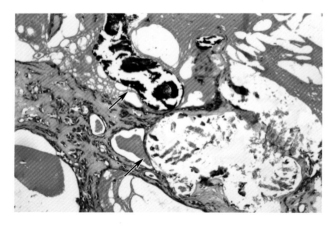

图 6-2-8   泪腺多形性腺瘤伴有钙化

病理图像显示瘤体间质和红染的蛋白性物质间有小灶状蓝染的钙化物质(箭头),HE×100。

4. **复发性多形性腺瘤**   复发性肿瘤一般无包膜,多数在眼眶软组织中呈结节状、小灶状或弥漫性生长,可侵及眼眶脂肪组织或眶骨壁(图 6-2-9)。有些复发性病变在眼眶内可形成多个大小不一的结节状肿物(图 6-2-10)。复发性多形性腺瘤中通常含有丰富的黏液样基质,反复复发的肿瘤容易发生恶变。

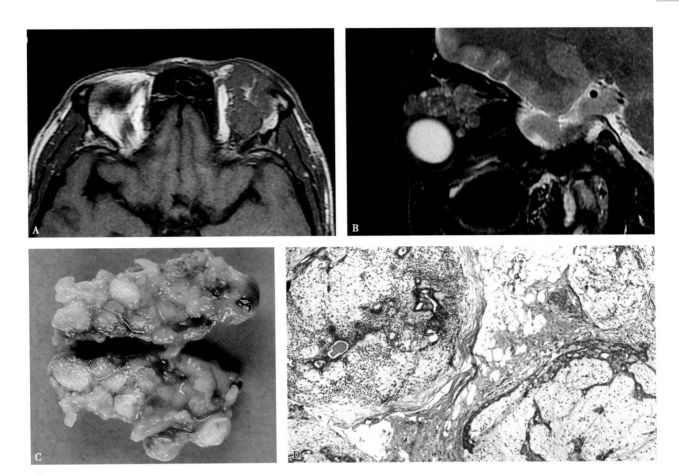

图6-2-9 复发性泪腺多形性腺瘤

患者男,44岁,左眼眶泪腺多形性腺瘤术后10年,2年前发现左眼眶肿物复发,无明显疼痛。A. 横轴位MRI-T₁WI图像显示左眼眶外上方不规则中低信号占位,边界较清,多灶且部分融合,内部信号不均匀;B. 矢状位MRI-T₂WI抑脂图像显示眶上方不规则中等信号影,内部信号不均匀,上直肌和提上睑肌受累;C. 大体切面图像显示肿瘤无包膜,呈散在多发的结节状;D. 病理图像显示肿瘤细胞在眼眶软组织间呈大小不一的结节状、浸润性生长,边界不清,HE×40。

5. 肿瘤细胞非典型增生和增生活跃 主要是指瘤体中部分瘤细胞体积增大、胞核不规则增大、细胞密度增高或肌上皮细胞增生活跃等改变。对这些标本应进一步取材切片,注意有无癌变成分或包膜外侵犯。尽管目前还不能明确非典型增生或肌上皮细胞增生活跃与恶变的关系,但应当对这些患者进行随诊,注意观察这些形态学改变与预后的关系。

【鉴别诊断】 主要应与泪腺区其他肿瘤、炎性假瘤、皮样囊肿、淋巴瘤或淋巴组织增生性病变等加以鉴别。

【治疗和预后】 首选治疗是手术完整切除肿物,应当连同包膜完整地切除,切忌切除部分瘤组织活检。由于肿物表面包膜很薄或局部有小结节状突起,术中不要过度挤压或刺破包膜,以免瘤细胞外溢。术中应当注意有些瘤体与周围组织粘连较紧,这些部位肿瘤的包膜很薄或缺乏,分离时容易发生瘤芽脱离或瘤细胞残留,是该类肿瘤手术易复发的主要病理因素。手术中应尽量在瘤体表面保留少量正常组织。为保证瘤体不受挤压,术中可以咬除部分眉弓眶缘骨质,扩大术野。肿瘤与骨膜粘连紧密,应将骨膜与骨壁分离,将肿瘤连同骨膜一并切除。

复发性多形性腺瘤的治疗非常困难,肿瘤细胞通常在眼眶软组织中弥漫性或浸润性生长,肿瘤边界不清,且肿瘤浸润可以远离泪腺区,手术很难彻底切除。少数复发性多形性腺瘤可侵及眼眶骨壁或发生恶变,因此第一次手术完整地、非接触性切除肿瘤非常重要,对临床考虑为泪腺多形性腺瘤的病变禁忌穿刺活检。

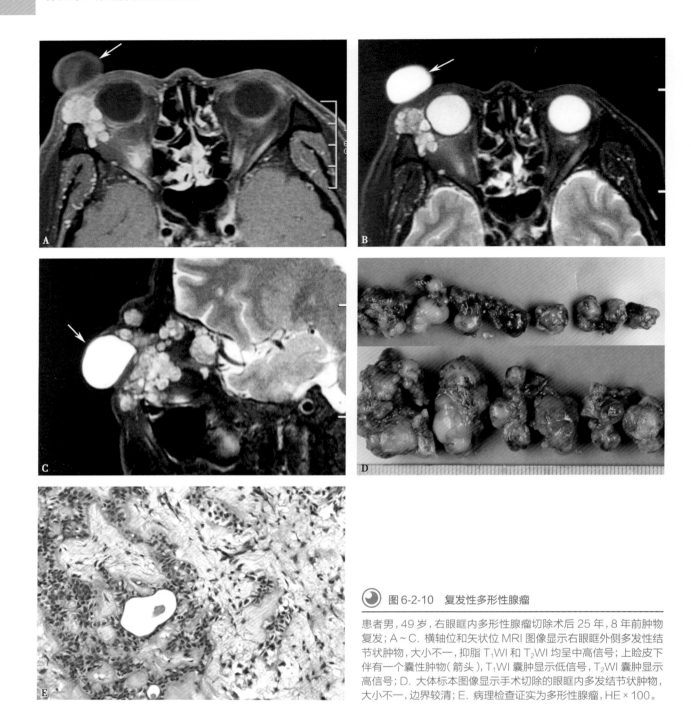

图 6-2-10　复发性多形性腺瘤

患者男，49 岁，右眼眶内多形性腺瘤切除术后 25 年，8 年前肿物
复发；A～C. 横轴位和矢状位 MRI 图像显示右眼眶外侧多发性结
节状肿物，大小不一，抑脂 T_1WI 和 T_2WI 均呈中高信号；上睑皮下
伴有一个囊性肿物（箭头），T_1WI 囊肿显示低信号，T_2WI 囊肿显示
高信号；D. 大体标本图像显示手术切除的眼眶内多发结节状肿物，
大小不一，边界较清；E. 病理检查证实为多形性腺瘤，HE×100。

　　大多数泪腺多形性腺瘤完整切除后不再复发，预后较好。部分患者术后复发，其可能与以下因素有
关：①肿瘤表面包膜不完整或瘤细胞侵及包膜；②肿瘤内含有大量黏液样基质，其可以向包膜外组织渗
透，刺激周围组织发生肿瘤性增生；③手术过程中误将包膜刺破，瘤细胞溢出。肿瘤切除术后反复复发
的病变是否给予放疗目前还存在争议，有些学者认为术后放疗会促使肿瘤恶性转化，且效果还不肯定。

二、恶性多形性腺瘤

　　【概述】恶性多形性腺瘤（malignant plemorphic adenoma）又称为癌在多形性腺瘤中（carcinoma ex
pleomorphic adenoma），指多形性腺瘤中部分上皮成分发生恶变，是发生于泪腺多形性腺瘤基础上的一种
恶性上皮性肿瘤。肿瘤可为原发性或由于多形性腺瘤恶变，尤其反复复发的多形性腺瘤容易发生恶变。

【临床和影像学特点】

1. **临床表现** 好发于男性,发病年龄偏高,主要表现为上睑肿胀、泪腺区缓慢或迅速生长的肿物,瘤体较大者可出现患侧眼球突出和向下移位。一些患者可伴有局部疼痛、耳前或颌下淋巴结肿大。有些患者曾有泪腺多形性腺瘤手术史或术后反复复发的病史。

2. **眼超声检查** 显示泪腺区肿物形态不规则或呈类圆形,边界不清,内回声不均匀,无可压缩性,病变内部可探及血流信号。

3. **CT检查** 如果肿物包膜完整、瘤细胞位于包膜内者,其CT影像与多形性腺瘤相似,显示泪腺部位类圆形或圆形、软组织密度的占位性病变,泪腺窝骨质可有骨压迹。如果肿瘤侵及包膜外,泪腺区肿物体积较大,或者有手术史,则表现为形态不规则或多结节状,瘤体内密度不均匀或邻近骨壁破坏(图6-2-11)。

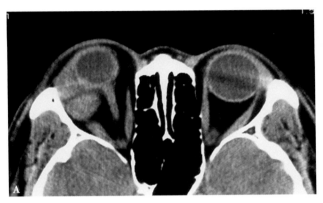
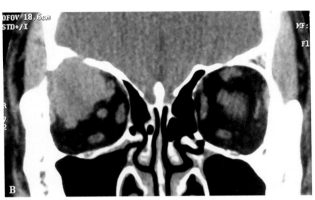
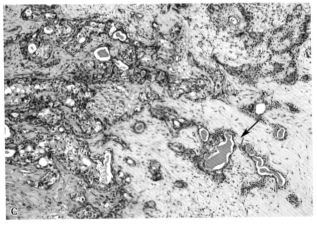

图 6-2-11 泪腺恶性多形性腺瘤

A. 横轴位 CT 图像显示右眼眶外上方不规则高密度影;B. 冠状位 CT 图像显示右眼眶外侧不规则占位,眶外上及眶顶骨壁破坏;C. 病理图像显示左侧为泪腺腺癌,其右下方可见残留的多形性腺瘤成分(箭头),HE×40。

4. **MRI检查** 肿物形态同CT表现,类圆形或不规则形,边界不清楚,可伴有眼眶骨壁的不均匀破坏或向眼眶深部组织侵犯。对少数扩散到鼻窦或颅内者,MRI较CT显示病变范围更有优势(图6-2-12)。

【病理】 肿瘤体积一般较大,有或无完整包膜,或与周围组织粘连。病理诊断标准为在癌组织中可找见残留的多形性腺瘤成分或患者既往有泪腺多形性腺瘤的病史。肿瘤内良、恶性成分的比例有很大不同,恶性成分最多见于腺癌或非特异性腺癌,其次为腺泡细胞癌、鳞状细胞癌、腺样囊性癌或肌上皮癌等。

按照WHO关于唾液腺肿瘤的诊断和分类标准,恶性多形性腺瘤分为非侵袭性、微侵袭性和侵袭性三种类型,肿瘤的侵袭程度与预后有明显关系。非侵袭性指恶性肿瘤成分局限在包膜内;微侵袭性指恶性肿瘤成分侵出包膜外≤1.5mm;侵袭性指肿瘤侵犯包膜外组织>1.5mm。大多数非侵袭性和微侵袭性肿瘤预后相对较好;但肿瘤侵犯包膜外组织>1.5mm者预后较差。

【鉴别诊断】 恶性多形性腺瘤主要应与泪腺原发性非特异性腺癌、腺泡细胞癌、肌上皮癌等恶性肿瘤鉴别;前者肿瘤内通常含有多形性腺瘤的成分,而后者基本上为原发性肿瘤,患者无明确的多形性腺瘤病史或切片内无残留的多形性腺瘤成分。有些多形性腺瘤中伴有上皮细胞非典型增生,细胞密度增高、细胞体积增大,肌上皮细胞增生活跃等改变,应当密切随诊观察。

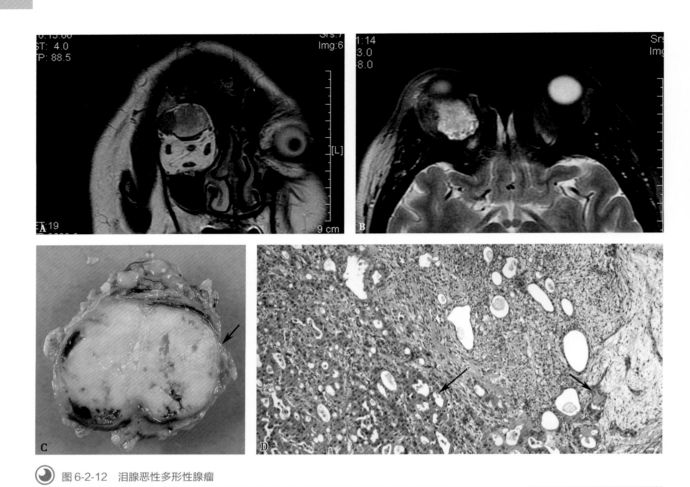

图 6-2-12 泪腺恶性多形性腺瘤

A. 眼眶冠状位 MRI-T$_2$WI 图像显示右眼眶病变内侧大部分呈中高信号,外侧小部分呈偏低信号;B. 横轴位 MRI-T$_2$WI 抑脂水平扫描图像显示病变内侧部分高混杂信号,外侧部分低信号;C. 大体切面显示肿瘤包膜不完整(箭头);D. 病理图像显示部分瘤细胞恶变为腺泡细胞癌(长箭头),图片右下角可见残留的多形性腺瘤成分(短箭头),HE×20。

【治疗与预后】对于包膜完整的肿物,其临床表现常类似于泪腺多形性腺瘤,主要是选择完整地切除肿瘤。有些学者认为对恶性成分局限于肿瘤包膜内的非侵袭性病例,术后可密切随诊,避免过度治疗;除个别病例外,大多数预后相似于多形性腺瘤。对于侵袭性生长、瘤细胞侵及包膜外>1.5mm、肿瘤体积较大或反复复发的肿瘤可选择肿物扩大切除或眶内容摘除术,术后辅以化疗。文献中报道肿瘤侵犯包膜外>1.5mm 者,容易发生局部淋巴结或全身转移,后者多见于肺。

三、腺样囊性癌

【概述】腺样囊性癌(adenoid cystic carcinoma,ACC)是由腺上皮和肌上皮细胞组成的恶性上皮性肿瘤,主要发生在眶部泪腺。腺样囊性癌比较常见,有学者报道在泪腺上皮性肿瘤中,腺样囊性癌的发生率仅次于多形性腺瘤,约占 29%,占所有泪腺恶性上皮性肿瘤的 60%。大多数腺样囊性癌侵袭性较强,恶性程度较高,预后较差。

【临床和影像学特点】

1. 临床表现 一般为单眼发病,好发于青壮年,偶可发生于儿童或青少年,多见于女性。大多数患者发病急,病史常在数月或 1 年之内,肿瘤生长较快,有明显临床症状。主要表现为单侧眼球突出,眼球向下和内侧移位,眼眶外上方触及比较固定、质地较硬的肿物,边界欠清。因肿瘤容易侵犯周围神经或眼外肌,有些患者表现上睑下垂、麻木性或自发疼痛、复视等症状。确有少数患者病史较长,瘤体生长比较缓慢。

2. **眼超声检查**　B超显示泪腺区形状不规则的占位性病变,边界清楚或不清楚,内回声不均匀,可压缩性不明显。彩色多普勒超声检查,显示眼眶外上方占位性病变,可见丰富的血流信号(图6-2-13)。

3. **CT检查**　显示眼眶外上方不规则高密度占位病变,扁平或梭形,瘤体沿眼眶外侧壁向后匍匐样生长,边界呈锯齿状模糊不清。肿瘤可逐渐沿眼眶外壁向眶尖生长,形态变得不规则,并导致眼眶腔扩大或眶上裂增宽。大部分病例伴有邻近骨壁虫蚀样改变。晚期病例肿瘤细胞可侵及蝶骨大翼、颞窝、颞肌或眶顶骨(图6-2-14)。

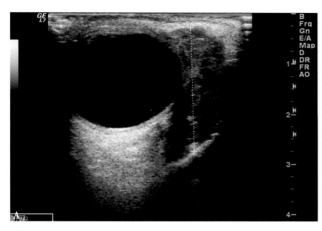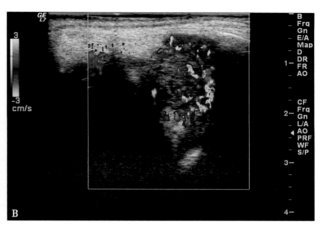

 图6-2-13　泪腺腺样囊性癌的超声图像

A. 眼超声图像显示球后占位,内回声不均匀;B. 彩色多普勒超声图像显示病变较高回声且不均匀,可见丰富的血流信号。

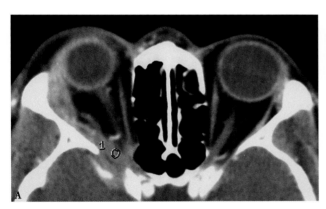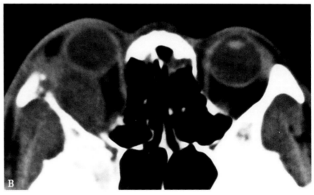

图6-2-14　泪腺腺样囊性癌的CT图像

A. 横轴位CT图像显示右眼眶外侧条状不规则高密度影,累及眶上裂和颅内,眶壁骨破坏;B. 另外一例患者横轴位CT图像显示右眼眶外侧不规则中高密度影,内密度偏低,眶外壁见骨破坏。

4. **MRI检查**　可显示肿瘤呈不规则形态和向眼眶深部侵犯及颅内蔓延的情况。大多数肿瘤 T_1WI 呈中或低信号, T_2WI 呈中或高信号,可明显强化(图6-2-15)。

【病理】大多数肿物呈灰白色结节状,表面有结节状突起,多无完整包膜,直径可从12mm到36mm,切面实性,可有坏死出血。镜下肿瘤由腺上皮和变异的肌上皮细胞组成。瘤细胞类似基底样细胞,胞浆少,界线不清,核呈圆形或卵圆形、深染,核分裂象不明显。大多数肿瘤细胞呈特征性筛孔状排列,即癌细胞形成大小不一的癌巢,巢内含有大小不等的微囊腔,囊腔内含有红染或淡蓝色的黏液物质。有些瘤细胞分化较低,排列成小梁状、条索状,假腺管或实性细胞巢。瘤细胞呈浸润性生长,容易侵犯周围眶骨、骨膜、血管、脂肪和外周神经(图6-2-16)。

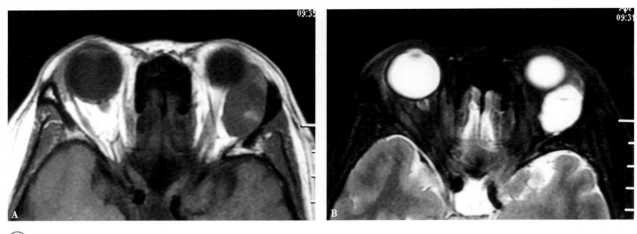

图 6-2-15 眼眶腺样囊性癌的 MRI 图像

A. 横轴位 MRI 图像显示左眼眶外上方类椭圆形占位性病变，边界较清，内部信号不均匀，T_1WI 呈中等信号，有小片状中高信号；B. 横轴位 MRI-T_2WI 抑脂图像呈高信号。

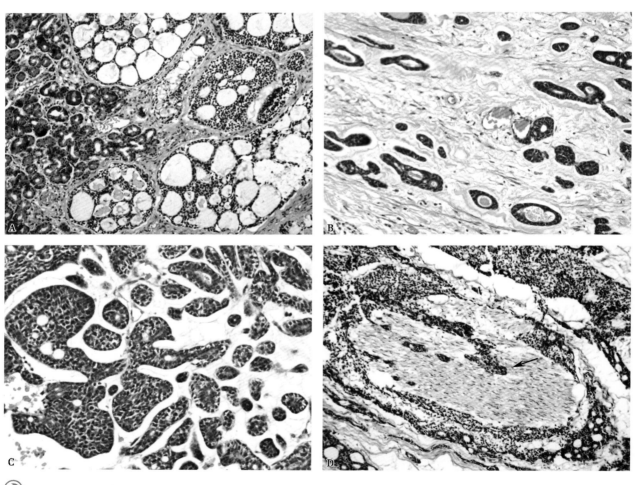

图 6-2-16 泪腺腺样囊性癌的病理

A. 肿瘤细胞呈筛孔状排列，一侧可见正常泪腺组织，HE×40；B. 瘤细胞排列成腺管状，浸润性生长，HE×100；C. 瘤细胞排列成大小不一的实性细胞巢，HE×100；D. 癌细胞侵及外周神经（箭头），HE×100。

根据肿瘤细胞的排列结构,腺样囊性癌可分为筛状型、管状型及实体型三种不同组织类型。临床病理诊断中,大多数肿瘤存在一种以上的组织学类型,但常以某种类型为主。无论何种组织类型,其生物学行为都具有侵袭性,实体型恶性度相对较高。

【分子病理学】近期研究发现,肿瘤特异性染色体易位导致致癌基因 *MYB* 和转录因子基因 *NFIB* 的融合,使癌基因 *MYB* 过度表达,上述基因融合激活细胞凋亡、细胞周期控制、细胞生长、血管生成和细胞黏附相关的基因,因此推测参与了腺样囊性癌的致癌过程,因而使分子靶向治疗成为可能。此外还发现络氨酸激酶受体 C-KIT 在 ACC 中有超过 90% 的表达,但未发现突变。ACC 其他染色体分析显示 Ip32-p36,6q23-q27,12q12-q14 的基因缺失,其中 Ip32-p36 基因缺失与预后不良相关。

【鉴别诊断】临床上泪腺腺样囊性癌主要应与多形性腺瘤鉴别,后者病史较长,肿物边界清楚,一般无眼眶骨壁破坏。腺样囊性癌与泪腺炎性假瘤的鉴别为后者通常为双眼病变,伴有眼睑红肿,部分病例对糖皮质激素治疗有效。有些恶性多形性腺瘤中主要为腺样囊性癌,两者区别为前者肿瘤内可见残留的多形性腺瘤成分或患者曾有明确的、经病理检查证实的多形性腺瘤病史。与其他类型泪腺恶性上皮性肿瘤的鉴别主要依靠病理学检查。

【治疗与预后】在多数泪腺腺样囊性癌中,综合治疗是控制肿瘤生长所必需的,而广泛的外科切除是综合治疗的关键。如果肿瘤体积较大或累及眶尖部,应行眶内容摘除术。早期经典的治疗方法是肿瘤完整切除,术后外照射放疗 50～60Gy。近年来文献报道采用质子刀照射取得良好效果,而且副作用小。如果不能做到完整切除,则考虑眶内容摘除,骨壁去除与否,预后都比较差。但早期诊断,正确处置可以改善预后。一些学者认为,实体型腺样囊性癌及侵犯外周神经者预后差。

最新热门的治疗方式当属美国学者 Tse 等提倡的新型辅助治疗方法:动脉内细胞减少性化疗(intraarterial cytoreductive chemotherapy,IACC),然后进行眶内容摘除,术后再进行放疗和静脉化疗 3～4 个疗程,作者认为这种方法可全面提高生存率,降低复发率。有些医生对术后残留病变的患者采用 ^{125}I 近距离放疗作为补充。目前有一研究发现半数以上 ACC 具有 *KRAS* 基因突变,提示靶向治疗成为可能。

腺样囊性癌的预后与组织学类型、临床分期、眶骨壁侵犯和手术切缘有关。有些研究报道手术切缘阳性者的术后死亡率较高,大约是切缘阴性者的 2.7 倍。有些学者报道腺样囊性癌扩大切除术后联合放疗可提高治疗效果,延长复发时间及生存率。腺样囊性癌的恶性程度较高,手术后容易反复复发或向颅内扩散,部分病例可发生局部或全身转移。

四、非特异性腺癌

【概述】泪腺非特异性腺癌(adenocarcinoma, not otherwise specified)是一种恶性上皮性肿瘤,指肿瘤有导管分化,但没有任何相似于其他确定类型泪腺肿瘤的组织形态学特征。非特异性腺癌在泪腺恶性上皮性肿瘤中比较少见,其发生率次于腺样囊性癌和恶性多形性腺瘤,恶性程度较高,预后较差。

【临床和影像学特点】好发于男性,青壮年或老年人均可发生,多数患者病史较短,病变发展较快。临床表现类似于多形性腺瘤或腺样囊性癌,泪腺区可触摸到质地较硬、边界不清、逐渐生长的肿物,有些患者伴有眼部疼痛、上睑下垂或视力下降等症状。影像学检查显示泪腺区肿物,形状不规则,边界不清,多侵及邻近骨壁,有些肿瘤内可见钙化斑(图 6-2-17,图 6-2-18)。彩色多普勒超声检查肿瘤内血流信号丰富(图 6-2-18A)。

【病理】非特异性腺癌通常无明显包膜,瘤细胞呈立方状或椭圆形,排列成腺管状或片块状,其间有纤维结缔组织分隔。瘤细胞大小不一,有明显异型性和核分裂象(图 6-2-17C)。分化较低的肿瘤细胞常排列成小梁状或条索状,广泛侵及眶内软组织、外周神经或邻近骨壁(图 6-2-18D)。有些瘤体内伴有瘤细胞坏死,囊性变或钙化。

【鉴别诊断】非特异性腺癌与恶性多形性腺瘤的区别为前者肿瘤内不见多形性腺瘤的成分。另外还应注意与眶内转移性腺癌和鼻窦肿瘤继发性侵犯的鉴别,尤其发生于泪腺以外部位的非特异性腺癌或低分化癌,有必要做相关的全身检查排除眼眶转移癌。

　　【治疗与预后】 治疗原则和预后同泪腺其他恶性上皮性肿瘤。泪腺非特异性腺癌的恶性程度较高，容易复发和发生局部淋巴结或全身转移。

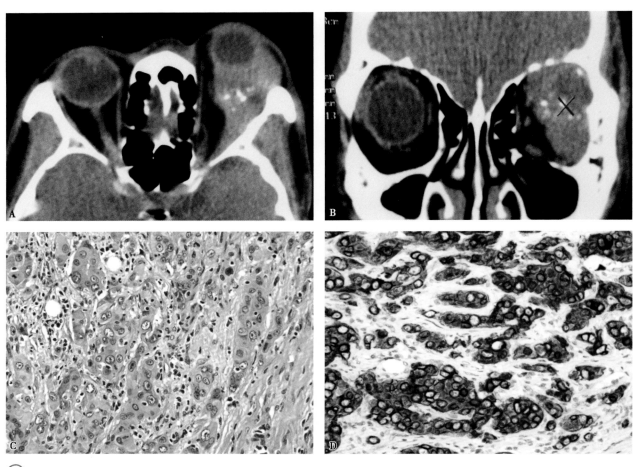

图 6-2-17　泪腺非特异性腺癌

患者男，52岁，左眼球突出1年。A. 横轴位 CT 图像显示左眼眶外上方不规则高密度影，瘤体内有钙化点，眶外壁有骨凹；B. 冠状位 CT 显示瘤体位于眼眶外上方，有点灶状钙化，眶顶骨壁不连续；C. 病理图像显示瘤细胞排列成不规则巢状或条索状，HE×200；D. 瘤细胞对 CK7 呈阳性表达，EnVision×200。

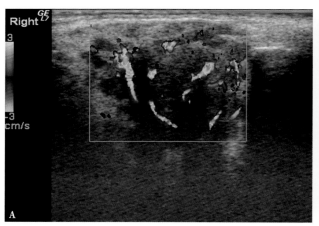

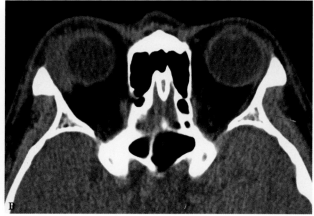

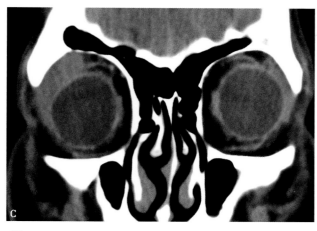 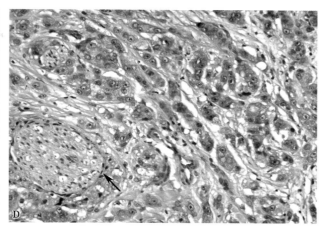

图 6-2-18　泪腺非特异性低分化腺癌

患者男,38 岁,右眼上睑肿胀,眼球突出 3 个月。A. 彩色多普勒超声图像显示右眼泪腺区占位性病变,边界欠清,内回声不均匀,其内见丰富血流信号;B、C. 横轴位和冠状位 CT 图像显示右眼泪腺增大,边界较清,密度较均匀,颞上方眼球壁受压;D. 病理图像显示瘤细胞排列成条索状或小梁状,并侵及外周神经(箭头),HE×100。(患者术后 5 个月肿瘤复发,伴有同侧耳前和颈部淋巴结转移)

五、泪腺其他上皮性肿瘤

泪腺与唾液腺不同,其他类型原发性泪腺上皮性肿瘤非常少见,包括肌上皮瘤、肌上皮癌、黏液表皮样癌、上皮 - 肌上皮癌、腺泡细胞癌、淋巴上皮癌等,诊断中应注意排除恶性多形性腺瘤。上述肿瘤中,除肌上皮瘤属于良性肿瘤外,其他均为恶性肿瘤,具有侵袭性生长、反复复发和转移的倾向。目前治疗原则主要是局部彻底切除、大范围切除或术后联合放疗。

(一)肌上皮瘤

【概述】肌上皮瘤(myoepithelioma)属于良性肿瘤,好发于腮腺,很少发生在泪腺。本瘤主要是由具有肌上皮细胞分化特点的肿瘤细胞组成。

【临床和影像学特点】临床表现为缓慢生长的泪腺区肿物,无明显疼痛。影像学特点基本类似泪腺多形性腺瘤。CT 检查显示眼眶外上方类圆形或椭圆形高密度影,边界较清,膨胀性生长,球壁可受压变形,眶骨壁受压可形成骨凹(图 6-2-19A、B)。

【病理】肿物呈圆形或椭圆形,有包膜。瘤细胞有多种形态,可为梭形细胞样、浆细胞样、透明细胞样或上皮样,梭形瘤细胞常排列成束状。浆细胞样瘤细胞呈多边形,胞浆丰富,嗜伊红色,胞核偏位。透明样瘤细胞含有丰富的胞浆,其间可见微囊腔。肿瘤可由单一形态的瘤细胞组成,或为多种瘤细胞的混合型,瘤细胞之间通常缺乏黏液样或软骨样基质(图 6-2-19C、D)。免疫组织化学染色,肌上皮细胞对 CK7、CK14、P63、SMA、调宁蛋白和 S-100 蛋白呈阳性表达。

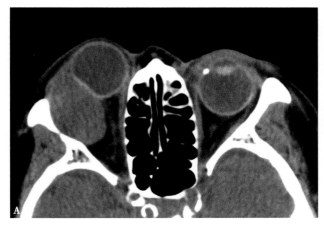 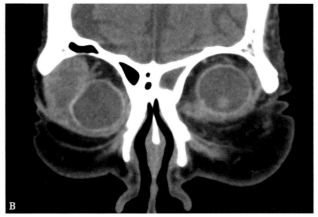

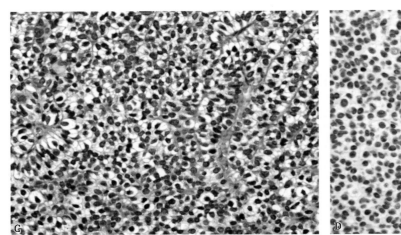
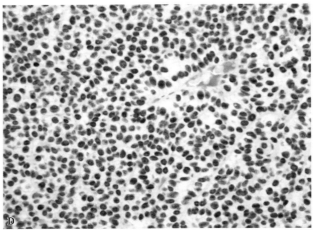

图 6-2-19　泪腺透明细胞型肌上皮瘤

A、B. 横轴位和冠状位 CT 图像显示右眼眶外上方肿物，密度高且均匀、边界清楚；球壁受压变形，外上方骨壁骨质变薄，形成骨凹；C. 病理图像显示肿瘤主要由胞浆透明的圆形或多边形细胞组成，无明显细胞异型性，HE×200；D. 免疫组织化学染色，瘤细胞对 P63 呈弥漫性阳性表达，EnVision×200。

【鉴别诊断】本瘤主要应与多形性腺瘤和肌上皮癌鉴别。肌上皮瘤中没有多形性腺瘤的成分，肿瘤细胞几乎全部由片状、岛状或条索状排列的肌上皮细胞组成。本瘤与肌上皮癌的区别为后者瘤细胞呈浸润性生长，有明显异型性和病理性核分裂象。

【治疗和预后】本瘤为良性肿瘤，主要是手术完整切除肿物，一般预后较好。

（二）黏液表皮样癌

【概述】黏液表皮样癌（mucoepidermoid carcinoma）是由黏液细胞、表皮样细胞和中间型细胞构成的恶性上皮性肿瘤，主要发生于大唾液腺，很少发生于泪腺。有学者报道其发生率约占原发性泪腺恶性上皮性肿瘤的 5%。

【临床和影像学特点】好发于成年人、男性多见，病程较短，临床表现为泪腺部肿物、上睑下垂和视力减退。B 超检查显示泪腺区肿物，可见片状无回声区。CT 检查显示肿物呈高密度团块影，无包膜，边界不清，可侵及邻近鼻窦或眶骨壁。有些瘤体内由于瘤细胞分泌较多的黏液，可见大小不一的黏液腔隙。

【病理】肿瘤主要由表皮样细胞、黏液细胞和中间型细胞组成，排列成巢状或团块状，瘤细胞巢的中央常形成大小不一的囊性腔隙，近腔隙内面多为黏液细胞，黏液卡红或 Alcian 蓝染色呈阳性（图 6-2-20）。通常根据三种不同类型瘤细胞的多寡和分化程度，分为高分化、中度分化和低分化型；高分化型肿瘤中黏液细胞比例较多，而低分化型肿瘤主要以表皮样细胞和中间型为主。瘤细胞可广泛侵及眼眶内软组织或眶骨壁。

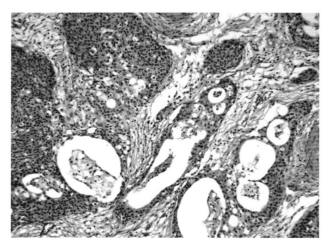

 图 6-2-20　泪腺黏液表皮样癌

表皮样癌细胞巢中有较多的黏液细胞和囊性腔隙，HE×100。

【治疗与预后】 治疗原则为肿物完整彻底切除或大范围切除,术后辅以放疗。本瘤具有侵袭性,可侵及包膜外组织或邻近眶骨壁,部分病例术后复发或发生转移。

（三）淋巴上皮癌

【概述】 淋巴上皮癌(lymphoepithelial carcinoma)又称为恶性淋巴上皮病变,未分化癌,是一种伴有明显的、非肿瘤性淋巴浆细胞浸润的未分化癌。本病主要发生于腮腺、颌下腺和小唾液腺,占唾液腺肿瘤的 0.3%~0.4%,有显著的人种和地理分布特点。文献中仅查到数例泪腺淋巴上皮癌报道,有些病例可发生于泪囊和鼻泪管部位。早年一些学者认为淋巴上皮癌是由于淋巴上皮病变中上皮成分的恶变。近年来发现大多数唾液腺淋巴上皮癌病程较短,临床上无眼干、口干症状和类风湿性关节炎等自身免疫性疾病,肿瘤中也未发现良性淋巴上皮病变形态,因此多数学者认为其属于原发性肿瘤,来自唾液腺导管上皮的恶变,部分病例与 EB 病毒感染有关。

【临床和影像学特点】

1. **临床表现**　好发于成年人,一般为单眼发病,病程在 1 年以内。早期表现类似于泪腺炎,眼睑红肿,有或无疼痛,对糖皮质激素治疗无效。有些患者伴有结膜高度充血水肿,眼球突出并向鼻下方移位,眼球运动受限和视力明显下降(图 6-2-21A)。临床检查见泪腺区质地较硬的肿物,边界不清。随着肿瘤生长,瘤细胞可侵犯眼眶深部组织和眼外肌。

2. **眼超声检查**　显示眼眶外上方占位性病变,形状不规则,边界不清,内回声不均匀,有丰富血流信号,眼球壁受压明显。

3. **CT 和 MRI 检查**　显示眼眶泪腺区不规则团块影,边界欠清,内部密度不均,增强后可见均匀强化,邻近外侧眶骨壁可有虫蚀状缺损。MRI 检查显示 T_1WI 呈等信号,T_2WI 呈中等偏高信号(图 6-2-21B～D)。

【病理】 肿瘤无包膜,瘤细胞排列成条索状或岛状,呈弥漫性浸润性生长。瘤细胞大小不一,胞浆嗜酸,胞核较大,有明显异型性和病理性核分裂象,瘤细胞间质中有大量淋巴细胞、浆细胞浸润(图 6-2-21E)。有些瘤细胞呈梭形,排列成束状,类似于肉瘤样细胞。免疫组织化学染色,肿瘤细胞对细胞角蛋白 AE1/AE3 和上皮膜抗原(EMA)呈阳性表达(图 6-2-21F),肿瘤间质中的淋巴细胞分别对 CD3 或 CD20 呈阳性表达,Ki-67 指数较高。

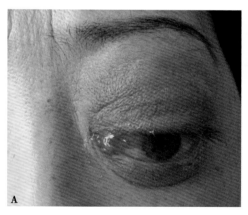

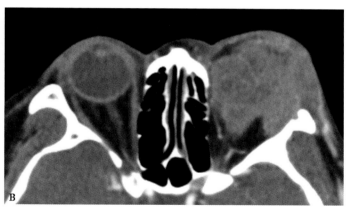

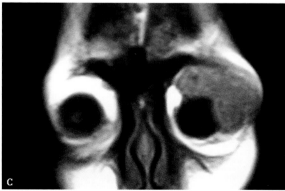

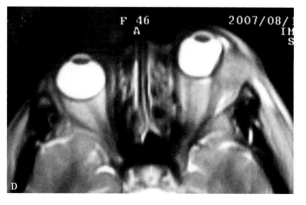

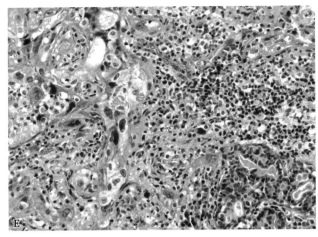
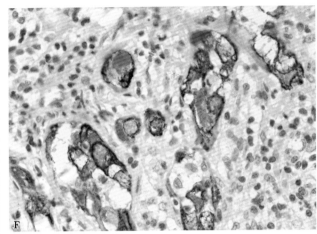

图 6-2-21　泪腺淋巴上皮癌

患者女，46 岁，左眼眶内肿物，眼球突出 2 个月。A. 外观图显示左眼球突出，眼球向下移位，眼睑红肿和结膜充血水肿；B. 横轴位 CT 图像显示左眼眶外侧不规则高密度影，边界不清，密度不均匀，外侧眶壁骨侵蚀；C、D. 冠状位和横轴位 MRI 图像显示肿物 T_1WI 呈等信号，T_2WI 呈中等偏高信号，球壁受压变形；E. 癌细胞呈不规则的条索或小岛状，其间有大量淋巴细胞浸润，HE×200；F. 癌细胞对 EMA 染色呈阳性表达，Envision×400。

【鉴别诊断】本瘤主要应与良性淋巴上皮病变，泪腺非特异性炎症或眼眶内转移癌鉴别。

【治疗与预后】本瘤主要是采用手术彻底切除。有关唾液腺淋巴上皮癌的报道显示术后辅以放疗有较好效果。淋巴上皮癌多呈局部浸润性生长，容易向区域淋巴结转移，远处转移主要是肺、肝和骨组织。

（四）腺泡细胞癌

【概述】腺泡细胞癌（acinic cell carcinoma）属于低度恶性肿瘤，好发于腮腺，其可为原发性或存在于恶性多形性腺瘤中。泪腺原发性腺泡细胞癌非常少见，文献中仅有数例报道。

【临床和影像学特点】临床表现类似于多形性腺瘤，肿物位于眼眶外上方，缓慢生长或突然生长加快，有的患者病史较长，可达 10 年以上。眼超声检查显示肿瘤内有丰富血流信号。CT 检查显示眼眶外上方占位性病变，形状不规则，边界比较清楚，内密度较高，不均质，周围骨壁可受压变形。MRI 检查显示眼眶外上方肿瘤信号影，T_1WI 呈现等信号，T_2WI 为偏高信号，内部信号不均匀（图 6-2-22）。

【病理】肿瘤呈结节状，有或无完整包膜。肿瘤细胞类似于浆液性腺泡细胞，圆形或多角形，胞浆略嗜碱或呈透明样，胞核偏于一侧，胞浆内含有 PAS 染色阳性的酶原颗粒。瘤体内还可见到闰管样细胞、空泡样细胞、透明样细胞或非特异性腺样细胞。瘤细胞排列成片块状、巢状、结节状或腺泡状，其间可见大小不一的囊性腔隙（图 6-2-22G、H）。

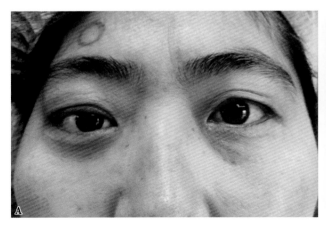
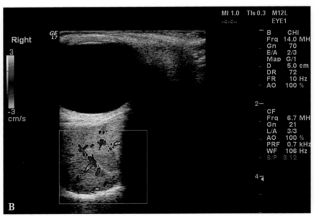

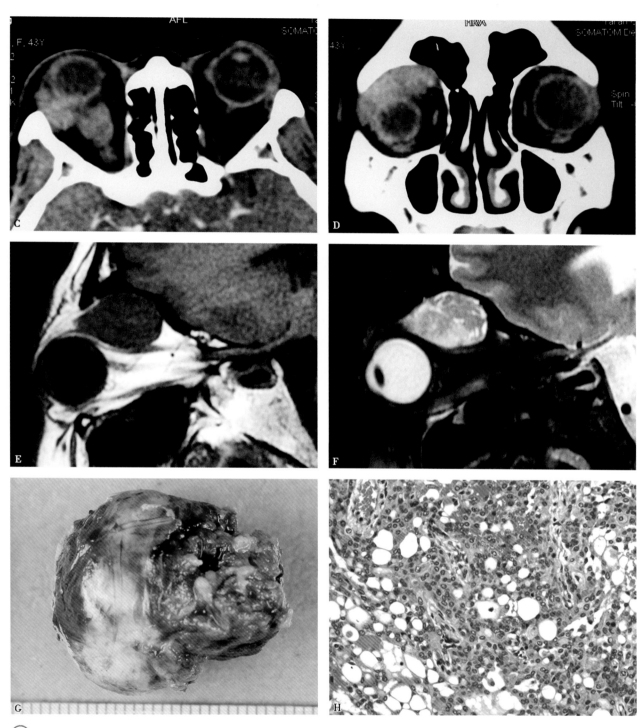

图6-2-22　泪腺腺泡细胞癌

患者女，42岁，右眼球突出，视力下降3个月。A. 外观图显示右眼球突出，眼球向下移位；B. 眼超声图像显示球后占位病变，边界清楚，内回声细密不均，病变内有丰富血流信号；C. 横轴位CT图像显示右眼眶外侧不规则块状肿物，延伸到眼眶深部；D. 冠状位CT图像显示右眼眶外上方边界不规则的肿物，边界不清，局部和眼球呈铸形；E、F. 矢状位MRI图像显示肿物位于眼球上方，T_1WI呈中等偏低信号，T_2WI抑脂图像呈不均匀的中高信号；G. 大体标本显示肿物包膜不完整；H. 病理检查证实为微囊型腺泡细胞癌，瘤细胞间可见大量微小的囊性腔隙，HE×200。

【鉴别诊断】本瘤主要应与泪腺多形性腺瘤或其他恶性上皮性肿瘤鉴别。腺泡细胞癌与恶性多形性腺瘤鉴别为前者肿瘤主要为腺泡细胞癌成分,瘤体内未见多形性腺瘤的组织形态,患者也无明确的多形性腺瘤病史。

【治疗与预后】首选治疗为肿物彻底和完整地切除,有些肿物体积较大,并侵犯到眼眶深部者可行眶内容摘除术。

(五) 上皮 - 肌上皮癌

【概述】上皮 - 肌上皮癌(epithelial-myoepithelial carcinoma)是由不同比例的腺上皮和肌上皮细胞组成,为低度恶性肿瘤,好发于腮腺。泪腺上皮 - 肌上皮癌非常少见,临床表现类似于多形性腺瘤。

【临床和影像学特点】类似于泪腺多形性腺瘤,表现为眼眶外上方泪腺区缓慢生长的肿物。CT 检查显示泪腺区类圆形高密度软组织影,边界清楚,邻近骨壁可受压变形(图 6-2-23A)。

【病理】瘤体有或无完整包膜,镜下特点为腺上皮和肌上皮细胞形成双套管样结构,内层为单层、立方状细胞,胞浆内含有细颗粒样物质,胞核圆形,位于中央或细胞基底部,CK 染色呈阳性;外层细胞为单层或多层的肌上皮细胞,细胞界线清楚,胞浆呈透明样,SMA、P63 或调宁蛋白染色阳性(图 6-2-23B)。少数瘤体主要由透明肌上皮细胞组成或伴有鳞状分化。

【治疗和预后】治疗原则为肿物完整彻底切除,肿瘤侵及包膜外或体积较大者可考虑大范围切除术并联合术后放疗。本瘤具有侵袭性生长,部分病例术后反复复发或发生转移。

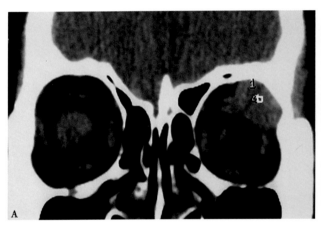 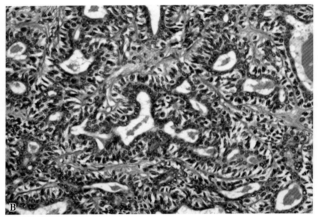

图 6-2-23 泪腺上皮 - 肌上皮癌

患者女,53 岁,左眼球突出 1 年余。A. 冠状位 CT 图像显示肿瘤位于左眼眶外上方,密度高,骨壁受压,凹陷;B. 瘤细胞形成双层管状结构,内层为嗜酸性立方细胞,外层为透明的肌上皮细胞,管状结构之间有 PAS 染色阳性的基底膜样组织围绕,PAS×200。

(六) 肌上皮癌

【概述】肌上皮癌(myoepithelial carcinoma)又称为恶性肌上皮瘤,瘤体由具有明显异型性的肌上皮细胞组成。泪腺肌上皮癌比较少见,可为原发性或由于肌上皮瘤和多形性腺瘤的恶变。

【临床和影像学特点】类似于泪腺多形性腺瘤,发生于成年人,单眼发病,表现为眼眶外上方泪腺区肿物,可触摸到眼球上方质韧肿物,无压痛,不可推动。多数患者病史较短,伴有渐进性眼球突出、眼胀或流泪。CT 检查显示眼眶外上方不规则高密度团块影,内密度均匀,肿物与眼球接触呈铸形,边界清楚,可压迫眼球壁或伴有局部骨质破坏。MRI 检查显示泪腺区团块状占位影,边界清楚,T_1WI 和 T_2WI 呈等信号,邻近骨质可受压变薄(图 6-2-24)。

【病理】肿瘤包膜不完整或无包膜。瘤细胞呈梭形、浆细胞样、上皮样或空泡状透明细胞,呈浸润性生长,排列成实性片块、条索或类似于平滑肌肉瘤的形态(图 6-2-24F)。同一肿瘤中可有多种细胞类型,或以一种细胞为主。瘤细胞有明显异型性和病理性核分裂象,有时可见瘤巨细胞。免疫组织化学染色,瘤细胞对 SMA、AE1/AE3 呈阳性表达(图 6-2-24G)。

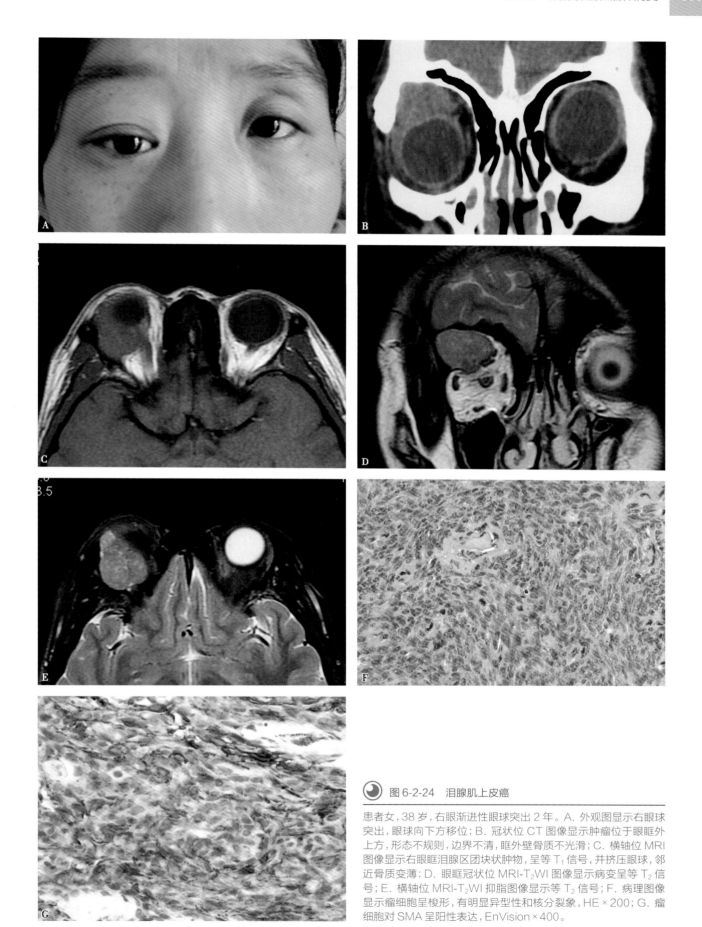

图6-2-24 泪腺肌上皮癌

患者女，38岁，右眼渐进性眼球突出2年。A. 外观图显示右眼球突出，眼球向下方移位；B. 冠状位 CT 图像显示肿瘤位于眼眶外上方，形态不规则，边界不清，眶外壁骨质不光滑；C. 横轴位 MRI 图像显示右眼眶泪腺区团块状肿物，呈等 T_1 信号，并挤压眼球，邻近骨质变薄；D. 眼眶冠状位 MRI-T_2WI 图像显示病变呈等 T_2 信号；E. 横轴位 MRI-T_2WI 抑脂图像显示等 T_2 信号；F. 病理图像显示瘤细胞呈梭形，有明显异型性和核分裂象，HE×200；G. 瘤细胞对 SMA 呈阳性表达，EnVision×400。

【治疗和预后】治疗原则为肿物完整彻底切除,有些肿瘤体积较大或包膜外侵犯者可考虑大范围切除,术后辅以局部放疗。本瘤具有局部侵袭性,部分肿瘤可复发或发生局部和全身转移。泪腺肌上皮癌比较少见,有些学者报道唾液腺原发性肌上皮癌与源于肌上皮瘤或多形性腺瘤恶变的肌上皮癌,其临床生物学行为基本相同。

六、泪腺非上皮性肿瘤和瘤样病变

除泪腺淋巴细胞性肿瘤外,大多数泪腺非上皮性肿瘤属于瘤样病变,可累及单侧或双侧泪腺,有些病变可波及眼眶内软组织或眼外肌。这类病变主要包括慢性非特异性泪腺炎症、淋巴上皮病变、IgG4 相关性疾病、结节病、嗜酸性淋巴肉芽肿等,其中一些病变可伴有相关的全身性病变。详细内容分别在本章第七节眼眶淋巴细胞性肿瘤和第九节眼眶炎性假瘤和非感染性炎症中阐述。

第三节

眼眶血管和淋巴管性肿瘤和瘤样病变

一、毛细血管瘤

【概述】毛细血管瘤(capillary hemangioma)又称为婴儿型毛细血管瘤(infantile capillary hemangioma),多发生于周岁以内的婴幼儿,好发于眼眶前部,可伴有头颈部、面部或眼睑的血管病变。

【临床和影像学特点】

1. **临床表现** 本瘤可分为表层、深层或混合型毛细血管瘤。表层毛细血管瘤表现为眼睑或头颈部皮肤形状不规则、边界清楚、轻度隆起的鲜红色病变,表面凹凸不平,又称为草莓状血管瘤,手指压迫可褪色。有些肿瘤可波及大部分眼睑或颜面部皮肤。深层毛细血管瘤好发于眼眶内上方,眼睑肥厚,皮肤呈暗紫色或紫蓝色,哭闹时病变加重(图 6-3-1A)。病变初期发展较快,一般情况下,1~2 岁后病变逐渐稳定,并开始缓慢消退。

2. **眼超声检查** B 超显示肿物形态不规则、边界不清、无包膜、内回声不均匀。彩色多普勒超声检查显示肿瘤内有丰富的弥漫性红蓝彩色血流,肿瘤内血流为高速低阻或中阻动脉频谱(图 6-3-1B)。

3. **CT 检查** 显示眼睑皮下或眼眶内边界不清、呈浸润性生长的肿物(图 6-3-1C),无包膜,静脉注入造影剂后肿物呈高度强化。有些患者眼眶体积增大,这可能提示胎儿期就已经发生病变。

4. **MRI 检查** 显示病变区信号强度异常,T_1WI 为中等信号,T_2WI 为高信号。

【病理】肿瘤一般无包膜,呈浸润性生长的不规则状肿块,可累及泪腺、眼眶内脂肪或眼外肌。镜下主要由大量增生的血管内皮细胞组成。早期毛细血管内皮细胞呈实体性小叶状增生,其间有纤维分隔;内皮细胞之间常可见不规则的毛细血管腔隙。随瘤细胞分化,内皮细胞巢内开始形成毛细血管(图 6-3-1D)。病变后期,瘤细胞小叶间发生纤维化,最终导致肿瘤自发性消退。

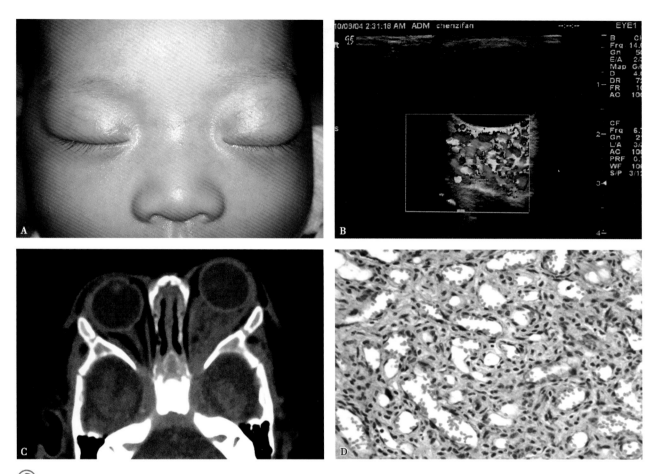

图 6-3-1　眼眶婴儿型毛细血管瘤

A. 外观图显示左眼球突出，上睑轻度肿胀；B. 彩色多普勒超声图像显示球后不规则占位病变，病变内丰富的红蓝色血流信号；C. 横轴位 CT 图像显示左眼眶内充满高密度影，与视神经、眼外肌分辨不清，前界与眼球壁关系密切，形状不规则，边界不清，内密度欠均匀；D. 病理图像显示肿瘤主要由大量增生的毛细血管和内皮细胞组成，HE × 200。

【治疗与预后】体积较小的病变可定期随诊观察，但病变进展危及视力或影响外观应给予相应治疗。眼眶毛细血管瘤的治疗有多种方法，目前应用的一线药物为口服心得安（普萘洛尔），其有效性和安全性已经得到证实，而且普萘洛尔联合硬化剂注射治疗对幼儿增殖期血管瘤的效果较好。根据不同患者的病变情况，也可选择糖皮质激素局部病变内注射、平阳霉素局部注射、硬化剂瘤体内注射、冷冻治疗、激光治疗、放射治疗或手术切除。本瘤为良性肿瘤，体积较小的病变可定期随诊观察，多数患儿 1 岁后病变发展趋于缓慢或静止，并有逐渐自行消退的倾向。

二、海绵状血管瘤

【概述】海绵状血管瘤（cavernous hemangioma）是成年人眼眶内最常见的良性肿瘤，又称为静脉畸形（venous malformation），主要由于胚胎发育过程中血管发育缺陷而致。有些学者认为其可能属于血管性错构瘤。国内发病率较高，一些大组文献报道约占眼眶肿瘤的 14%。

【临床和影像学特点】

1. 临床表现　好发于中年女性，一般为单侧眼眶发病和单发病灶，很少数为一眶多发，双侧眼眶者罕见。大多数海绵状血管瘤发生于眼球后部肌锥内，病史较长，表现为无症状性、缓慢发展的渐进性轴性眼球突出。少数也可发生在眼眶鼻侧、颞侧或下部，一般无眼眶骨壁破坏性改变。若肿瘤位于视神经旁或眶尖部，瘤体压迫视神经可引起视力减退、视盘水肿或相应部位视野缩小。

2. **眼超声检查**　A 型超声检查显示肿物边界清楚,内回声波峰较高。B 超检查显示肿瘤呈椭圆形或圆形,边界清楚,内回声多而强,分布均匀,具有可压缩性。彩色多普勒超声检查显示肿瘤内缺乏血流信号(图 6-3-2A、B)。

3. **CT 检查**　肿瘤多位于肌锥内,边界清楚,密度均匀,静脉注射造影剂后显示随时间延长肿块渐进性强化(图 6-3-2C、D)。

4. **MRI 检查**　T₁WI 呈中等强度信号,T₂WI 呈高信号,增强后呈渐进性强化(图 6-3-3)。

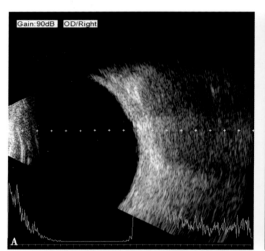
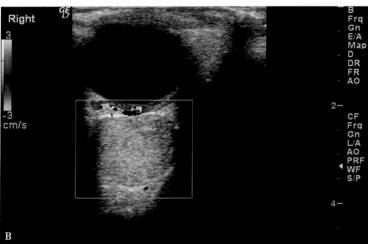
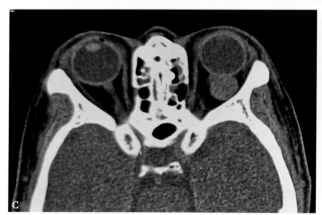
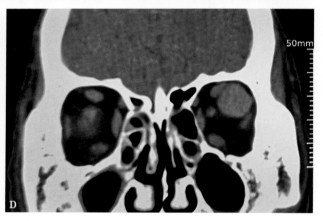

图 6-3-2　眼眶海绵状血管瘤的超声和 CT 表现

A. B 超图像显示球后高回声区,边界清楚,内回声均匀;B. 彩色多普勒超声图像显示眼眶内类圆形高回声占位,边界清楚,内回声均匀,病变内部未见血流信号;C、D. 横轴位和冠状位 CT 图像显示左眼眶外上方类圆形高密度影,边界清楚,内密度均匀。

【病理】大体观察海绵状血管瘤呈紫红色椭圆形肿物,有完整包膜,有些瘤体表面见小结节状突起。肿瘤切面似肝窦状,可见由细条索状纤维分隔的蜂窝状腔隙(图 6-3-4)。很少数海绵状血管瘤为一眶多发性,呈数个孤立性结节状肿物或之间相连的多灶性、分叶状肿物。双侧眼眶海绵状血管瘤罕见(图 6-3-5)。

肿瘤主要由不同管径、高度扩张的薄壁大血管组成,管壁衬覆有扁平的内皮细胞,血管内充满血液。有些肿瘤可见血管壁周围数层平滑肌细胞、血液淤滞、血栓形成、血管内乳头状内皮增生、间质黏液变性或类脂性巨噬细胞。少数肿瘤中有小灶状毛细血管瘤的成分。肿瘤间质中一般无炎性细胞。有些瘤体表面的包膜与眼外肌肌外膜或视神经硬脑膜发生粘连,但肿瘤一般不侵入眼外肌内;这一点与婴儿型毛细血管瘤和淋巴管瘤有明显区别。

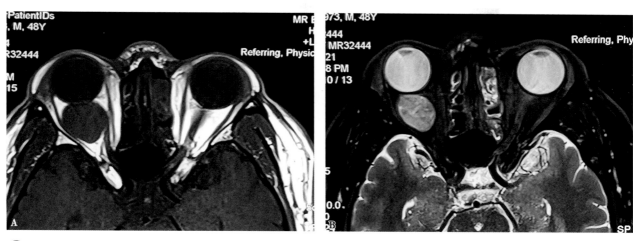

🌑 图 6-3-3 眼眶海绵状血管瘤的 MRI 图像

A. 横轴位 MRI 图像显示右眼眶内侧椭圆形占位性病变，T_1WI 呈中信号；B. 横轴位 MRI-T_2WI + 抑脂强化呈不均匀中高信号。

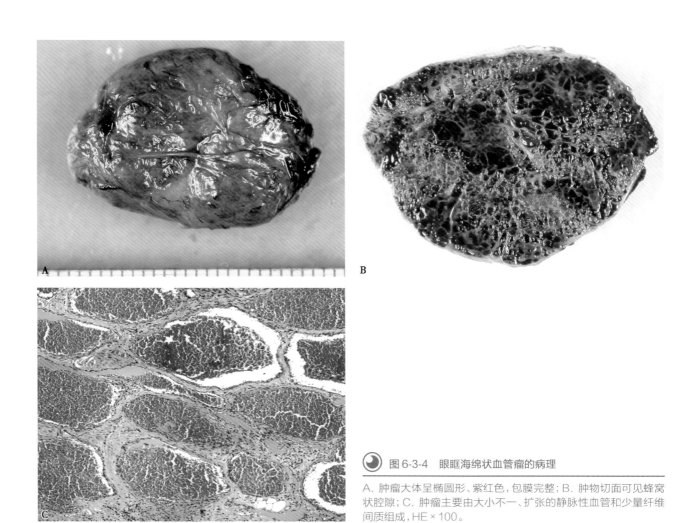

🌑 图 6-3-4 眼眶海绵状血管瘤的病理

A. 肿瘤大体呈椭圆形、紫红色，包膜完整；B. 肿物切面可见蜂窝状腔隙；C. 肿瘤主要由大小不一、扩张的静脉性血管和少量纤维间质组成，HE × 100。

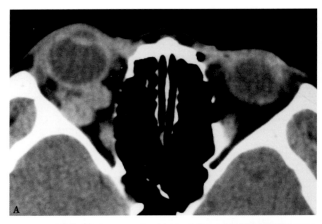
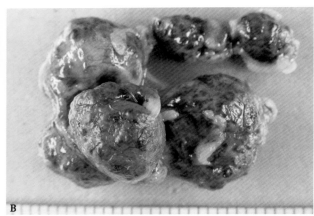
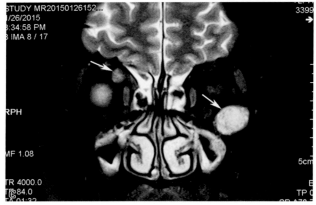

图6-3-5　眼眶多发性海绵状血管瘤

A. 横轴位 CT 图像显示眼球后有数个相互连接的圆形肿物,边界清楚;B. 上图患者手术切除肿物的大体图像,显示六个相互连接、大小不一、紫红色的圆形肿物,均有较完整的包膜,病理证实为多发性海绵状血管瘤;C. 另外一例患者的冠状位 MRI-T₂WI 图像显示双侧眼眶海绵状血管瘤,肿瘤分别位于右侧眼眶内上方和左侧眼眶外下方(箭头)。

【鉴别诊断】临床诊断中主要应与眼眶神经鞘瘤、血管平滑肌瘤、纤维血管瘤和血管内乳头状内皮增生等鉴别。

【治疗与预后】主要是手术完整切除肿物,根据肿瘤位置选择不同的手术进路。海绵状血管瘤容易多发,瘤体摘除后应对眶内仔细探查,避免遗漏。对肿瘤较小且无明显临床症状者可密切观察。本瘤为良性肿瘤,完整切除后一般不会复发,预后较好。

三、血管内乳头状内皮增生

【概述】血管内乳头状内皮增生(intravascular papillary endothelial hyperplasia,IPEH)是一种血管性瘤样病变,由 Masson 于 1923 年首先报道,因此又称为 Masson 瘤。目前认为本病是一种局限于血管内的内皮细胞反应性增生,通常与血管内机化性血栓形成有关。有些学者认为静脉内血管损伤导致的血栓形成、炎症和血液停滞可引起内皮细胞增殖和内皮细胞碱性成纤维细胞生长因子的释放,从而刺激 IPEH 形成。临床上 IPEH 分为三种类型:①原发性,主要发生于头颈部或四肢皮下软组织中扩张的静脉内,多见于中年女性,一般为孤立性病变,大多数肿瘤直径<2cm;②继发性或混合性,指发生于预先存在的血管瘤病变中,尤其是深部海绵状血管瘤、血管畸形或曲张的静脉内;③血管外病变,可能与血肿有关。有关眼眶 IPEH 的文献报道比较少见,大多数属于个案报道。

【临床和影像学特点】

1. **临床表现**　好发于中老年人,单侧发病,主要表现为眼眶内肿物和渐进性眼球突出。有些患者由于肿瘤挤压视神经,可伴有视力下降。IPEH 可发生于上眼睑或眉弓部皮下,表现为紫红色结节状皮肤肿物。

2. **眼超声检查**　类似于海绵状血管瘤,显示眼眶内椭圆形或圆形占位性病变、中等回声、内回声均一、边界清楚,无明显血流信号(图6-3-6A)。

　　3. CT 检查　显示眼眶内孤立性、边界清楚的圆形或椭圆形肿物，除了好发于眼眶肌锥内，少数肿物发生于眼眶外侧或眼眶下方，有些肿物可挤压视神经或与邻近眼外肌粘连（图 6-3-6B）。

　　4. MRI 检查　显示眼眶肌锥内肿物，呈等 T_1 长 T_2 信号，抑脂序列呈稍高信号，信号均匀，边界清（图 6-3-7）。

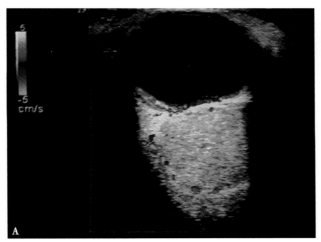
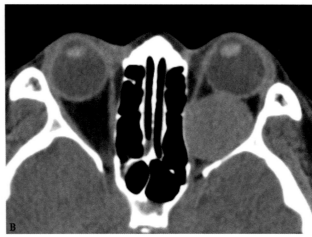

 图 6-3-6　眼眶血管内乳头状内皮增生的超声和 CT 图像

A. 彩色多普勒超声图像显示眼眶肌锥内椭圆形肿瘤，瘤体内缺乏血流信号；B. 横轴位 CT 图像显示左眼眶内椭圆形肿物、边界清楚、密度均匀。

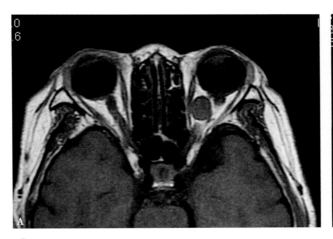
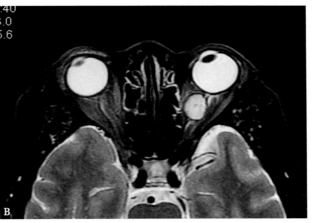

图 6-3-7　眼眶血管内乳头状内皮增生的 MRI 图像

A. 横轴位 MRI 图像显示左眼眶内上方类圆形占位性病变，边界清楚，T_1WI 呈等信号；B. 横轴位 MRI-T_2WI 抑脂图像，肿物呈中高信号。

　　【病理】肿物大体呈类圆形或结节状，直径可从 1cm 到 2cm，外观呈灰黄色或灰紫色，有或无完整包膜，边界清楚。镜下特点为肿物内有许多扩张或不规则形状的薄壁静脉，血管腔内有多数纤细或较粗大的乳头自血管壁向腔内生长，乳头的轴心为胶原纤维和少量纤维细胞，其表面衬覆有单层内皮细胞。乳头在血管腔内亦可反复分支或连接成网状。增生的血管内皮细胞亦可沿血栓的轮廓表面生长。免疫组织化学染色，乳头表面的内皮细胞对 CD31 和 CD34 呈阳性表达（图 6-3-8）。

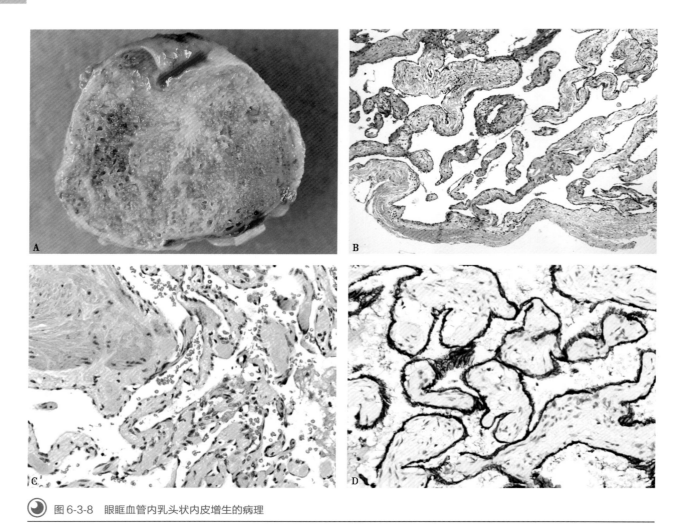

图6-3-8　眼眶血管内乳头状内皮增生的病理

A. 肿物大体呈灰黄色，包膜完整，切面可见许多纤细的小梁状分支；B. 扩张的血管腔隙内有许多增生的乳头，乳头与血管壁相连，并反复分支，HE×100；C. 乳头表面衬以单层内皮细胞，HE×200；D. 乳头表面的内皮细胞对 CD31 呈阳性表达，EnVision×200。

　　【鉴别诊断】眼眶 IPEH 的临床症状和影像学特点都很类似于海绵状血管瘤，表现为球后或肌锥内边界比较清楚、无明显血流信号的类圆形肿物，但术中可见肿物常呈灰紫色或灰黄色，而不是深紫红色。两者鉴别主要依靠病理学诊断。此外，IPEH 还应与高分化性血管肉瘤鉴别，后者是由不规则形的血管或实性细胞巢组成，瘤细胞呈浸润性生长，有明显异型性。

　　【治疗与预后】本瘤为良性瘤样病变，主要以手术完整切除为主，切除不完全者可复发。尤其有些肿物包膜不完整，与周围组织或视神经有粘连，手术后容易复发。本病一般不会发生恶变或转移。

四、静脉型血管瘤

　　【概述】静脉型血管瘤（venous hemangioma）是由管径大小不等、发育异常的静脉型血管组成的瘤样肿块，属于眼眶内静脉血管畸形性病变。多发生于儿童或青少年，女性多见。

　　【临床和影像学特点】

　　1. 临床表现　　主要表现为缓慢进行性眼球突出，眼球多向外下方移位，眼球突出常随头位改变而有所变化，低头或压迫颈内静脉时加重，站立时症状减轻。一般为单侧眼眶病变，好发于眼眶内上方，可触摸到边界不清、质地较软或稍硬的肿物，可压入眼眶内，无明显压痛。由于病变内血管壁高度扩张，容易伴发血管壁自发性破裂和反复眶内出血，大量出血或血肿压迫视神经可导致视力减退或丧失。有些病变蔓延到眼眶前部、眼睑或结膜下，表现眼球表面或眼睑皮肤蓝紫色或红色血管团状肿物。少数患者可伴发口腔颊黏膜下或额面部静脉型血管瘤。

2. **眼超声检查**　B 超检查显示眼眶内不规则的占位性病变,边界不清,内有管状或片状无回声区,有可压缩性。彩色多普勒超声检查病变可见或多或少的彩色血流信号。对于管腔较大或伴出血、血肿形成的病变内可以呈现较大范围低回声区,同时检测不到血流信号。

3. **CT 检查**　肿瘤呈高密度软组织影,不均质,形状不规则,界线不清,有些病变内可见大小不一的圆形静脉石。眼眶深部的静脉型血管瘤可引起眶腔扩大(图 6-3-9A,图 6-3-10A)。

4. **MRI 检查**　显示 T_1WI 呈中等信号,T_2WI 呈高信号,注射造影剂后病变强化明显(图 6-3-9B、C,图 6-3-10B、C)。

【病理】大体观察多数肿物呈不规则形状的紫红色,边界不清,无明显包膜,肿物表面常黏附有纤维结缔组织或脂肪组织。有些肿物表面可见葡萄状隆起的扩张静脉或大小不一的圆形静脉石(图 6-3-10D)。肿物切面见大小不一的血管腔隙、血栓或黄白色静脉石。镜下见肿物主要由单条或数条异常扩张、充血的静脉血管组成,血管壁厚薄不均,管壁周围可见不规则排列的平滑肌细胞,血管腔内可见血栓、血栓机化或静脉石(图 6-3-9D,图 6-3-10E)。血管之间有数量不等、排列无章的纤维组织,有些病变可累及眶内脂肪或眼外肌。

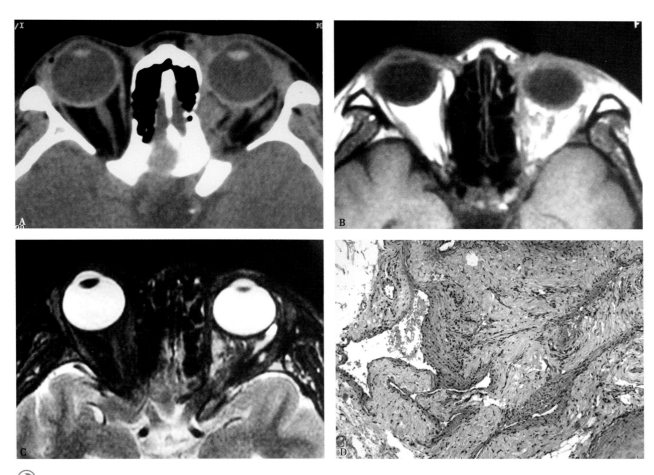

图 6-3-9　眼眶静脉型血管瘤

A. 横轴位 CT 图像显示左眼眶内侧弥漫性、边界不清的肿物,伸延到眼眶深部,密度不均匀,眶腔轻度扩大;B、C. 横轴位 MRI 图像显示眼眶内侧弥漫性病变,T_1WI 呈中等信号,T_2WI 抑脂强化图像呈偏高信号;D. 肿瘤主要由异常扩张的静脉型血管组成,HE × 100。

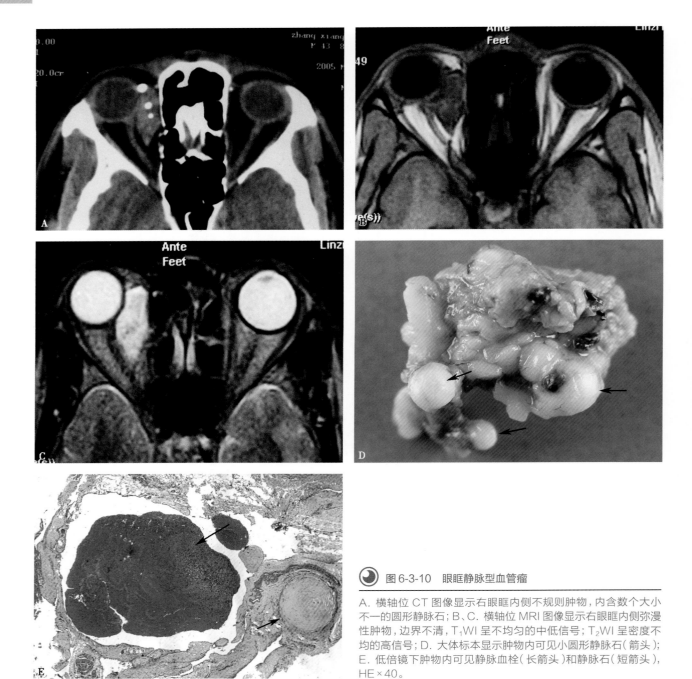

🔵 图6-3-10 眼眶静脉型血管瘤

A. 横轴位 CT 图像显示右眼眶内侧不规则肿物，内含数个大小不一的圆形静脉石；B、C. 横轴位 MRI 图像显示右眼眶内侧弥漫性肿物，边界不清，T₁WI 呈不均匀的中低信号；T₂WI 呈密度不均的高信号；D. 大体标本显示肿物内可见小圆形静脉石（箭头）；E. 低倍镜下肿物内可见静脉血栓（长箭头）和静脉石（短箭头），HE×40。

【治疗与预后】眶缘或眼眶前部的肿物主要以手术切除为主，但术中应谨慎操作，避免损伤眼外肌、视神经等重要组织和引起大出血，对累及眼外肌或视神经的病变只能做部分切除术。对于眼眶深部的病变，手术切除比较困难，可选择伽马刀治疗有一定疗效。早期曾用过硬化剂治疗，但并发症不少。硬化剂瘤内注射大多适于皮下较小的肿瘤，但表层肿瘤注射硬化剂后将遗留皮肤瘢痕。眼球之后汇集重要结构，眶深层注射可引起严重并发症。大部分肿瘤硬化后纤维组织增生，导致眼睑畸形。近几年，有印度学者在超声引导下对部分眶内血管瘤注射硬化剂，术前使用荧光对比剂确定病变范围，排除与海绵窦和颅内沟通的可能性，因此相对安全精准。近年采用的硬化剂有硫酸十四烷钠、聚多卡醇、OK-32、争光霉素（博来霉素）等。另外，有些病变可选择二氧化碳激光治疗。

静脉型血管瘤属于眼眶血管发育异常性病变，通常无明显包膜，边界不清或与周围组织粘连，一般不容易完整切除，术后容易复发，但不会发生恶性变。

五、淋巴管瘤

【概述】淋巴管瘤（lymphangioma）是一种由不同程度扩张的淋巴管形成的良性肿瘤或瘤样病变。正常眼眶组织中，除泪腺间质和结膜下组织中存在少许淋巴细胞外，不存在淋巴结、淋巴管或淋巴滤泡结构，因此眼眶淋巴管瘤可能属于迷芽瘤性病变。

【临床和影像学特点】

1. **临床表现** 好发于儿童或青少年，多见于女性，常发生于眼眶鼻上象限，有些患者同时伴有眼睑或结膜淋巴管瘤。主要表现为缓慢进行性或间歇性眼球突出，病史较长，时轻时重。表浅部位的淋巴管瘤通常累及眼睑或结膜，表现眼睑肿胀、上睑下垂或结膜透明样囊泡状肿物。肿瘤内自发性出血可引起结膜下或眼眶内出血，眼球突出加重。伴有上呼吸道病毒感染时，瘤体间质内淋巴组织增生可使眼球突出加重；当感染性病变好转或消退后，眼部症状随之减轻。肿瘤侵及眼外肌可引起眼球运动障碍或复视。

2. **眼超声检查** 由于瘤体内含有大小不一的淋巴管和淋巴液，A 超通常显示瘤体内波峰之间有长短不一的平段。B 超显示肿瘤呈囊性或不规则形状，界线不清，在眶内软组织中弥漫性浸润性生长。

3. **CT 检查** 病变区呈结节状、分叶状、囊性或不规则形状的高密度影，边界不清，密度不均匀（图 6-3-11）；注射强化剂后可见中等强化。病史较长者可出现眶腔扩大和病变压迫眶壁。

4. **MRI 检查** 病变呈多囊性异常信号，T_1WI 呈中等或偏低信号，T_2WI 呈高信号（图 6-3-12）。如果肿瘤内伴有出血，可显示 T_1WI 中低信号夹杂高信号等混杂信号，血肿形成后 T_1WI 和 T_2WI 均为高信号。

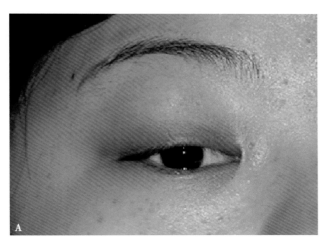

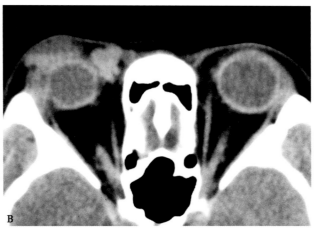

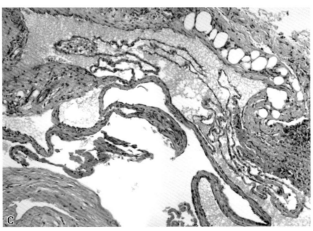

图 6-3-11 眼眶淋巴管瘤

患者女，22 岁，右眼上睑肿物 1 个月余，眶上方可扪及团块状肿物。A. 外观像显示右眼上眼睑肿胀，表面皮肤呈青紫色；B. 横轴位 CT 图像显示右眼上眼睑和眼眶内侧不规则的高密度肿物，呈结节状，边界不清；C. 病理图像显示肿瘤由大小不一或囊样扩张的淋巴管组成，管腔内壁衬以单层扁平的内皮细胞，腔内充满蛋白性液体，HE×40。

【病理】肿瘤一般无包膜,与周围组织界线不清。瘤体切面可见大小不一的囊性腔隙,囊腔内含有透明的淋巴液,可伴有出血。有些淋巴管瘤呈单房性囊肿样,称为囊状淋巴管瘤。镜下肿瘤主要由管径大小不一、不规则形状或塌陷状的淋巴管组成,管壁很薄,衬覆有单层扁平的内皮细胞(图 6-3-11C)。免疫组织化学染色,淋巴管内皮细胞对 D2-40 呈阳性表达。有些淋巴管瘤的间质中含有灶状淋巴组织增生或淋巴滤泡,当患有上呼吸道病毒感染时淋巴组织增生更加显著(图 6-3-12D)。如果淋巴管瘤中并存有扩张的静脉型血管,称为血管淋巴管瘤(图 6-3-13)。极少数眼眶血管淋巴管瘤呈多发性或弥漫性生长,累及眼眶内大部分组织(图 6-3-14)。

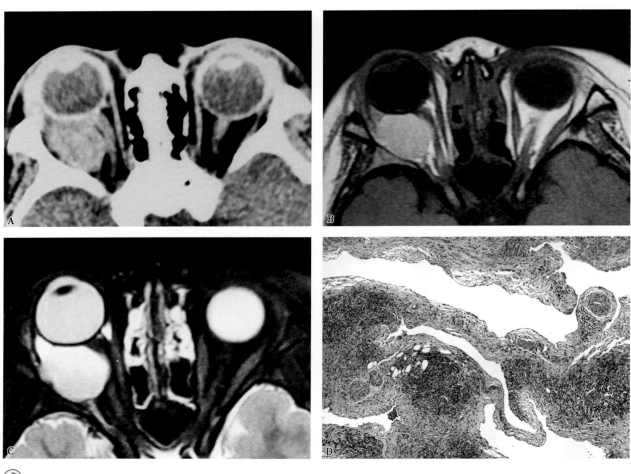

图 6-3-12   眼眶内囊状淋巴管瘤

患者男,7 岁,右眼红、眼球运动受限和眼球突出逐渐加重 2 个月。A. 横轴位 CT 图像显示右眼眶视神经外侧不规则高密度影,边界清楚;B、C. 横轴位 MRI 图像显示右眼眶内肿物,T_1WI 呈中高信号,T_2WI 呈高信号;D. 病理图像显示肿物由管径较大的囊性淋巴管组成,管壁周围有小灶状淋巴组织增生,HE×40。

【治疗与预后】淋巴管瘤不能自行消退,大多数病变以手术切除为主,但由于肿瘤边界不清且与周围组织粘连、术中容易发生出血等原因,手术中应谨慎操作,避免损伤眼外肌或视神经等组织。若瘤体内混有异常的动、静脉血管,术中可发生大出血。淋巴管瘤没有包膜,有些弥漫性病变很难彻底切除,术后容易复发。有些学者报道可选择冷冻、激光、瘤体内注射平阳霉素或无水乙醇,有一定疗效。肿瘤体积较小或无明显临床症状者可密切随诊观察。淋巴管瘤为良性肿瘤,一般不会发生恶性变和转移。

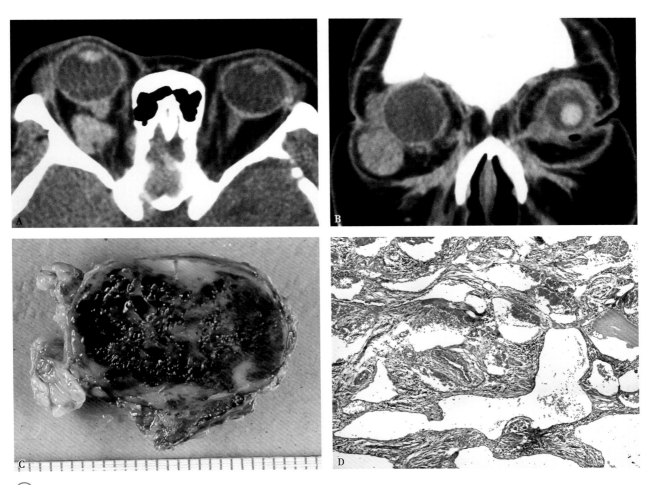

图6-3-13　眼眶海绵状血管淋巴管瘤

患者女,55岁,右眼眶内肿物3年。A. 横轴位CT图像显示右眼眶肌锥内高密度软组织占位影,形状不规则,边界不清;B. 冠状位CT图像显示右眼眶外下侧高密度影,前部呈圆形,边界清楚;C. 大体标本显示肿物表面有不完整的纤维膜包绕,切面可见许多蜂窝状腔隙;D. 肿物主要由管径大小不一、扩张的血管和淋巴管组成,管壁间可见断续的平滑肌纤维,HE×25。

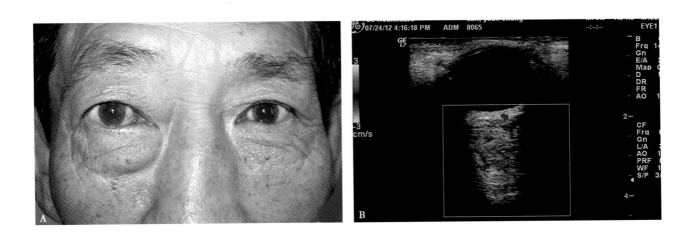

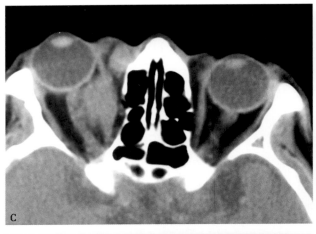
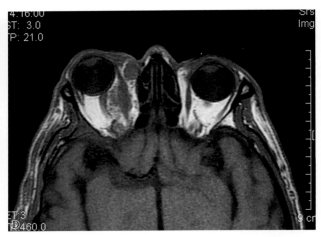
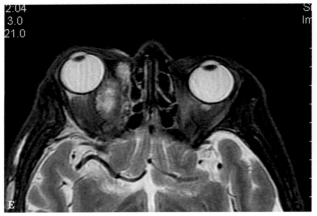
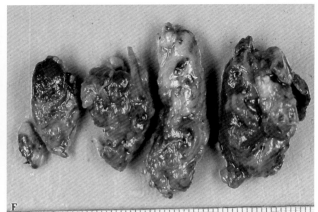
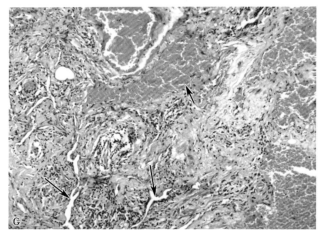

🕐 图6-3-14   眼眶多发性海绵状血管淋巴管瘤

患者男，59岁。A. 外眼图像显示右眼下睑肿胀，眼球突出，内上和内下象限可触摸到质地较硬的肿物；B. 彩色多普勒超声图像显示球后团块状强回声影，边界不清，内回声欠均匀，可探及少量血流信号；C. 横轴位CT图像显示右眼眶内多发性占位性病变，肿物向眶尖蔓延，并推挤视神经和眼外肌；D、E. 横轴位MRI图像显示右眼眶肌锥内外多个大小不等占位病变，T₁WI中等信号，T₂WI高信号为主的信号特征，且信号欠均匀，可见线样分隔；F. 大体图像显示手术摘除5个大小不等的棕红色肿物；G. 病理图像显示肿瘤主要由扩张的静脉型血管（短箭头）和裂隙状淋巴管（长箭头）组成，HE×50。

六、骨内血管瘤

【概述】眼眶骨内血管瘤（intraosseous hemangioma of orbit）非常少见，占骨来源肿瘤的0.5%～1%，其属于一种骨内血管畸形。最常发生于脊椎和颅骨，发生于面部骨骼很少见，可发生于额骨、颧骨、筛骨、眼眶和上颌骨，可累及单一或多块眶骨。少数患者有局部外伤史。

【临床和影像学特点】好发于中年女性，病情隐匿、发展缓慢，但可致面部畸形。最常见于眶缘部，主要表现为眶缘部隆起的硬性肿物，表面光滑。发生在眶内者可有眼球突出，复视及视力损害。X线检查，可见病变部位呈低密度、蜂窝样或泡沫状溶骨样改变。CT检查显示肿物边界清楚，密度低于眶骨密度，呈泡沫状或放射状溶骨性病变，其间有针状骨增生，骨窗片显示更为清晰。MRI 在眶骨上见圆形或不规则形异常信号，T₁WI 呈中等信号，T₂WI 呈中高信号（图 6-3-15）。

【病理】肿物体积一般较小，直径多数在 10～15mm 之间，边界比较清楚（图 6-3-15E）。镜下可见板层骨内或骨小梁之间灶状分布异常的毛细血管和管径较大的血管。根据血管形态，可分为毛细血管型、海绵状型和混合型血管瘤，海绵状血管瘤最常见（图 6-3-15F）。

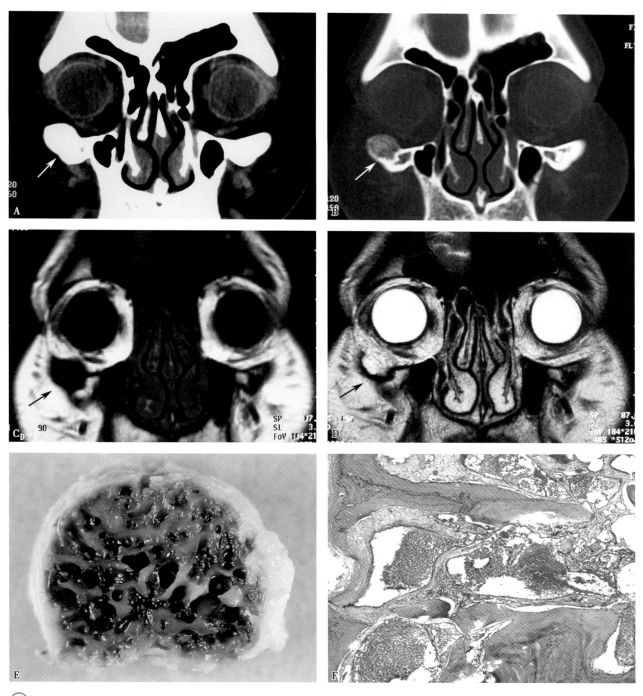

图 6-3-15　眼眶骨内海绵状血管瘤

A. 冠状位 CT 软组织窗图像显示右眼眶外下方局限性骨密度增生（箭头）；B. 冠状位 CT 骨窗图像显示右眼眶外下方局限骨增生，密度低于正常骨皮质，基底不光滑（箭头）；C. 冠状位 MRI-T₁WI 图像显示右眼眶外下眶缘不规则等信号占位（箭头）；D. 冠状位 MRI-T₂WI 显示右眼眶外下眶缘不规则中高信号影（箭头）；E. 肿物大体切面显示肿瘤边界清楚，有许多蜂窝状血管腔；F. 病理图像显示骨板之间有许多高度扩张的异常血管，HE×100。

【治疗和预后】无症状或症状轻微者可不予治疗。症状明显或影响外观则手术完整切除。也可用硬化剂作为辅助治疗,预后较好。

第四节

眼眶间叶组织性肿瘤

●●●

眼眶间叶组织肿瘤的发生率较低,但相关的肿瘤类型较多,横纹肌、平滑肌、脂肪、纤维细胞、肌成纤维细胞和纤维组织细胞性肿瘤,以及间叶性软骨肉瘤和骨外骨肉瘤均可以发生在眼眶内。这些肿瘤大多数属于真性肿瘤,起源于眼眶软组织中小血管周围或眼眶筋膜内的原始间充质细胞,这些细胞具有多潜能性分化的能力。随着近年来临床实践的积累,免疫组织化学和分子生物学等新技术的应用,进一步明确了相关肿瘤的分类和诊断标准,同时发现了一些新的肿瘤类型。影像学技术的不断发展和应用,明显提高了临床诊断的正确性和最佳治疗方案的选择。

一、横纹肌肉瘤

【概述】横纹肌肉瘤(rhabdomyosarcoma)是眼眶内最常见的一种高度恶性的软组织肿瘤,主要发生于婴幼儿和儿童,偶见于成年人。横纹肌肉瘤是由于眼眶内间充质细胞向横纹肌方向分化而来,并非起源于发育成熟的眼外肌组织。文献报道有些病例来自鼻窦横纹肌肉瘤的侵犯。近年一些研究表明本瘤发生可能与致癌基因异常表达或基因突变有关。国内一些大组文献报道横纹肌肉瘤的发生率约占眼眶恶性肿瘤的11%。

【临床和影像学特点】

1. **临床表现**　肿瘤可发生在眼眶任何部位,但以眶上部最常见,病史较短,发病急,表现为急性眼球突出,眼眶内肿物、眼球运动障碍、眼睑或结膜高度肿胀,病变发展较快,严重者结膜可突出于睑裂外、眼睑闭合不全或眶周皮下组织出血。肿瘤初期与周围组织界线较清,晚期常呈弥漫浸润性生长并可侵犯眶骨壁。

2. **眼超声检查**　显示眼眶内肿物边界不清,内回声低且不均匀,无压缩性。彩色多普勒超声检查显示肿瘤内部有丰富的血流信号(图6-4-1A、B)。

3. **CT检查**　多发生在眼眶上部,表现为局限性形状规则、边界清楚的肿块(图6-4-1C),也可表现为形状不规则,边界欠清,均质或不均质的肿物。部分肿瘤可侵及眶骨壁,引起骨质破坏或向邻近组织蔓延。

4. **MRI检查**　显示 T_1WI 呈中等信号,T_2WI 呈中高信号(图6-4-1D、E)。CT和MRI检查可较好地显示肿瘤的位置、大小和浸润程度,对临床诊断和治疗选择有很大参考价值。

【病理】肿瘤大体呈结节状、无包膜,切面似鱼肉状,黄白色或灰白色,常伴有出血和坏死。镜下眼眶横纹肌肉瘤主要分为胚胎性横纹肌肉瘤、腺泡状横纹肌肉瘤及多形性横纹肌肉瘤。

1. **胚胎性横纹肌肉瘤(embryonal rhabdomyosarcoma)**　眼眶内最常见类型,镜下特点为分化较低的瘤细胞似原始肌母细胞,小圆形或卵圆形,胞浆少,胞核深染,瘤细胞间有数量不等的黏液性基质和血管。随着瘤细胞逐渐分化,胞质增多,常呈嗜伊红色,瘤细胞间通常可找到一些长梭形、条带状或蝌蚪状的瘤细胞。小圆形或长梭形瘤细胞大小不一,形状各异,均有明显的细胞异型性及病理性核分裂象(图6-4-2)。免疫组织化学染色,瘤细胞对 desmin(结蛋白)、myogenin、MyoD1 呈阳性表达。

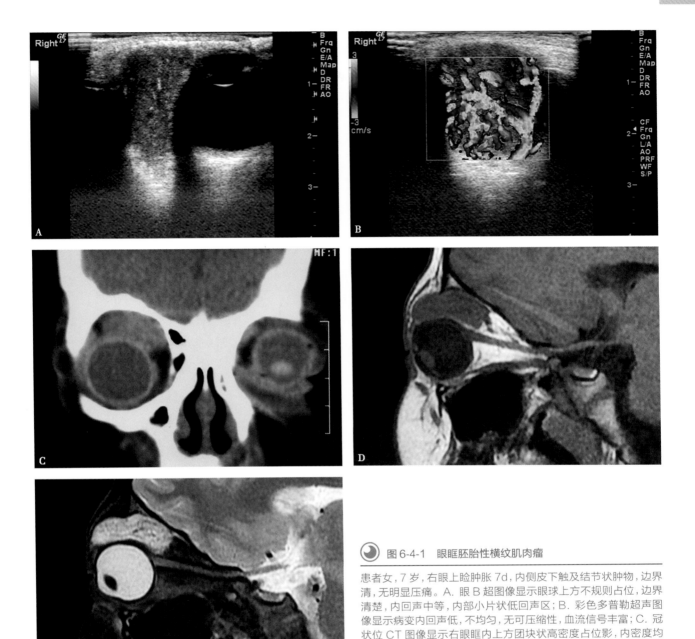

🔍 图6-4-1　眼眶胚胎性横纹肌肉瘤

患者女,7岁,右眼上睑肿胀7d,内侧皮下触及结节状肿物,边界清,无明显压痛。A. 眼 B 超图像显示眼球上方不规则占位,边界清楚,内回声中等,内部小片状低回声区;B. 彩色多普勒超声图像显示病变内回声低,不均匀,无可压缩性,血流信号丰富;C. 冠状位 CT 图像显示右眼眶内上方团块状高密度占位影,内密度均匀,边界较清;D. 矢状位 MRI-T₁WI 图像显示眼球上方团块影,等信号,均匀;E. 矢状位 MRI-T₂WI 抑脂图像显示眼球上方团块影,呈中高信号,均匀,边界清楚。

　　2. 腺泡状横纹肌肉瘤(alveolar rhabdomyosarcoma)　眼眶内比较少见,恶性程度较高。镜下特点为瘤细胞体积较大、圆形或多边形,彼此不相黏着,常被结缔组织纤维分隔成腺泡状或小巢状。瘤细胞胞浆较丰富,嗜酸,核偏位,显示出肌源性肿瘤的特征(图6-4-3)。

　　3. 多形性横纹肌肉瘤(pleomorphic rhabdomyosarcoma)　眼眶内非常少见,好发于成年人或大龄儿童。镜下特点为瘤细胞呈多样化,形状及大小均有很大悬殊,可呈圆形、带状、多边形、梭形、蝌蚪状、球拍状或体积较大的瘤巨细胞。胞浆较丰富,深嗜酸,常可找见纵纹或横纹结构。瘤细胞有明显异型性和病理性核分裂象(图6-4-4)。

　　【鉴别诊断】 眼眶横纹肌肉瘤应与发生于儿童的其他类型恶性肿瘤相鉴别,包括神经母细胞瘤、原始神经外胚瘤、嗅神经母细胞瘤、髓上皮瘤和绿色瘤等肿瘤。眼眶横纹肌肉瘤很少发生于成年人,与其他软组织恶性肿瘤的鉴别主要依靠病理学诊断。

　　【治疗与预后】 近年来，眼眶横纹肌肉瘤的临床诊断和治疗方法有了很大改进，目前主要采用局部肿瘤切除和术后辅以放疗或联合化疗，明显改善了患者的预后。对复发性肿瘤或肿瘤体积较大、充满眼眶、眶骨有破坏的病例仍应考虑眶内容摘除术，术后再辅以放疗和化疗。眼眶横纹肌肉瘤是一种高度恶性肿瘤，容易广泛侵及眶内软组织或蔓延到颅内，全身转移多见于肺、骨、淋巴结和骨髓等部位。

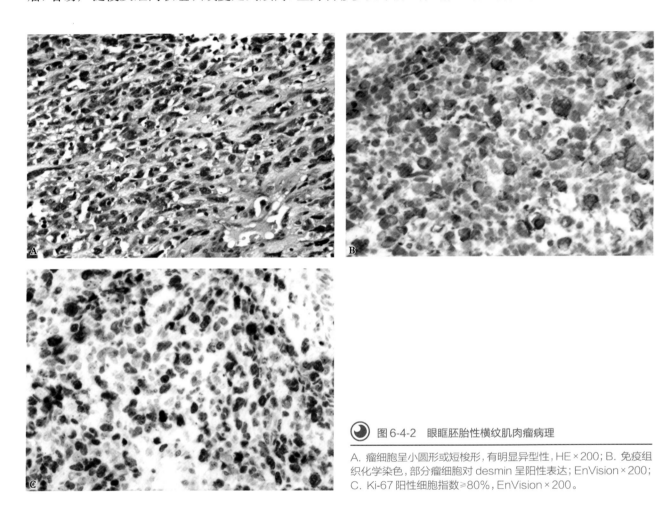

　🌙 **图 6-4-2　眼眶胚胎性横纹肌肉瘤病理**

A. 瘤细胞呈小圆形或短梭形，有明显异型性，HE×200；B. 免疫组织化学染色，部分瘤细胞对 desmin 呈阳性表达；EnVision×200；C. Ki-67 阳性细胞指数≥80%，EnVision×200。

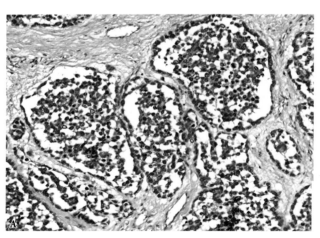
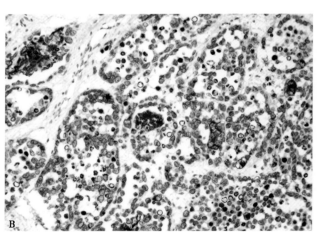

　🌙 **图 6-4-3　眼眶腺泡状横纹肌肉瘤**

A. 瘤细胞排列成巢状，癌细胞巢之间有纤维组织分隔，HE×200；B. 瘤细胞对 desmin 染色呈阳性表达，EnVision×200。

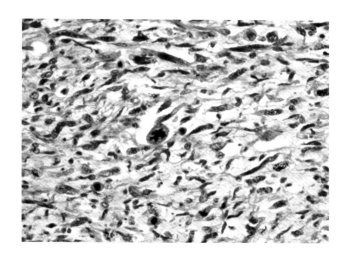

 图 6-4-4 眼眶多形性横纹肌肉瘤

肿瘤细胞呈长梭形或带状,有明显异型性和病理性核分裂象,HE×200。

二、血管平滑肌瘤

【概述】 血管平滑肌瘤(angioleiomyoma)又称为血管肌瘤,是一种由厚壁血管和围绕其周围的平滑肌组织组成的良性肿瘤,具有独特病理形态特征。本瘤好发于成年人,主要发生在下肢皮下组织,其次是头颈部和躯干,眼眶内比较少见。组织发生尚不十分清楚,一般认为起源于小静脉周围的平滑肌,有些学者认为属于血管发育异常或错构瘤性病变,可能是血管性错构瘤中平滑肌细胞的持续性增生所致。

【临床和影像学特点】

1. **临床表现** 大多数发生于成年人,多见于中年女性,单眼发病,病史较短或数年。主要表现为眼眶内肿物,渐进性眼球突出、眼球移位、眼球运动障碍和视力下降,临床症状的表现程度与肿瘤位置、肿瘤体积、对周围组织和视神经的挤压状况有关。如果肿瘤发生于泪囊周围,患者可表现溢泪和泪囊炎的症状。

2. **眼超声检查** 肿瘤呈圆形或椭圆形,边界清楚,不能被压缩,无明显血流信号。内回声可多而均,类似海绵状血管瘤(图 6-4-5A),也可以呈低弱回声(图 6-4-5B),与瘤体的病理分型有关。

3. **CT 检查** 肿瘤为单发性,多位于眼眶后部,圆形或类圆形,密度比较均匀,边界清楚,CT 值通常为 45~50Hu,注射阳性对比剂后中度强化。发生于眶尖者可引起眶上裂扩大。有些病变类似于眼眶海绵状血管瘤或神经鞘瘤的形态。

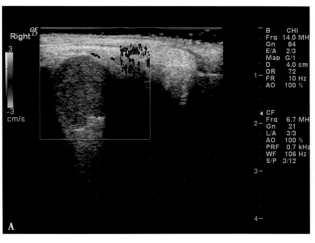
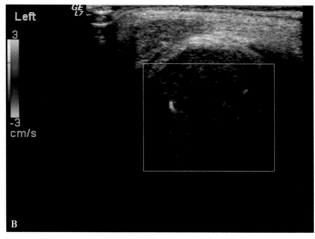

图 6-4-5 眼眶血管平滑肌瘤超声图像

A. 显示眼球后圆形占位病变,边界清楚,内回声多而均,无血流信号;B. 显示眼眶内圆形占位病变,边界清楚,内回声低弱均匀,少量血流信号。

4. MRI 检查　显示 T_1WI 与肌肉相似的等信号，T_2WI 呈高信号，增强后可见不均匀强化（图 6-4-6）。

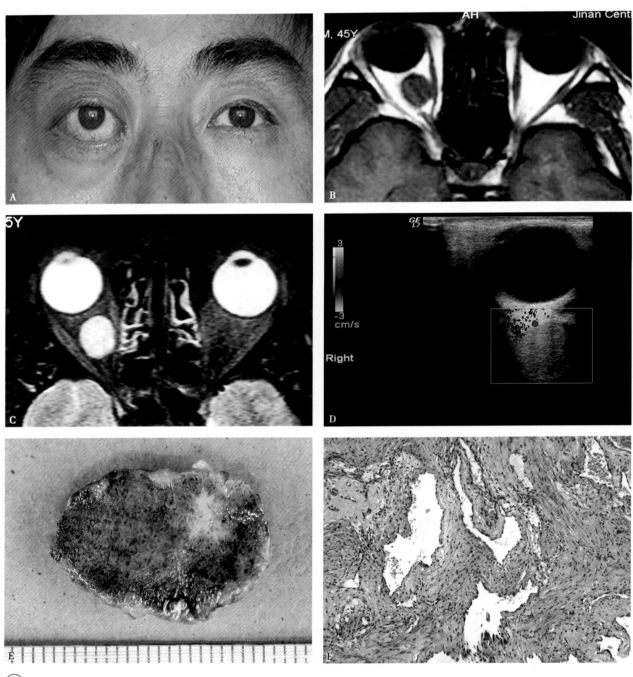

🌓 图 6-4-6　眼眶血管平滑肌瘤

患者，男，45 岁。A. 右侧眼球呈轴性突出 2 年；B、C. 横轴位 MRI 图像显示肿物位于眼眶肌锥内，边界清楚，T_1WI 呈中信号，T_2WI 抑脂呈高信号；D. 彩色多普勒超声图像显示眼球后圆形占位病变，边界清楚，内回声多而均，病变内部无血流信号；E. 肿瘤大体切面可见大小不一的蜂窝状腔隙；F. 病理图像显示静脉型血管平滑肌瘤，肿瘤中有很多厚壁的静脉性血管，其周围围绕有大量平滑肌纤维，HE×100。

【病理】大多数肿瘤外观呈灰紫色，直径为 1～2cm，呈圆形或不规则的椭圆形，边界清楚，肿瘤表面有完整或不完整的纤维性包膜。镜下，血管平滑肌瘤分为实体型、静脉型和海绵状型三种类型。实体型血管平滑肌瘤特点为肿瘤内血管管径较小或呈裂隙样，其周围有大量分化成熟的平滑肌细胞。静脉型血管平滑肌瘤特点为肿瘤主要由厚壁的静脉型血管组成，平滑肌细胞围绕血管壁呈环状排列，血管壁外侧的平滑肌细胞与间质中平滑肌细胞有移行(图6-4-6F)。海绵状型血管平滑肌瘤特点为瘤体内有较多扩张的血管,血管壁周围有厚薄不一的平滑肌纤维。肿瘤间质中含有数量不等、分化成熟的结缔组织纤维,但无明显的成纤维细胞和炎性细胞。有些肿瘤伴发血管内乳头状内皮增生或海绵状血管瘤,间质纤维可发生黏液样或玻璃样变性。

【鉴别诊断】本瘤好发于眼眶深部、多数病例临床和影像学特征与眼眶海绵状血管瘤的表现极为相似,两者临床鉴别比较困难,主要依靠病理学诊断。术中可见血管平滑肌瘤外观呈灰紫色或灰白色,而海绵状血管瘤呈紫红色。实体型血管平滑肌瘤与平滑肌瘤的区别为瘤体内有许多狭窄的或裂隙状血管,平滑肌细胞主要围绕血管排列,CD31和CD34染色可见裂隙状血管的内皮细胞呈阳性表达。静脉型和海绵状型血管平滑肌瘤与海绵状血管瘤的区别为前者血管壁周围有较厚且厚薄不均的平滑肌纤维,肿瘤间质中有呈束状或旋涡状排列的平滑肌纤维,常与血管壁周围的肌纤维有过渡。

【治疗与预后】主要以手术切除为主,要尽可能将肿物完整摘除。值得注意的是这种肿瘤多与视神经粘连紧密,手术摘除时容易造成视神经的损伤,导致视力下降甚至丧失,因此术中操作需非常小心、轻柔。本瘤为良性肿瘤,一般预后较好。切除不完整者可导致术后复发。一般认为本瘤对放疗或化疗不敏感,也有学者报道对切除不完全者给予术后放疗可控制肿瘤复发。

三、平滑肌肉瘤

【概述】平滑肌肉瘤(leimyosarcoma)是一种发生于眼眶内软组织的梭形细胞性恶性肿瘤,罕见,文献中报道的病例不足10例,可发生于儿童或中老年人,有的病例发生于局部曾接受过放疗的部位(如视网膜母细胞瘤术后辅以放疗者)。

【临床和影像学特点】主要表现为眼球突出和眼眶内肿物,病史较短,发病急,病变发展快。肿瘤好发于眼眶上方,无包膜,呈浸润性生长,可侵犯邻近骨膜或骨壁。眼超声检查显示肿物边界尚清,内回声较少,不能压缩,病变内部有丰富血流信号。CT检查显示眼眶内高密度软组织影,边界清楚,通常伴有邻近眶骨壁破坏(图6-4-7)。MRI检查显示眼眶内团块状异常信号影,T_1WI中信号,T_2WI呈等高信号,明显强化。

【病理】肿瘤无包膜或包膜不完整,笔者见到的两例肿瘤体积均较大,最大直径分别达到4cm和3.5cm,切面呈鱼肉状,可有灶状出血及坏死。肿瘤主要由平行、束状或互相交织状排列、胞浆嗜酸的长梭形瘤细胞组成,胞浆丰富、常可见到纵行肌丝;胞核居中,胞核两端较平钝或呈雪茄样,有明显异型性及病理性核分裂象(图6-4-7D)。免疫组织化学染色,肿瘤细胞对SMA呈强阳性表达。电镜下平滑肌细胞的特征为胞浆内有纵行的肌丝、密体或密斑结构。局部放疗后诱发的平滑肌肉瘤常可见到许多奇形怪状的瘤巨细胞。

【治疗与预后】本瘤为高度恶性肿瘤,对肿瘤累及大部分眼眶者,应考虑眶内容摘除。由于肿瘤体积较大、无完整包膜,局部切除术后容易复发。

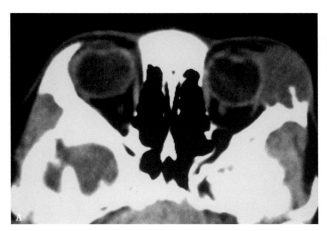

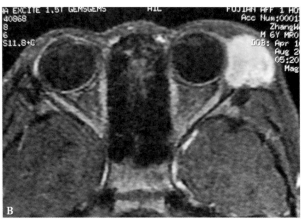

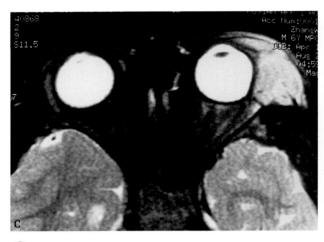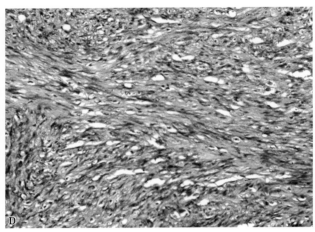

图 6-4-7 眼眶平滑肌肉瘤

患者男，7 岁，左侧眼眶肿物 2 个月。A. 横轴位 CT 图像显示眼眶外上方团块状软组织密度影，眼眶外侧壁骨质受累，形成骨凹和骨嵴，眼球受压向内推移；B、C. 横轴位 MRI 强化抑脂图像显示 T_1WI 和 T_2WI 增强后明显强化；D. 肿瘤主要由呈束状或交织状排列、胞浆嗜酸的长梭形瘤细胞组成，HE×200。

四、脂肪组织肿瘤

（一）脂肪瘤

【概述】脂肪瘤（lipoma）是一种由成熟脂肪细胞组成的良性肿瘤，常见于眼眶周围皮下组织。尽管眼眶内脂肪组织较多，但发生于眼眶内的脂肪瘤罕见。

【临床和影像学特点】多发生于成年人，常见于眶周皮下，表现为局部隆起，无明显不适（图 6-4-8A），也可表现为缓慢生长的眼眶内肿物、眼球突出或移位，一般无明显疼痛。CT 检查：肿物常呈圆形或卵圆形，边界清楚的低密度占位影（图 6-4-8B）。MRI 检查：眼眶内边界清楚的肿物，内信号影与周围脂肪组织相一致，抑脂图像上肿瘤可被抑制。

【病理】大体观察肿瘤呈圆形或分叶状，边界清楚，表面有较薄的纤维性包膜。镜下肿瘤由分化成熟的脂肪细胞组成，细胞大小比较一致，呈圆形或多边形，胞浆内的脂滴因制片过程中被溶解而呈空泡状，胞核较小常被挤向一侧（图 6-4-8E）。

【鉴别诊断】脂肪瘤要与眶脂肪脱垂和结膜皮样脂肪瘤区别。眶脂肪脱垂是由于眶隔松弛、薄弱或先天性异常引起的眶内脂肪向前方突出，一般无包膜，界线不清。结膜下的皮样脂肪瘤多发生于儿童，为先天性迷芽瘤性病变，好发于颞侧结膜下，表现为黄白色隆起的肿物，相应部位的结膜增厚上皮化，可见毛发。有些肿物可以伸延到眼眶内，不应误诊为脂肪瘤。

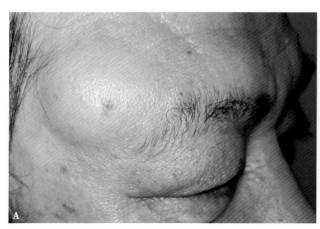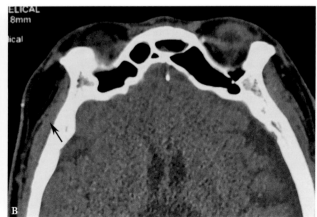

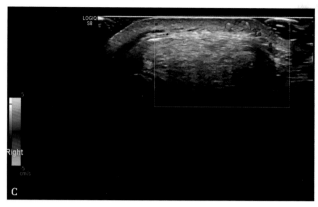
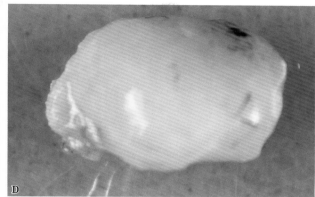
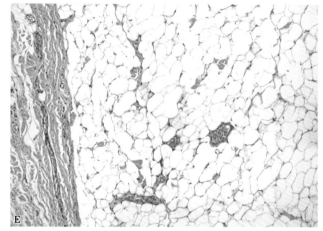

图 6-4-8　眶周皮下脂肪瘤

A. 外眼图显示右眼眶颞上方皮肤隆起,扪及皮下软性肿物;B. 眼眶横轴位 CT 图像显示右眼眶外颞侧皮下扁平低密度占位病变(箭头),边界清楚,周围有膜状软组织影;C. 彩色多普勒超声图像显示皮下脂肪回声增厚,边界清楚,病变内部缺乏血流信号;D. 切除的脂肪瘤大体标本,形态规则,表面有完整包膜;E. 病理图像显示肿瘤由分化成熟的脂肪细胞组成,瘤体表面有厚薄不均的纤维膜,HE×100。

【治疗和预后】　主要是局部完整切除肿物,由于肿物表面有薄的纤维膜,容易与周围组织分离。眼眶内脂肪瘤为良性肿瘤,一般不会发生恶性变。

（二）肌内和肌间脂肪瘤

【概述】　肌内和肌间脂肪瘤(intramuscular and intermuscular lipoma)是一种发生于躯体肌肉内和肌肉间的脂肪瘤,是脂肪瘤的一种特殊类型。本瘤主要发生于躯干和四肢的大肌肉中,约占所有脂肪瘤病变的 1.8%。眼眶内的肌内和肌间脂肪瘤罕见,可发生于眼轮匝肌及眼外肌内。文献报道的 5 例中,2 例发生于眼轮匝肌,3 例发生于眼外肌,分别是上斜肌、上直肌与内直肌。

【临床和影像学特点】

1. 临床表现　本病可发生于任何年龄,多见于 40～70 岁之间,无性别差异,单眼发病。主要表现为眼眶内缓慢生长的肿物,可伴有轻度复视,眼球突出、眼球运动障碍或结膜下浸润等。发生于眼睑者表现为无痛性、逐渐增大的肿块。

2. 眼超声检查　B 超表现多样,强回声、低回声及等回声均有报道,多呈不均匀高回声,肿物边界清晰或浸润性。彩色多普勒超声检查显示血流信号不丰富,还可以很好地显示肿物与局部肌肉组织之间的位置关系、分界情况。

3. CT 检查　显示受累肌肉内边界不清、不规则的低密度占位影,病变长轴与肌肉走行一致,肌腹部低密度囊样病变,密度与眶内脂肪近似,其间杂有纤细条索状、条片状稍高密度影(图 6-4-9A)。

4. MRI 检查　显示病变与正常脂肪相似,T_1WI、T_2WI 均为高信号、脂肪抑制后呈低信号,但病变内混杂线状 T_1WI、T_2WI 中低信号,其可能为肌纤维或纤维间隔。肿物一般不被强化(图 6-4-9B、C)。

【病理】　肿物大体呈灰黄色脂肪样,呈椭圆形或不规则形,无完整包膜(图 6-4-9E)。镜下主要特点为分化成熟脂肪细胞在横纹肌组织内或肌束间浸润性生长,其间可见一些厚壁血管。病变区与周围组织界线不清,部分肌纤维可发生萎缩(图 6-4-9F)。

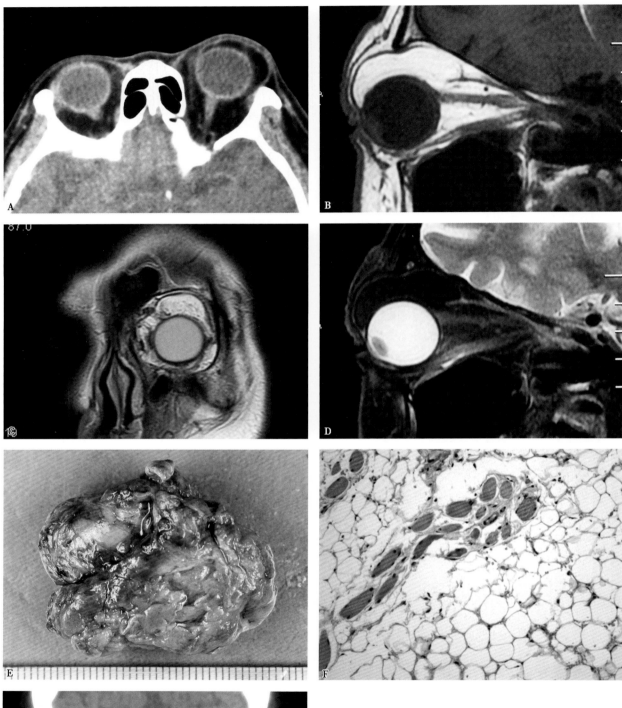

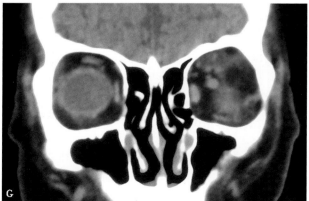

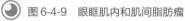

🌓 图6-4-9　眼眶肌内和肌间脂肪瘤

患者女,74 岁,左眼眶内肿物 10 年。A. 横轴位 CT 图像显示分叶状病变位于左眼眶眼球上方偏颞侧,呈紧贴眼球壁轮廓清晰的均匀脂肪密度影、其间可见高密度的条状分隔;B. 矢状位 MRI-T$_1$WI 图像显示病变范围从角膜上缘到上直肌前肌腹,呈脂肪样高信号病变、其间见线条状中高信号影;C. 冠状位 MRI-T$_2$WI 图像显示眼球上方,上直肌附着位高信号病变;D. 矢状位 MRI-T$_2$WI + 脂肪抑制后病变呈低信号影;E. 肿瘤大体呈结节状,灰黄色脂肪样,包膜不完整;F. 病理图像显示分化成熟的脂肪组织在横纹肌组织间浸润性生长,HE × 200;G. 随诊 8 年后复发,冠状位 CT 图像显示左眼眶外上象限低密度占位病变。

【鉴别诊断】本瘤非常少见，临床上眼轮匝肌或眼外肌增粗伴低密度脂肪样浸润性病变应考虑到本病可能性。诊断中主要应与分化良好型脂肪肉瘤相鉴别。虽然有学者报道分化良好型脂肪肉瘤的 MRI 图像通常显示有两个以上的厚分隔及结节和片状非脂肪区，且强化明显，但其确诊主要依靠病理诊断。

【治疗和预后】治疗上以肿瘤完整切除为主，预后较好。边界清楚的病灶切除彻底，术后复发的很少，但眼眶内脂肪瘤与眶内正常脂肪不易分辨，如为了避免并发症，切除不彻底可复发。文献中报道四肢及头颈部肌内和肌间脂肪瘤的复发率从 19% 到 62.5% 不等，其主要原因是为了保留肌肉功能而切除不彻底所致。弥漫浸润性的病变要达到完全切除非常困难、并且会丧失肌肉功能。有些学者报道眼轮匝肌部位的病变切除后未见复发，对眼外肌浸润型虽然仅进行了活检或部分切除，但患者随访期间并未出现进一步症状加重或向相邻肌肉扩散的表现。因此，眼部浸润型病变建议在保留肌肉功能的基础上进行部分切除，随访观察。

（三）高分化脂肪肉瘤

【概述】高分化脂肪肉瘤（well-differentiated liposarcoma）又称为非典型性脂肪瘤样肿瘤（atypical lipomatous tumor），是一种最常见的脂肪肉瘤类型。眼眶内高分化脂肪肉瘤比较少见，瘤细胞起源于眼眶内未分化的间充质细胞。本瘤属于中间性脂肪肿瘤，主要由大小不一的非典型性脂肪细胞组成，具有局部浸润性生长和反复复发的生物学行为。

【临床和影像学特点】好发于中青年，病史长短不一，主要表现为单侧眼眶内肿物、眼球突出、眼球活动受限，重者常伴有眼睑和结膜肿胀。如果肿瘤压迫视神经或伴有眶骨破坏，可表现视力减退或疼痛。B 超检查显示眼眶内肿物形状不规则，内回声较弱，彩色多普勒超声检查显示有血流信号。因瘤体内通常存在大量脂肪和黏液，CT 检查显示肿瘤呈低密度囊性，且由于瘤体伴有坏死腔和纤维血管组织，故内密度不均匀，可见骨破坏（图 6-4-10A）。因瘤体内成分多样，MRI 检查显示不均匀的信号影，瘤体内含脂肪组织，通常在 T_1WI、T_2WI 均有高信号区（图 6-4-10B、C）。

【病理】大体观察肿瘤呈黄白色，一般无包膜，切面可有出血坏死（图 6-4-10D）。镜下根据组织形态，通常分为 3 型：脂肪瘤样脂肪肉瘤，硬化性脂肪肉瘤和炎症性脂肪肉瘤。眼眶内最常见的是脂肪瘤样脂肪肉瘤，肿瘤由大小不一的脂肪细胞组成，脂肪小叶或纤维性间隔内常可见核深染的梭形或不规则形肿瘤细胞，有些肿瘤内可见多泡状脂肪母细胞（图 6-4-10E）。免疫组织化学染色，非典型性脂肪细胞和间质细胞表达 MDM2，CDK4 和 P16。采用 FISH 检测 *MDM2/CDK4* 基因扩增情况有助于本瘤诊断。

【鉴别诊断】本瘤应与某些眼眶脂肪肉芽肿、眶脂肪脱垂、良性脂肪瘤、黏液瘤和分化较好的黏液样脂肪肉瘤鉴别。眶脂肪脱垂可发生于单眼或双眼结膜下，主要是分化成熟的脂肪细胞，部分病变中有少量花环样巨细胞，容易被误认为脂肪母细胞而诊断为高分化脂肪肉瘤。有些高分化脂肪肉瘤的间质伴有明显的黏液样变性，容易误诊为黏液样脂肪肉瘤。

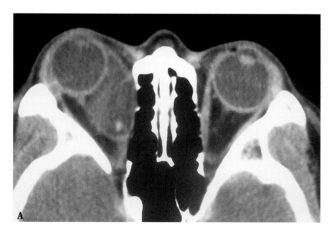
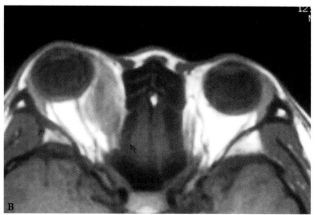

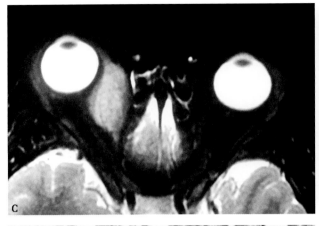
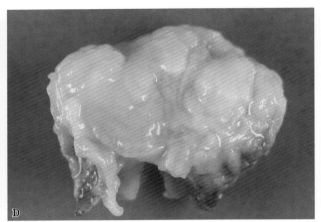
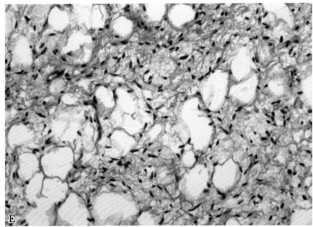

🔴 图 6-4-10　眼眶高分化脂肪肉瘤

患者女，28 岁，右眼眶内肿物，眼球突出 1 个月。A. 横轴位 CT 图像显示右眼眶内侧低密度囊样占位性病变，病变内可见点样高密度影，眶腔扩大、眼球前突；B. 横轴位 MRI 图像显示眼眶内侧病变，信号不均匀，T_1WI 呈中高信号；C. 横轴位 MRI 图像 T_2WI + 脂肪抑制图像显示信号不均匀，呈中高信号；D. 肿瘤大体鱼肉状，无明显包膜；E. 病理图像显示非典型性脂肪细胞的纤维间隔内可见核深染的短梭形细胞，HE×200。

【治疗和预后】 目前治疗主要是采取以广泛手术切除为主的综合性治疗。肿瘤体积较小者可做广泛手术切除，对肿瘤体积较大、反复复发或累及大部分眼眶者，应考虑眼眶内容摘除术。眼眶深部的肿瘤通常无完整包膜，呈浸润性生长，手术很难切除干净，术后容易复发。有些肿瘤可发展为去分化脂肪肉瘤。本瘤主要依靠病理诊断，确诊后可辅以局部放疗或化疗，但其疗效还有待进一步观察。

（四）恶性脂肪组织肿瘤

眼眶内恶性脂肪组织肿瘤非常少见，主要分为三种类型：去分化脂肪肉瘤、黏液样脂肪肉瘤和多形性脂肪肉瘤。去分化脂肪肉瘤（dedifferentiated liposarcoma）可为原发性或由于高分化脂肪肉瘤的进展，去分化成分主要是多形性未分化肉瘤或纤维肉瘤。黏液样脂肪肉瘤（myxoid liposarcoma）是一种由圆形或卵圆形原始间叶细胞组成的肿瘤，可见数量不等的脂肪母细胞，间质呈黏液样，含丰富的丛状或分支状毛细血管网（图 6-4-11）。多形性脂肪肉瘤（pleomorphic liposarcoma）是一种高度恶性脂肪肉瘤，肿瘤内含有数量不等的多形性多空泡状脂肪母细胞。

眼眶脂肪组织恶性肿瘤的恶性程度较高，目前治疗主要为手术切除，肿瘤体积较大或反复复发者可考虑眶内容摘除术或术后辅以放疗。有些文献报道本瘤对化疗不敏感。恶性脂肪肉瘤容易复发和发生全身转移，一般来讲，多形性脂肪肉瘤预后最差，去分化脂肪肉瘤相对较好。

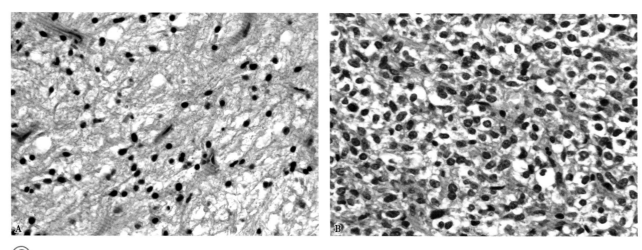

🌓 图 6-4-11　眼眶内黏液样脂肪肉瘤

A. 黏液样基质中有大量分支状毛细血管和大小不一的小圆形瘤细胞，HE×400；B. 差分化黏液样脂肪肉瘤，肿瘤主要由片状分布的小圆形细胞组成，其间可见多泡状脂肪母细胞，HE×400。

五、纤维细胞性肿瘤和瘤样病变

（一）结节性筋膜炎

【概述】结节性筋膜炎（nodular fasciitis）又称为假肉瘤性筋膜炎，病因不清，多数学者认为本病是由于眶筋膜受某种刺激后引发的肌成纤维细胞增生而形成的局部肿块，并不是一种炎症性病变。本病多发生在皮下浅筋膜，部分病例发生于深部肌肉组织内。近年研究发现多数结节性筋膜炎中存在 *USP6-MYH9* 融合基因，提示本病可能属于一种"一过性"或"短暂性"瘤变。

【临床和影像学特点】

1. **临床表现**　多发生于青年人，少数见于儿童或老年人，主要表现为短期内生长迅速的结节状肿物，部分病例伴有酸胀或轻微疼痛。病变多位于眉弓部或前部眶缘皮下，可触摸到实性结节状肿物（图 6-4-12A），少数病例可发生于球结膜下或眼眶深部。

2. **眼超声检查**　B 超显示眼眶内或眶缘皮下异常或非特异性软组织影，彩色多普勒超声检查显示椭圆形或不规则形状异常回声区，边界尚清，内回声低，无压缩性（图 6-4-12B）。

3. **CT 检查**　显示眉弓部或眼眶内非特异性软组织肿块，边界相对较清（图 6-4-12C）。

【病理】肿瘤大体呈结节状，无包膜，边界不清。肿物主要由增生的肌成纤维细胞组成，细胞呈长梭形或短梭形，大小比较一致，呈束状、交织状或无规则性排列，无明显细胞异型性和病理性核分裂象（图 6-4-12E、F）。间质中可伴有少量淋巴细胞、多核巨噬细胞浸润，新生的毛细血管和红细胞外渗。病变可累及邻近的眼外肌和脂肪组织。有些病变中肌成纤维细胞增生比较活跃，细胞较肥胖，排列成席纹状，类似于纤维肉瘤或平滑肌肉瘤的形态，诊断中应当注意鉴别。大部分梭形肌成纤维细胞表达 SMA、calponin 和 CD10。

【鉴别诊断】主要应与多种类型的软组织肿瘤相鉴别，特别是纤维肉瘤、纤维组织细胞瘤、肌成纤维细胞瘤等。通过 FISH 检测 *USP6* 有助于结节性筋膜炎的诊断和鉴别诊断。

【治疗和预后】本病是一种良性自限性病变，一般采用局部完整切除术，大多数病变可治愈，部分病例由于切除不彻底可复发。

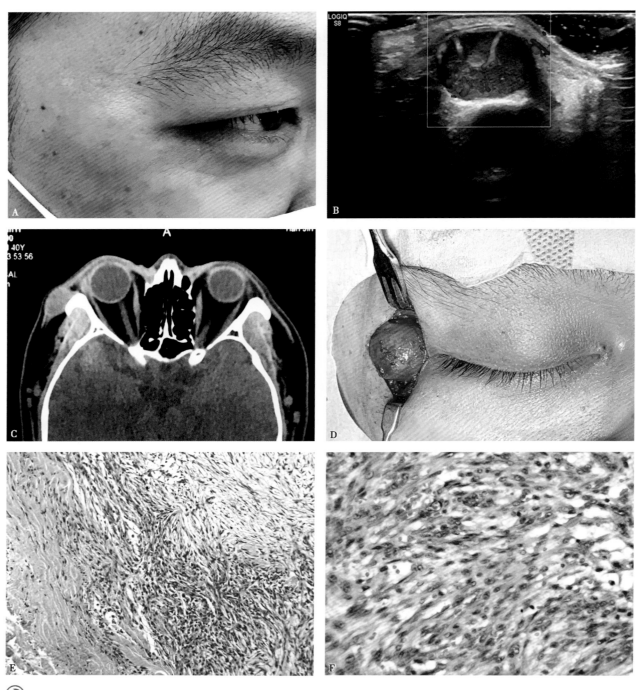

🌑 图6-4-12 右眼眶前部结节性筋膜炎

A. 外眼图显示右侧外眦部皮下轻度隆起肿物，边界欠清，质地较硬，有轻度压痛；B. 彩色多普勒超声图像显示肿物边界较清晰，内回声低而不均，其内可见血流信号，为动脉频谱；C. 横轴位 CT 图像显示右眼外侧皮下软组织密度结节，边界清楚；D. 术中图像显示肿物呈结节状，边界较清楚；E. 病理图像显示增生的梭形肌成纤维细胞侵及邻近纤维组织内；HE×100；F. 瘤细胞间可见红细胞外渗，HE×200。

（二）纤维瘤

【概述】纤维瘤（fibroma）是一种由分化良好的纤维结缔组织组成的良性肿瘤。眼眶内纤维瘤非常少见。

【临床和影像学特点】多发生于成年人，好发在眼眶内侧壁、外侧壁、眶缘或泪囊旁，生长缓慢，病变初期无明显症状。有些患者可在眶缘部触摸到质地较硬的结节状肿物，边界清楚，无明显压痛。眼眶深部肿物可挤压眼球变形或引起视力下降。CT 检查显示眼眶内或眶缘部界线清楚、密度比较均匀的软组织占位影（图 6-4-13A）。MRI 检查：多数肿物显示 T_1WI 和 T_2WI 均呈低信号。

【病理】肿瘤直径一般小于 1cm，瘤体与周围组织分界清楚，但通常无完整包膜，质地较硬。镜下主要由束状排列、粗大的胶原纤维及少量成纤维细胞组成，无炎性细胞浸润（图 6-4-13C）。有些胶原化的结缔组织纤维间可见散在的砂砾状小体或钙化灶，称为钙化性纤维性肿瘤。

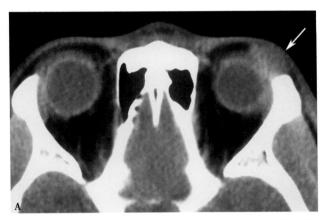
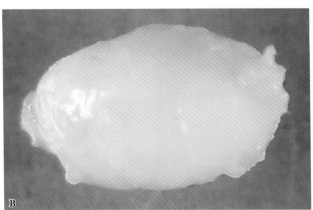
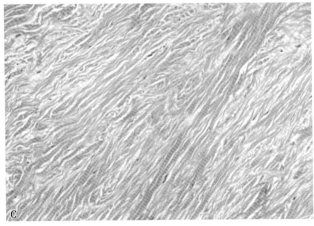

图 6-4-13　眼眶周纤维瘤

A. 横轴位 CT 图像显示肿物位于左眼眶外上缘，呈软组织内密度影，边界较为清晰（箭头）；B. 肿物大体呈白色，边界清楚，质地较硬；C. 病理图像显示肿物由粗大、束状或交织状排列的胶原纤维组成，HE×100。

【鉴别诊断】纤维瘤主要应与眼眶纤维硬化型炎性假瘤、眼眶弥漫性纤维硬化、眼眶婴幼儿型纤维瘤病加以鉴别。纤维硬化型炎性假瘤通常边界不清，增生的胶原纤维排列不规则，之间常伴有数量不等的炎性细胞浸润。眼眶婴幼儿型纤维瘤病多位于眼眶深部或眼外肌周围，病变比较弥漫，增生的纤维组织中常混杂横纹肌纤维、脂肪或肌成纤维细胞。

【治疗】主要是手术完整切除肿瘤，切除不彻底可复发。有些位于眶缘部肿物可呈多灶性，但肿物较小。本瘤为良性肿瘤，一般不会发生恶性变。

（三）婴幼儿型纤维瘤病

【概述】婴幼儿型纤维瘤病（infantile fibromatosis）是一种发生于婴幼儿或儿童的纤维瘤病，表现为以成纤维细胞或肌成纤维细胞增生为特征的中间性、非转移性病变，但通常呈浸润性生长，切除不净容易复发，但很少发生恶变。眼眶婴幼儿型纤维瘤病非常少见，可为眼眶局部病变或伴有全身其他部位病变。

【临床和影像学特点】主要发生于婴幼儿或儿童,好发于眼眶下部或眼外肌旁,前者可引起下睑退缩及睑内翻,后者可累及单条或多条眼外肌,患儿表现进行性或固定性斜视。CT 检查显示眼外肌周围占位性病变,可伴有单条或数条眼外肌增粗。眼眶深部肿物通常边界不清,沿眼眶壁弥漫性生长。MRI 检查:T₁WI 和 T₂WI 均为中等信号(图 6-4-14~图 6-4-16)。

【病理】眼眶深部病变常与骨膜粘连,边界不清,比较硬韧,无明显包膜。局限于眼外肌周围的病变一般较小,与眼外肌不易分离。肿瘤主要由束状或不规则排列的胶原纤维、成纤维细胞和肌成纤维细胞组成,其间可见少量血管、横纹肌纤维和脂肪组织。成纤维细胞分化较好,无明显病理性核分裂象(图 6-4-14C,图 6-4-15D,图 6-4-16C)。免疫组织化学染色,瘤细胞表达 β-catenin,部分瘤细胞表达 SMA。

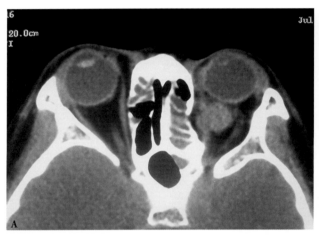
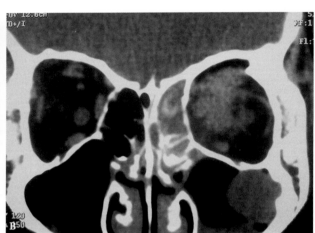
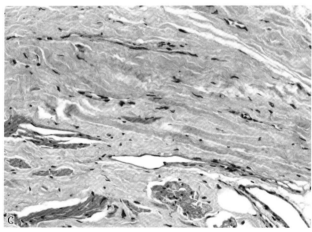

图 6-4-14　眼眶婴幼儿型纤维瘤病

患者男,13 岁,自出生后左眼较右眼突出,并逐渐加重。A. 横轴位 CT 图像显示左眼眶肌锥内团块状均匀的软组织密度影,边界不清,与内直肌粘连;B. 冠状位 CT 图像显示病变位于左眼眶视神经鼻上方,肿物与上直肌、内直肌及视神经边界欠清;C. 病理图像显示肿物主要由粗细不均、排列较规则的胶原纤维组成,其间有少量血管和散在的横纹肌纤维束,HE×100。

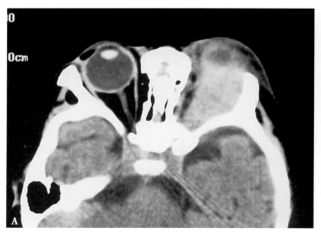
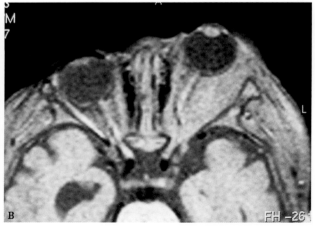

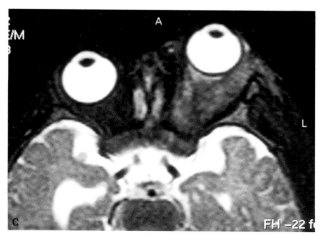

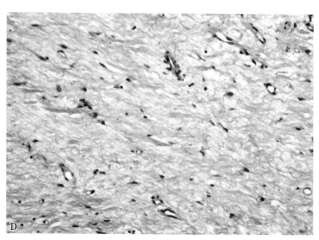

 图 6-4-15　眼眶婴幼儿型纤维瘤病

患者男，9 个月，左眼进行性眼球突出 3 个月。A. 横轴位 CT 图像显示左眼眶颞侧弥漫性占位性病变，边界不清；B、C. 横轴位 MRI 图像显示左眼球突出，眼眶内弥漫性肿物，T_1WI + 脂肪抑制呈不均匀的中信号，T_2WI + 脂肪抑制呈不均匀的中低信号；D. 病理图像显示肿物主要由透明样变性的胶原纤维组成，其间有少量短梭形纤维样细胞和细小的毛细血管，HE × 100。

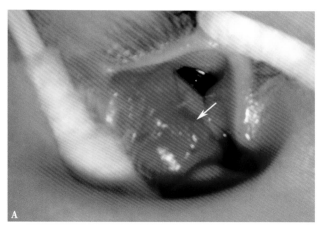

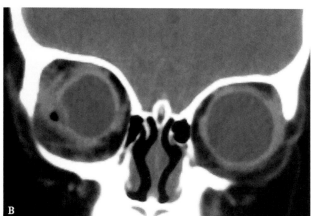

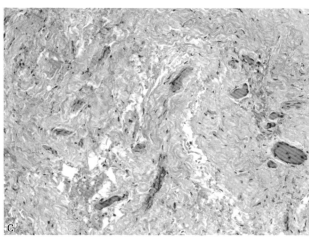

图 6-4-16　眼眶婴幼儿型纤维瘤病

患者 2 岁，右眼限制性内斜 1 年。A. 撑开眼睑，发现右眼外下穹窿结膜及球结膜增厚（箭头）；B. 冠状位 CT 图像显示右眼外直肌和下直肌周围不规则软组织密度影，肿物与眼外肌边界欠清，眼球壁受压变形；C. 右眼外直肌周围组织活检显示不规则排列的胶原纤维增生，其间含有少量血管和横纹肌纤维束，HE × 100。

　　【鉴别诊断】本病主要应与发生于婴幼儿眼眶内其他类型的梭形细胞性肿瘤鉴别，包括结节性筋膜炎、纤维组织细胞瘤、横纹肌肉瘤、婴幼儿纤维肉瘤、神经纤维瘤等。对于疑似纤维瘤病的病例，可加做β-catenin 基因突变检测，有助于纤维瘤病的诊断。

　　【治疗和预后】主要以手术切除为主。对于弥漫性生长或累及眼外肌的肿物很难彻底切除，术后容易复发。出于功能方面考虑不可能完全切除的情况下，则在保留眼外肌等功能的前提下尽可能切除肿瘤。有学者报道 3 例眼眶病变，给予肿瘤部分切除，术后分别观察了 36、46 及 90 个月，随诊期间并未发现残余肿瘤增大。

　　（四）肌纤维瘤

　　【概述】肌纤维瘤（myofibroma），又称为婴儿肌纤维瘤（infantile myofibroma），是婴幼儿和儿童最常见的一种成纤维细胞和肌成纤维细胞性病变。临床上本瘤分为三种类型：孤立性、多中心性和成年型，孤立性又称为肌纤维瘤，多中心性又称为肌纤维瘤病。肿瘤可发生于肢体和头颈部皮下、软组织和骨，少数多中心性病变可累及内脏器官。文献中眼眶内和眼睑肌纤维瘤的报道比较少见，多数为个案报道。

　　【临床和影像学特点】大多数发生于 2 岁以下幼儿，男性多见，偶可发生于成年人。单眼发病，表现为眼眶内局灶性或皮下坚硬的无痛性肿块，眼眶内肿物增大可引起眼球突出。CT 检查病变形状表现多样，可呈局限性或弥漫性生长的眼眶内肿物，有些病变表现局部侵袭性或不规则溶骨性病变（图 6-4-17）。

　　【病理】肿瘤大体呈结节状，无明显包膜。镜下，主要由呈结节状或束状排列的成纤维细胞或肌成纤维细胞组成，细胞呈梭形，胞质嗜酸，无明显异型性。有些部位肿瘤细胞似圆形或小多边形原始间叶细胞，局部可见坏死、出血和钙化。免疫组织化学染色，瘤细胞表达 vimentin 和 SMA，不表达 desmin 和 S-100（图 6-4-17E、F）。

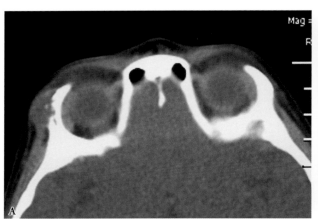
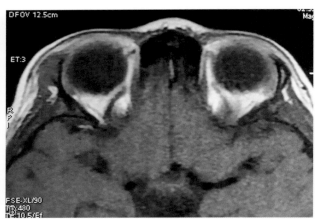
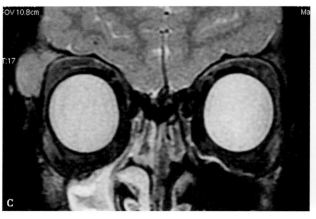
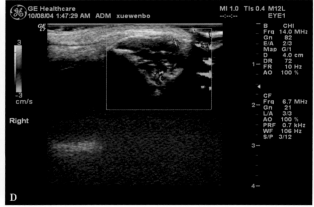

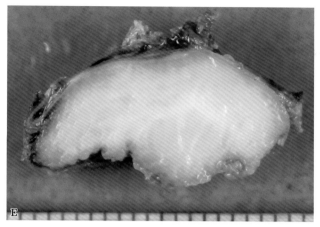
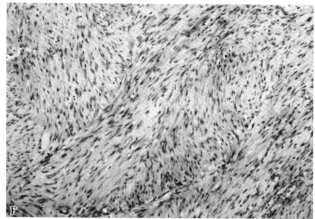
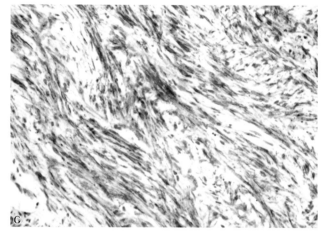

图 6-4-17　眼眶肌纤维瘤

患者男，4 岁，右眼眉弓部皮下肿物半年余。A. 横轴位 CT 图像显示右侧眼眶外上壁局灶性肿物影，邻近骨壁有不规则骨破坏；B. 横轴位 MRI-T$_1$WI 示肿物位于右眼眶外上方，呈中等信号；C. 冠状位 MRI，T$_2$WI + 脂肪抑制图像显示肿物位于右眼眶外上方，呈均匀的中高信号，边界较清楚；D. 超声图像显示眼眶缘皮下见低回声肿物，边界不清，形态不规则，内回声不均匀，可见线片状强回声，病变内可探及血流信号；E. 肿物大体表面无完整包膜，切面灰白色；F. 肿物主要由不密集的呈束状排列的梭形纤维样细胞组成，无明显异型性，HE × 100；G. 肿瘤细胞对 SMA 呈阳性表达，EnVision × 200。

【鉴别诊断】本病非常少见，影像学检查无特异性表现，术前诊断困难。婴幼儿眼眶内肿物伴有无痛性溶骨性病变时应考虑到肌纤维瘤。本病主要应与眼眶纤维骨性病变、朗格汉斯细胞组织细胞增生症、神经母细胞瘤和其他伴有眼眶骨破坏的病变加以鉴别。

【治疗和预后】孤立性病灶最佳治疗方法是手术彻底切除，少数病例切除不净可复发。一般认为孤立性病灶预后较好，有文献报道部分残留病变可长期保持稳定甚至自发消退，但累及内脏和全身广泛性病变者预后较差。

（五）肌成纤维细胞瘤

【概述】肌成纤维细胞瘤（myofibroblastoma）是良性间叶性肿瘤，可发生在下肢、肝脏、前列腺、腘窝、臀部和大脑。男性较女性多，平均年龄 52.5 岁。眼眶肌成纤维细胞瘤罕见，文献中仅见两例报道，且较其他部位肿瘤更具侵袭性。

【临床和影像学特点】眼眶肌成纤维细胞瘤罕见，查阅文献中有两例报道，一例发生于外直肌外侧并有外直肌浸润，表现为无痛性眼球突出、眼睑肿胀、复视和眼球运动受限。另一例发生于眼眶鼻上方伴眼球突出、眼球内侵犯、继发性视网膜脱离、眼压升高、结膜混合充血水肿和渐进性失明。笔者收治的一例患者，肿物位于右眼眶前部内眦部皮下，CT 检查显示轮廓清楚的软组织密度影（图 6-4-18A），其中可有脂肪样低密度影。MRI 检查显示病变边界清楚，部分病变呈 T$_1$WI 低信号、T$_2$WI 高信号，有些病变因有脂肪样浸润 T$_1$WI 及 T$_2$WI 均呈高信号。病变可被不均匀强化伴线状低信号。

【病理】肿瘤大体呈结节状，质地硬韧，无完整包膜。镜下肿瘤主要由胖梭形或卵圆形细胞组成，胞浆嗜酸，排列成不规则的条束状，细胞之间有数量不等的胶原纤维束。免疫组织化学染色，大多数瘤细胞对 SMA 和 desmin 呈阳性表达，部分瘤细胞表达 CD34（（图 6-4-18B、C）。

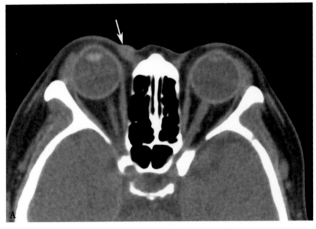
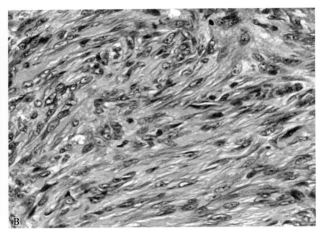
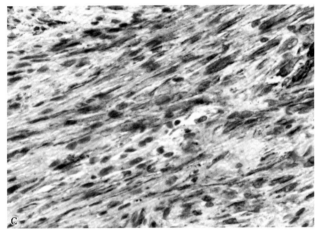

图6-4-18 眼眶肌成纤维细胞瘤

患者女，46岁，右眼上睑内侧肿物2个月。A. 横轴位CT图像示右眼眶前部内眦部皮下比较均质的中等密度肿物，边界比较清楚（箭头）；B. 病理图像示肿瘤主要由不规则条束状排列的胖梭形细胞组成，HE×400；C. 瘤细胞对SMA呈阳性表达，EnVision×400。

【鉴别诊断】眼眶肌成纤维细胞瘤罕见，临床诊断比较困难。病理诊断中主要应与其他梭形细胞性肿瘤鉴别，包括侵袭性纤维瘤病、孤立性纤维性肿瘤和肌纤维瘤鉴别。

【治疗和预后】肌成纤维细胞瘤属于中间性肿瘤，治疗上以手术切除为主，部分病例术后容易复发。文献中报道的两例眼眶病变均较其他部位肿瘤具有侵袭性，一例侵犯外直肌者在局部肿瘤切除术后半年复发；另一例肿瘤侵犯眼球内和发生继发性青光眼。本院收治的一例患者肿物位于内眦部皮下，体积较小，手术切除后随诊1年无复发。肿物复发可能与病变部位和手术切除不彻底有关。

（六）孤立性纤维性肿瘤

【概述】孤立性纤维性肿瘤（solitary fibrous tumor）是由Noguchi等人最先报道，是一种梭形细胞性软组织肿瘤，目前认为本瘤起源于结缔组织中表达CD34抗原的树突状间质细胞，瘤细胞具有向成纤维细胞分化的特征，可发生于全身多处部位。除胸膜外，本瘤亦可发生于纵隔、上呼吸道、鼻腔、腹膜和眼眶等其他部位。眼眶孤立性纤维性肿瘤由Westra等人在1994年首先报道，近年来文献中报道的病例逐渐增多。眼眶孤立性纤维性肿瘤并不少见，有些病例以往曾被诊断为血管外皮瘤、神经鞘瘤或纤维瘤。

【临床和影像学特点】

1. 临床表现 单眼发病，多数病例好发于成年人眼眶上方、外上方或内侧泪囊周围，发病年龄在10～77岁之间。肿物生长比较缓慢，无明显疼痛，临床表现通常与肿瘤部位有关，眼眶外上方或上方的肿瘤表现上睑肿胀、眼球活动受限、眼球移位或眼球突出。肿物压迫视神经者可引起视力减退。眼眶前部内侧的肿瘤可在泪囊区触摸到边界清楚、质地较硬的肿物，或伴有泪道阻塞症状。

2. 眼超声检查 显示肿瘤与周围组织分界清楚，内回声低而均匀，血流信号较丰富，频谱多普勒显示为低阻动脉血流频谱（图6-4-19）。

3. CT检查 肿瘤呈圆形或不规则椭圆形，边界比较清楚，中高密度且均匀，眶骨壁无破坏（图6-4-20A）。

4. MRI 检查　多数肿瘤 T_1WI、T_2WI 均为中低信号，并可为造影剂增强，血管丰富者增强明显。有些学者报道血管造影可显示静脉期瘤体呈均质性着色。有些肿瘤显示 T_1WI 为等信号，T_2WI 为高信号（图 6-4-20B、C，图 6-4-21）。

【病理】肿瘤大体常呈圆形、椭圆形或不规则的结节状，边界清楚，表面有很薄的纤维性包膜（图 6-4-20E），但有些区域包膜不完整或与邻近组织粘连。文献报道中大多数眼眶孤立性纤维性肿瘤的直径在 2～3cm 之间。肿瘤切面呈实性，灰白色或灰黄色，有些肿瘤可见少量出血。

大多数孤立性纤维性肿瘤具有比较典型的组织形态和免疫组织化学染色的特点，基本特征为：①肿瘤由交替状分布的细胞丰富区和稀疏区组成，瘤细胞呈梭形，胞质嗜酸，界线不清；胞核呈梭性或卵圆形，无明显细胞异型性；②瘤细胞通常排列成束状、席纹状、栅状或呈无模式性生长方式，之间穿插有数量不等的粗大或瘢痕样胶原纤维束；③瘤体内血管丰富，有些血管呈分支状、鹿角状或细长的血管样间隙；④免疫组织化学染色：大多数瘤细胞对 CD34、STAT6 和波形蛋白呈弥漫性阳性表达，部分瘤细胞对 CD99 和 Bcl-2 呈阳性表达，灶状表达 actin 或 desmin（图 6-4-20F～H）。

眼眶非典型性或恶性孤立性纤维性肿瘤比较少见，可为原发性或反复复发的肿瘤。病理特点为肿瘤包膜不完整，瘤细胞密度增加，核异型性明显，核分裂象多见，常 ≥4/10HPF，有些病例伴有坏死（图 6-4-21G、H）。

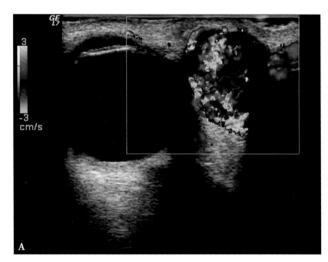
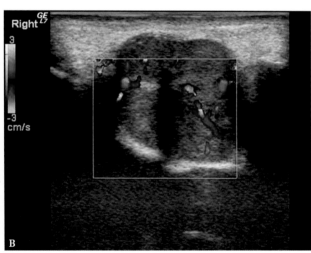

图 6-4-19　眼眶孤立性纤维性肿瘤的彩色多普勒超声图像

A. 眼眶内侧类圆形占位病变，呈中低回声，其内可见较丰富血流信号；B. 上睑皮下结节状肿物，呈中低不均匀回声，其内可见血流信号。

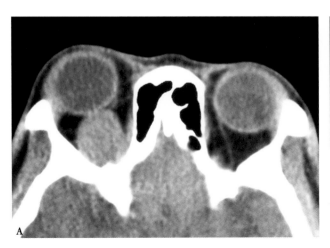
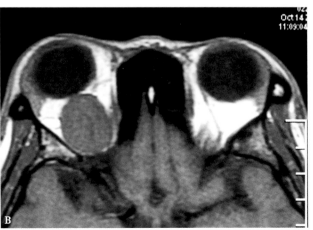

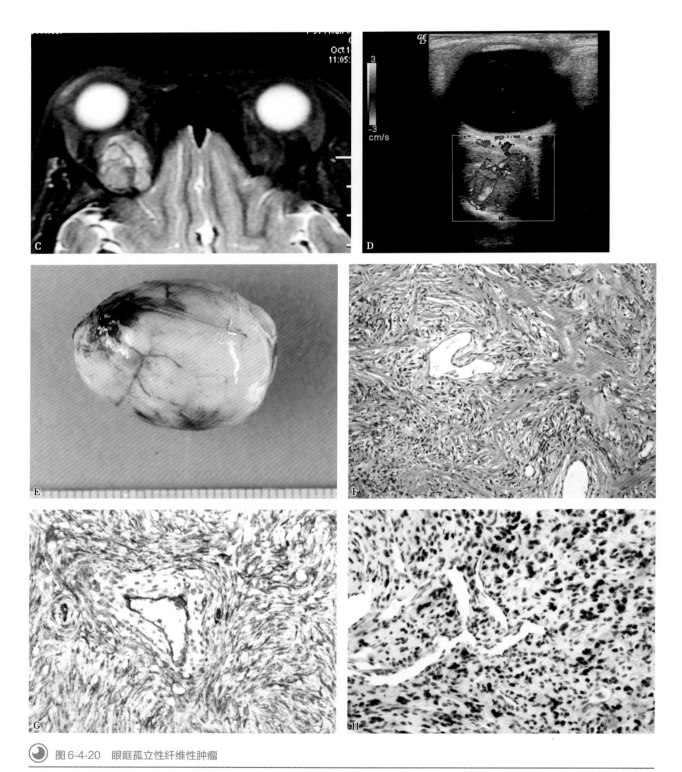

图6-4-20　眼眶孤立性纤维性肿瘤

患者女,31岁,右眼球突出逐渐加重1年。A. 横轴位CT图像示右眼眶肌锥内边界清楚的椭圆形肿物,密度中等较均匀;B、C. 横轴位MRI图像示肿物边界清楚,T_1WI呈中信号,T_2WI＋脂肪抑制呈混杂中高信号,其内均可见肿瘤内枝杈状低信号;D. 彩色多普勒超声图像显示肿物呈中等不均匀回声,血流信号丰富;E. 肿物大体有较完整的包膜;F. 病理图像显示瘤细胞间可见鹿角状血管和粗大的胶原纤维,HE×200;G. 瘤细胞对CD34呈强阳性表达,EnVision×200;H. 瘤细胞对STAT6呈阳性表达,EnVision×200。

【鉴别诊断】眼眶孤立性纤维性肿瘤并不少见，对影像学检查提示边界清楚、密度均匀和含有大量血流信号的眼眶肿瘤应考虑到孤立性纤维性肿瘤的可能性。诊断中应与纤维组织细胞瘤、神经鞘瘤等多种梭形细胞性肿瘤鉴别。纤维组织细胞瘤是由不同比例的成纤维细胞、组织细胞和多核巨噬细胞组成，一般无粗大或致密的胶原纤维。神经鞘瘤主要由细长的梭形细胞组成，胞核呈波浪状，有交替状分布的 Antoni A 区和 Antoni B 区，Verocay 小体，瘤细胞对 S-100 蛋白呈阳性表达，而对 CD34 和 STAT6 呈阴性表达。其他需要鉴别的眼眶内梭形细胞性肿瘤还包括纤维瘤、肌源性肿瘤和神经纤维瘤等。

【治疗和预后】本瘤属于中间性或交界性肿瘤。治疗主要以手术完整切除肿物为主，一般不会复发，预后较好。多数术后复发的病例可能与肿瘤包膜不完整或手术切除不完全有关。有些眼眶孤立性纤维性肿瘤术后反复复发、侵及邻近组织或累及颅内，治疗比较困难。非典型性或恶性孤立性纤维性肿瘤比较少见，后者容易术后复发或发生肺、骨和肝脏等远处器官转移。

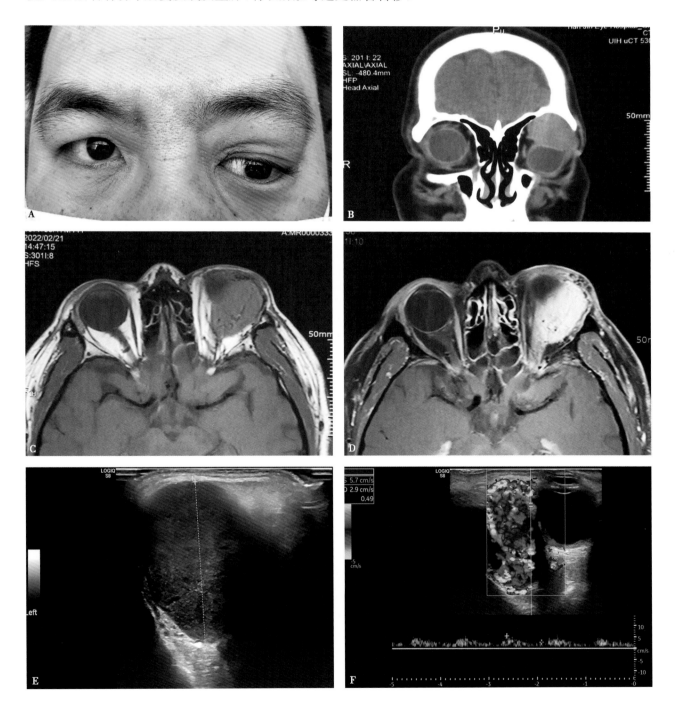

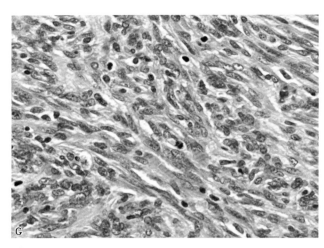
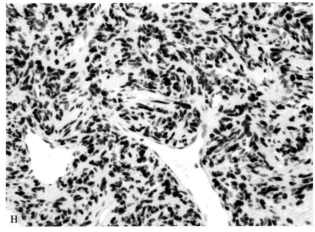

图 6-4-21 眼眶非典型性孤立性纤维性肿瘤

患者男性,44 岁,左眼无痛性眼球突出,睁眼困难半年。A. 外观图显示左眼球突出、向内下方移位,眼眶上方可扪及肿块;B. 眼眶冠状位图像显示左眼球上方眶内椭圆形占位性病变,边界清楚,密度均匀,上直肌、外直肌不能分辨,眼球受压变形、向下移位,邻近骨壁无破坏;C. 横轴位 MRI-T$_1$WI 图像显示左眼眶外上方椭圆形等信号肿物,边界清楚,内有点线状低信号影;D. 横轴位 MRI-T$_2$WI 增强抑脂图像显示病变信号显著强化;E. 超声图像显示眶内椭圆形肿物,边界清楚,内回声低弱,回声均匀,透声性好,后界显示清楚;F. 彩色多普勒超声图像显示病变内部极丰富血流信号;G. 病理图像显示瘤细胞有明显异型性,可见核分裂象,HE×400;H. 瘤细胞对 STAT6 呈弥漫性阳性表达,EnVision×200。

(七)炎性肌成纤维细胞瘤

【概述】炎性肌成纤维细胞瘤(inflammtory myofibroblastic tumor)是一种由梭形成纤维细胞或肌成纤维细胞组成的肿瘤,间质中常伴有淋巴细胞、浆细胞等炎性细胞浸润,属于中间性肿瘤。文献中有关眼眶炎性肌成纤维细胞瘤的报道非常少见,有些病例以往被诊断为浆细胞肉芽肿或眼眶炎性假瘤等。

【临床和影像学特点】

1. 临床表现 多见于儿童或青年人,发病较快,病史短,主要表现为眼眶内肿物和眼球突出,有些患者可伴有疼痛。病变累及眼眶前部或结膜下者可表现眼睑肿胀、结膜肿胀充血。病变位于眶顶者可引起上睑下垂。

2. 眼超声检查 多数病变呈均匀中低回声或不均匀中高回声,血流较为丰富或无血流信号。

3. CT 检查 显示眼眶内不规则形状或团块状软组织影,与眼外肌等密度,肿物可位于肌锥内、肌锥外或邻近眼外肌部位,后者可显示眼外肌增粗(图 6-4-22,图 6-4-23)。有文献报道肿瘤可发生于泪腺区或局部伴骨侵蚀。

4. MRI 检查 多数肿瘤显示 T$_1$WI 呈等信号,T$_2$WI 呈稍高信号或稍低信号,可被均匀强化(图 6-4-22)。

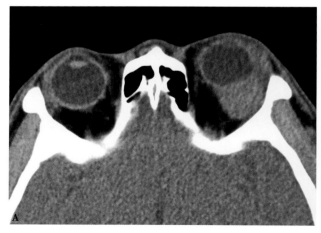
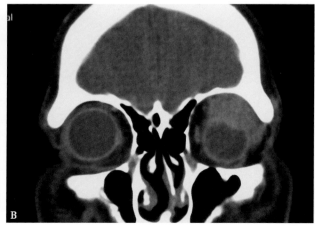

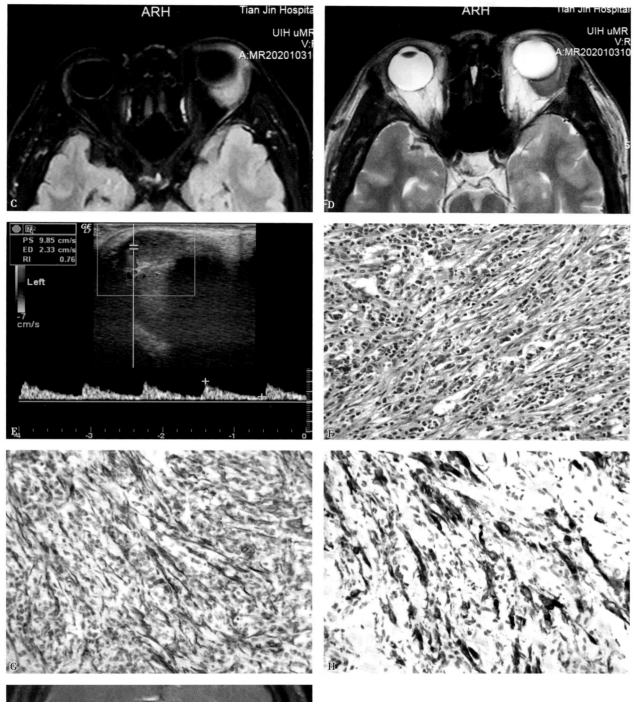

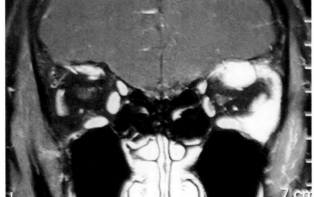

🕐 **图 6-4-22　眼眶炎性肌成纤维细胞瘤**

患者男，27 岁，左眼眶内肿物 2 个月余。A、B. 横轴位及冠状位 CT 图像显示左眼球外上方软组织密度影，呈铸造状紧贴眼球壁、压迫眼球变形并与上直肌及外直肌边界不清，病变向后达眶中部；C、D. 横轴位 MRI 图像显示左眼眶外侧肿物 T₁WI + 脂肪抑制呈中信号、T₂WI 呈中低信号；E. 彩色多普勒超声图像显示左眼眶外上方低回声占位病变，边界欠清，血流信号不丰富，可探及动脉频谱血流；F. 病理图像显示肿瘤主要由呈束状排列的较肥胖的长梭形纤维样细胞和淋巴细胞、浆细胞组成，HE×200；G. 纤维样细胞对 SMA 呈阳性表达，EnVision×200；H. 部分瘤细胞对 ALK 呈阳性表达，EnVision×400；I. 患者术后 1 年复发，冠状位 MRI-T₁WI 增强抑脂图像显示左眼眶内上方和外下方复发病变。

　　【病理】 肿瘤大体呈结节状，无明显包膜，切面灰白色或灰黄色。镜下主要由增生的胖梭形成纤维细胞和肌成纤维细胞组成，其间混杂数量不等、分化成熟的淋巴细胞和浆细胞（图6-4-22F，图6-4-23C）。肌成纤维细胞比较肥胖，胞质丰富，排列成束状或旋涡状。有些肿物伴有间质黏液水肿，淋巴滤泡或少量嗜酸性粒细胞浸润。瘤细胞对vimentin呈强阳性表达，SMA和desmin部分表达，约50%病例表达ALK，S-100蛋白阴性（图6-4-22G、H）。恶性炎性肌成纤维细胞瘤又称为低度恶性肌成纤维细胞性肉瘤，其病理特点为瘤细胞丰富，常呈相互交织的条束状或鱼骨样排列，有明显异型性。

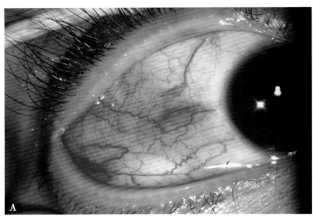
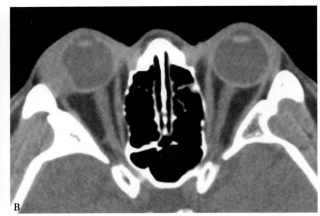
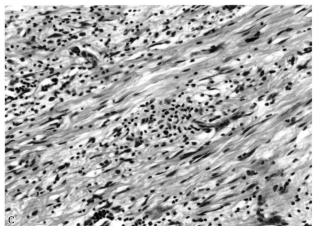

🌐 图6-4-23　眼眶炎性肌成纤维细胞瘤

患者男，35岁，右侧眼眶泪腺区肿物，眼球突出1个月。A. 外眼图显示右眼外侧球结膜下黄白色肿物，表面光滑，无压痛，血管充血；B. 横轴位CT图像显示右眼颞侧泪腺区肿物，压迫眼球变形，边界较清，密度略不均匀，与外直肌边界不清；C. 肿物由大量分化较好的长梭形纤维样细胞组成，其间有大量浆细胞浸润，HE×200。（注：患者于术后1年和3年肿瘤复发）

　　【鉴别诊断】 本瘤主要应与眼眶炎性假瘤、纤维组织细胞瘤、滤泡树突状细胞肉瘤、纤维肉瘤等梭形细胞性肿瘤鉴别。

　　【治疗和预后】 本瘤是一种潜在恶性或低度恶性肿瘤，目前主要是局部广泛切除肿物。由于多数眼眶肿物无包膜或包膜不完整，很难切除干净，术后容易复发。

　　（八）软组织巨细胞瘤

　　【概述】 软组织巨细胞瘤（giant cell tumor of soft tissue，GCT-ST）是一种原发于软组织内的巨细胞瘤，临床上和组织学上与发生于骨内的巨细胞瘤相同。本瘤属于中间性纤维组织细胞性肿瘤的一种类型，好发于四肢、躯干及头颈部浅表软组织内。眼眶GCT-ST非常少见。

　　【临床和影像学特点】 儿童和成年人均可发生，多见于中年人，临床表现无特异性，大多数患者表现为无痛性肿物，生长缓慢。B超检查显示眼眶前部或皮下边界清楚、内回声均匀一致的中等回声病变，彩色多普勒检查可探及丰富的血流信号。CT检查显示肿物多位于眼眶内侧和前部，呈边界比较清楚的软组织占位影，密度比较均匀，肿物周围可见钙化影，有些病例伴有溶骨性改变（图6-4-24）。

　　【病理】肿物大体呈结节状、边界比较清楚，切面沙砾感，周边常伴有钙化（图 6-4-24C）。镜下肿物由单核细胞和破骨样多核巨细胞混合组成，呈结节状分布，结节之间为厚薄不一的纤维结缔组织间隔（图 6-4-24D）。间质内可见较多血管或出血。多核巨细胞内的胞核可达数十个。单核细胞可见数量不等的核分裂象，但缺乏异型性和瘤巨细胞。免疫组织化学染色，单核细胞和多核巨细胞表达 vimentin 和 CD68，部分单核细胞表达 SMA。

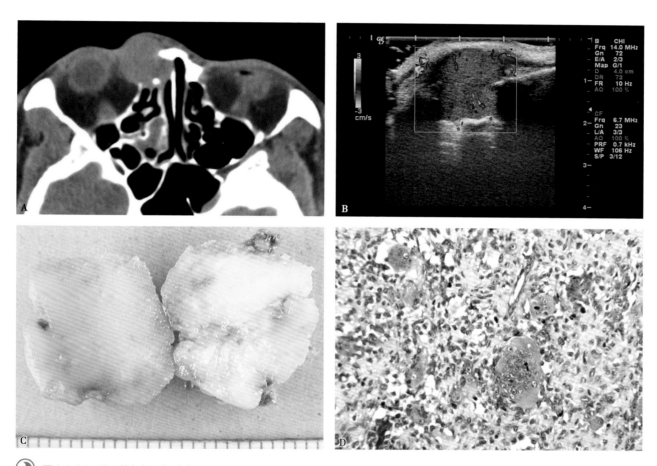

图 6-4-24　眼眶软组织巨细胞瘤

患者男，54 岁，右眼泪囊区触及质地较硬、边界不清的无痛性肿物半年。A. 横轴位 CT 图像显示右眼眶泪囊区内密度较均匀的圆形肿物，边界较清，伴周围骨质吸收；B. 彩色多普勒超声图像显示右眼内眦部皮下占位病变，边界清晰，内回声中等，均匀，病变内见丰富的血流信号；C. 肿物大体呈黄白色、结节状；D. 肿瘤主要由单核细胞和破骨样多核巨细胞组成，HE×200。

　　【鉴别诊断】主要应与眼眶内其他含有巨细胞的肿瘤进行鉴别，如巨细胞性未分化肉瘤、巨细胞血管纤维瘤和巨细胞修复性肉芽肿等。

　　【治疗和预后】治疗上宜采取局部广泛切除，切除不完全容易复发。本瘤属于交界性肿瘤，极少数病例可发生远处转移。

（九）低度恶性肌成纤维细胞肉瘤

　　【概述】低度恶性肌成纤维细胞肉瘤（low-grade myofibroblastic sarcoma）是一种低度恶性的梭形细胞性肿瘤，免疫组织化学和超微结构观察提示瘤细胞具有向肌成纤维细胞分化的特征。本瘤可发生于身体多处部位，最常见于头颈部和深部软组织内。文献中有关眼眶低度恶性肌成纤维细胞肉瘤的病例报道非常少见。

　　【临床和影像学特点】主要发生于成年人,男性多见,少数病例发生于儿童,通常表现为眼眶内肿物,渐进性眼球突出,病史较短,病变发展较快。彩色多普勒超声检查显示肿瘤边界清晰,低回声,可见血流信号。CT 检查显示肿物呈软组织密度影,并与邻近肌肉边界欠清。MRI 检查显示肿物类圆形,呈等稍长 T$_1$ 和等稍长 T$_2$ 信号,信号欠均匀(图 6-4-25)。

　　【病理】肿瘤呈结节状,质地较硬,可有不完整的包膜(图 6-4-25G)。镜下肿瘤主要由成条束状排列的、淡嗜伊红色的梭形细胞组成,瘤细胞有轻度到中度异型性,可见核分裂象(图 6-4-25H)。有些肿瘤细胞可浸润到横纹肌或脂肪组织中。免疫组织化学染色,梭形瘤细胞表达 vimentin,SMA,不表达 h-CALD、myogenin 和 S-100 蛋白(图 6-4-25I)。

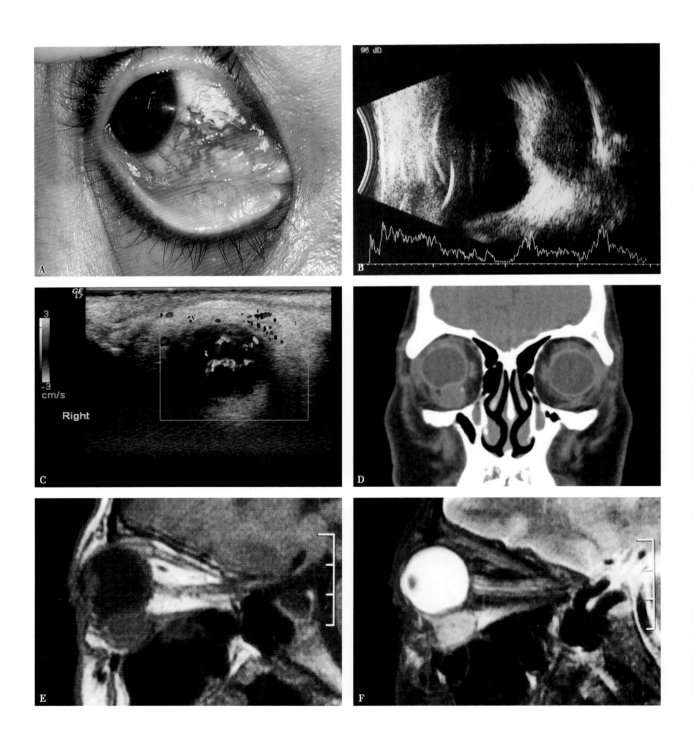

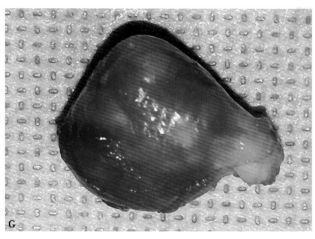

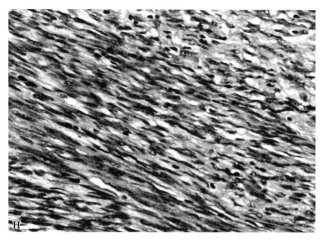

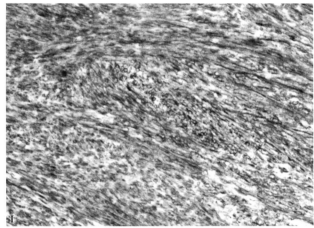

图 6-4-25 眼眶低度恶性肌成纤维细胞肉瘤

患者女,46 岁,渐进性眼球突出伴眼胀 5 个月。A. 外眼图显示鼻下方结膜及浅层巩膜的粗大血管;B. 眼 B 超图像显示眼球下方低回声占位,轮廓欠光滑,眼球壁受压变形;C. 彩色多普勒超声图像显示右眼眶内鼻侧类圆形病变,边界清楚,内回声低而不均,其内见血流信号;D. 冠状位 CT 图像显示右眼球下方类圆形肿物,位于下斜肌与下直肌之间并与其边界不清,病变内有点状钙斑;E、F. 矢状位 MRI 图像显示右眼眶肿物位于眼球下方,T_1WI 和 T_2WI + 脂肪抑制均呈中信号;G. 大体标本显示肿物质硬,表面有完整包膜;H. 病理图像显示肿物由成束状排列、淡嗜伊红色的梭形瘤细胞组成,细胞周界不清,部分瘤细胞有明显异型性,HE × 200;I. 瘤细胞对 SMA 呈弥漫性阳性表达,EnVision × 200。

【鉴别诊断】 本瘤主要应与发生于眼眶的其他梭形细胞性肿瘤鉴别,包括纤维肉瘤、平滑肌肉瘤、神经鞘瘤、结节性筋膜炎和侵袭性纤维瘤病等。

【治疗和预后】 本瘤治疗主要是手术完整切除或扩大切除,术前或术后辅以放疗。文献中报道局部复发率约 20%,可反复复发,少数病例可发生全身转移。

（十）纤维肉瘤

【概述】 纤维肉瘤(fibrosarcoma)是一种由成纤维细胞样瘤细胞组成的恶性肿瘤。文献中有关眼眶纤维肉瘤的报道非常少见,大多数病例发生于眼眶筋膜或曾施行局部放疗的部位(如视网膜母细胞瘤局部放疗后),有些眼眶纤维肉瘤来自鼻窦纤维肉瘤的继发性侵犯,瘤细胞穿透骨壁突入到同侧眼眶内。

【临床和影像学特点】

1. 临床表现 肿瘤可发生于任何年龄,单侧眼眶发病,多数表现为持续生长的眼眶内肿物和眼球突出。儿童患者的病史短,发病急,类似于眼眶横纹肌肉瘤。

2. 眼超声检查 显示眼眶内边界尚清或不清的低回声团块,内回声欠均匀,无可压缩性,有丰富血流信号。

3. CT 检查 眼眶内软组织密度占位影,部分病例伴有眶腔扩大或骨壁破坏。

4. MRI 检查 多数肿物显示 T_1WI 等信号,T_2WI 呈中低信号(图 6-4-26)。如果瘤体内有较多的黏液样纤维,T_2WI 可呈高信号影(图 6-4-27)。

【**病理**】肿物大体无包膜，灰白色，质地硬韧。肿瘤主要由呈束状、鱼骨状或交织状排列的梭形成纤维细胞样细胞组成，有明显异型性和病理性核分裂象（图 6-4-26C）。高分化性纤维肉瘤中，瘤细胞密度较低，胞核呈细长梭形，异型性小。低分化性纤维肉瘤的瘤细胞密度增加，细胞肥胖，异型性明显，有多数病理性核分裂象。在同一肿瘤的不同部位，瘤细胞分化程度可能不一致。有些肿瘤细胞之间含有较多黏液样基质，称为黏液纤维肉瘤（myxofibrosarcoma）（图 6-4-27D）。免疫组织化学染色，肿瘤细胞对 vimentin 呈阳性表达，可小灶状表达 SMA 或 desmin（图 6-4-26D）。

【**鉴别诊断**】本瘤应与眼眶其他梭形细胞性恶性肿瘤鉴别，包括恶性神经鞘瘤、恶性纤维组织细胞瘤、恶性孤立性纤维性肿瘤、横纹肌肉瘤、平滑肌肉瘤等。

【**治疗和预后**】主要是手术治疗，彻底或广泛切除肿物。由于大多数肿瘤无完整包膜，且呈浸润性生长，手术很难切除干净，术后容易复发。对肿瘤体积较大并经病理诊断证实者可行眶内容摘除。术后放疗或化疗的效果目前尚不肯定。本瘤为恶性肿瘤，其恶性程度与肿瘤分化有关，低分化纤维肉瘤的预后较差，容易复发和全身转移。

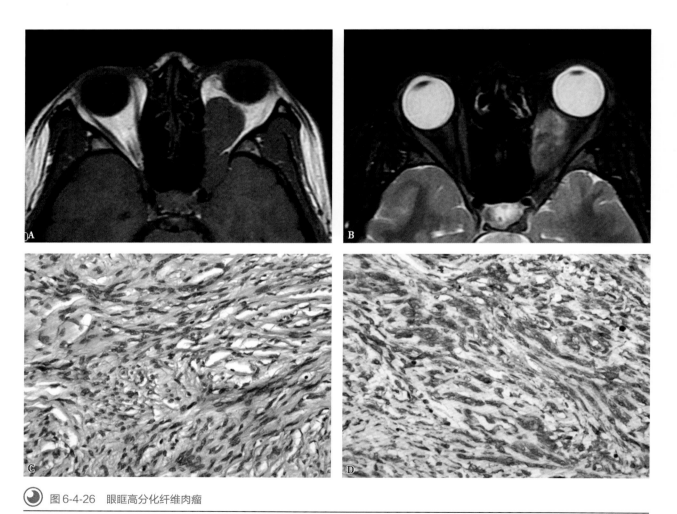

🌑 图 6-4-26　眼眶高分化纤维肉瘤

患者女，22 岁，左眼眶内肿物 2 个月。A、B. 横轴位 MRI 图像显示左眼眶肌锥内肿物，向颅内蔓延，T₁WI 呈等信号，T₂WI + 脂肪抑制呈不均匀中低信号；C. 病理图像显示肿瘤细胞呈长梭形，呈鱼骨样排列，有明显异型性，HE×200；D. 瘤细胞对 vimentin 呈阳性表达，EnVision×200。

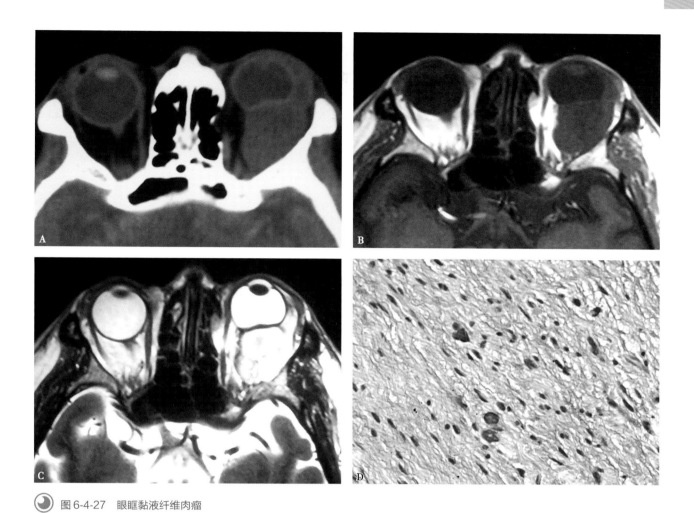

图 6-4-27 眼眶黏液纤维肉瘤

A. 横轴位 CT 图像显示左眼眶外侧弥漫性肿物,紧贴颞侧球壁并压迫眼球变形,呈软组织密度影,其内可见点状稍低密度区;B、C. 横轴位 MRI 图像显示 T₁WI 等信号,其内有低信号区,T₂WI 呈不均匀高信号;D. 病理图像显示瘤细胞呈梭形,有明显异型性,瘤细胞间有大量黏液基质,HE×200。

(十一)黏液瘤

【概述】黏液瘤(myxoma)是一种由稀疏散在、排列紊乱的梭形和星状成纤维细胞及大量黏液样基质组成的良性软组织肿瘤,好发于心脏、四肢肌肉内或头颈部。眼眶黏液瘤的报道罕见,其可能起源于眼眶内或皮下软组织内原始的间叶细胞。

【临床和影像学特点】一般无特异性临床表现,好发于青少年,表现为眼眶前部或眼眶深部肿物,缓慢生长,无明显疼痛。眼 B 超检查显示肿物边界不清,内回声较少。CT 检查显示眼眶内密度不均匀的软组织占位影,边界不清楚。MRI 检查显示 T₁WI 呈中低信号、T₂WI 呈高信号。

【病理】肿瘤大体有或无完整包膜,切面呈灰白色或微黄色,质地较软。病理特点为瘤细胞呈星状或短梭形、胞核较小且深染,无核仁,瘤细胞排列稀疏,胞浆突起常互相吻合,其间有大量淡蓝色的黏液样物质,很少成熟的胶原纤维或血管(图 6-4-28)。此类无定形的黏液物质由成纤维细胞合成,主要成分是黏多糖,Alcian 蓝染色呈阳性。免疫组织化学染色,瘤细胞对 vimentin 呈阳性表达,部分瘤细胞表达 SMA 或 CD34,不表达 S-100 蛋白。

【鉴别诊断】黏液瘤应与分化良好的黏液样脂肪肉瘤鉴别,后者瘤细胞间含有丰富的肿瘤性毛细血管网和可找见脂母细胞。另外本瘤应与眼眶神经鞘瘤黏液变性区别,后者为小灶状黏液变性,不应误诊为黏液瘤。

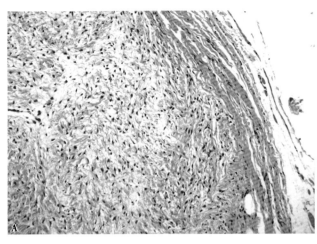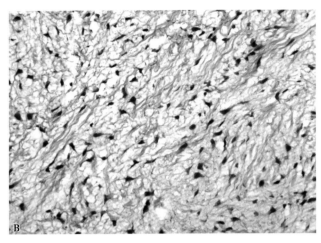

图 6-4-28   眼眶黏液瘤

A. 低倍镜下显示肿瘤表面有很薄的纤维包绕,局部与横纹肌纤维粘连,HE×100;B. 肿瘤主要由黏液样基质和短梭形或星状细胞组成,HE×200。

【治疗和预后】本瘤属于良性肿瘤,主要是手术完整或扩大切除。部分肿物内细胞密度较高或包膜不完整,术后可复发。

第五节

骨源性肿瘤

眼眶内骨源性肿瘤大多数原发于眶骨或邻近鼻窦部位,主要包括骨瘤、骨内血管瘤、骨化性纤维瘤、纤维结构不良、骨肉瘤。眼眶软组织中发生的骨源性肿瘤比较少见,主要包括间叶性软骨肉瘤和骨外骨肉瘤。

一、骨瘤

【概述】骨瘤(osteoma)是一种由成熟的板层骨或交织骨组成的良性肿瘤,一些学者认为是骨的错构瘤或纤维-骨病变的硬化阶段。眼眶内骨瘤比较常见,大多数是鼻窦的骨瘤侵及眼眶,好发于额窦和筛窦。多发性骨瘤非常少见,若同时伴有结肠息肉病、软组织纤维瘤病和皮肤的皮脂腺囊肿,称为 Garden 综合征。

【临床和影像学特点】

1. 临床表现   主要发生于中青年,多数为单眼发病,病程发展缓慢,早期表现有眼眶钝痛、鼻塞或鼻窦炎症状,有些患者可无明显眼部体征。眼部表现与不同鼻窦来源的骨瘤有关,原发于筛骨的骨瘤可引起眼球向外移位,眶顶的骨瘤可使眼球向下移位和眼球突出,体积较大的上颌窦骨瘤可导致眼球向上移位,位于前部眶壁的骨瘤可触摸到眶周坚硬固定的肿物。骨瘤如果阻塞了鼻窦开口可引起继发性黏液囊肿。

2. X 线和 CT 检查   对骨瘤诊断有重要价值,可显示肿瘤部位、形状及其与鼻窦的关系。多数肿物呈不规则结节状或分叶状、边界光滑清楚、类似于正常骨密度的高密度影。有些肿瘤可呈一个带蒂的蘑菇状,尤其是发生于筛窦或额窦的骨瘤(图 6-5-1)。

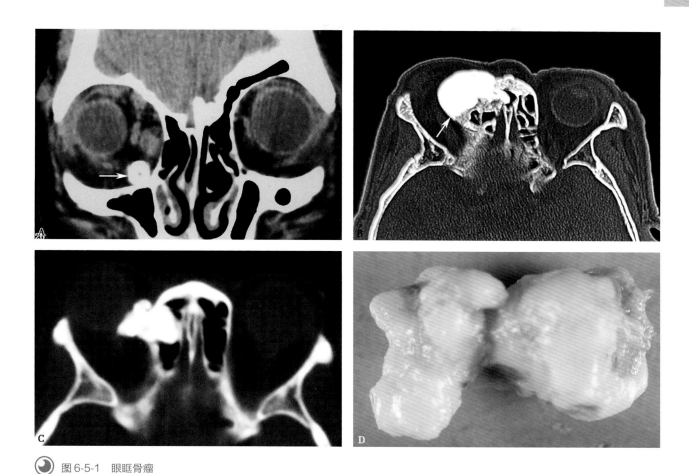

图 6-5-1 眼眶骨瘤

A. 冠状位 CT 图像显示右侧眼眶下缘结节状突起的高密度肿物,边界清楚(箭头);B. 横轴位 CT 骨窗图像显示右侧额窦高密度不规则占位病变,边界光滑(箭头);C. 横轴位 CT 图像显示右侧眼眶内侧与筛窦沟通的不规则、高密度肿物;D. C 图患者切除的肿瘤大体呈不规则的哑铃状。

【病理】肿瘤大体可呈白色结节状、哑铃状或不规则形状,多数瘤体硬如岩石。本瘤实际上属于成熟板层骨的增生,瘤体由分化成熟、厚度不均的板层骨组成,形成或不形成哈佛管。有些骨瘤的板层骨之间含有脂肪或纤维组织,但通常无骨母细胞活性,称为疏松型骨瘤(图 6-5-2)。

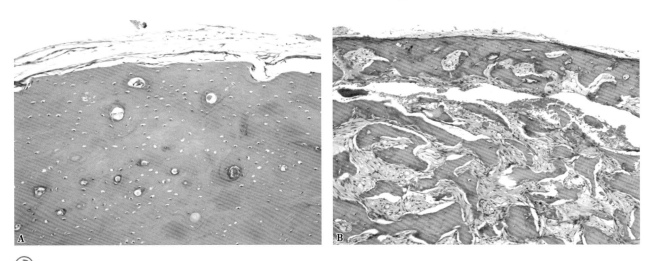

图 6-5-2 眼眶骨瘤病理图像

A. 致密型骨瘤,病理图像显示肿瘤由分化成熟的板状骨组成,HE×100;B. 疏松型骨瘤,病理图像显示分化成熟的板层骨之间有大量纤维组织,HE×100。

【治疗与预后】体积较小的眼眶骨瘤可定期观察。骨瘤体积较大、有明显眼部或鼻窦症状者可局部切除，术后很少复发。骨瘤为良性肿瘤，一般发展很慢，不会发生恶变。起自蝶窦或筛窦的骨瘤可压迫视神经，引起视功能损伤。多发性骨瘤患者应注意检查是否伴有 Garden 综合征。

二、骨化纤维瘤

【概述】骨化纤维瘤（ossifying fibroma）是一种边界清楚、由富于细胞的纤维组织和表现多样的矿化组织形成的良性骨纤维性病变，好发于颅面骨，多见于额骨、筛骨、颌骨及蝶骨。眼眶骨化纤维瘤主要发生于青少年，多数属于青少年沙瘤样骨化纤维瘤（juvenile psammomatoid ossifying fibroma），具有侵袭性生长的特性。

【临床和影像学特点】

1. 临床表现　多见于儿童或 20 岁以下青少年，单眼发病，可发生于任何眶骨，但最常见于眶顶部。主要表现为眼眶内肿物、无痛性眼球突出和眼球移位。眼球移位的方向与肿瘤部位有关。随病变持续发展，有些患者可出现无痛性面部肿胀、头痛、视力障碍、鼻塞或颅面部外观畸形等体征。

2. X 线平片和 CT 检查　大多数病变位于单一眶骨内，一般不会跨越骨缝累及多个眶骨，其特点为病变区骨质膨大，呈圆形或椭圆形、边界清楚的毛玻璃样影像或阻射与透射混合影。如伴有出血和囊性变，部分区域可呈低密度；病变外壁边缘可见一界线清楚的骨壳（图 6-5-3）。

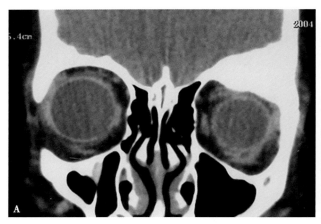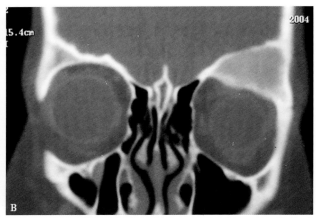

🕐 图 6-5-3　眼眶骨化性纤维瘤

A. 冠状位 CT 图像显示软组织窗左眼眶顶骨质局部膨大、眶腔变小；B. 骨窗图像显示病变与骨髓质密度相似。

【病理】大体观察肿瘤位于骨皮质内，呈灰白色，质韧，常有砂粒样或骨化组织。肿瘤边界清楚，但无明显包膜，有些肿瘤表面有薄层骨壳。镜下肿瘤主要由纵横交错状排列的纤维细胞和分化成熟的骨小梁组成，纤维细胞的密度不等，骨小梁边缘可见一排成骨细胞（图 6-5-4A）。青少年沙瘤样骨化纤维瘤的特点为在密度不一的纤维性间质中含有许多类似骨小体的矿化物质，呈椭圆形或不规则的圆球状，边缘有厚薄不一的类骨质，其与脑膜瘤中的砂粒体相似（图 6-5-4B）。骨小梁或骨小体之间亦可相互融合。有些肿瘤内伴有出血或囊肿形成。

【鉴别诊断】本病主要应与纤维结构不良区别，前者整体影像轮廓较圆、病变边缘与周围正常骨质之间有一圈透射的边界影；后者通常累及颅面部多骨，表现为不规则形状、与周围组织界线模糊不清的毛玻璃样影像，骨小梁周围无成骨细胞。

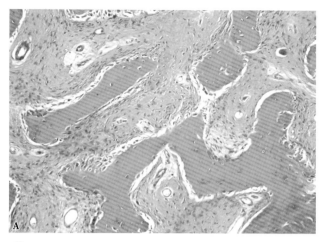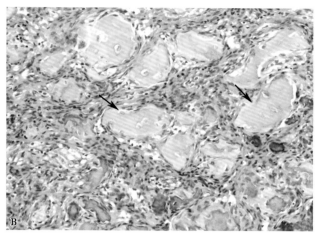

🌐 图 6-5-4　眼眶骨化纤维瘤病理

A. 小梁状骨化纤维瘤,增生的纤维组织中可见骨小梁,骨小梁的边缘衬覆有一层成骨细胞,HE×100;B. 沙瘤样骨化纤维瘤,肿瘤中含有数量不等、不规则形状的类骨质(箭头),HE×200。

【治疗和预后】大多数眼眶骨化纤维瘤属于局部侵袭性病变,主要是采用肿瘤彻底切除术。通常根据肿瘤的部位和范围,选择不同的手术路径和方式,必要时应在相关科室的配合下共同完成。手术应尽可能沿肿瘤周边的骨壳分离,避免引起出血。体积较大的肿物可分块切除,避免损伤周围正常组织。本瘤为良性肿瘤,虽然大多数呈侵袭性生长,但很少发生恶变。部分病例术后复发,可能与肿瘤切除不彻底有关。文献中有关眼眶骨化性纤维瘤放疗或化疗的报道甚少,Scott Strickler 报道一例上颌窦青少年骨化纤维瘤侵袭眼眶内的患者,鼻内镜手术切除后病理结果为高度侵袭性青少年骨化纤维瘤,术后复发可能性大;术后 3 个月给予 6MV 的光子束能量进行光子调强分次放射治疗,总剂量为 50.4Gy。术后 10 个月(局部放疗 7 个月)复查无复发迹象。

三、骨肉瘤

【概述】骨肉瘤(osteosarcoma)好发于长骨,为高度恶性肿瘤。原发于眼眶骨的骨肉瘤非常少见,多数是由于鼻窦骨壁或颅骨骨肉瘤的继发性侵犯。少数肿物可发生于头颈部肿瘤放疗后的部位(如视网膜母细胞瘤患者局部放疗后,尤其是遗传性视网膜母细胞瘤患者)。很少数眼眶骨肉瘤发生于眼眶软组织内,称为骨外骨肉瘤。

【临床和影像学特点】

1. 临床表现　好发于 20～40 岁青年人,多见于男性,单侧眼眶发病。通常表现为眼眶内或眶缘部肿物,进行性眼球突出,眼球移位,眼眶疼痛或眶周麻木,病变发展较快。有些患者伴有眼睑肿胀、结膜充血水肿、鼻出血、鼻阻塞、面部肿胀或头昏等症状。

2. 眼超声检查　B 超显示肿物内有不规则斑状强回声和声影,提示肿瘤内含有骨性组织。

3. CT 检查　可提示肿瘤的原发部位、病变范围和与鼻窦关系,对骨肉瘤的临床诊断价值较大。多数肿物呈侵袭性生长,形状不规则、边界不清,其内可见不规则高密度骨或钙化影,增强扫描后呈不均匀强化,眶骨壁显示溶骨性破坏(图 6-5-5,图 6-5-6)。

4. MRI 检查　多数病变显示 T_1WI 中低信号、T_2WI 高信号,含钙化部分 T_1WI、T_2WI 均为低信号(图 6-5-7)。

5. 眼眶骨外骨肉瘤(extraskeletal osteosarcoma,ESOS)　罕见,可为原发性,或发生于基底细胞癌及婴幼儿视网膜母细胞瘤放疗后,文献中报道放疗与肿瘤发生之间的时间间隔为 1 年或 10 年后。临床表现类似骨肉瘤,随着肿物增长,呈现渐进性眼球突出、眼睑肿胀、结膜充血,偶有疼痛。CT 检查显示多为眼眶内轮廓较清晰、内密度欠均匀、含斑点状钙化的软组织肿块，也可表现为形状不规则、边界模糊、均匀钙化的肿块（图6-5-6，图6-5-7）。肿物可不均匀强化，通常没有眶骨壁受累。

【病理】原发于眼眶骨的骨肉瘤通常无明显包膜。发生于眼眶软组织内的骨外骨肉瘤通常呈结节状，体积较大，边界比较清楚，质地较硬的骨性肿物。骨肉瘤的基本病理特征为：①在梭形细胞肉瘤背景中有肿瘤性骨样组织；②梭形瘤细胞异型性明显，有大量病理性核分裂象，类似纤维肉瘤。肿瘤性骨小梁大小不一，排列杂乱，骨小梁周围为肉瘤性细胞（图6-5-5E，图6-5-6C，图6-5-7E）。

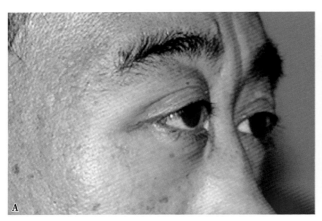
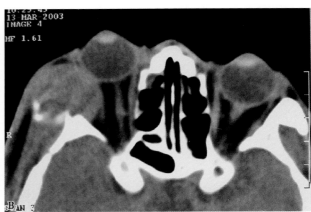
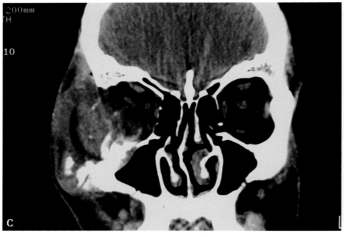
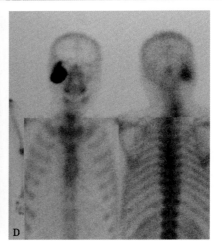
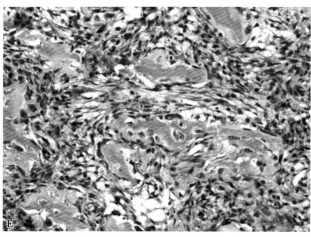

图6-5-5　眼眶骨肉瘤

患者男，43岁，右眼眶内肿瘤，眼球突出2个月。A. 外眼图显示右侧眼球突出，颞部皮肤肿胀；B、C. 横轴位和冠状位CT图像显示右侧眼眶外侧肿物，密度不均，边界不清，可见眶骨壁破坏；D. 全身ECT检查可见右侧眼眶部局灶性放射性异常浓集影；E. 病理检查证实为骨肉瘤，肉瘤样梭形瘤细胞之间可见小梁状骨样组织，HE×200。

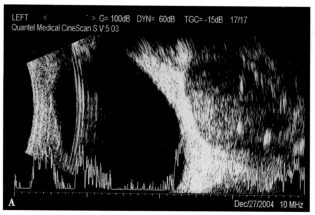

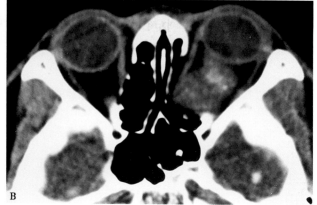

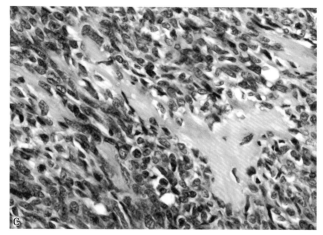

图 6-5-6　眼眶骨外高分化性骨肉瘤

患者男，27 岁，左眼视力下降 1 年，发现眼眶内肿物 4 个月。A. 眼 B 超图像显示肿物呈中低回声，声衰减著，其内见点状高回声及形状不规则低回声区；B. 横轴位 CT 显示左眼球后肌锥内不规则中密度肿物，局部可见高密度影；C. 病理图像显示肿瘤类似高分化纤维肉瘤，瘤细胞有明显异型性，瘤细胞间可见骨样基质，HE×400。

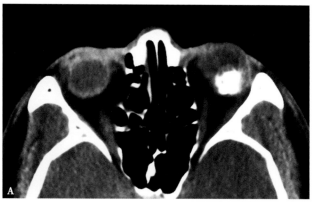

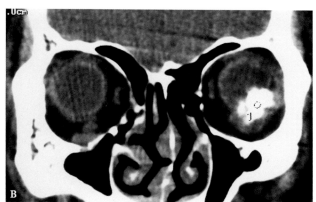

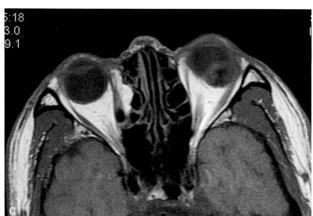

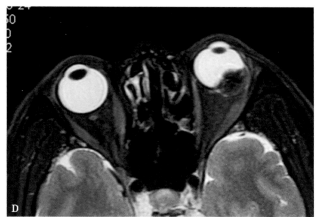

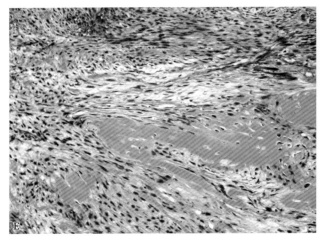

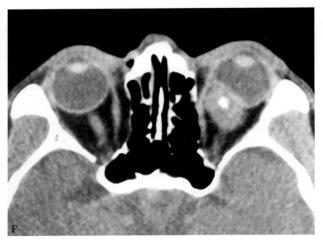

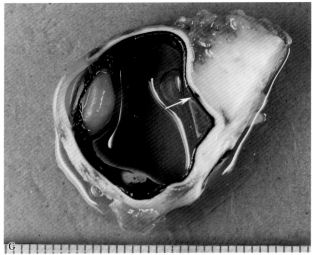

图 6-5-7   眼眶骨外骨肉瘤

患者男,57 岁,左眼眼疼 1 年半,加重伴复视半年。A、B. 横轴位和冠状位 CT 图像显示左眼球外下方结节样肿物,与眼球壁边界欠清,大部分钙化,仅边缘可见软组织密度影;C、D. 横轴位 MRI 图像示肿物信号不均匀,边缘部分 T_1WI 等信号及 T_2WI + 脂肪抑制低信号,中央 T_1WI、T_2WI + 脂肪抑制均为低信号符合钙斑表现;E. 病理检查证实为高分化骨肉瘤,HE×100;F. 患者术后 1 年肿物复发,横轴位 CT 图像示左眼眶肌锥内、类椭圆形肿物,内含钙斑,压迫眼球变形;G. 眼眶内容摘除术的部分大体标本图像显示眼眶内肿瘤黄白色,与眼球后壁粘连并挤压眼球(箭头)。

【治疗和预后】目前对原发于眼眶骨和继发于鼻窦和颅骨的骨肉瘤主要是广泛手术切除或眶内容摘除,术后辅以放疗和化疗。由于肿瘤呈浸润性生长,破坏性强,不容易彻底切除干净,容易早期发生血行转移,预后较差。眼眶内骨外骨肉瘤的治疗主要是手术广泛切除或根治性切除。根治性切除或广泛切除有利于控制局部病情,但似乎不能提高患者的生存率。辅助性放疗可用于原发肿瘤不能彻底切除或切除边缘距离瘤体较近的病变,但增加了继发肿瘤的风险。辅助性化疗仅用于姑息性治疗。

四、间叶性软骨肉瘤

【概述】间叶性软骨肉瘤(mesenchymal chondrosarcoma)是一种由分化较成熟的透明软骨小岛和未分化的原始间叶细胞组成的软骨肉瘤,好发于头颈部和眼眶。一般认为肿瘤起源于软组织中原始未分化的间叶细胞,遗传学检测显示有 *HEY1-NCOA2* 融合基因。眼眶间叶性软骨肉瘤的文献报道比较少见,大多数为个案报道。

【临床和影像学特点】

1. **临床表现**   好发于青壮年,单侧眼眶发病,主要表现为眼眶内肿物,进行性眼球突出、眼球移位,肿瘤生长较快。有些患者可伴有视力下降、复视或头痛等症状。

2. **X 线平片**   显示眼眶内边界比较清楚的高密度肿块影。

3. **眼超声检查**   B 超检查显示眼眶内边界比较清楚的占位性病变,内回声不均匀,可见斑块状高回声。彩色多普勒超声检查显示肿物内有丰富血流信号或因软骨成分较多而呈现大片声影的无血流信号区。

4. CT 检查 显示眼眶内结节状或不规则形状、密度不均的高密度影，可见局灶性钙化影，肿瘤边界比较清楚，多位于肌锥内（图 6-5-8，图 6-5-9）。

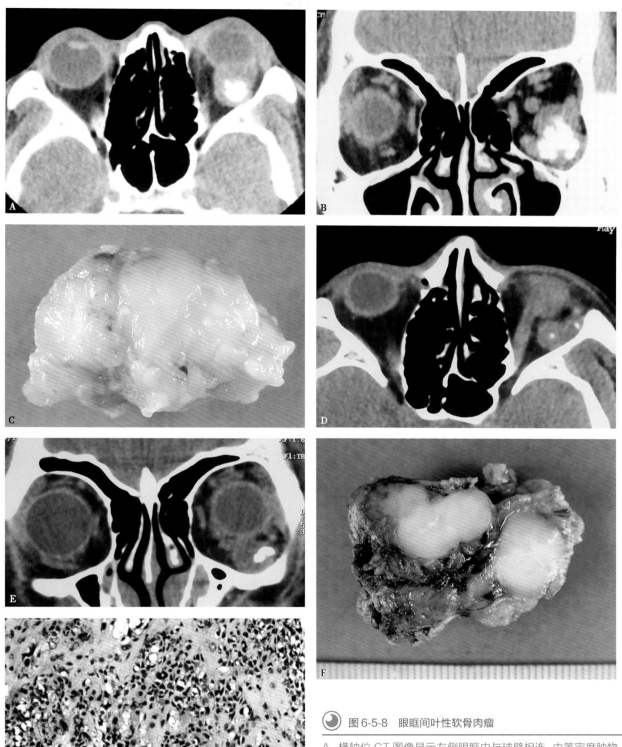

图6-5-8 眼眶间叶性软骨肉瘤

A. 横轴位 CT 图像显示左侧眼眶内与球壁相连、中等密度肿物，其内有团块状钙化影；B. 冠状位 CT 图像显示肿物位于左侧眼眶外下方；C. 肿瘤大体呈不规则结节状，白色，无包膜；D、E. 患者手术切除肿物后 1 年复查，横轴位和冠状位 CT 显示左侧眼眶内肿瘤复发，瘤体内可见点灶状钙化影；F. 大体标本图像显示复发肿瘤呈结节状，大部分呈白色软骨样组织；G. 病理检查显示软骨岛周围的小圆形瘤细胞，大小不一，有明显异型性，HE×200。

5. MRI 检查 多数肿物显示 T_1WI 和 T_2WI 均为中信号，钙化区为低信号。

【病理】 肿瘤呈不规则结节状，边界比较清楚，无完整包膜。笔者见到两例患者的瘤体较大，最大直径分别为 3.5cm 和 2.6cm，质地较硬，切面呈白色或灰白色软骨样（图 6-5-8C、F、图 6-5-9G）。镜下肿瘤由未分化的原始间叶性瘤细胞和散在分布的软骨小岛组成。未分化的间叶性瘤细胞体积较小，胞核圆形或卵圆形、核染色质较深染，胞浆较少。瘤细胞多呈片状分布，且常与软骨小岛之间有移行过渡。软骨小岛的形状和大小不一，但分化相对较好，有些软骨小岛中可见钙化或骨化灶（图 6-5-8G，图 6-5-9H）。未分化的间叶性瘤细胞通常表达 NSE（神经元特异性烯醇化酶）、Leu7（CD57）和 CD99，软骨细胞表达 S-100。

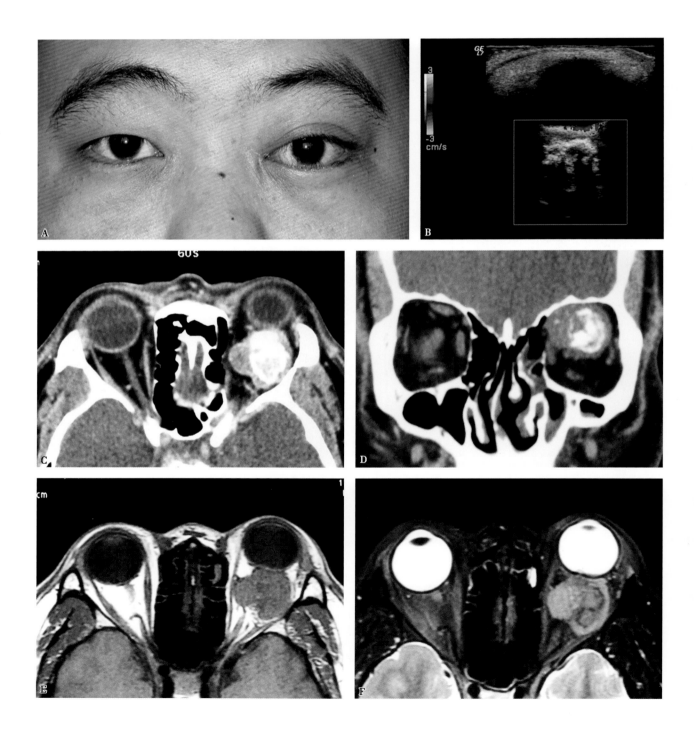

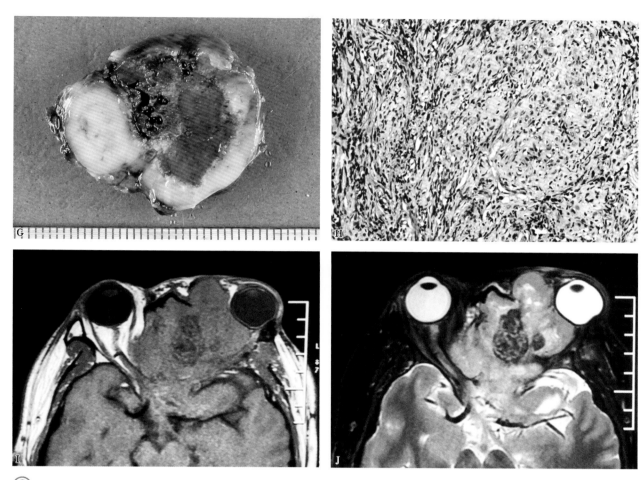

图6-5-9　眼眶间叶性软骨肉瘤

患者男，25岁，左眼渐进性眼球突出2年。A. 患者外观照显示左眼球突出；B. 彩色多普勒超声图像显示球后不均匀低回声病变，其内见片状强回声其后伴声影，未见明显血流信号；C、D. 横轴位和冠状位CT图像显示左眼眶视神经上方不规则占位病变，其内可见钙化灶；E、F. 横轴位MRI图像显示肿物信号不均匀，T_1WI和T_2WI+脂肪抑制均呈中信号、其内混杂低信号；G. 大体图像显示肿物呈结节状，无完整包膜，切面可见白色软骨样组织和出血坏死；H. 病理图像显示短梭形异型细胞间混杂软骨肉瘤，HE×200；I和J. 患者术后9年肿瘤复发，横轴位MRI图像显示肿瘤弥漫性累及左眼眶内、双侧前中后组筛窦并向颅内蔓延，T_1WI呈中低混杂信号、T_2WI+脂肪抑制呈中高混杂信号，中央部有低信号区。（注：肿瘤完整切除后，行放疗、化疗，4年后局部复发，二次手术切除后行生物治疗，5年后颅内蔓延）

【鉴别诊断】本病与眼眶软骨肉瘤不同，后者罕见，多数来自鼻窦软骨肉瘤的继发性侵犯。另外本病还应与发生于骨内的原始神经外胚瘤、恶性神经鞘瘤和神经内分泌癌相鉴别。

【治疗和预后】主要是采用手术治疗，由于肿瘤局部侵袭性强，容易复发及远处转移，最好的处理是彻底切除肿物。对于早期体积较小的肿瘤手术应尽量选择局部肿瘤扩大切除，肿瘤体积较大者必要时应果断进行眶内容摘除。对于手术切除不彻底者术后可补充放疗和化疗，但目前对放疗、化疗的效果尚不明确。Rootman认为局部切除辅以化疗、放疗可以很好地治疗间叶性软骨肉瘤，而不必行眶内容摘除术。笔者收治的两例均在术后不久肿瘤复发。本瘤有广泛转移到远处淋巴结、肺或其他器官的倾向，总体预后不良。文献中报道眼眶间叶性软骨肉瘤的预后似乎稍好一些，Jacobs等人总结8名患者，其中3名在治疗后2年、5年和半年分别因广泛转移、局部复发和治疗相关毒性而死亡，其余5名患者在治疗后存活了5～18.5年。

第六节

神经源性肿瘤

一、脑膜瘤

【概述】眼眶内脑膜瘤（meningioma）可以原发于视神经鞘膜内的脑膜细胞（主要是蛛网膜细胞）或由于颅内脑膜瘤的下行性蔓延，尤其位于溴沟或蝶骨翼的颅内脑膜瘤容易侵犯眼眶。有少数原发性眼眶内脑膜瘤发生在邻近眶骨膜部位或眼眶肌锥内，而与视神经无关联，这些肿瘤可能起源于异位的脑膜细胞。部分儿童视神经脑膜瘤可伴有神经纤维瘤病Ⅱ型。

【临床和影像学特点】

1. **临床表现**　本瘤好发于成年人，多见于女性，主要表现为眼眶内肿物、眼球突出和视力下降（图6-6-1A）。临床体征通常与肿瘤部位有关，视神经管内脑膜瘤早期表现为患眼视力明显减退、视盘水肿和视野缺损，少数患者患侧眼视盘表面可见视神经睫状静脉。随着病情发展，瘤细胞可在视神经管内膨胀性生长或穿透局部视神经鞘膜后侵入眼眶内生长，继而出现眼球突出、眼球活动受限、眼睑和结膜水肿。位于眶尖部肿瘤可压迫周围的感觉神经纤维，引起局部疼痛。颅内脑膜瘤蔓延所致的患者通常首先出现眼球突出，伴有眶骨壁破坏或颅内压增高的体征。

2. **视神经脑膜瘤**　肿瘤早期局限于视神经鞘膜内，CT检查多数病变显示视神经呈管状、锥形或梭形增粗，边界比较清楚；增强扫描显示轨道征样特点，即粗大的视神经两侧肿瘤区呈高密度影，中央萎缩的视神经纤维呈低密度影（图6-6-1C，图6-6-2A，图6-6-3A）。有些肿瘤在视神经两侧可见斑点状钙化。如果肿瘤穿透视神经鞘膜并侵入眼眶内生长，显示视神经鞘膜旁不规则形态的肿块，边界不清楚。MRI检查显示多样化信号强度，与脑膜瘤类型和有无钙化相关。大多数脑膜瘤T_1WI和T_2WI呈等信号或低信号，部分病例显示T_1WI低信号，T_2WI高信号。增强扫描显示视神经周围的肿瘤呈明显强化，而萎缩的视神经不强化，呈明显的轨道征改变（图6-6-1D、F，图6-6-2B、C，图6-6-3B、C）。增强扫描联合脂肪抑制技术，对显示肿瘤眶内侵犯的边界范围或有无颅内蔓延非常有价值。

3. **原发于眼眶骨膜的脑膜瘤**　瘤体多贴附于眶外壁、常为蝶骨大翼或蝶骨小翼，眶顶亦可受累。CT检查显示眶外壁扁平状软组织肿物，沿骨壁蔓延生长，受累骨壁常增生肥厚，与正常骨骼之间界线不清，有些病变可发生虫蚀样骨破坏或向颞窝和颅内蔓延（图6-6-4），偶见肿瘤发生于眶内壁（图6-6-5）。

4. **眼眶异位性脑膜瘤**　无特定的影像学特征，多表现为良性肿瘤特征，缺乏视神经和蝶骨崚来源脑膜瘤的影像特征。CT检查通常显示眶内中等密度占位病变，其内可有钙斑，形状不规则，边界不清，常与眼外肌关系密切。肿瘤生长的位置与视神经和眶骨壁均无关系，视神经无增粗、眶骨壁无增厚。MRI检查显示T_1WI中低信号，T_2WI中高信号。

【病理】大体观察：肿瘤常呈梭形或锥形，切面呈均质、灰白色，位于视神经周围生长或朝向视神经一侧生长。有些肿瘤切开时有沙砾感。镜下视神经脑膜瘤主要是脑膜内皮型和砂粒体型或两者混合型，其他类型脑膜瘤很少见。

1. **脑膜内皮型**　特点为瘤细胞体积较大、多边形、胞浆丰富、细胞界线不清、多呈合体细胞样，胞核大而圆、染色淡。瘤细胞常呈旋涡状或同心圆状排列，其间少许纤维血管束分隔（图6-6-2D，图6-6-3E）。

2. **砂粒体型**　除上述形态特点外，瘤细胞内或细胞之间出现透明样变性，钙盐沉积，形成同心圆状砂粒体结构（图6-6-6）。

3. **纤维型及血管瘤型脑膜瘤**　非常少见，主要见于发生于眼眶骨膜的脑膜瘤或来自颅内脑膜瘤蔓延的病例（图6-6-4B）。

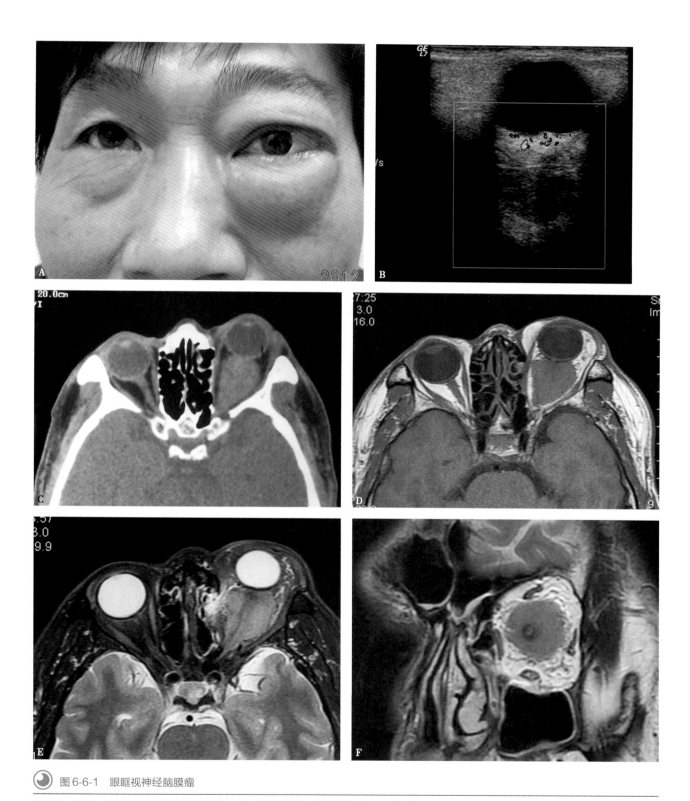

图 6-6-1　眼眶视神经脑膜瘤

患者男，53 岁，左眼球渐进性突出 20 余年。A. 外眼图显示左眼轴性突出，眼睑肿胀；B. 彩色多普勒超声图像显示眼球后团块状低回声占位病变，可见血流信号；C. 横轴位 CT 图像显示左眼眶内视神经锥形肿大；D. 横轴位 MRI 图像显示肿物包绕视神经生长，T$_1$WI 呈中等信号，视神经呈低信号；E. 横轴位 MRI-T$_2$WI 抑脂图像显示肿物包绕视神经生长，呈中等略高信号，视神经低信号呈现明显的轨道征；F. 眼眶冠状位 MRI-T$_2$WI 图像显示肿物包绕视神经生长，呈中等信号，视神经呈低信号。

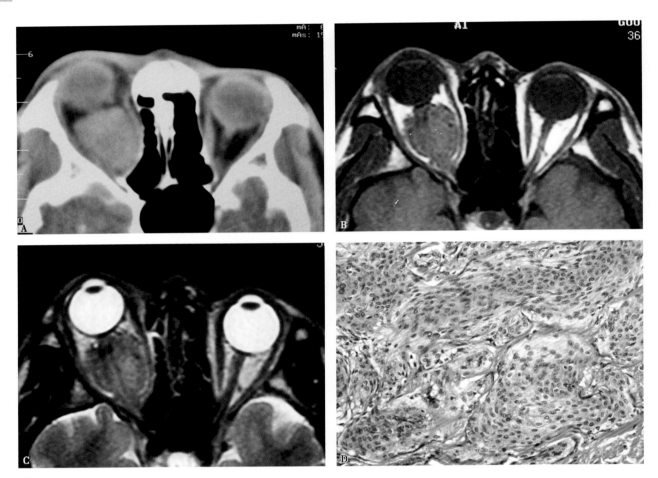

图 6-6-2 眼眶视神经脑膜瘤

患者男,43岁,右眼视力丧失5年,眼球突出2年。A. 横轴位 CT 图像显示右眼眶球后肌圆锥内软组织密度影,眶内壁受压变形致中后段眶腔扩大;B、C. 横轴位 MRI 图像显示右眼眶球后视神经周围肿物,T$_1$WI 和 T$_2$WI 均呈中信号,其内见点状低信号,提示为钙斑;T$_2$WI 可见轨道征;D. 病理图像显示脑膜内皮型脑膜瘤,瘤细胞排列成旋涡状,HE×200。

【鉴别诊断】视神经脑膜瘤主要应与视神经胶质瘤鉴别,后者多见于儿童,肿瘤发生于视神经内,瘤细胞主要为星形胶质细胞。由于视神经胶质瘤压迫周围脑膜,脑膜细胞增生可形成假脑膜瘤,给鉴别诊断带来一定难度,但视神经脑膜瘤主要见于成年人,视力障碍多在眼球突出之后。视神经胶质瘤在增强 CT 或增强 MRI 上通常不强化或强化不明显。脑膜瘤虽强化明显,但视神经无强化,形成较具特征性的轨道征,在冠状位 MRI 上可以发现肿瘤与视神经之间有明显的界线,CT 扫描可见钙化。

【治疗和预后】目前主要是以定期观察和手术治疗为主。原发于眶骨膜的脑膜瘤多波及蝶骨,累及颅内,治疗多以神经外科为主导。对于视神经脑膜瘤,患眼仍保留有较好视力、眼球突出不明显、无向颅内蔓延趋势者可选择定期观察。随访过程中出现视力下降但未完全丧失者建议考虑采用三维适形立体定向放射治疗,控制率达 90%,大多数视力维持原状,进步者多于减退者。视力丧失且眼球突出明显时应手术切除。对于选择手术治疗的患者,术前应通过较详细的影像学检查确定肿瘤位置、范围和有无颅内侵犯,选择不同的手术进路和方法。

随着鼻内镜的普及,鼻内镜在眼科方面的应用及发展也是近年来眼科领域的一大进展,其优点在于通过鼻内镜下操作,暴露管内段视神经,于眶口后切断视神经,同时联合开眶自球后切断视神经另一端,完整摘除肿瘤,特别对于累及眶尖部或视神经管内口、开眶手术难以完全切除的肿瘤是较好的手术方案。视神经脑膜瘤对药物治疗无明显反应,迄今为止,药物治疗视神经脑膜瘤尚未取得成功。眼眶异位脑膜瘤术前临床诊断非常困难,主要依靠病理诊断。由于肿瘤与肌肉关系密切,有些患者术后可出现眼球运动障碍,切除不彻底术后易复发。复发病变可结合伽马刀治疗。

　　大多数眼眶内视神经脑膜瘤属于良性肿瘤,瘤细胞无明显异型性及病理性核分裂象。但应当注意少数视神经脑膜瘤可沿蛛网膜生长,经视神经管蔓延到颅内,引起颅内压增高或危及生命。肿瘤细胞持续生长可穿透局部硬脑膜侵入眼眶软组织内。少数视神经脑膜瘤伴发神经纤维瘤病。儿童视神经脑膜瘤,不论原发于视神经还是来自颅内肿瘤蔓延,其预后都较成年人者差,术后容易复发。恶性视神经脑膜瘤非常少见。

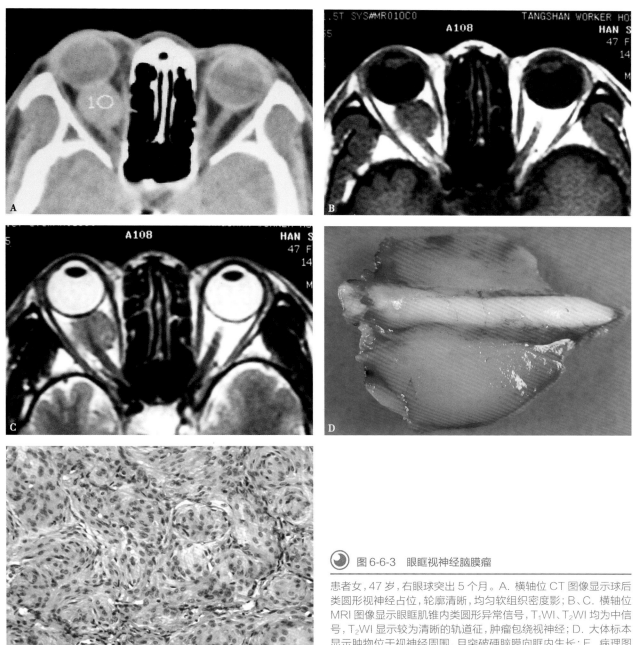

图 6-6-3　眼眶视神经脑膜瘤

患者女,47 岁,右眼球突出 5 个月。A. 横轴位 CT 图像显示球后类圆形视神经占位,轮廓清晰,均匀软组织密度影;B、C. 横轴位 MRI 图像显示眼眶肌锥内类圆形异常信号,T_1WI、T_2WI 均为中信号,T_2WI 显示较为清晰的轨道征,肿瘤包绕视神经;D. 大体标本显示肿物位于视神经周围,且突破硬脑膜向眶内生长;E. 病理图像显示脑膜内皮型脑膜瘤,HE×200。

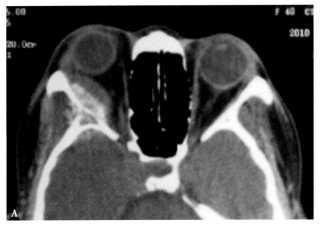
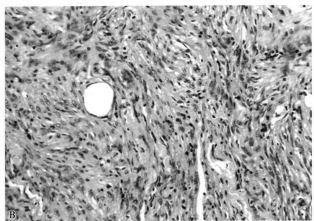
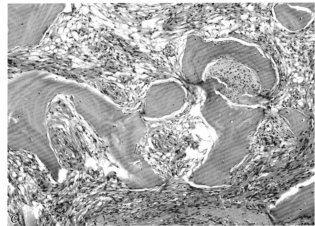

图 6-6-4　原发于眼眶骨膜的脑膜瘤

患者女，65 岁，右眼眶肿胀 7 年，眼球向前下方突出，眼球运动受限。A. 横轴位 CT 图像显示病变以蝶骨嵴为中心，呈膨胀性生长，形状不规则，密度不均，边界不清楚，局部骨质破坏，病变累及右侧眼眶、颞窝及颅内；B. 病理活检证实为纤维型脑膜瘤，HE×200；C. 瘤细胞侵及眶骨壁，HE×100。

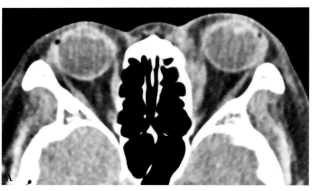
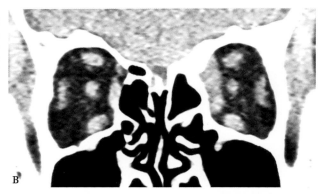
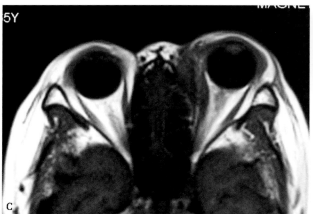
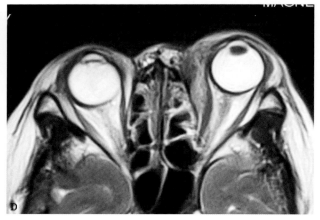

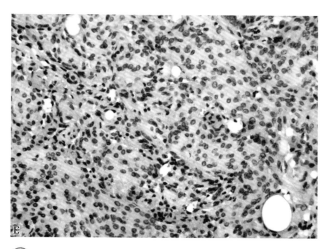
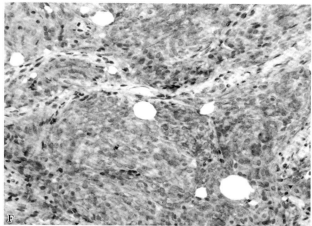

图 6-6-5　原发于眶骨膜脑膜瘤

患者女，64岁，左眼渐进性突出2年。A、B. 横轴位和冠状位CT图像显示左眼眶肌锥外扁平状中等密度占位，密度不均匀，边界不清，与内直肌及上斜肌关系密切，与视神经不相邻，冠状图像可见眶内上壁骨壁增厚；C、D. 横轴位MRI图像显示肿瘤信号不均匀，T_1WI呈中低信号，T_2WI呈中高信号；E. 病理证实为脑膜内皮型脑膜瘤，HE×200；F. 瘤细胞对EMA呈阳性表达，EnVision×200。

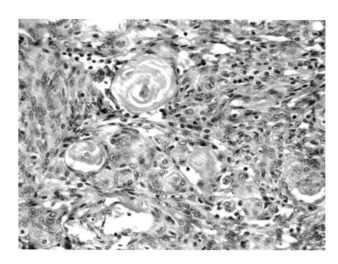

图 6-6-6　砂粒体型脑膜瘤

瘤细胞间可见大小不一的同心圆状透明变性的小体，HE×200。

二、视神经胶质瘤

【概述】　视神经胶质瘤（optic nerve glioma）比较少见，可原发于视神经内的胶质细胞或来自颅内胶质瘤的蔓延。由于眶内段视神经较长，因此胶质瘤多发生在此段。少数病例伴发神经纤维瘤病。

【临床和影像学特点】

1. 临床表现　多发生于10岁以下儿童，一般为单眼发病，无明显性别差异。主要表现为视力逐渐减退、视野缺损、视盘水肿和眼球突出，有些患者就诊时视力丧失、视神经萎缩或斜视（图 6-6-7A）。眼球突出多数向正前方呈轴性突出，发展缓慢；如果瘤体内发生囊性变或出血，大量液体或血液积聚可使眼球突出加重。肿瘤累及视交叉或颅内者，可引起脑室阻塞或颅内压增高等体征。

2. 眼超声检查　B超检查显示视神经梭形或椭圆形肿大，内回声缺乏（图 6-6-8A）。彩色多普勒超声检查显示肿瘤内无或少量彩色血流信号，脉冲多普勒检测多为动脉血流。

3. CT检查　可比较清晰显示肿瘤位置、形状、范围和有无骨性结构改变。多数眼眶内视神经胶质瘤表现为视神经梭形或椭圆形肿大，局部增粗显著，前后端较细；肿瘤内密度均质，肿瘤边界清楚。伴有颅内蔓延者可显示视神经管扩大和视交叉部位高密度占位影（图 6-6-7B，图 6-6-8B）。

4. MRI 检查 利用 SE 序列扫描，T_1WI 呈等或低信号，T_2WI 呈等或高信号，增强扫描多呈轻度或中度强化。肿瘤内黏液变性区域显示 T_1WI 呈低信号，T_2WI 呈高信号，增强 T_1WI 仍呈低信号（图 6-6-9）。

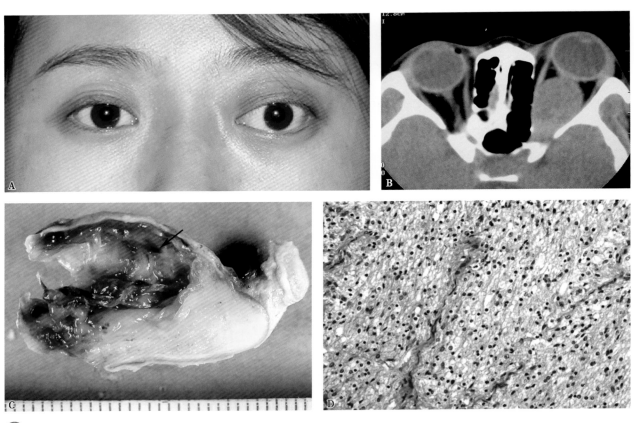

图 6-6-7 视神经胶质瘤

患者女，22 岁，左眼视力减退 15 年，眼球突出 1 年。A. 外观图显示左眼轴性眼球突出；B. 横轴位 CT 图像显示左眼球后视神经圆锥形肿物充满整个眶尖，眼球前突；C. 大体标本切面显示肿物位于视神经鞘膜内，伴有囊性变（箭头）；D. 病理诊断为视神经胶质瘤，Ⅰ～Ⅱ级，瘤细胞呈长梭形，有大量纤细的胶质纤维交织呈网状，HE×200。

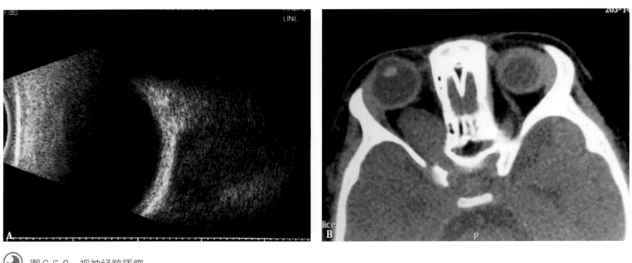

图 6-6-8 视神经胶质瘤

A. 眼 B 超检查显示球后梭形低回声占位，边界清晰；B. 横轴位 CT 显示右眼球后视神经圆锥形肿物充满眶尖并伴视神经管扩大。

【病理】肿瘤大体呈梭形或梨形，表面被白色视神经鞘膜包裹，与正常视神经分界不清。肿瘤横断面上可见视神经增粗或局部膨大，被黄白色、均质的瘤组织代替（图6-6-9D），有些瘤体内可见囊性变（图6-6-7C）。极少数恶性视神经胶质瘤可穿透局部视神经鞘膜，瘤体内伴有出血。镜下大多数视神经胶质瘤为星形细胞瘤Ⅰ～Ⅱ级，肿瘤主要由分化良好的原纤维型星形细胞组成，或称为毛状星形细胞瘤（图6-6-7D）。瘤细胞呈长纤维状、有较粗大的胞浆突起，胞核比较小、呈圆形或椭圆形、淡染。瘤细胞常平行排列或呈旋涡状排列，其间有纤维血管束分隔。瘤细胞对GFAP呈强阳性表达。

视神经胶质瘤通常有以下特点：①视神经纤维束内胶质细胞大量增生；②增生的胶质细胞突破神经束膜或软脑膜，进入蛛网膜腔内；③瘤体通常局限于硬脑膜内，很少侵及视神经鞘膜外；④视神经纤维可被挤压、萎缩，且伴有脑膜细胞的增生。有些瘤体内含有数量不等的血管，瘤细胞围绕血管排列。恶性视神经胶质瘤很少见，其通常属于星形细胞瘤Ⅲ～Ⅳ级，瘤细胞数目增多，有明显异型性和病理性核分裂象（图6-6-9E）。

【鉴别诊断】主要应与视神经脑膜瘤鉴别，后者多见于成年人，肿瘤细胞发生于蛛网膜内的细胞，瘤细胞主要在视神经和硬脑膜之间生长，因此影像学检查常显示轨道征的形态。

【治疗和预后】视神经胶质瘤的治疗应考虑患眼视力、临床表现、肿瘤位置和范围以及是否伴有颅内病变，选择个体化治疗。一般原则是：①如果患眼保留有用的视力，眼球突出不明显，肿瘤距离视神经管较远，可定期观察；②视力基本丧失，眼球突出明显，肿瘤位于眼眶内或肿瘤有明显生长倾向，应选择手术切除；③肿瘤侵及视神经管或颅内视神经，应联合神经外科合作进行手术切除；④手术标本断端残留有肿瘤细胞者，可行^{60}Co（钴）侧野照射40Gy或γ刀治疗；⑤肿瘤广泛侵及视交叉或双侧视神经者可行放射治疗。

大多数眼眶内视神经胶质瘤为星形细胞瘤Ⅰ～Ⅱ级，属于良性肿瘤，手术切除后很少复发。由于肿瘤累及视神经，通常导致视力丧失。极少数视神经胶质瘤为星形细胞瘤Ⅲ～Ⅳ级，属于恶性肿瘤。肿瘤位于视交叉或颅内者，治疗比较困难，容易引起严重并发症或导致死亡。

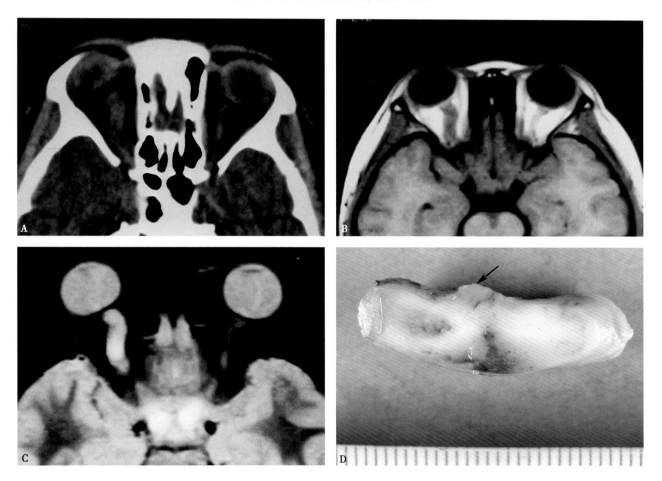

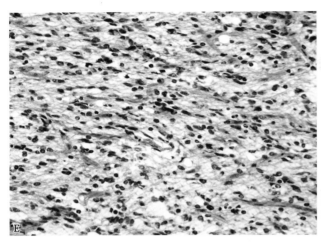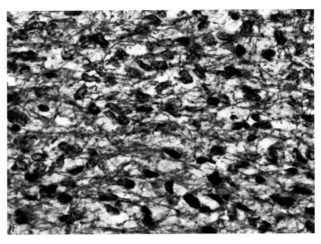

图 6-6-9　眼眶视神经胶质瘤

患者女，14 岁，右眼视物不清、视力丧失 2 个月，眼底检查见视盘边界不清和隆起。A. 横轴位 CT 图像显示右眼球后视神经明显增粗；B、C. 横轴位 MRI 图像显示视神经明显增粗，信号不均匀，T_1WI 中信号内含点状低信号、T_2WI + 脂肪抑制中信号伴片状高信号；D. 肿瘤大体切面示增粗的视神经几乎被肿瘤组织代替，有局灶状出血，局部侵透视神经鞘膜（箭头）；E. 病理诊断为视神经胶质瘤Ⅲ级，肿瘤细胞有明显异型性，胞核大小不一，HE×200；F. 瘤细胞对 GFAP 呈强阳性表达，EnVision×400。

三、神经鞘瘤

【概述】神经鞘瘤（neurilemoma）是由周围神经的施万细胞增生所形成的外周神经性肿瘤。眼眶内有多条周围神经，包括动眼神经、滑车神经、展神经和三叉神经眼支等，这些周围神经均可发生神经鞘瘤。眼眶神经鞘瘤比较常见，国内一些大组病例的文献报道其发生率占眼眶肿瘤的 4%～5%，大多数属于良性神经鞘瘤或富于细胞性神经鞘瘤，很少数为恶性神经鞘瘤。少数眼眶神经鞘瘤伴发神经纤维瘤病。

【临床和影像学特点】

1. 临床表现　本瘤可发生于任何年龄，但多见于中青年，单侧眼眶发病，无明显性别差异。主要表现为缓慢进展性眼球突出、眼球运动障碍，偶有眼眶内疼痛。临床表现与肿瘤部位有关，如眼眶肌锥内肿瘤常引起轴性眼球突出；眼眶上部的肿瘤引起眼球向下移位；邻近视神经的肿物可引起视神经萎缩、视野缺损、视盘水肿等体征。除眶下神经外，眼眶内的神经均通过眶上裂由颅内进入眼眶，因此眶尖部肿瘤容易经眶上裂与颅内沟通。

2. 眼超声检查　B 超检查显示大多数肿瘤呈圆形或椭圆形，边界清楚，内回声较海绵状血管瘤低弱，有些瘤体内伴有囊性变，少数回声多而均匀，与海绵状血管瘤易混淆。彩色多普勒超声检查显示瘤体内有不同程度的红蓝血流信号（图 6-6-10），多数呈中等偏弱的血流信号。

3. CT 检查　可清楚显示肿瘤位置、形状、大小及与邻近组织关系。神经鞘瘤形态多种多样，大多数肿瘤呈边界清楚、光滑的椭圆形或圆形，少数肿瘤沿神经干生长，呈不规则串珠状或葫芦状（图 6-6-11）。神经鞘瘤沿神经生长，通过眶上裂进入颅内，长期缓慢生长可引起眶上裂扩大，因此当肿瘤达眶尖，眶上裂扩大时要行增强 CT 扫描或 MRI 检查（图 6-6-12）。由于瘤体内常伴有出血或囊性变，呈现密度较低或密度不均的特点（图 6-6-13，图 6-6-14），甚至有病变呈完全囊性变，临床上易误诊为囊肿。肌锥内圆形或类圆形的神经鞘瘤，CT 图像与海绵状血管瘤相似，需结合超声和 MRI 检查，如果有低密度区则更倾向于神经鞘瘤。

4. MRI 检查　大多数肿物显示 T_1WI 呈中低信号，T_2WI 呈高信号，肿瘤可被均匀强化，但也可因出血或囊性变而呈现多样的强化特征（图 6-6-13D、E，图 6-6-15）。囊变区 T_1WI 信号降低，T_2WI 信号增高，且不被强化。对于眶颅沟通肿瘤或术后复发性肿瘤，MRI 优于 CT（图 6-6-12）。

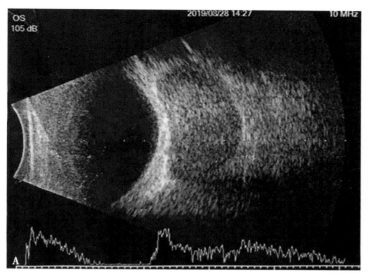
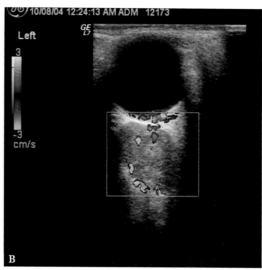
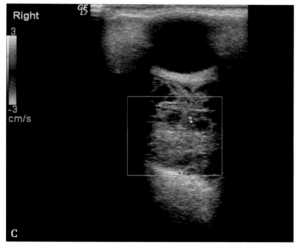

图 6-6-10 眼眶神经鞘瘤超声形态

A. B 型超声图像显示肿瘤边界清晰，中高均匀内回声；B. 彩色多普勒超声图像显示球后类圆形占位病变，边界清楚，内回声多而均匀，透声性好，病变内部有中等血流信号；C. 彩色多普勒超声图像显示球后肿瘤边界清楚、内回声中等不均匀，有大量片状透声腔，病变内少量血流信号。

【病理】肿瘤大体可呈椭圆形、梭形、哑铃状或不规则形状，绝大多数肿瘤表面有完整包膜。肿瘤切面呈黄色或黄白色，细腻，部分瘤体内伴有囊性变、黏液样变或小灶状出血。根据瘤细胞的形态特点，神经鞘瘤分为多种病理类型，眼眶神经鞘瘤主要以经典性神经鞘瘤和富于细胞性神经鞘瘤为主，而退变型神经鞘瘤、丛状神经鞘瘤和色素性神经鞘瘤比较少见。

1. 经典型神经鞘瘤　肿瘤主要由交替分布的 Antoni A 型和 Antoni B 型瘤细胞组成，但大多数为 Antoni A 型瘤细胞。瘤细胞呈长梭形，常呈平行、纵横交错或旋涡状排列。胞质丰富，嗜伊红色；胞核长圆形或梭形、一端较尖细、平行排列在同一水平，形成典型的栅栏状排列（图 6-6-11D，图 6-6-16A～C）。一些栅栏状排列的瘤细胞类似皮肤内的触觉小体，则称为 Verocay 小体。大多数瘤细胞对 S-100，SOX10 呈阳性表达。Antoni B 型瘤细胞呈星状、椭圆形或淋巴细胞样，排列稀疏，胞浆突起互相连接呈网状（图 6-6-16D）。眼眶神经鞘瘤容易发生囊样变性，囊性变周围可见泡沫样组织细胞，含铁血黄素或脂褐素颗粒（图 6-6-14D，图 6-6-15D）。有些瘤体内血管丰富或存在异常扩张的血管。

2. 色素性神经鞘瘤　眼眶内非常少见，主要特点为多数瘤细胞含有黑色素性颗粒，脱色素后瘤细胞由条束状或交织状排列的梭形细胞或上皮样细胞组成，胞核呈梭形或卵圆形，核分裂象少见，通常无明显异型性（图 6-6-17）。目前认为色素性神经鞘瘤可能起自神经嵴，有较高的局部复发率和转移率，一些学者建议采用恶性色素性施万肿瘤或恶性色素性神经嵴肿瘤来重新命名。

　　3. **富于细胞性神经鞘瘤**　此型神经鞘瘤在眼眶内并不少见,肿瘤细胞排列较密,主要由交织状或条束状排列的梭形瘤细胞组成,通常能找到神经鞘瘤的一些形态特点,但缺乏典型的栅栏状排列或 Verocay 结构。部分瘤细胞胞核染色质粗且深染,胞核变大,有一定多形性或出现一些怪形核,或可见少量核分裂象(图 6-6-16E)。有些肿瘤内可见血管壁增厚和玻璃样变性,血管周围有少量淋巴细胞浸润。

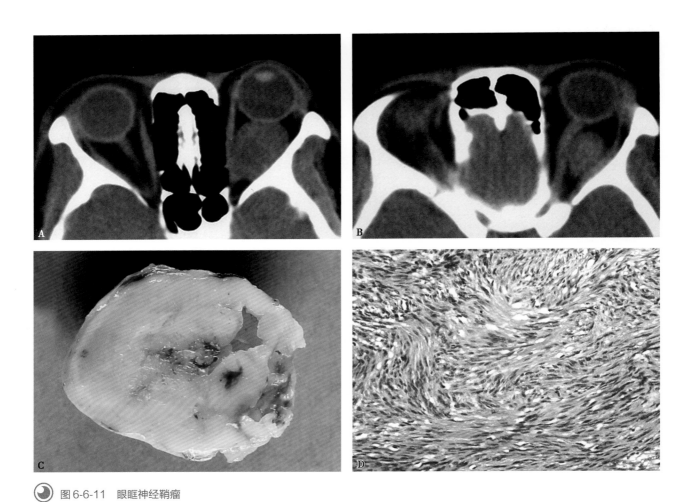

图 6-6-11　眼眶神经鞘瘤

A、B. 横轴位 CT 图像显示肿瘤位于眼眶肌锥内,呈椭圆形,边界清楚,局部肿瘤挤压视神经;C. 肿瘤大体切面呈黄白色,有囊性变;D. 病理图像显示梭形瘤细胞排列成束状或栅栏状,HE×200。

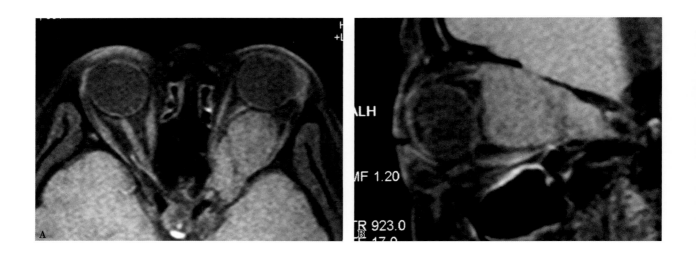

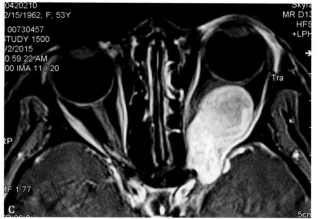
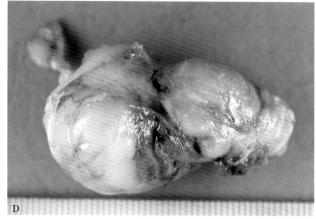
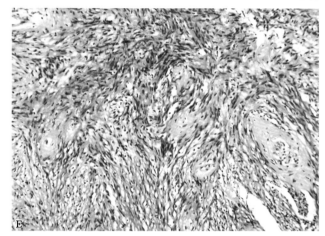

图 6-6-12　眼眶神经鞘瘤颅内蔓延

患者女，53 岁，左眼球渐进性突出伴视力下降 2 年。A、B. 横轴位和矢状位 MRI-T₁WI + 脂肪抑制图像显示左眼眶内类椭圆形肿块影，边界比较清楚，呈不均匀的中等信号；C. 横轴位 T₁WI 增强 + 脂肪抑制扫描呈不均匀强化，眶上裂增大，病变从眶上裂侵入颅内；D. 肿瘤大体有较完整包膜；E. 瘤细胞呈典型的栅栏状排列，HE×100。

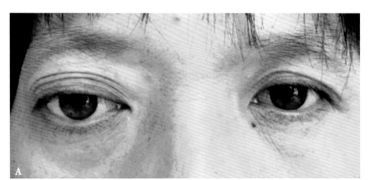
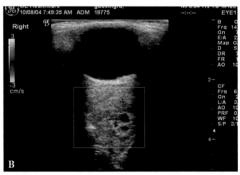
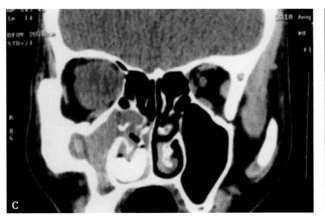
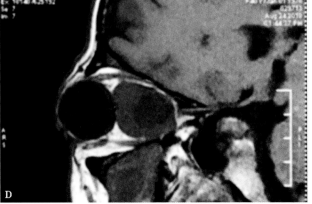

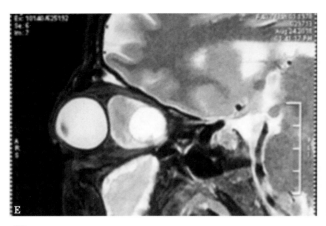
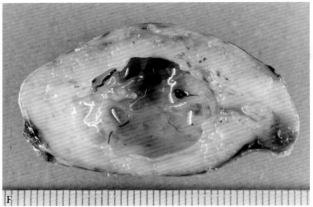

图 6-6-13 眼眶神经鞘瘤，伴有囊性变

患者女，39 岁，右眼无痛性渐进性眼球突出 1 年。A. 外观照显示右眼突出；B. 彩色多普勒超声图像显示肿瘤呈中等回声，其内见数个低回声区，血流信号不丰富；C. 冠状位 CT 图像显示右眼肌锥内视神经鼻侧软组织密度影，轮廓清晰，其内见低回声区，考虑为囊性变；D、E. 矢状位 MRI 图像显示肿物信号不均匀，T_1WI 呈中信号，T_2WI + 脂肪抑制呈中高信号，肿瘤偏后方见 T_1WI 低信号、T_2WI + 脂肪抑制高信号区，符合囊性变；F. 肿瘤大体图像显示瘤体内有一个较大的囊性腔隙。

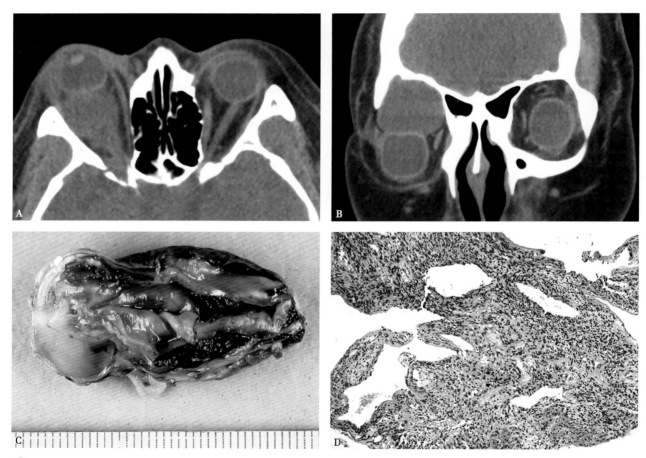

图 6-6-14 眼眶神经鞘瘤伴有大量囊性变

患者女，42 岁，右眼渐进性眼球突出 1 年。A. 横轴位 CT 图像显示右眼眶肌锥内软组织密度肿物，眼球受压前突；B. 冠状位 CT 图像显示肿物超出肌锥内间隙占据眶顶，压迫眼球向下移位；C. 大体标本显示肿物呈囊性，仅边缘区见实性黄白色瘤组织；D. 病理证实为神经鞘瘤，瘤细胞间有许多囊性腔隙，HE × 25。

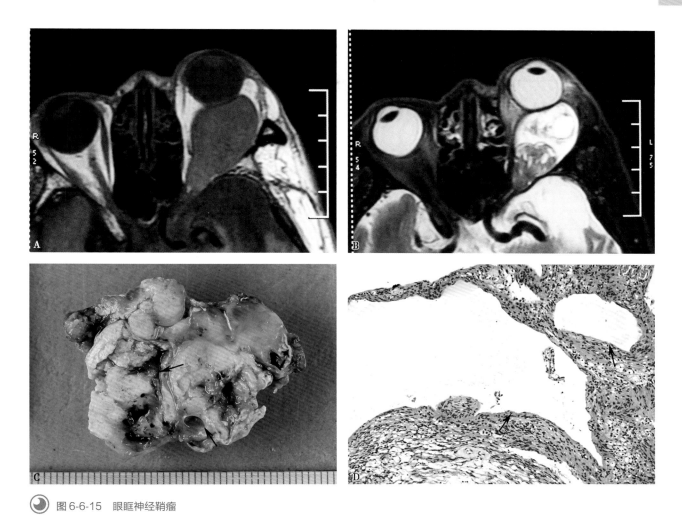

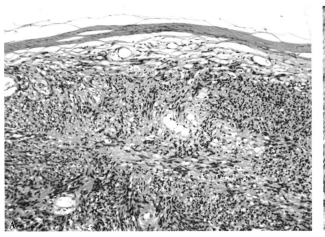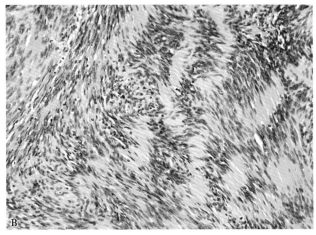

图 6-6-15　眼眶神经鞘瘤

A、B. 横轴位 MRI 图像显示眼眶内肿物，T_1WI 呈等信号，其内可见不规则中低信号影、T_2WI + 脂肪抑制后病变呈不均匀高信号、后半部分较多斑驳状中低信号影；C. 肿瘤大体切面呈黄白色，其间有许多裂隙状或微囊样腔隙（箭头）；D. 病理图像显示瘤细胞间有许多假腺样结构和裂隙（箭头）。

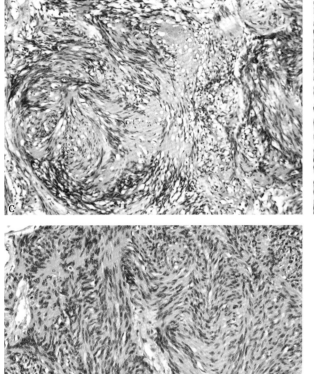

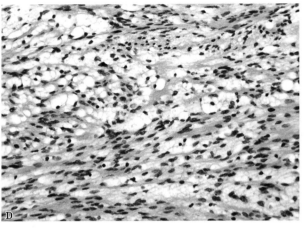

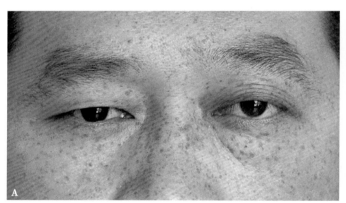

 图 6-6-16　眼眶神经鞘瘤病理

A. 瘤体表面有很薄的纤维膜包绕，HE×100；B. 瘤细胞胞核排列成栅栏状，HE×100；C. 栅栏状排列的瘤细胞胞核形成Verocay 小体，HE×100；D. Antoni B 型瘤细胞穿插在 Antoni A 型瘤细胞之间，HE×200；E. 富于细胞性神经鞘瘤瘤细胞密集排列，HE×200。

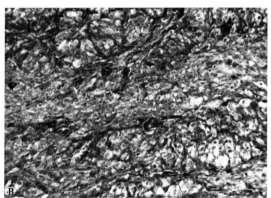

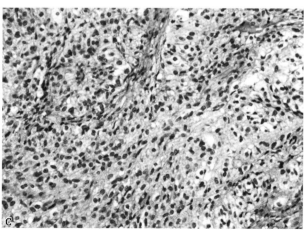

 图 6-6-17　眼眶色素性神经鞘瘤

患者男，38 岁，左眼球突出 2 年。A. 外观图显示面部有多发性细小的色素斑点；B. 瘤细胞内含有大量黑色素，HE×200；C. 切片脱色素后显示瘤细胞由条束状或交织状排列的梭形细胞组成，胞核短梭形或卵圆形，无明显异型性和核分裂象，HE×200。

【恶性神经鞘瘤】眼眶恶性神经鞘瘤比较少见，病变发展较快。瘤体一般较大，包膜不完整，切面有出血坏死。镜下主要由排列紧密、条束状增生的梭形瘤细胞组成，缺乏典型的栅栏状排列，胞核形态不规则且深染，异型性明显，核分裂象易见，常 >4 个 /10HPF。有些瘤细胞弥漫性生长，类似纤维肉瘤的鱼骨样排列。全身其他部位的恶性神经鞘瘤亦可以转移到眼眶（图 6-6-18）。

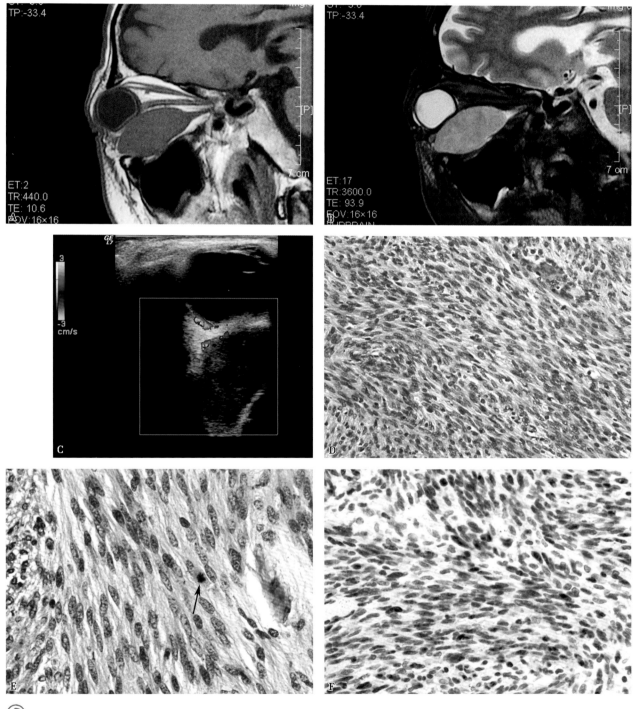

图 6-6-18 眼眶转移性恶性神经鞘瘤

患者男，62 岁，患有右下肢恶性神经鞘瘤手术切除史。A、B. 矢状位 MRI 图像显示肿瘤与下直肌关系密切，T₁WI 中信号、T₂WI + 脂肪抑制呈中信号；C. 彩色多普勒超声图像显示球后低回声占位病变，边界清楚，欠光滑，眼球受压变形，病变内部血流信号不丰富；D. 病理图像显示瘤细胞密集，胞核深染，排列成束状或栅栏状，有明显异型性，HE×200；E. 瘤细胞可见核分裂象（箭头），HE×400；F. 瘤细胞对 S-100 蛋白呈阳性表达，EnVision×400。

【鉴别诊断】临床诊断中，本瘤主要应与眼眶内海绵状血管瘤、血管平滑肌瘤或孤立性纤维性肿瘤等有包膜的肿瘤鉴别。病理诊断中应与多种类型的梭形细胞型肿瘤和神经纤维瘤等鉴别。

【治疗和预后】神经鞘瘤治疗以手术完整切除为主，临床诊断明确后应尽早手术。应根据肿瘤位置，选择不同的手术进路。肿瘤通常有较完整的包膜，但肿瘤实体与包膜疏松。肿瘤体积较大，且与视神经关系紧密时，可以行囊内肿瘤摘除。大多数肿瘤切除后不复发。如果肿瘤体积较大，术中包膜破裂或残留有肿瘤组织，术后可复发。部分富于细胞性神经鞘瘤生长比较活跃，局部包膜不完整，容易复发。

恶性神经鞘瘤非常少见，可为原发性或转移性，其治疗主要是肿物完整切除或扩大切除，术后容易复发或向眶上裂蔓延，有些病例可转移到颈部淋巴结或肺。某些病变不能手术彻底切除时，可术后辅助放疗或化疗，其效果目前还不确切。切除不干净者容易复发，再次复发者进展较快，有学者报道13例患者，5年生存率仅约31%，生存预后较差。

四、神经纤维瘤

（一）丛状神经纤维瘤

【概述】神经纤维瘤（neurofibroma）发生于周围神经，主要由神经束周围的神经内膜、神经束膜及神经外膜的细胞增生所形成的局限性或弥漫性瘤样肿块。大多数眼眶神经纤维瘤伴有眼睑皮肤病变，属于神经纤维瘤病Ⅰ型的表现之一。

【临床和影像学特点】

1. 临床表现　多发生于10岁以内儿童，幼年时发病，大多数与神经纤维瘤病有关。通常表现有眼睑皮肤肥厚或偏侧肥大，皮下可触及边界不清的条索状或结节状软性肿物。有些患者伴有不同程度眼球突出，眶骨壁凹凸不平或缺损，后者可引起搏动性眼球突出。除眼睑和眼眶病变外，有些患者可累及结膜、角膜和葡萄膜。全身病变包括皮肤咖啡色斑、雀斑、色素痣、虹膜表面Lisch结节、葡萄膜黑素细胞增生或青光眼等（图6-6-19A～C）。有些患者可伴发视神经脑膜瘤、胶质瘤或神经鞘瘤。

2. 眼超声检查　显示眼睑和眼眶组织中有边界不清的多回声病变，肿瘤内血流信号丰富，多为动脉频谱。

3. X线检查　通常显示眼眶腔不对称性扩大、邻近部位眼眶骨壁缺损。

4. CT检查　眼眶软组织中多发性斑点状高密度影，眼睑肥厚且密度增高，常与眶内病变相连续，有些病变伴有眼眶骨壁畸形或缺失（图6-6-19D、E，图6-6-20A）。

5. MRI检查　肿瘤内信号不均匀，T_1WI 常呈等信号或低信号，T_2WI 常呈高信号，增强后明显强化（图6-6-19F、G）。

【病理】大体观察肿瘤无明显包膜，边界不清，受累的神经干可呈串珠状或索条状增粗。镜下肿瘤主要由大而增粗的神经纤维组成，其内的神经组织被神经纤维瘤样细胞所取代。每一条粗大神经纤维的外周都围绕有多层纤维性神经束膜，其内有不同数量的神经内膜细胞、施万细胞和轴突纤维。增粗的神经纤维之间有数量不等的长梭形瘤细胞，排列成束状或波浪状。有些瘤体内伴有黏液变性或含有分布异常的血管（图6-6-21）。使用Luxol fast blue染色可显示轴突髓鞘。肿瘤通常累及眼睑、结膜下、眼外肌、眼眶内脂肪或皮下软组织。

（二）弥漫性神经纤维瘤

病变主要累及眼睑皮肤，表现为眼睑皮肤肥厚，伴有眼睑下垂，眼睑皮下不能触及条索状或结节状软性肿物。肿物与周围组织分界不清。瘤细胞呈短梭形或卵圆形，在眼睑皮下组织中沿着结缔组织间隔、毛囊、睑板腺或脂肪小叶间弥漫性生长，瘤细胞间血管丰富，一般无粗大的神经纤维。

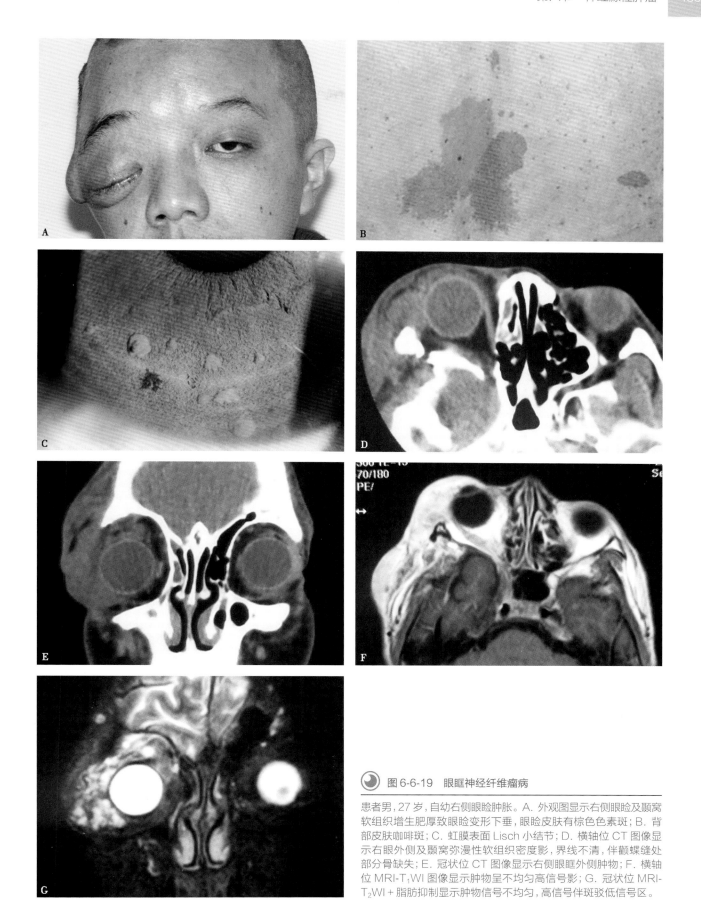

🌓 **图 6-6-19　眼眶神经纤维瘤病**

患者男, 27 岁, 自幼右侧眼睑肿胀。A. 外观图显示右侧眼睑及颞窝软组织增生肥厚致眼睑变形下垂, 眼睑皮肤有棕色色素斑; B. 背部皮肤咖啡斑; C. 虹膜表面 Lisch 小结节; D. 横轴位 CT 图像显示右眼外侧及颞窝弥漫性软组织密度影, 界线不清, 伴颞蝶缝处部分骨缺失; E. 冠状位 CT 图像显示右侧眼眶外侧肿物; F. 横轴位 MRI-T$_1$WI 图像显示肿物呈不均匀高信号影; G. 冠状位 MRI-T$_2$WI + 脂肪抑制显示肿物信号不均匀, 高信号伴斑驳低信号区。

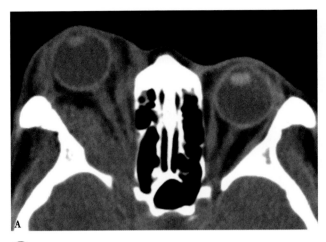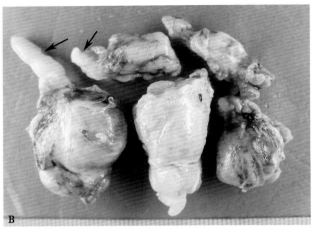

图 6-6-20　眼眶丛状神经纤维瘤

患者女，55 岁，右眼球突出 5 年。A. 横轴位 CT 图像显示右眼眶外侧肌锥内外软组织密度影，边界不清，压迫眼球前突，蝶骨大翼见部分骨吸收，眶上裂增宽，内眦部亦可见类似边界不清软组织密度影；B. 大体图像为术中切除的多个大小不一、相互分离的黄白色肿物，质地较软，有的肿物与粗大的神经束粘连（箭头），表面有不完整的白色纤维膜，肿物间相互分离，与周围组织分界清楚。

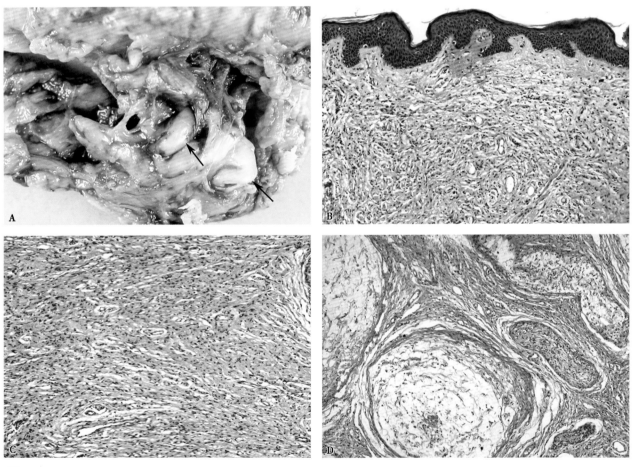

图 6-6-21　眼睑和眼眶神经纤维瘤病理

A. 切除肿物的大体标本中可见粗大的神经（箭头）；B. 肿瘤位于真皮内，表面皮肤基底层黑素细胞增多，HE×100；C. 肿瘤由交织状排列的梭形细胞束组成，细胞界线不清，胞核呈波浪状或弯曲状，两端尖细，HE×100；D. 肿瘤内可见许多迂曲、膨大的神经束，HE×20。

（三）局限性神经纤维瘤

【临床和影像学特点】患者无神经纤维瘤病的临床体征，主要表现为眼眶内边界清楚的孤立性肿物，缓慢生长，随着肿瘤体积增大，可出现眼球突出和眼球运动障碍。B 超检查显示眼眶内边界清楚的圆形或不规则形状的占位性病变，内回声较少。CT 检查显示肿瘤为密度均匀或不均匀的、圆形或不规则形状的占位性病变，边界比较清楚。MRI 检查显示肿瘤内信号不均匀，T$_1$WI 常呈等信号或低信号，T$_2$WI 常呈高信号，增强后明显强化（图 6-6-22）。

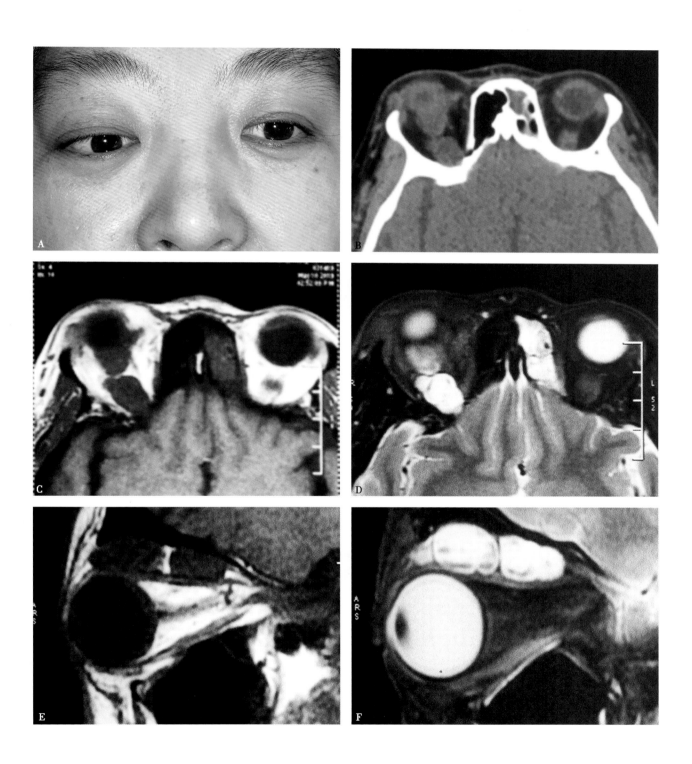

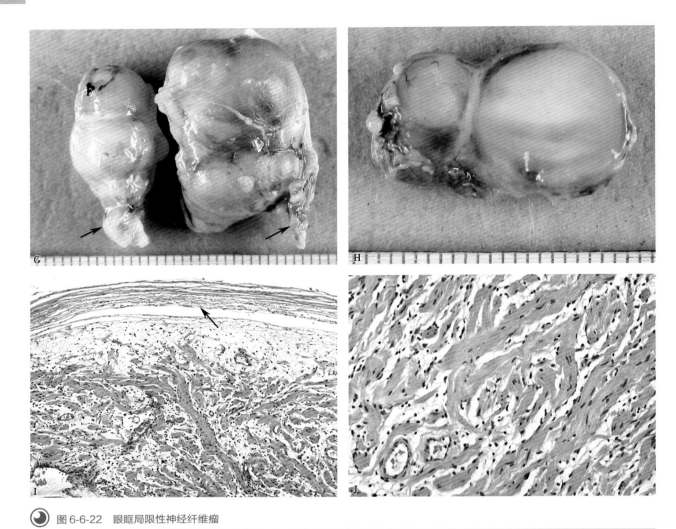

图6-6-22　眼眶局限性神经纤维瘤

患者女，49岁，右眼渐进性眼球突出伴上转受限2个月。A. 患者外观照示右眼突出，并向下移位；B. 横轴位CT图像显示右侧眼眶上方串珠样软组织密度肿物；C~F. 横轴位和矢状位MRI T$_1$WI、T$_2$WI＋脂肪抑制图像显示右眼眶顶肌锥外间隙串珠样多发病变，信号不均匀，T$_1$WI呈中低信号、T$_2$WI＋脂肪抑制呈高信号；G. 大体图像显示肿物包膜完整，一端与粗大的神经束相连（箭头）；H. 大体切面示相连的两个肿物间有完整的纤维膜分隔；I. 病理图像显示肿物表面有很薄纤维膜（箭头），肿瘤间质黏液样变性，其间大量绳索样胶原纤维，HE×100；J. 高倍镜下显示绳索样胶原纤维之间有少量黏液，HE×200。

【病理】肿瘤大体呈圆形或不规则形状，边界清楚，质地较硬，表面可有较薄的假性纤维膜。肿瘤切面实性，灰白色或粉白色，部分病变可见囊样变性区。通常在肿物一端或一侧可见与肿瘤相连的神经束。镜下肿瘤主要由交织排列的梭形瘤细胞束组成，细胞界线不清，胞质淡嗜伊红色，胞核细长，深染，排列成波浪状、束状或旋涡状，有些瘤体内伴有水肿或黏液变性。免疫组织化学染色，瘤细胞对S-100蛋白呈阳性表达。

（四）鉴别诊断

大多数眼眶神经纤维瘤伴发于神经纤维瘤病，根据典型的临床体征和病理特点，能够作出准确诊断。鉴别诊断主要是眼眶内局限性神经纤维瘤，诊断时首先应排除其他梭形细胞性肿瘤，尤其要与眼眶内孤立性纤维性肿瘤、神经鞘瘤、纤维性肿瘤和其他梭形细胞性肿瘤加以鉴别。

（五）治疗和预后

眼眶和眼睑神经纤维瘤主要是手术治疗。丛状神经纤维瘤和弥漫性神经纤维瘤的手术比较困难，由于肿瘤比较弥漫，边界不清，血运丰富，术中出血较多，难以彻底切除。一般在病变影响外观或功能的情况下可以考虑手术，手术以解决当前问题为主，适可而止，术中应尽量避免损伤眼眶内神经和眼外肌，不能强行切除干净。局限性神经纤维瘤通常有很薄的假性纤维膜包绕，可根据肿瘤位置选择不同的手术进路。一般认为神经纤维瘤对放疗不敏感。大多数神经纤维瘤为良性肿瘤，生长较缓慢，术后容易复发。极少数神经纤维瘤可发生恶变（图6-6-23）。

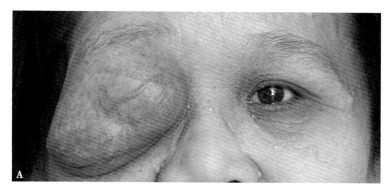
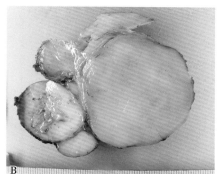
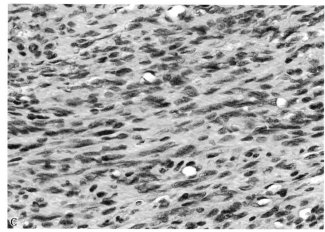

图 6-6-23　右眼睑和眶前巨大神经纤维瘤恶变

患者女，52岁，右眼上睑肿物20余年。A. 外眼图显示右侧眼睑及颞窝巨大肿物致眼睑畸形下垂，表面皮肤光滑；B. 肿瘤大体切面呈结节状、质地均匀的黄白色；C. 病理图像显示部分肿瘤细胞恶变，瘤细胞密度增高，异型性明显，HE×400。

五、腺泡状软组织肉瘤

【概述】腺泡状软组织肉瘤（alveolar soft part sarcoma）是一种分化方向尚不明确的恶性肿瘤，有些学者认为属于神经嵴、血管或肌源性肿瘤。本瘤多发生于四肢。眼眶腺泡状软组织肉瘤非常少见，多数为个案报道。

【临床和影像学特点】

1. **临床表现**　多见于儿童或成年人，单侧眼眶发病，大多数肿瘤增长较快，病史较短。主要表现为眼眶内肿物、眼球突出、眼球移位或眼球运动障碍，有些患者伴有眼睑肿胀、结膜充血水肿、血管扩张（图6-6-24A）。

2. **眼超声检查**　B超显示眼眶内圆形或不规则形状占位性病变，边界比较清楚，内回声较少，无可压缩性，可见血流信号（图6-6-24B、C）。

3. **CT 检查**　眼眶内圆形或不规则形状的占位性病变，密度较均匀，边界比较清楚，一般无囊性变、坏死或钙化。文献报道中大多数病例肿瘤与邻近眼外肌关系密切，肿瘤局部与眼外肌分界不清（图6-6-24D）。偶见病例伴有眼眶骨壁破坏。

4. **MRI 检查**　多数肿瘤 T_1WI 呈中等信号，T_2WI 显示中高信号（图6-6-24E、F）。由于肿瘤内血管丰富，CT 和 MRI 增强扫描均呈显著强化，肿瘤内部或边缘可见斑点状或曲线状血管流空影。

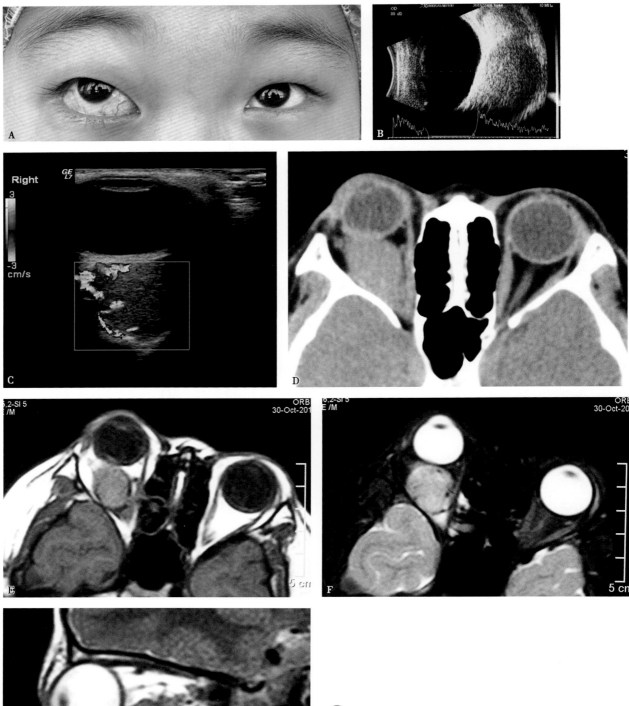

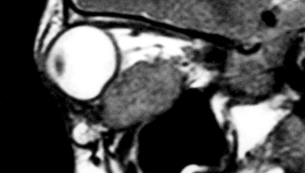

图 6-6-24　眼眶腺泡状软组织肉瘤

患者男，8岁，眼球突出伴下转障碍3个月。A. 外观照显示右眼突出和向上移位，球结膜血管扩张；B. 眼B超图像显示肿瘤边界清楚，中等均匀回声，眼球壁受压变形；C. 彩色多普勒超声图像显示肿瘤内可见条状血流信号，为动脉频谱；D. 横轴位CT图像显示右侧眼眶内中等密度、边界清楚的肿物；E、F. 横轴位MRI图像显示T₁WI及T₂WI＋脂肪抑制均呈中等信号；G. 矢状位MRI-T₂WI图像显示肿物位于眼眶下方。

【病理】肿瘤边界较清楚或有不完整的假性包膜，切面可见出血、坏死等（图 6-6-25A）。镜下瘤细胞体积较大，圆形或多边形，细胞界线清楚；胞浆比较丰富，内含有淡嗜酸性、PAS 染色阳性的颗粒。胞核圆或椭圆形，于细胞中央或偏位，核染色较淡，核仁显著。瘤细胞常排列成大小不一的假腺泡状或巢状，其间有丰富的裂隙状毛细血管网。大多数病例瘤细胞对 TFE3、MyoD1、vimentin 和 desmin 呈阳性表达，CD31 和 CD34 可标记腺泡状结构和腺泡间血管内皮细胞（图 6-6-25）。

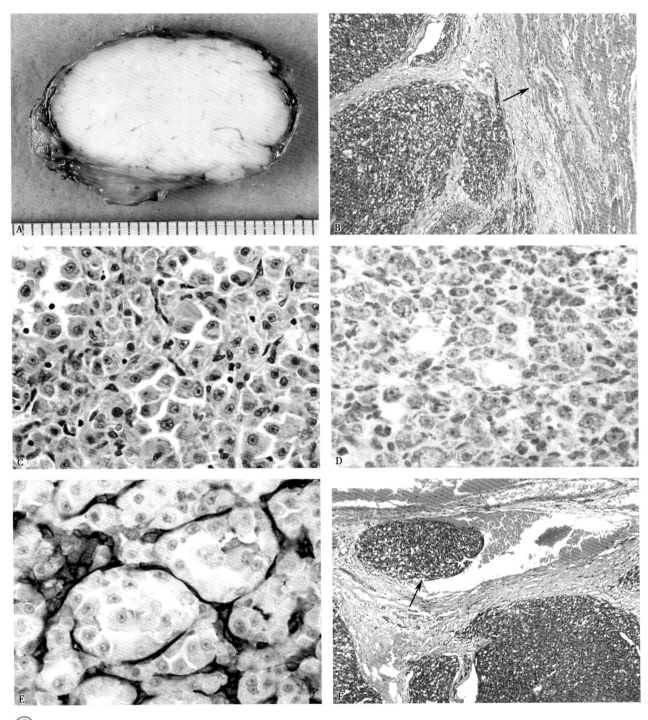

🔘 图 6-6-25　眼眶腺泡状软组织肉瘤的病理

A. 大体标本显示肿物呈椭圆形，表面有较完整包膜；B. 肿瘤与眼外肌（箭头）粘连紧密，HE×40；C. 瘤细胞胞浆丰富，胞浆内含有粗大的嗜酸性颗粒，HE×400；D. 瘤细胞对 MyoD1 呈阳性表达，EnVision×400；E. 瘤细胞间的血管网内皮细胞对 CD31 呈阳性表达，EnVision×400；F. 瘤细胞侵犯血管内（箭头），HE×40。

【鉴别诊断】本瘤临床诊断比较困难,主要依靠病理学诊断,应注意与副神经节瘤和眼眶内转移性肾细胞癌鉴别。

【治疗和预后】本瘤为恶性肿瘤,主要是手术扩大切除或眶内容摘除,术后辅以局部放疗和化疗。一些学者报道如果手术得当,术后给予局部放疗和化疗,可获得较好疗效。本瘤容易发生血行转移,主要转移到肺、骨及脑等部位,有些患者可在原发性肿瘤切除术后多年或数十年后发现转移灶。肿瘤较大或瘤细胞弥漫性浸润者预后较差。

六、髓上皮瘤

【概述】髓上皮瘤是儿童时期一种罕见的恶性肿瘤,主要发生于婴幼儿或儿童。髓上皮瘤可发生于眼内睫状体、视网膜或视神经,但发生于眼眶者罕见。

【临床和影像学特点】原发于眼眶的髓上皮瘤与视网膜视神经没有任何关联,笔者收治一例,男性,8个月,自出生4个月时发现右眼下睑隆起,触及肿块,增长迅速。就诊时表现为右眼下睑肿物呈球形隆起,结膜肥厚,突出睑缘,皮肤变薄,可见新生血管及暗紫色囊样变。因睑裂不能睁开,不能观察到眼球表面和眼底(图6-6-26A)。眼B超检查显示眼眶内多囊性低回声病变。CT检查显示右眼眶内软组织影,占据眶内3/5并突出眼眶,密度不均匀,可见多个不规则的低密度区,眼球向内上方移位,眼环和眼内结构未见异常,眶下裂扩大,眼眶眶腔扩大,肿瘤基底部骨质破坏及骨质增生,颅内未见明显异常(图6-6-26B)。对侧眼的外眼、眼底及眼眶未见异常。

【病理】笔者收治的一例肿物呈灰紫色,大小约7cm×7cm×4cm,表面有假包膜(图6-6-26C)。切面实性呈鱼肉状,可见囊性腔隙,内含咖啡色液体。镜下瘤细胞弥漫性或浸润性生长,之间有少量的纤维血管分隔。大部分瘤细胞呈圆形或多边形,胞浆淡染或空泡样,胞核圆形,大小不一致,核染色质稀疏,可见较多的病理性核分裂象,有些瘤细胞排列成腺管状,似原始髓上皮细胞的形态,瘤细胞之间见菊形团结构(图6-6-26D)。免疫组织化学染色,瘤细胞对CD99和NSE呈阳性表达,腺管状排列的瘤细胞对EMA呈阳性表达。

【治疗和预后】主要是选择手术治疗。本瘤为恶性肿瘤,预后较差。顾凤胜等1983年曾报告眼眶髓上皮瘤一例4岁的男孩,肿物位于眼眶内上方,累及视神经,眼眶壁骨质有蚕食状破坏,眶腔明显扩大;眼眶内容摘除术后仅2个月复发,4个月后死亡。我院收治的患儿行局部肿瘤手术切除、病理确诊后,家长不接受眶内容切除及放射治疗,术后1.5个月局部复发,2个月后患儿死于全身多器官衰竭。

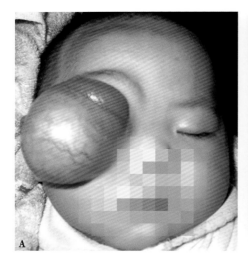
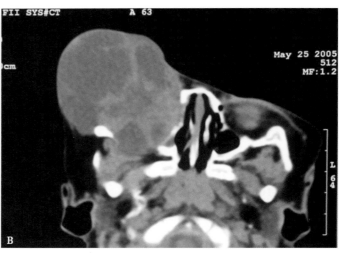

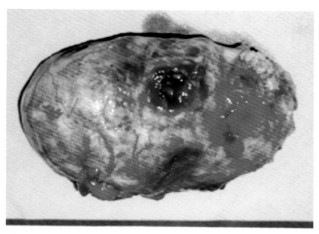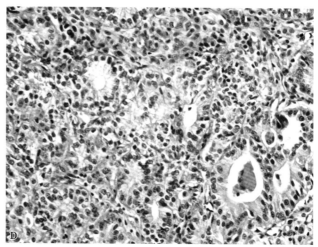

 图6-6-26　眼眶髓上皮瘤

A. 患儿男性，8个月，外眼图像显示右眼下睑球形肿物，并突出睑裂外；B. 横轴位眼眶CT图像显示右侧眼眶内软组织影，密度不均匀，眼球向内上方移位，眶下裂扩大，眼眶眶腔扩大，肿瘤基底部骨质破坏；C. 肿物大体呈紫红色，包膜不完整；D. 病理图像显示瘤细胞弥漫性生长，其间可见腺管状排列和典型的菊形团结构，HE×200。

七、颗粒细胞瘤

【概述】颗粒细胞瘤（granular cell tumor，GCT）是一种由胞质内含有嗜酸性颗粒的圆形或多边形细胞组成的良性肿瘤，比较少见。本瘤最早由 Abrikosoff 提出，认为其来自骨骼肌，故又称之为颗粒细胞肌母细胞瘤。近年来，经电镜和免疫组化等研究证明，颗粒细胞瘤来源于神经鞘的施万细胞分化。颗粒细胞瘤好发于四肢、躯干和头颈部，可发生于任何年龄，多见于中老年人，女性多于男性，有 10%～15% 的病例为多灶性。眼部颗粒细胞瘤多数为个案报道，主要发生在眼眶和眼睑部位，以眼外肌受累最多见。

【临床和影像学特点】

1. 临床表现　病程数月或数年，主要表现为眼眶内肿物、眼球突出、眼球移位和眼球运动障碍，有些患者伴有眼睑红肿，眼睑皮下可触及硬结状肿物，边界欠清，无明显疼痛。

2. 眼超声检查　B超检查显示眼眶内类圆形或不规则形状占位性病变，内回声较少，无可压缩性。彩色多普勒超声检查显示肿瘤内部有树枝状、条状或不规则血流信号，内回声较均匀，血流速度较快（图6-6-27B）。

3. CT检查　肿瘤多位于眼外肌附近或与眼外肌粘连，呈类圆形或不规则形高密度影，密度均匀，与邻近组织分界不清，增强扫描后呈均匀强化。

4. MRI检查　有关眼眶病例的报道较少，国外有两例报道，一例显示 T_1WI 与 T_2WI 均呈低信号；另外一例显示肿瘤与眼外肌信号相似。笔者收治一例颗粒细胞瘤，肿瘤显示 T_1WI 呈中信号、T_2WI 呈低信号（图6-6-27D、E）。

【病理】肿瘤由呈巢状、片状或宽带状排列的圆形或多边形细胞组成，细胞大小比较一致，胞质丰富且红染，内含有大量 PAS 染色阳性的颗粒；胞核位于细胞中央，呈固缩状或空泡状。瘤细胞之间有宽窄不等的结缔组织纤维间隔；有些瘤细胞穿插于横纹肌纤维之间或围绕周围神经小束生长。免疫组织化学染色，瘤细胞对 S-100 蛋白和 SOX10 呈阳性表达，部分瘤细胞对 NSE 和 MBP 呈阳性表达（图6-6-27F～H）。由于肿瘤无明显包膜，瘤细胞通常侵及周围软组织。

恶性颗粒细胞瘤比较少见，其病理诊断标准为肿瘤细胞有明显异型性，瘤细胞呈梭形，胞核增大、核浆比增大、可见明显核仁，有凝固性坏死，核分裂象 >5 个 /50HPF。肿瘤直径大于 3cm 和生长迅速通常提示恶性颗粒细胞瘤的可能。有文献报道一些具有"良性"细胞形态的恶性颗粒细胞瘤确实存在，术后可反复复发和发生全身转移。

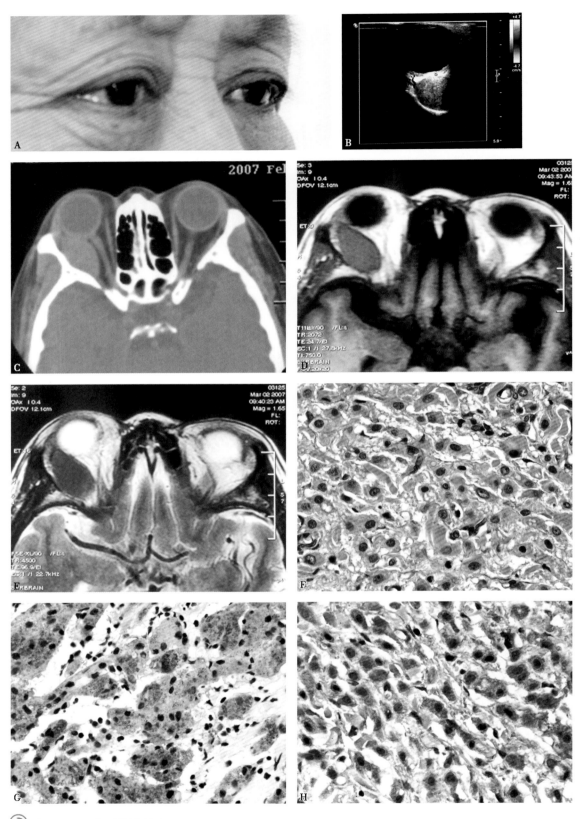

🌙 图 6-6-27　眼眶颗粒细胞瘤

患者女，57 岁，进行性眼球突出伴外转受限。A. 外观照显示右眼向前突出；B. 彩色多普勒超声图像显示病变轮廓清晰，中低不均匀内回声；C. 横轴位 CT 图像显示右眼眶内肿瘤靠近外侧壁、与外直肌边界不清；D、E. 横轴位 MRI 图像显示右眼眶内肿物，T₁WI 中信号、T₂WI 低信号；F. 瘤细胞呈圆形或多边形，胞浆丰富，胞核呈圆形，HE×400；G. 肿瘤细胞对 NSE 呈阳性表达，EnVision×400；H. 肿瘤细胞对 S-100 呈阳性表达，EnVision×400。

【鉴别诊断】本病临床表现、CT 和 MRI 检查缺乏特征性表现，临床诊断比较困难，主要依靠病理学诊断。

【治疗和预后】大多数颗粒细胞瘤为良性肿瘤，治疗以手术切除为主。恶性颗粒细胞瘤容易复发和发生全身转移，通常选择局部广泛切除术。一些文献报道本瘤对放疗和化疗效果不明显。

八、婴儿黑色素性神经外胚瘤

【概述】婴儿黑色素性神经外胚瘤（melanotic neuroectodermal tumor of infancy）又称为黑色素突变瘤、黑色素造釉细胞瘤、视网膜原基瘤。本瘤起源有多种学说，包括神经鞘细胞、先天性黑素细胞、视网膜原基和神经外胚叶等，属于一种黑色素性神经上皮瘤。大多数病例发生于头颈部，尤其多见于上颌骨前部，文献中原发于眼眶者罕见。

【临床和影像学特点】本瘤多发生于 1 岁以内婴幼儿，男性略多见，好发于上颌骨。其次可发生于颅骨或下颌骨。文献中报道的病例多数表现为边界清楚的肿物，呈膨胀性生长，可引起邻近骨质溶解性破坏或骨质增生。由于肿物内存在许多黑素细胞，因此 CT 图像密度可轻度增高。MRI 检查，肿物呈现 T_1WI 高信号和 T_2WI 低信号。

文献中有学者报道一例眼眶婴儿黑色素性神经外胚瘤，患儿 6 个月，男性，因右眼发红伴内斜视 5 周就诊，检查发现外下方球结膜暗红色，内上斜视。CT 检查显示颞侧球后肌锥内高密度肿物，仅贴眼球壁生长，压迫眼球严重变形并向前突出，强化不均匀。笔者收治一例，6 个月，男性婴儿，因右眼结膜下肿物 1 个月余来院就诊，检查发现右眼球壁旁外下方有一个贴球壁生长的肿物，质地较硬，粉红色，结膜无充血。

【病理】肿物呈结节状，边界清楚，质地较硬，无完整包膜，肿物切面呈灰、黑色相间。笔者收治的一例显示肿瘤与眼球巩膜壁粘连紧密（图 6-6-28A、B）。镜下肿瘤主要由立方状上皮样细胞和小淋巴样细胞组成。上皮样细胞排列成管状或裂隙状，胞浆内含有大量黑色素颗粒，Fontana 黑色素染色和 S-100 蛋白染色呈阳性反应。小淋巴样细胞体积小，圆形，胞浆稀少，核深染，排列成巢状。上皮样瘤细胞多位于瘤体中央，小淋巴样细胞主要在肿瘤周边部（图 6-6-28C）。

【治疗和预后】治疗以手术切除为最基本原则。虽然有报道不完全切除有成功者，但推荐治疗为保留充分正常组织边缘的肿瘤完全切除。文献中报道即便完整切除肿物后，仍有 10%～20% 的病例复发；不完全切除的病例，复发率达 60%，有些病例可发生远处转移。因此目前认为其生物学行为属于潜在恶性或低度恶性肿瘤，早发现并进行彻底切除是减少术后复发及远处转移的有效措施。

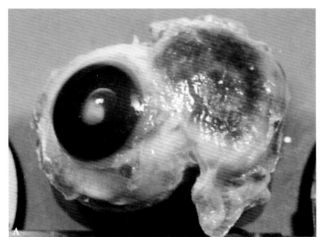
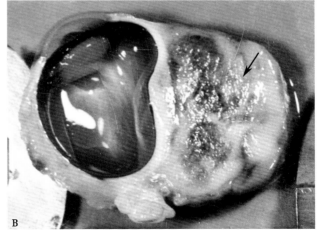

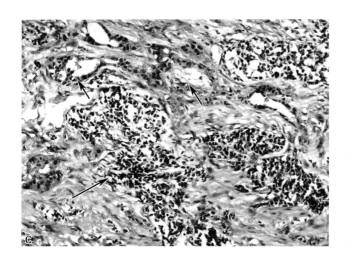

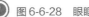 图 6-6-28　眼眶内黑色素性神经外胚瘤

A. 大体标本显示肿瘤位于眼球后,呈半球状结节,边界清楚; B. 大体标本切面显示瘤体与眼球壁粘连,局部呈灰褐色(箭头); C. 肿瘤主要由呈巢状分布的神经母细胞样小细胞(长箭头)和腺管状或腺泡状排列的上皮样细胞(短箭头)组成,上皮样细胞内含有少量黑色素颗粒,HE×200。

术后应密切随诊,对于局部复发者仍以手术切除为主。对于那些不能手术切除的患者,各种化疗方法的报道很多,其结果也各不相同,目前尚无确切可行的放疗、化疗方案。文献中一例报道,由于肿瘤紧贴巩膜壁,经局部活检证实后采用长春新碱、依托泊苷和异环磷酰进行 3 周一疗程的化疗,5～7 疗程后,肿物体积减小约 40%。但之后的两轮化疗未见肿瘤明显缩小,遂又进行保留眼球及外直肌的次全肿瘤手术切除。4 岁时复查右眼屈光不正性弱视,未发现其他眼部异常。尽管病例属于个案,但提示联合化疗及次全切除术治疗眼眶婴儿黑色素性神经外胚瘤是可能成功的。

九、嗅神经母细胞瘤

【概述】嗅神经母细胞瘤(olfactory neuroblastoma,ONB)来源于鼻腔上部的嗅神经细胞,属于外胚层神经上皮源性肿瘤,多发生于眶顶,具有低度恶性特征,约占鼻腔肿瘤的 3%。该病起病隐匿,可累及鼻窦、眼眶、颅底等邻近组织,临床表现缺乏特异性,早期诊断困难,发现时多已到中晚期,预后较差。可发生于任何年龄,有两个发病高峰年龄分别是 10～20 岁和 50～60 岁,男性多于女性。

【临床和影像学特点】

1. **临床表现**　早期症状不明显,随着病变的发展可出现鼻塞、鼻出血、嗅觉降低或丧失等。就诊时多数属于中晚期。肿瘤沿鼻腔膨胀性生长,靠近筛窦,容易通过筛窦蔓延侵犯眼眶。肿瘤边界多较清楚,即使侵犯邻近组织,病灶与周围正常结构间的分界清楚,可能与 ONB 不及其他神经母细胞瘤的恶性程度高和生长缓慢有关。

临床症状与病变累及部位有关,眼眶受累时可出现眶区疼痛、突眼、复视、视物模糊、溢泪;额窦受累可出现额前区疼痛;累及颅内可出现头痛、呕吐等颅高压症状;累及视神经或视神经管可出现视力障碍。

2. **眼超声检查**　显示侵犯眼眶内的肿物形态不规则,回声不均匀,伴低回声囊变区,有较丰富血流信号(图 6-6-29)。

3. **CT 检查**　平扫肿瘤呈等或稍高于肌肉密度,密度多均匀,其内坏死不明显,瘤体较大时可见斑片状坏死,钙化较少见。侵犯眼眶者,肿块常位于眼眶内下方,将眼球推向前外上。笔者收治一例患者,女性,16 岁,CT 显示左眼眶内侧占位性病变,且与鼻窦鼻腔肿物相连,边界不清。骨质改变常包括骨质破坏和增生硬化及两者共存,骨质破坏是诊断 ONB 的重要指标。

4. **MRI 检查**　肿瘤部位 T_1WI 呈等或稍低信号,T_2WI 上以稍高信号为主,信号欠均匀,其内见小条片状高信号囊变区。肿瘤血供较丰富,CT 及 MRI 增强多呈中度至明显强化,强化程度不均,囊变区无强化。

【病理】肿瘤大体组织呈灰红色,富含血管,质地较软、脆,触之易出血。光镜下表现为高密度的小圆形细胞,大小一致,少数纤维状胞浆,核深染,瘤细胞排列成小叶状、片状、条索状,通常可见典型及不典型的菊形团结构(图 6-6-30)。免疫组织化学染色,瘤细胞表达突触素、NSE、嗜铬素 A、S-100 和 NF

等,Ki-67 指数为 10%~50%。有文献报道 Ki-67 指数≥20% 时肿瘤复发率增加,预后较差,Ki-67 指数和 Hyams 评分可作为预测 ONB 预后的独立因素。

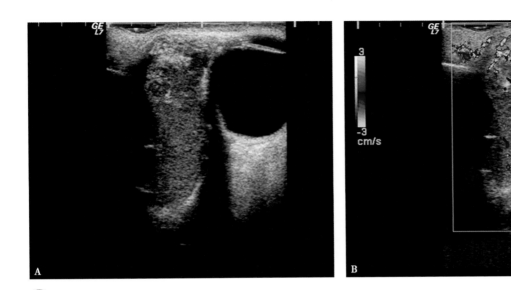

图 6-6-29　鼻腔嗅神经母细胞瘤侵犯眼眶的超声图像

A. B 超图像显示左眼眶内鼻侧肿物不均匀中低回声,其内可见数个类圆形低回声区;B. 彩色多普勒超声图像显示肿物内血流信号较丰富。

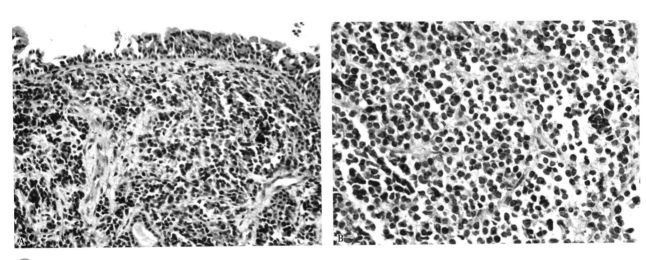

图 6-6-30　鼻腔嗅神经母细胞瘤侵犯眼眶的病理图像

A. 内镜鼻腔肿物活检显示肿瘤位于鼻黏膜下,HE×100;B. 高倍镜下肿瘤细胞呈小圆形,胞质较少,核深染,瘤细胞间有纤细的纤维间隔,HE×400。

【鉴别诊断】鼻腔嗅神经母细胞瘤术前明确诊断有一定难度,通常需要与其他容易侵犯眼眶的鼻窦癌相鉴别,尤其是内翻性乳头状瘤、鳞癌、腺样囊性癌等。病理诊断中还要与横纹肌肉瘤、淋巴瘤和未分化癌等小细胞性恶性肿瘤鉴别。

【治疗和预后】临床上嗅神经母细胞瘤治疗方案与临床分期有关,A 期和 B 期病变以手术切除为主或术后辅以放疗;侵犯眼眶者属于 C 期,通常应在术前给予放疗,在肿瘤切除术后可继续辅以放疗。通过有效、合理的治疗,嗅神经母细胞瘤患者 5 年生存率可达 50%。近年来本病的治疗方法由以往单纯手术切除改为综合治疗,疗效有所提高。

眼眶淋巴细胞和组织细胞性肿瘤

一、淋巴组织增生性病变

（一）非特异性淋巴组织增生

【概述】非特异性淋巴组织增生（nonspecific lympoid hyperplasia）可发生于泪腺或眼眶软组织中，通常是指缺乏明确病因的淋巴组织增生，病变中伴有分化成熟的淋巴滤泡增生。

【临床和影像学特点】

1. **临床表现**　好发于成年人，单侧或双侧眼眶发病，主要表现为缓慢生长的泪腺或眼眶内肿物，无明显疼痛。随着肿物持续生长，可引起眼球突出或眼球运动障碍。

2. **眼超声检查**　显示泪腺或眼眶内中低回声、实体性占位性病变，含有丰富血流信号（图 6-7-1A、B）。

3. **CT 检查**　显示泪腺增大或眼眶内软组织肿块影，密度比较均匀，边界欠清楚，强化后稍增强（图 6-7-1C、D）。

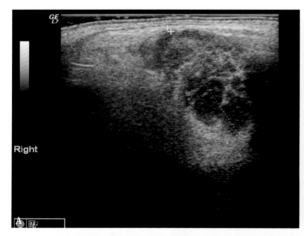
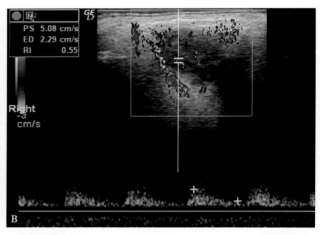
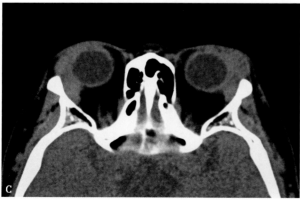
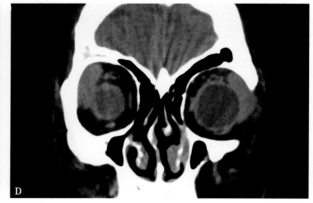

 图 6-7-1　眼眶非特异性淋巴组织增生

A. 眼超声图像显示泪腺区占位性病变，边界欠清，内回声不均；B. 彩色多普勒超声图像显示病变内有丰富血流信号，为动脉频谱；C. 横轴位 CT 图像显示双眼泪腺区高密度影，形态为长椭圆形，前端突出眶缘，后端达眶壁中后 1/2 处，均质，眶壁光滑；D. 冠状位 CT 图像显示双侧眼眶泪腺区高密度占位病变，边界不清，贴附于眼环表面。

4. MRI 检查　显示 T_1WI 和 T_2WI 呈等信号或稍低信号。

【病理】肿物大体呈不规则形肿块，无明显包膜，切面黄白色结节状。镜下主要特点为分化成熟的小淋巴细胞增生，细胞体积较小，伴有数量不等、分化成熟的淋巴滤泡（图 6-7-2）。淋巴滤泡大小不一，生发中心可增大，滤泡间伴有少量成熟的浆细胞、组织细胞或免疫母细胞。免疫组织化学染色：淋巴滤泡显示正常 B 细胞和 T 细胞分布特点，淋巴滤泡生发中心 Bcl-2 呈阴性表达。Ig 基因重排阴性。

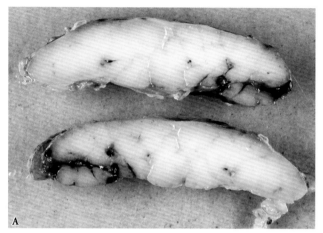
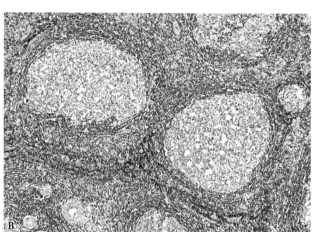
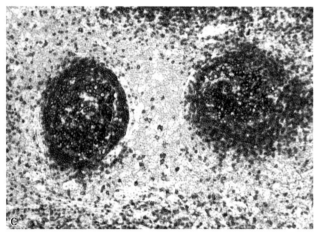
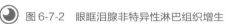

图 6-7-2　眼眶泪腺非特异性淋巴组织增生

A. 肿物大体切面呈小结节状；B. 病理图像显示大量小淋巴细胞增生，之间有许多大小不一、分化成熟的淋巴滤泡，HE×100；C. 淋巴滤泡中心的细胞 CD20 呈阳性表达，EnVision×100。

【鉴别诊断】本病主要依靠病理学检查，诊断中应与小 B 细胞淋巴瘤或黏膜相关淋巴组织结外边缘区淋巴瘤鉴别，后者增生的细胞成分比较单一，呈片块状或结节状分布，细胞体积通常大于正常小淋巴细胞的 1.5～2 倍，胞核形态不规则，核膜增厚，有不同程度的异型性。有些淋巴组织增生性病变缺乏淋巴滤泡，仅依靠组织形态和免疫表型很难作出正确诊断，通常需要 Ig 基因重排检测。另外淋巴组织增生还应与滤泡性淋巴瘤、Castleman 病、IgG4 相关性疾病等鉴别。

【治疗和预后】临床上大多数是因临床诊断为眼眶内或泪腺肿物而行手术切除的病例。有些学者采用局部低剂量放疗，有一定效果。本病属于淋巴组织增生，多数患者采用手术切除或其他治疗预后较好，但必须注意有些病变可伴发全身其他部位淋巴组织增生性病变或发展为小 B 细胞性淋巴瘤。对伴有非典型性淋巴组织增生的病变要密切随诊，可采用分子遗传学检测手段进行淋巴细胞克隆性分析。

（二）Kimura 病

【概述】Kimura 病又称为嗜酸性淋巴肉芽肿（eosinophilic lymphogranuloma），最初由我国金显宅医师于 1937 年首先报道，以嗜酸性粒细胞增生性淋巴肉芽肿命名。1948 年日本木村哲二报道相似病变，称之为木村病（Kimura 病），并沿用至今。本病病因还不完全清楚，目前认为是一种过敏性或自身免疫性疾病,属于良性淋巴组织增生性病变。好发于亚洲人头颈部皮下,是一个具有特殊组织形态的良性淋巴组织增生性病变。

【临床和影像学特点】

1. **临床表现**   好发于男性青壮年,单侧或双侧眼眶发病,通常累及泪腺和外直肌,也可发生在泪囊周围或眼眶其他部位。多数患者临床表现类似于眼眶炎性假瘤,眼球突出,眼睑肿胀,无明显眼痛、头痛等症状,病史可长达数年。有些病例可见结膜外直肌止点部位充血肿胀或局部淋巴结肿大。部分患者外周血中嗜酸性粒细胞数目增多或血清中IgE水平增高。

2. **眼超声检查**   显示眼眶内或眼眶外上方不规则的占位性病变,边界欠清,内回声不规则,内部可见血流信号(图6-7-3B)。

3. **CT检查**   显示肿物多位于眼眶外上方或蔓延到眼眶深部,密度均匀或不均匀,有些病例伴有泪腺增大、外直肌或上直肌肥厚,均无眼眶骨壁破坏(图6-7-3)。

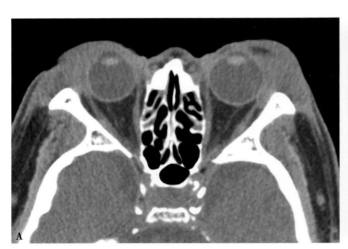
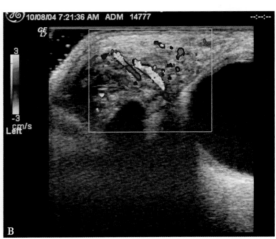
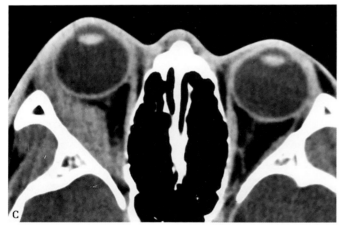

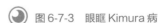 图6-7-3   眼眶 Kimura 病

A. 横轴位 CT 图像示双侧眼眶泪腺区肿物;B. 彩色多普勒超声图像显示左眼泪腺区肿物,边界欠清,内回声不均匀,病变内丰富的分支状血流信号;C. 另外一例患者横轴位 CT 图像显示右眼眶外侧弥漫性占位性病变。

【病理】主要特点为在淋巴组织增生性病变中,有大量大小不一、分化成熟的淋巴滤泡、毛细血管增生和嗜酸性粒细胞浸润(图6-7-4),后者通常形成小灶状浸润或嗜伊红色微脓疡状。毛细血管的管径较小,衬覆有扁平或轻度肿胀的内皮细胞,类似于淋巴结副皮质区内的毛细血管后微静脉。有些淋巴滤泡内可见纤细的无定形的嗜酸性物质,其多为免疫球蛋白,IgE 抗体染色呈阳性。部分病变伴有不同程度纤维化,泪腺腺泡上皮萎缩和眶内脂肪组织变性。免疫组织化学染色,B 和 T 淋巴细胞的表达符合淋巴组织增生的特点。

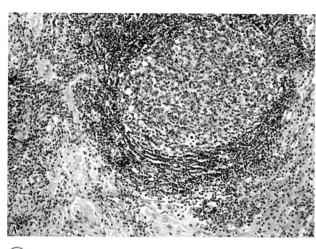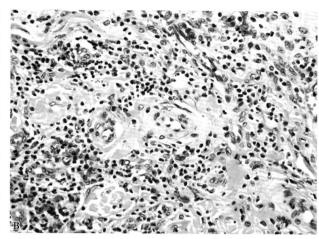

 图 6-7-4 眼眶 Kimura 病的病理

A. 淋巴细胞弥漫性增生，其间可见分化成熟的淋巴滤泡和滤泡间区大量嗜酸性粒细胞浸润，HE×100；B. 淋巴细胞间有大量毛细血管和嗜酸性粒细胞浸润，HE×200。

【鉴别诊断】本病主要应与以下病变鉴别。

1. 非特异性淋巴组织增生　主要区别为 Kimura 病中伴有大量的嗜酸性粒细胞增生和部分患者外周血嗜酸性粒细胞增高。有些眼眶炎性假瘤中可伴有少量散在的嗜酸性粒细胞浸润，但其数量远没有 Kimura 病明显。

2. 眼眶内寄生虫性感染　寄生虫性感染的病灶比较局限，炎性病灶中可找见虫体或坏死的虫体碎片，炎性细胞和嗜酸性粒细胞多围绕在虫体周围，且通常含有中性粒细胞和多核巨噬细胞浸润，部分患者有感染寄生虫的病史或体征。

3. 嗜酸性肉芽肿　其属于朗格汉斯细胞组织细胞增生症，与 Kimura 病的区别为患者通常伴有疼痛、头颅骨溶骨性破坏，病变中的细胞主要为朗格汉斯细胞增生，CD1a 和 S-100 表达呈阳性。

【治疗和预后】本病治疗主要是选择全身糖皮质激素治疗和手术切除。早期病变和某些复发性病变对糖皮质激素治疗有一定疗效，病变有不同程度消退，但停药后容易复发。大多数病变经手术完整切除后一般可治愈。范围较大或累及眼眶深部组织的病变，手术难以彻底切除，容易复发。有些文献报道对多发性或复发性病变可采用局部放疗，皮肤病变可采用冷冻治疗。本病为良性淋巴组织增生性病变，一般不会发生恶变或全身转移。

（三）IgG4 相关性疾病

【概述】IgG4 相关性疾病是一种系统性疾病，好发于胰腺、唾液腺、眼眶、泪腺、甲状腺、肝胆系统、肺、乳腺和淋巴结等多个器官和组织。主要特点为受累器官或部位形成瘤样肿块，病变内有大量淋巴细胞和浆细胞浸润和不同程度纤维化、闭塞性静脉炎和大量 IgG4 阳性浆细胞，血清学检查 IgG4 滴度明显增高。病变可同时或相继累及全身多个器官或组织。

【临床和影像学特点】

1. 临床表现　多见于成年人，无明显性别差异，好发于泪腺部位，单侧或双侧发病，双侧居多。主要表现为眼睑肿胀、眼眶外上方或眼眶内肿物，眼球突出或眼球运动障碍。有些患者伴有唾液腺病变或肿大淋巴结手术切除史（图 6-7-5A、B）。

2. 眼超声检查　显示泪腺占位性病变，边界欠清，内回声低弱但不均匀，呈蜂窝样改变，病变内部有丰富的血流信号（图 6-7-5C、D）。

3. CT 检查　显示泪腺区或眶内不规则形高密度占位影，可突出于眶缘，边界不清，贴附于眼环（图 6-7-5E、F）。有些病变可伴有眶下神经增粗（图 6-7-6）。

4. MRI 检查　多数病变显示 T$_1$WI 呈低信号，T$_2$WI 呈中低信号，多不均匀强化。

5. 实验室检查　多数患者血清 IgG4 浓度 > 1.35g/L，有些患者伴有 IgG 和 IgE 浓度升高，补体 C3、C4、抗核抗体、血清免疫球蛋白 G 或类风湿因子等异常。

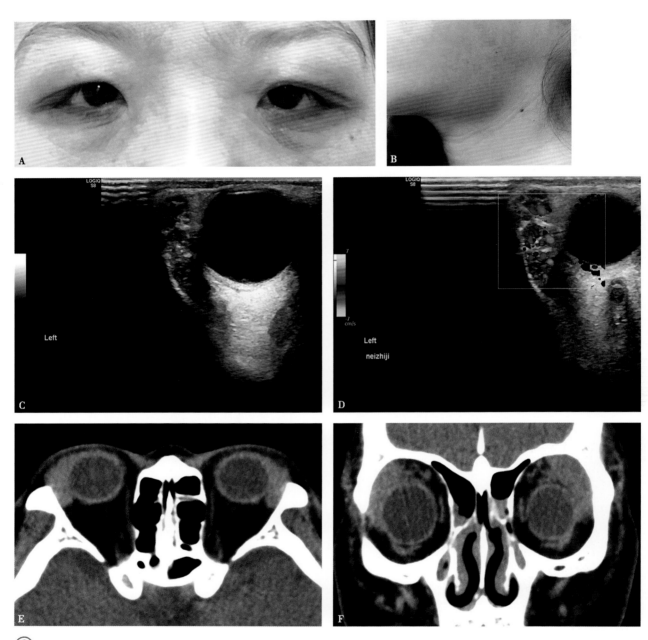

图 6-7-5　眼眶 IgG4 相关性疾病临床和影像表现

A. 外观照显示患者双眼上睑肿胀；B. 左侧颌下腺肿大；C. 超声图像显示眼眶内病变呈低回声，边界尚清，内回声不均，呈蜂窝样改变；D. 彩色多普勒超声图像显示病变内部丰富的血流信号；E. 眼眶横轴位 CT 图像显示双眼泪腺区类椭圆形高密度影，边界欠清；F. 眼眶冠状位 CT 图像显示双眼眶颞上泪腺区不规则性肿物，质地较均匀，边界不清。

【病理】大体观察肿瘤呈结节状，边界清楚。镜下主要特点为弥漫性淋巴细胞、浆细胞增生，伴有分化成熟的淋巴滤泡和不同程度的纤维化（图 6-7-7）。淋巴细胞和浆细胞分化成熟，无明显异型性，有些病变中可见少量嗜酸性粒细胞浸润。眼眶 IgG4 相关性病变中闭塞性静脉炎比较少见。免疫组织化学染色：目前多数学者认为具有诊断意义的是 IgG4 阳性浆细胞绝对值 > 50 个 /HPF 或 IgG4/IgG 阳性浆细胞比值 > 40%。

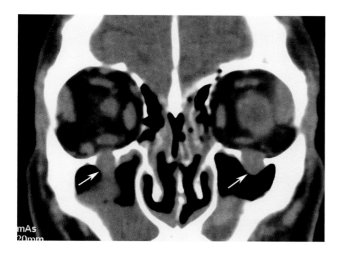

图 6-7-6　眼眶 IgG4 相关性疾病

冠状位 CT 图像显示双眶下神经增粗,眶下神经管扩张(箭头)。

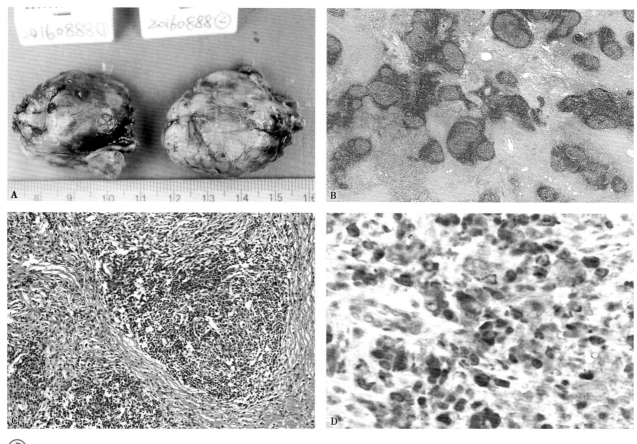

图 6-7-7　眼眶 IgG4 相关性疾病的病理

A. 大体标本图像显示双眼泪腺肿物呈椭圆形结节状,边界清楚;B. 增生的淋巴组织中有分化成熟的淋巴滤泡,滤泡间伴有大量纤维组织增生,HE×20;C. 淋巴滤泡间有席纹状纤维化和大量浆细胞增生,HE×100;D. 免疫组织化学染色,淋巴滤泡间有许多 IgG4 染色阳性的浆细胞,EnVision×400。

【鉴别诊断】本病主要应和眼眶内非特异性淋巴组织增生、非典型性淋巴组织增生、眼眶内炎性假瘤、Castleman 病和淋巴上皮病变等鉴别。文献报道少数眼眶 IgG4 相关性疾病可伴发眼附属器非霍奇金淋巴瘤或成人眼眶周黄色肉芽肿。本病与眼眶良性淋巴上皮病变(Mikulicz 病)的鉴别比较困难,这两个病变的组织病理学形态存在一些相似性,两者鉴别主要依靠免疫组织化学染色、IgG4 阳性浆细胞计数和血清学 IgG4 监测结果来判定。

【治疗和预后】目前主要是采用糖皮质激素治疗，大多数 IgG4 相关性疾病对糖皮质激素治疗敏感，但在激素治疗减量时常出现病情的复发或加重。关于糖皮质激素的具体适应证、合适的初始剂量及治疗持续的时间有待于进一步探索和规范。有些学者对复发性病变采用免疫抑制剂或生物制剂治疗。手术治疗主要为泪腺区肿物切除，同时联合辅助性糖皮质激素治疗可取得较满意效果。

（四）良性淋巴上皮病变

【概述】良性淋巴上皮病变（benign lymphoepithelial lesion，BLEL）又称 Mikulicz 病，多数学者认为是一种自身免疫性疾病。本病发病率较低，主要特点为唾液腺和眶部泪腺慢性对称性肿大，无明显疼痛。

【临床和影像学特点】

1. **临床表现**　多见于中年女性，通常累及单侧或双侧眶部泪腺，表现为泪腺肿大，上眼睑外侧肿胀，无明显眼红、眼痛等炎症表现。有些患者伴有单侧或双侧唾液腺肿大。

2. **眼超声检查**　显示单侧或双侧眼眶颞上方、椭圆形、中低回声的肿物，内部含有血流信号。

3. **CT 检查**　显示单侧或双侧眼眶外上方密度较均匀的软组织占位影，边界较清楚，无明显眶骨壁破坏（图 6-7-8A）。

4. **MRI 检查**　显示单侧或双侧泪腺明显增大，T_1WI 和 T_2WI 呈等信号。

【病理】泪腺肿大呈结节状，表面有很薄的纤维膜包绕。镜下主要特点为泪腺腺泡间质内有大量分化成熟的淋巴细胞、浆细胞增生，其间可见泪腺腺泡萎缩和残存的导管上皮增生，并形成界线比较清楚的上皮小岛（图 6-7-8B、C）。有些病变内伴有淋巴滤泡或少量嗜酸性粒细胞浸润。免疫组织化学染色显示淋巴细胞呈多克隆性增生，其间可见散在的 CK 染色阳性的肌上皮岛。Ig 基因重排检测显示多克隆性增生。

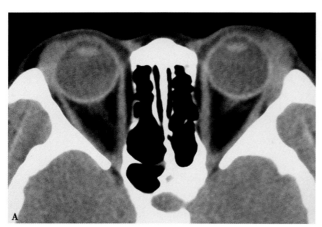
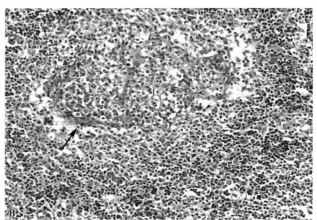
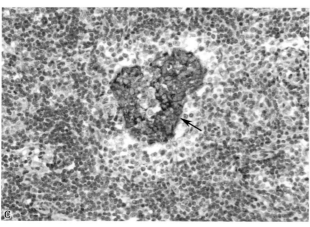

 图 6-7-8　眼眶良性淋巴上皮病变

A. 横轴位 CT 图像显示双侧泪腺增大；B. 病理图像显示增生的淋巴组织中可见小岛状上皮细胞巢（箭头），HE×200；C. 上皮细胞巢对 CK 呈阳性表达（箭头），EnVision×200。

【鉴别诊断】本病主要应与慢性非特异性泪腺炎、干燥综合征（Sjögren 综合征）、Castleman 病相鉴别。慢性非特异性泪腺炎通常伴有眼红、眼痛，无唾液腺肿大，病变中无肌上皮岛形成。Sjögren 综合征通常伴有口干、眼干、血清学检查伴有抗 SS-A 和抗 SS-B 抗体阳性和全身结缔组织疾病的表现。Castleman 病可累及泪腺或眶内软组织，其病理特点为增生的淋巴组织中无肌上皮岛、淋巴滤泡的生发中心内可见透明的小血管。

【治疗和预后】本病属于一种自身免疫性疾病，目前主要是采用糖皮质激素治疗，有一定疗效，但停药后容易复发。有些患者对药物治疗效果不佳，泪腺肿物较大或临床诊断不明确的病例可考虑手术切除。有些学者建议采用局部低剂量放疗。尽管大多数病例为良性淋巴细胞增生性病变，但确有少数病变可发展为黏膜相关淋巴组织结外边缘区淋巴瘤。

二、泪腺和眼眶淋巴瘤

（一）黏膜相关淋巴组织结外边缘区淋巴瘤

【概述】黏膜相关淋巴组织结外边缘区淋巴瘤（extranodal marginal zone lymphoma of mucosa-associated lymphoid tissue，MALT 淋巴瘤）是一种小 B 细胞淋巴瘤，起源于黏膜相关淋巴组织，多见于肺、胃肠道、唾液腺、眼结膜下、泪腺、眼眶或乳腺等部位。有些患者可有某些免疫性疾病或淋巴组织增生性病变的病史或体征。近年有些学者报道鹦鹉衣原体感染与眼附属器 MALT 淋巴瘤发病有关。

【临床和影像学特点】

1. 临床表现　好发于成年人眶部泪腺或软组织内，单侧或双侧发病。文献中报道双侧发病率约为 11%，可同时或先后发病。早期一般无明显自觉症状，随着肿物增长，可表现不同程度的眼球突出、眼球活动受限、眼睑肿胀或结膜充血（图 6-7-9A）。眼眶下部或上部的肿瘤可突出于穹窿部球结膜下，表现为结膜下弥漫性粉红色鲑鱼肉状肿物（图 6-7-10A）。如果肿物位于眼眶前部，可在眶缘处触摸到中等硬度肿块。大多数肿物生长缓慢，有些患者病史可长达数年或伴有其他部位淋巴瘤病史，如胃肠道或唾液腺淋巴瘤。

2. 眼超声检查　显示眼眶内比较均一、中低回声、不规则形状实体占位性病变，血流信号丰富（图 6-7-11B）。

3. CT 检查　显示眶部泪腺增大或眼眶软组织中结节状或不规则形状、密度中等的占位影，肿物常与眶骨壁、眼球壁、眼外肌、视神经或眶筋膜呈铸形或薄饼状，边界相对比较清楚或弥漫（图 6-7-9B，图 6-7-11A，图 6-7-12）。有些肿物围绕眼球壁生长，容易向眼球前面蔓延（图 6-7-10），累及眼外肌者可显示肌纤维束明显增粗。

4. MRI 检查　大多数病变显示 T_1WI 呈中低信号，T_2WI 呈中高信号（图 6-7-13）。

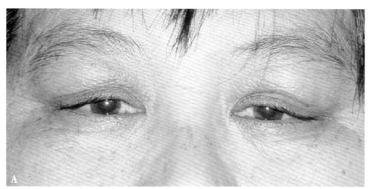
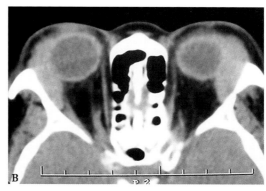

图 6-7-9　双侧眼眶 MALT 淋巴瘤

患者男，54 岁，双侧眼球突出 5 年。A. 外观照显示双眼上睑肿胀；B. 横轴位 CT 图像显示双侧眼眶外侧泪腺区中高密度占位影，边界较清，形状不规则，形似增大的泪腺。

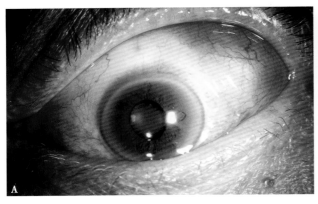
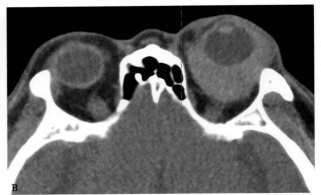

图6-7-10   眼眶MALT淋巴瘤侵及结膜下和围绕眼球壁生长

患者男,62岁,左眼颞侧结膜下肿物1年,眼球突出和运动受限。A. 外观照显示左眼颞上方结膜下浅红色肿物;B. 横轴位CT图像显示左眼眶内弥漫性中高密度影,包绕眼球壁周围呈铸造样,并向眼球前部蔓延。

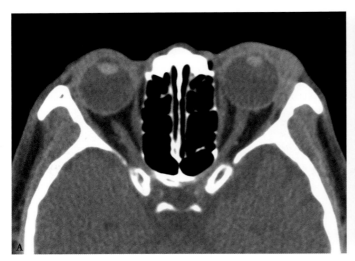
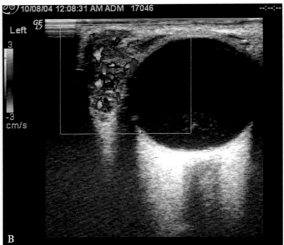

图6-7-11   眼眶泪腺MALT淋巴瘤

患者男,64岁,左眼泪腺区肿物1年。A. 横轴位CT图像显示左眼眶外上方中高密度的占位性病变;B. 彩色多普勒超声图像显示肿物内部回声不均匀,血流信号丰富。

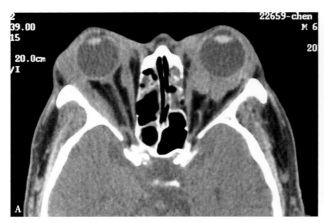
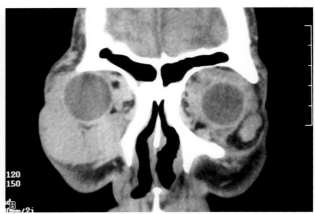

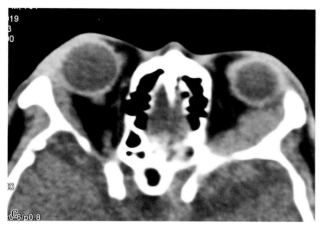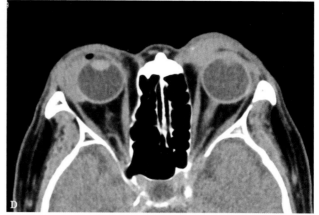

图 6-7-12 双侧眼眶 MALT 淋巴瘤的 CT 图像

A、B. 横轴位和冠状位 CT 图像显示双眼眶内眼环周围和眶隔前弥漫性团块状密度增高影,多条眼外肌增粗,与病变混杂;C. 横轴位 CT 图像显示双眼眶内肿物沿眼眶外侧生长,类似于眼眶内炎性假瘤;D. 横轴位 CT 图像显示双眼眶内不规则软组织密度增高影,边界尚清,局部包绕眼球,左侧肿物突出眶缘外。

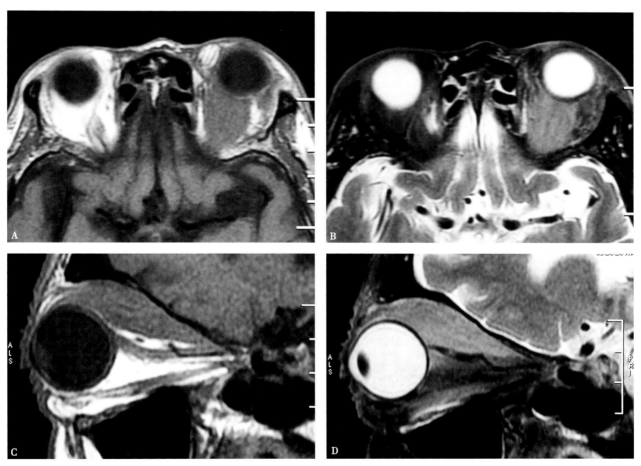

图 6-7-13 眼眶 MALT 淋巴瘤的 MRI 图像

患者男,74 岁,左眼球突出 1 年。A、B. 横轴位 MRI 图像显示眼眶肌锥内占位病变,形态不规则,边界不清,T_1WI 呈中等低信号,T_2WI 抑脂呈中高信号;C、D. 矢状位 MRI 图像显示肿物沿上直肌、提上睑肌侵入眼眶深部。

【病理】 典型的 MALT 淋巴瘤是由结节状或成片状分布、小到中等大小的淋巴细胞组成，类似中心细胞或单核样 B 细胞，胞质较少或相对丰富，胞核圆形或不规则，染色质凝集，核仁不明显，核分裂象少见（图 6-7-14）。有些肿瘤内可见残存的淋巴滤泡。如果肿瘤发生于结膜、泪腺或泪囊周围，可以见到 3 个以上瘤细胞侵犯上皮内，称为淋巴上皮病变。有些肿瘤围绕眼球壁生长，容易侵及表层巩膜（图 6-7-15）。少数肿瘤中可见明显的浆细胞分化或淀粉样变性物质。免疫组织化学染色，缺乏特征性免疫表型，瘤细胞对 CD20、CD79a 等 B 细胞标记呈阳性表达，多数肿瘤的 Ki-67 指数较低。免疫球蛋白轻链限制性表达和基因重排检测有助于诊断。

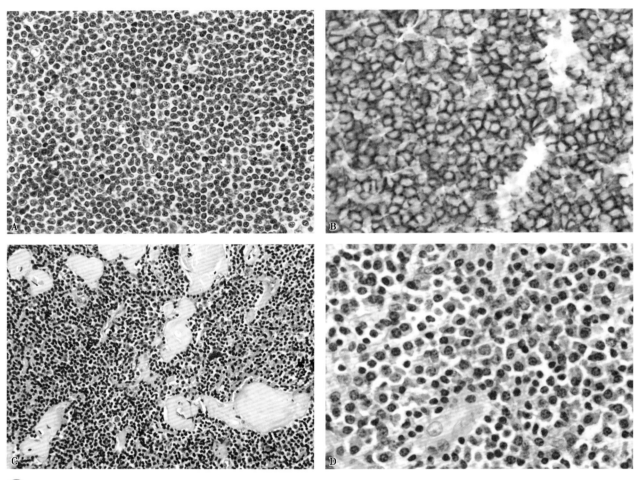

图 6-7-14　眼眶 MALT 淋巴瘤的病理

A. 肿物由比较单一的小到中等大的淋巴细胞组成，HE×400；B. 瘤细胞对 CD20 呈强阳性表达，EnVision×400；C. 瘤细胞间有多数斑块状红染的淀粉样变性物质，HE×200；D. 瘤细胞伴有浆细胞分化，HE×400。

【鉴别诊断】 眼眶 MALT 淋巴瘤主要应与以下病变鉴别：①眼眶非特异性炎症（炎性假瘤）；②眼眶和泪腺非特异性淋巴组织增生；③套细胞淋巴瘤；④慢性淋巴细胞性白血病 / 小淋巴细胞性淋巴瘤；⑤滤泡性淋巴瘤。

【治疗与预后】 主要是根据肿瘤部位和体积，选择肿物完全切除或大部分手术切除，以不影响外观和功能，且不需要复杂的修补或重建为宜，主要目的是获得病理结果，术后给予局部放疗或联合化疗。本瘤为低度恶性淋巴瘤，大多数预后相对较好，文献中报道 5 年生存率可达 90% 以上。有些病变容易复发，少数可转变为弥漫性大 B 细胞淋巴瘤、套细胞淋巴瘤或伴发其他部位淋巴瘤。因此对眼眶或眼附属器 MAIT 淋巴瘤患者应当密切随诊，进行相关的全身检查，排除全身淋巴瘤可能性。

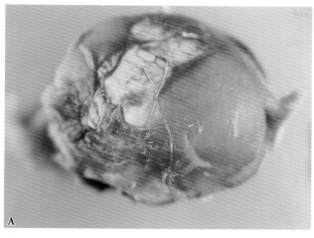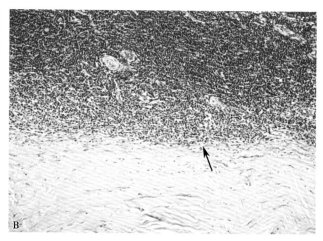

 图 6-7-15 眼眶 MALT 淋巴瘤围绕眼球壁生长

A. 眼球大体标本显示黄白色肿物围绕眼球壁;B. 病理检查证实为 MALT 淋巴瘤,瘤细胞侵及表层巩膜(箭头),HE×100。

(二)弥漫性大 B 细胞淋巴瘤

【概述】弥漫性大 B 细胞淋巴瘤(diffuse large B cell lymphoma,DLBCL)是由大 B 淋巴样细胞弥漫增生形成的一组异质性肿瘤,属于中高度恶性的淋巴瘤。眼眶 DLBCL 比较少见,国外报道眼眶 DLBCL 占全部眼眶淋巴瘤的 15.00%~29.13%,国内报道为 6.1%~17.1%,近年来发病率有增高的倾向。

【临床和影像学特点】

1. **临床表现** 主要发生于成年人,发病急,病变发展较快,病史通常在数月至 1 年之内。单侧发病或双侧眼眶发病,患者表现眼睑肿胀、结膜充血水肿、眼球突出、眼球运动受限或视力下降等症状(图 6-7-16A)。肿物位于眼眶前部者可触及中等硬度、边界欠清的肿块。有些患者伴有低热、精神不振或全身其他部位淋巴瘤。

2. **眼超声检查** 显示眼眶内不规则低回声或无回声区,内回声分布不均,声衰减不显著,病变内有丰富的红蓝血流信号,血流频谱呈现中速高阻动脉血流(图 6-7-16B)。

3. **CT 检查** 肿物可发生于眼眶任何象限,呈不规则中高密度肿块影、均质,有些病变可累及眼外肌,类似于眼眶内炎性假瘤(图 6-7-16C,图 6-7-17A)。

4. **MRI 检查** 显示眼眶内异常信号影,多数肿物 T_1WI 和 T_2WI 均呈中等信号,部分病例伴有眼眶骨壁破坏(图 6-7-16D~F,图 6-7-18A、B)。

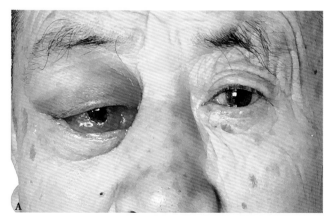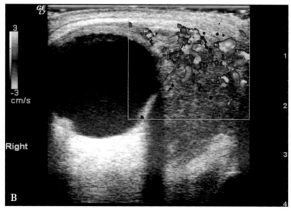

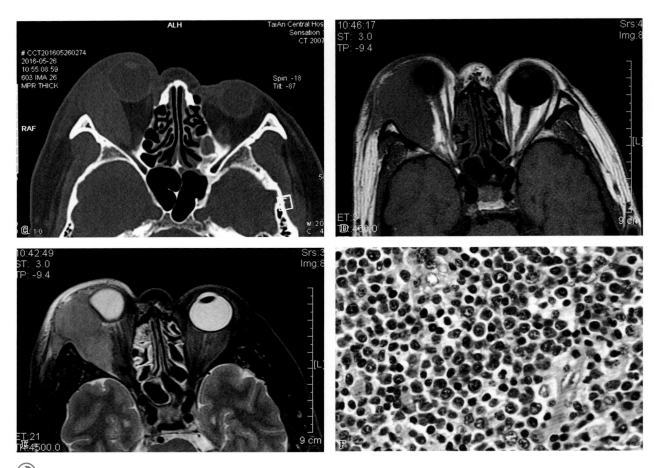

图 6-7-16　眼眶泪腺弥漫性大 B 细胞淋巴瘤，非 GCB 样

患者男，68 岁，右眼球突出 1 个月。A. 外观图显示右眼球突出，向下移位，眼睑及球结膜充血水肿，眼球运动受限；B. 彩色多普勒超声图像显示泪腺区中低回声占位病变，边界清，内回声不均，有丰富血流信号；C. 横轴位 CT 图像显示右眼泪腺区占位病变，边界清楚，密度均匀，向前突出眶缘，眶周组织密度增高；D. 横轴位 MRI-T₁WI 显示病变呈中等信号，眼球壁受压变形；E. 横轴位 MRI-T₂WI 抑脂图像显示病变呈中等偏高信号，眼球壁受压变形；F. 病理图像显示肿瘤主要由体积较大的中心母细胞组成，伴有浆细胞分化，HE×400。

【病理】肿瘤细胞弥漫性增生，形态多样，主要是中心母细胞、免疫母细胞或间变性大 B 细胞，其间可散布有少量小淋巴细胞或组织细胞。瘤细胞体积较大，通常是正常淋巴细胞的 2～3 倍以上，胞浆丰富，嗜酸或嗜双色；胞核大，圆形或椭圆形，染色质呈粗颗粒状，核仁明显，有明显核分裂象（图 6-7-16F，图 6-7-17B～D，图 6-7-18C～E）。有些瘤细胞间存在较多的吞噬性组织细胞，类似于 Burkitt 淋巴瘤的分化。肿瘤细胞可广泛侵及眼眶内脂肪组织、肌纤维或泪腺组织。

免疫组织化学染色，肿瘤细胞表达 CD20、CD79a 等 B 细胞相关抗原，大多数瘤细胞表达 Bcl-6 蛋白和 Bcl-2 蛋白，Ki-67 阳性率高达 40% 以上。近年来按照 WHO 分类的标准，使用免疫组织化学检测 CD10、BCL6 和 MUM1，将 DLBCL 分为中心细胞来源（CD10 阳性，Bcl-6 阳性 / 阴性，MUM1 阴性）（GCB 样）和非生发中心来源（CD10 阴性，Bcl-6 阳性 / 阴性，MUM1 阳性）（非 GCB 样）两个免疫组化亚群，中心细胞来源的 DLBCL 对治疗反应和预后都好于非中心细胞来源的 DLBCL。

2016 年 WHO 修订版淋巴组织肿瘤分类中，将伴有 MYC、BCL2 和 / 或 BCL6 基因重排的高级别 B 细胞淋巴瘤（HGBL），又称伴"双重打击"或"三重打击"HGBL，称是一种新的独立类型。诊断依据病理组织学和 FISH 检测 MYC、BCL2 和 BCL6 基因而确定。通过免疫组化检测 MYC、Bcl-2 或 Bcl-6 蛋白的方法，称其为双重表达或三重表达的淋巴瘤，其检出率低于 FISH 检测。目前认为"双重打击"或"三重打击"HGBL 是一种具有独特基因改变的 B 细胞淋巴瘤，其侵袭力强，疗效差，预后不好。

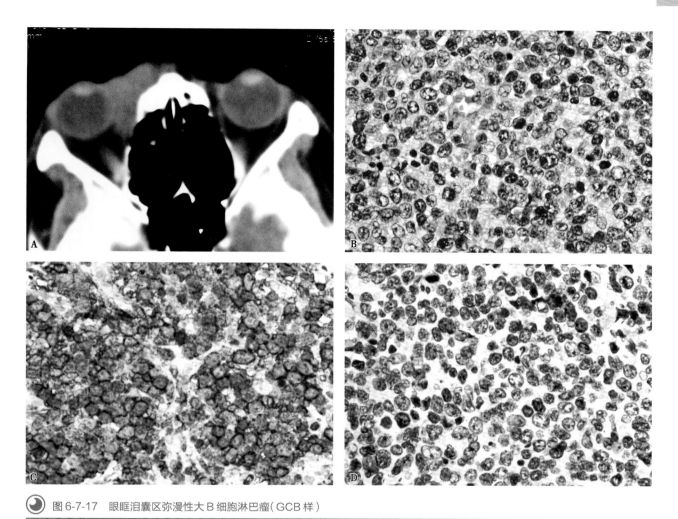

图 6-7-17　眼眶泪囊区弥漫性大 B 细胞淋巴瘤（GCB 样）

患者女，46 岁，右眼眶泪囊区肿物伴有流泪 1 个月，肿物不可推动，边界不清。A. 横轴位 CT 图像显示右眼泪囊区上方不规则形占位病变，呈铸造样，向内延伸到鼻背部；B. 病理图像显示肿瘤主要由体积较大的中心母细胞组成，瘤细胞有明显异型性和较多核分裂象，HE×400；C. 瘤细胞对 CD20 呈弥漫性阳性表达，EnVision×400；D. 瘤细胞对 Bcl-6 呈阳性表达，EnVision×400。

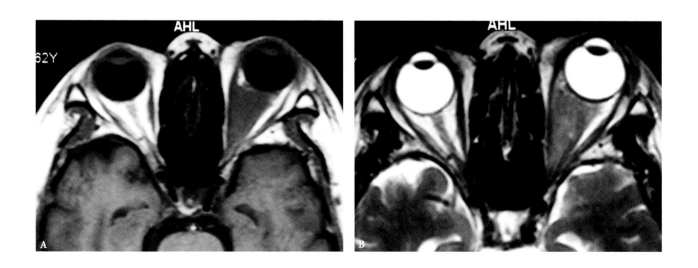

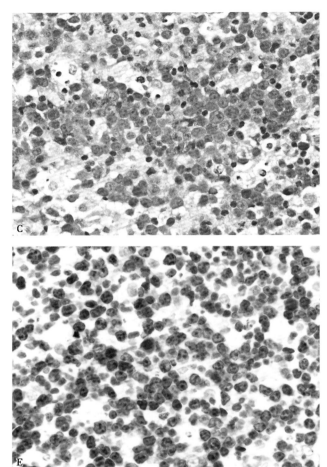

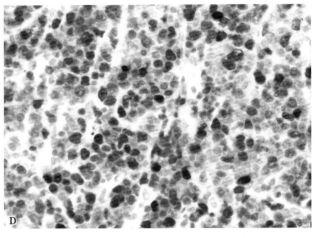

 图 6-7-18   眼眶弥漫性大 B 细胞淋巴瘤（非 GCB 样）

A、B. 横轴位 MRI 图像显示左眼球后及眶内侧不规则占位，均质，部分视神经及内直肌被病变遮挡而不能显示，眼球突出，眼眶容积扩大，T_1WI 和 T_2WI 均呈中信号强度；C. 病理图像显示淋巴细胞弥漫增生，以中心母细胞为主，体积较大，胞浆较多，HE × 400；D. 免疫组织化学染色，瘤细胞对 MUM1 呈阳性表达，EnVision × 400；E. Ki-67 阳性细胞指数 >80%，EnVision × 400。

【治疗和预后】眼眶 DLBCL 属于高级别或侵袭性淋巴瘤，恶性程度较高，目前主要是采用手术切除、局部放疗和全身化疗综合治疗。由于肿瘤呈浸润性生长、边界不清，很难将肿物彻底切除干净。因此一经病理确诊为 DLBCL，术后必须行相关的全身检查排除其他系统淋巴瘤；并且根据有无全身性病变，辅以局部放疗和化疗。部分患者伴有全身或骨髓淋巴瘤，预后较差。

（三）滤泡性淋巴瘤

【概述】滤泡性淋巴瘤（follicular lymphoma）是滤泡生发中心 B 细胞来源的一种 B 细胞淋巴瘤，由中心细胞和中心母细胞混合组成，瘤细胞常聚集成相互融合的滤泡结构。国外大组的病例报道眼眶滤泡性淋巴瘤的发病率占 23%，但国内报道的发病率较低。

【临床和影像学特点】临床和影像学特点都类似于眼眶 MALT 淋巴瘤，主要发生于成年人。大多数为单侧眼眶发病，表现为眼眶内缓慢生长的肿物，无明显疼痛；随着肿物生长，表现眼球突出或眼球运动障碍。眼 B 超检查和 CT 检查显示眼眶内不规则软组织占位影。MRI 检查多数肿瘤显示 T_1WI 呈中低信号，T_2WI 呈中高信号。少数患者伴有全身淋巴瘤或骨髓受累。

【病理】主要特点为肿瘤内形成大小相近的肿瘤性滤泡状结构，滤泡排列紧密。这些滤泡缺乏套区结构，瘤细胞成分单一，主要由中心细胞和中心母细胞混合组成。中心细胞较小，胞质少，胞核不规则，有核裂，无明显核仁；中心母细胞体积稍大，胞核圆形或卵圆形，空泡状，可见 1～3 个贴边核仁。有些肿瘤性滤泡体积较大，相互融合或出现背靠背现象。滤泡性淋巴瘤通常表达 CD20、CD79a、CD10、Bcl-6 等相关抗原；滤泡内瘤细胞 Bcl-2 表达阳性（图 6-7-19）。目前，滤泡性淋巴瘤根据肿瘤结节内中心母细胞的数量分为三级：低级别滤泡性淋巴瘤（1、2 级）的中心母细胞为 0～15 个 / 高倍视野；高级别滤泡性淋巴瘤（3 级）的中心母细胞数量 ≥15 个 / 高倍视野，如果其中仍可见中心细胞为 3A 级，如果中心母细胞呈实性片块，缺乏中心细胞则为 3B 级。

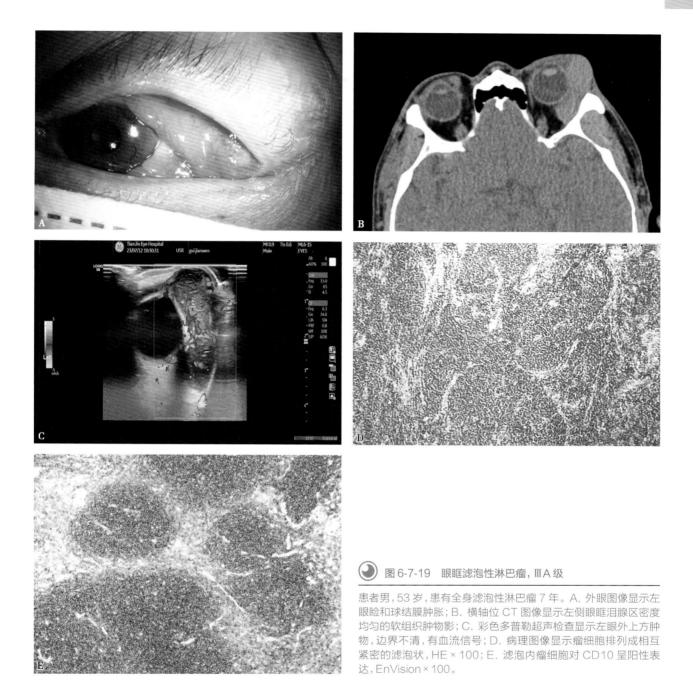

图6-7-19　眼眶滤泡性淋巴瘤，ⅢA级

患者男，53岁，患有全身滤泡性淋巴瘤7年。A. 外眼图像显示左眼睑和球结膜肿胀；B. 横轴位CT图像显示左侧眼眶泪腺区密度均匀的软组织肿物影；C. 彩色多普勒超声检查显示左眼外上方肿物，边界不清，有血流信号；D. 病理图像显示瘤细胞排列成相互紧密的滤泡状，HE×100；E. 滤泡内瘤细胞对CD10呈阳性表达，EnVision×100。

【鉴别诊断】主要应与眼眶内非特异性淋巴组织增生、MALT淋巴瘤和弥漫性大B细胞淋巴瘤相鉴别。

【治疗和预后】滤泡性淋巴瘤的治疗和预后与肿瘤临床分期和病理分级有关。文献报道病理分级1级和2级，且临床分期Ⅰ期和Ⅱ期的患者，主要采用局部放疗，效果较好，10年生存率可达90%；病理分级3级且临床分期为Ⅲ、Ⅳ期患者，多采用放疗、化疗和免疫治疗等综合治疗。25%～35%的滤泡性淋巴瘤会转化或进展为高级别淋巴瘤。

（四）套细胞淋巴瘤

【概述】套细胞淋巴瘤（mantle cell lymphoma）是一种相对少见的小B细胞淋巴瘤，侵袭性较强。目前多数学者认为套细胞淋巴瘤起源于套区内层未受抗原刺激的淋巴细胞，是由单一形态的小至中等淋巴样细胞组成。套细胞淋巴瘤主要发生在淋巴结，其次可发生于脾、骨髓、胃肠道和Waldeyer咽淋巴环等结外部位。眼附属器套细胞淋巴瘤非常少见，有些病例是来自MALT淋巴瘤的转化。

【临床和影像学特点】主要发生于成年人，多见于男性，单侧或双侧眼眶发病，病史较短，发病急，表现为眼睑肿胀、结膜充血水肿、泪腺肿大、眼眶内肿物和眼球突出。部分患者伴有全身淋巴结肿大或其他器官组织淋巴瘤。CT 检查显示眼眶内边界不清的占位性病变。MRI 检查显示 T_1WI 和 T_2WI 均呈等信号影,增强后稍强化(图 6-7-20)。

【病理】主要特点是单一性肿瘤细胞增生,细胞小至中等大小,胞核不规则,非常类似于中心细胞,有数量不等的核分裂象。免疫组织化学染色,肿瘤细胞对 CD20、CD22、CD79a、CD5、Cyclin D1、CD43,Bcl-2 呈阳性表达,Ki-67 指数 5%~50%(图 6-7-20E、F)。

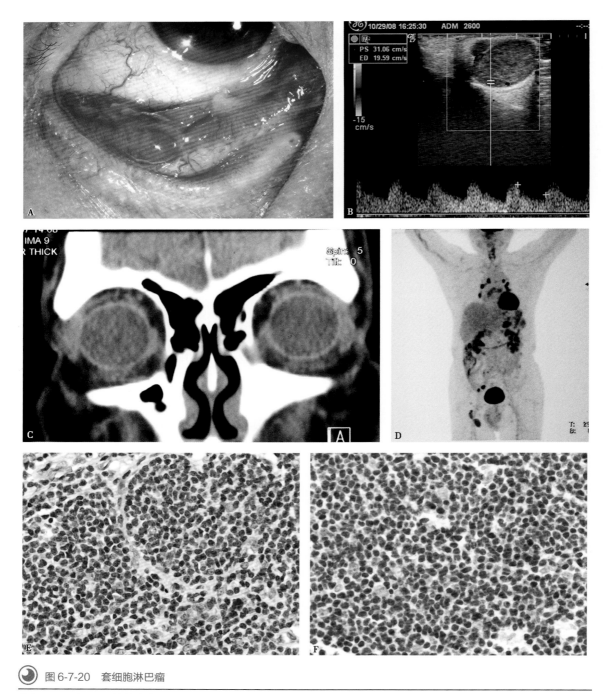

图 6-7-20　套细胞淋巴瘤

患者男,74 岁,双眼结膜肿物 6 个月。A. 裂隙灯图像显示右眼下睑结膜穹窿部弥漫性红色隆起肿物;B. 彩色多普勒图像显示类圆形占位,内回声较多,均匀,内含血流信号,为动脉频谱;C. 冠状位 CT 图像显示双侧眼眶泪腺肿物;D. PET-CT 检查显示左侧口咽部扁桃体、纵隔、双肺门、腹膜后、盆腔和双侧腹股沟等部位存在多数代谢增高的肿块影;E. 右眼下睑穹窿部结膜肿物切除活检,肿瘤细胞形态较一致,可见结节状分布,胞核呈小圆形,形态略不规则,HE×400;F. 免疫组织化学染色,瘤细胞对 Cyclin D1 呈弥漫性阳性表达,EnVision×400。

【鉴别诊断】套细胞淋巴瘤的临床和影像学表现很类似于眼眶其他类型的淋巴瘤,因此主要依靠病理学诊断。诊断中主要应与眼眶 MALT 淋巴瘤、滤泡性淋巴瘤等鉴别。

【治疗和预后】主要是眼眶肿物大部分切除,术后辅以局部放疗和全身化疗。套细胞淋巴瘤通常累及淋巴结、骨髓和多个器官组织,因此应进行较详细的全身和骨髓检查。

(五)淋巴浆细胞性淋巴瘤

【概述】淋巴浆细胞性淋巴瘤(lymphoplasmacytic lymphoma)是由小淋巴细胞、浆样淋巴细胞和浆细胞混合组成的淋巴瘤,大多数患者具有血清高单克隆 IgM 巨球蛋白,导致高黏稠血症或冷球蛋白血症。眼眶淋巴浆细胞性淋巴瘤非常少见。

【临床和影像学特点】多数患者临床表现类似于 MALT 淋巴瘤,主要发生于成年人,表现为眼眶内肿物,眼球突出和眼球运动障碍。有些患者病史较短,伴有眼睑结膜充血肿胀(图 6-7-21A)。部分患者有 IgM 血清副蛋白或发生高黏稠血症。

【病理】肿瘤主要由小淋巴细胞、浆样淋巴细胞和浆细胞混合组成。浆样淋巴细胞比小淋巴细胞体积稍大,圆形或卵圆形,有类似于浆细胞的胞质,嗜碱性着色,胞核位于胞浆一侧(图 6-7-21E)。免疫组织化学染色,肿瘤细胞表达 CD20、CD79a、CD19、CD22、CD38;对 CD10、CD5、CD23 阴性表达。多数肿瘤细胞表达表面 Ig,IgM > IgG > IgA,IgD 阴性,IgH 基因重排阳性。

【鉴别诊断】主要应与髓外浆细胞瘤、MALT 淋巴瘤或其他小 B 细胞淋巴瘤浆样分化相区别。有些淋巴浆细胞样淋巴瘤是由于 MALT 淋巴瘤转化而来。

【治疗和预后】主要是手术切除或大部分肿物切除,术后辅以局部放疗和化疗。临床过程一般惰性,中位生存时间 5～10 年。少数病例可转化为弥漫性大 B 细胞淋巴瘤。

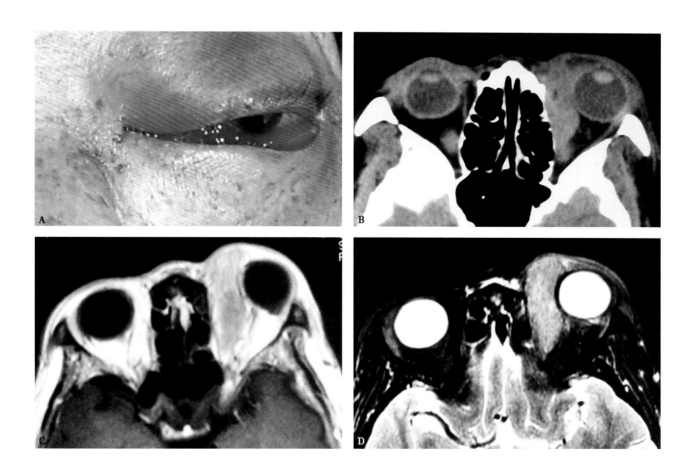

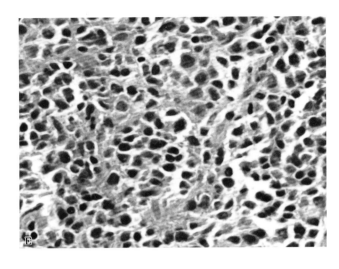

图 6-7-21　眼眶淋巴浆细胞性淋巴瘤

患者女，70 岁，左眼球突出 20 余 d。A. 外观照显示左眼睑高度肿胀，上睑下垂，眼球突出，睑裂闭合不全，结膜充血，肿物突出睑裂；B. 横轴位 CT 图像显示左眼眶内鼻侧不规则形弥漫占位病变影，呈铸形包绕眼球，肿物边界不清，质地较均匀，眼球受压向颞前方突出；C、D. 横轴位 MRI 图像显示 T$_1$WI 和 T$_2$WI 均呈中信号；E. 病理图像显示肿瘤由不同分化程度的小淋巴细胞和浆样淋巴细胞组成，HE×400。

（六）Burkitt 淋巴瘤

【概述】Burkitt 淋巴瘤是生发中心 B 细胞来源的高度侵袭性淋巴瘤，好发于非洲赤道部附近的地区，但散发病例在世界各地均有发生，部分病例伴有 EB 病毒感染。本瘤最常发生于上颌骨或颅面骨，多数眼眶病例是由于上颌骨伯基特（Burkitt）淋巴瘤的侵犯。国内有关眼眶 Burkitt 淋巴瘤的报道非常少见。

【临床和影像学特点】主要发生于儿童，发病急，病史短，表现为单侧或双侧眼眶内肿物，常伴有上颌骨肿物和眼眶骨壁破坏。有些患者伴有全身其他部位肿瘤或白血病。笔者见到一例 6 岁男童，双侧眼眶内肿物，眼球突出，病变发展较快，伴有腹部疼痛。眼 B 超检查显示双侧眶内低回声占位性病变。CT 检查显示双眼外侧眶内肿物，眶骨壁明显破坏。

【病理】肿瘤由形态单一的、中等大小的瘤细胞组成，胞浆较少、嗜碱性，胞核呈圆形，核染色质粗块状，核内可见 2～4 个小核仁。肿瘤细胞弥漫性浸润，有大量瘤细胞凋亡，瘤细胞之间可见多数散在的吞噬有瘤细胞或凋亡小体的巨噬细胞，形成满天星样（图 6-7-22）。瘤细胞之间可见被破坏的骨板碎片。免疫组织化学染色，肿瘤细胞表达 CD20、CD10、Bcl-6，Ki-67 指数常大于 90%。分子生物学检测肿瘤细胞 IgH 基因重排阳性，几乎所有病例均有 *MYC* 基因易位。

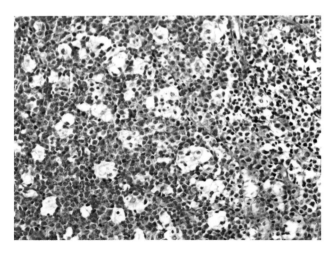

图 6-7-22　眼眶 Burkitt 淋巴瘤

瘤细胞间大量散在的单核样组织细胞，呈"星空现象"，HE×400。

【治疗和预后】眼眶内肿物主要是选择手术切除，术后辅以局部放射治疗和全身化疗。因为多数病例伴有上颌骨或全身其他部位肿瘤，因此眼眶病变要结合全身病变的治疗。Burkitt 淋巴瘤属于高度恶性淋巴瘤，预后较差。近年来一些报道显示有些肿瘤对化疗反应较好，患者存活率有明显改善。

（七）浆细胞瘤

【概述】浆细胞瘤（plasmacytoma）是一组发生于成熟 B 淋巴细胞性肿瘤，包括浆细胞骨髓瘤（多发性骨髓瘤）、骨孤立性浆细胞瘤和骨外浆细胞瘤三种类型。浆细胞骨髓瘤（plasma cell myeloma）是一种原发于骨髓的多灶性浆细胞肿瘤，以血清单克隆性免疫球蛋白 M 蛋白升高和溶骨性破坏为特征，临床上常表现为病理性骨折、骨痛、高钙血症和贫血等。骨孤立性浆细胞瘤（solitary plasmacytoma of bone）指只有单个溶骨性病灶，全身骨扫描显示无其他骨损害病灶、骨髓无浆细胞增生的表现。骨外浆细胞瘤（extraosseous plasmacytoma）指骨外或骨髓外发生的浆细胞瘤，无任何累及骨髓和外周血的表现。眼眶内浆细胞瘤非常少见，文献中大多数是个案报道，其中多数患者伴发于浆细胞骨髓瘤，少数病例为骨外浆细胞瘤。

【临床和影像学特点】主要发生于成年人，病程可数月至数年，表现为眼眶内、泪囊周围或眶缘部肿物，伴有眼球突出、眼球运动受限、眼睑结膜肿胀或视力减退。有些病例伴有鼻咽部、鼻窦、上呼吸道或其他部位病灶。CT 检查显示眼眶内中等密度软组织占位影，密度比较均匀，边界清楚或模糊，可有邻近骨质的溶骨性破坏。超声检查显示眼眶内或泪囊区占位病变，内回声不均匀，具有丰富的血流信号（图 6-7-23）。MRI 检查显示肿物呈不规则等 T_1 长 T_2 信号影，明显强化。骨外浆细胞瘤通常无浆细胞骨髓瘤的全身表现，血清 M 蛋白及尿本周蛋白为阴性。

眼眶内浆细胞瘤可伴发于浆细胞骨髓瘤，其发病年龄相对较大，眼部临床症状明显，影像学检查显示眼眶骨壁破坏性改变和全身多发性骨质破坏性病灶；通常合并全身和中枢神经系统病变。

【病理】肿瘤主要由不同分化程度的浆细胞组成，瘤细胞呈卵圆形或多角形，胞浆丰富嗜碱性，胞核偏位，核染色质呈车辐状，无明显核仁。有些瘤细胞似浆母细胞，核浆比增大，核染色质粗，有明显核仁或多形核，有一定的细胞异型性（图 6-7-23D、E）。免疫组织化学染色，CD79a、CD38、CD138、OCT2 呈阳性表达，CD20、CD43、PAX5 呈阴性表达。分子生物学检测，肿瘤细胞 Ig 基因重排阳性。

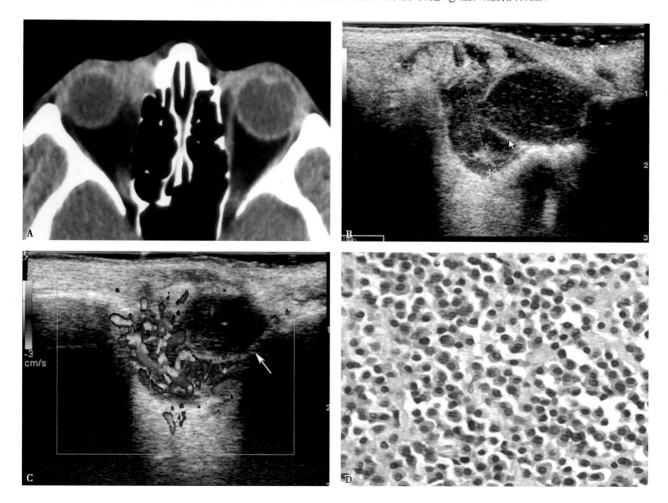

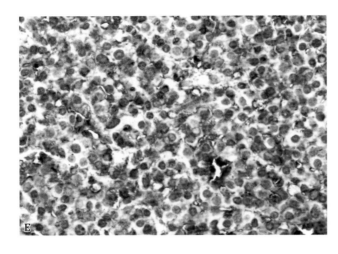

 图 6-7-23　眼眶骨外浆细胞瘤

患者女,41 岁,右眼流泪伴泪囊区肿物 20d。A. 眼眶横轴位 CT 图像显示右眼泪囊区不规则形占位影,质地均匀,边界不清;B、C. 超声图像显示泪囊旁低回声占位病变,回声不均匀,具有丰富的血流信号,邻近的泪囊扩张(箭头),泪囊内无血流信号;D. 病理图像显示肿瘤由不同分化程度的浆细胞组成,细胞成分单一,胞浆丰富,核偏位,有明显异型性,HE×400;E. 瘤细胞对 CD138 呈阳性表达,EnVision×400。

【鉴别诊断】主要应与伴有浆细胞分化的 MALT 淋巴瘤、淋巴浆细胞性淋巴瘤、浆母细胞性弥漫性大 B 细胞淋巴瘤鉴别。

【治疗和预后】眼眶内髓外浆细胞瘤主要是手术切除,术后辅以局部放疗。有学者报道采用三维立体定向照射,放疗剂量 20～60Gy,平均 40Gy,随访 18～30 个月,无局部复发和远处转移。文献报道髓外浆细胞瘤 5 年生存率为 60%～90%,治疗后生存期可达 10 年以上。多发性骨髓瘤的治疗比较困难,通常要联合全身化疗,容易复发,预后较差。

三、朗格汉斯细胞组织细胞增生症

【概述】朗格汉斯细胞组织细胞增生症(Langerhans cell histiocytosis,LCH)又称为组织细胞增生症 X(histiocytosis X),指朗格汉斯细胞在一个器官或多个器官增生为特点的疾病,属于低度恶性或恶性潜能未定的肿瘤。本病病因不明,以往认为可能与免疫调节异常、病毒感染有关。近年来应用 X 染色体相关的 DNA 探针检测各型 LCH 显示为克隆性增生,提示为肿瘤性疾病。少数病例伴发淋巴瘤。

【临床表现和影像学特点】

1. 根据病变累及部位和严重程度,分为嗜酸性肉芽肿(eosinophilic granuloma),汉 - 许 - 克病(Hand-Schuler-Christian disease)和勒 - 雪病(Letterer-Siwe disease)。

2. 嗜酸性肉芽肿　多见于 3～10 岁儿童,大多数为单发性眼眶病变,好发于颞上方眶骨边缘或额骨,表现为眼眶内或眶缘部肿物,可伴有局部红肿或压痛。CT 检查显示病变部位眶骨边缘不规则、呈虫蚀样或锯齿状溶骨缺损(图 6-7-24)。MRI 检查显示眼眶内病变呈混杂信号,T_1WI 呈不规则等信号,T_2WI呈中等偏高信号或混杂低信号(图 6-7-25)。

3. 汉 - 许 - 克病　是一种慢性播散型系统性疾病,多见于 3 岁以上儿童,主要以颅骨病变为主,多部位发病。典型病例表现为颅骨地图样破坏、眼球突出和尿崩症,但三种特征可先后出现或仅具有其中一两项。X 线检查显示颅骨或扁平骨多灶性溶骨性破坏。CT 检查显示眼眶内局限性肿物和骨缺损。

4. 勒 - 雪病　为急性播散型、多系统性病变,多见于 3 岁以内婴幼儿,发病急,病程短,病变发展迅速。最常累及皮肤、骨、淋巴结、肝和脾等,患儿表现有发热,皮疹,骨质破坏,肝、脾和淋巴结肿大,全血象减少等症状。本病很少侵及眼眶,少数病例可累及眼内或角巩膜组织。

【病理】病变主要由弥漫性增生的朗格汉斯细胞组成,其间混杂数量不等的嗜酸性粒细胞或其他炎性细胞。朗格汉斯细胞呈圆形或卵圆形,胞浆中等,轻度嗜酸;胞核呈椭圆形,可见核沟、凹陷、折叠或分叶状,核染色质细,核仁小。眼眶局限性嗜酸性肉芽肿中,嗜酸性粒细胞较多(图 6-7-26)。汉 - 许 - 克病中有较多吞噬脂类的泡沫状组织细胞,嗜酸性粒细胞较少。勒 - 雪病中增生的朗格汉斯细胞常有较多核分裂象和异型性。免疫组织化学染色,朗格汉斯细胞对 S-100 蛋白、CD1a、HLA-DR 和 Langerin 呈阳性表达,一般不表达 CD68,对 T 和 B 淋巴细胞标记阴性。电镜下朗格汉斯细胞内可见似网球拍样的 Birbeck 颗粒。勒 - 雪病中瘤细胞分化较差,细胞体积增大,可见多核瘤巨细胞。

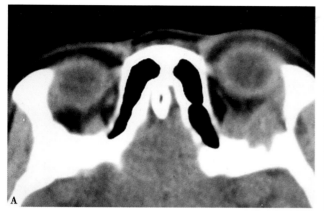
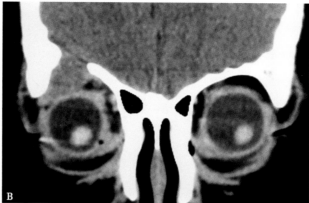
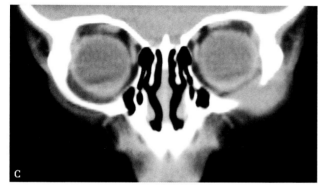

 图 6-7-24 眼眶朗格汉斯细胞组织细胞增生症

A. 患者女,27 岁,左眼睑疼痛 1 个月,横轴位 CT 图像显示左侧眼眶上方中等密度占位影,邻近骨壁呈虫蚀状;B. 患者男,5 岁,右眼眼睑红肿 2 个月,冠状位 CT 图像显示右眼眶上部中等密度占位影,邻近骨壁缺损;C. 患者男,2 岁,左眼下睑外侧皮肤反复肿胀 1 个月,冠状位 CT 图像显示左侧眼眶外侧结节状软组织密度影,伴眶下壁骨质破坏。

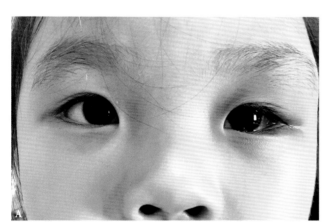
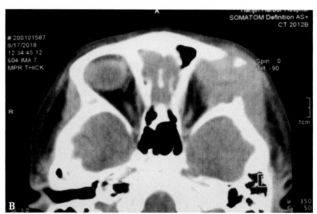
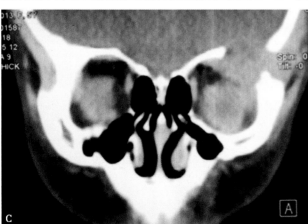
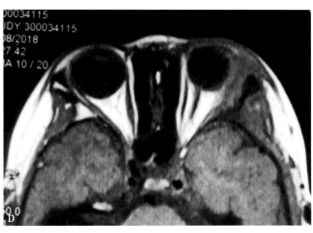

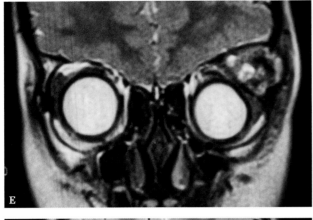
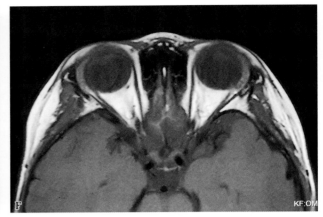
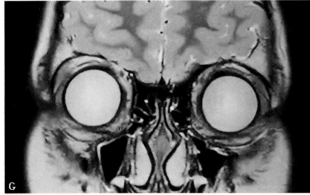

🌓 图6-7-25　眼眶朗格汉斯细胞组织细胞增生症

患者,女,5岁,左眼红肿伴疼痛2个月。A. 外观图显示左眼眶外缘肿胀,压痛明显,颞侧结膜下出血;B. 横轴位CT图像显示左眼眶外上方不规则高密度影,边界不清,骨壁破坏;C. 冠状位CT图像显示左眼眶外上方不规则占位,骨壁破坏,眶顶及颞骨部分缺失;D. 横轴位MRI-T₁WI图像显示左眼眶外上方不规则等信号占位;E. 冠状位MRI-T₂WI图像显示左眼眶外上方不规则占位,信号不均,大部分中高信号,内部有低信号区域;F、G. 口服激素治疗1周疼痛消失,半年后治愈,1年后复查MRI,横轴位T₁WI和冠状位T₂WI图像显示左眼眶未见异常信号,随访5年未见复发。

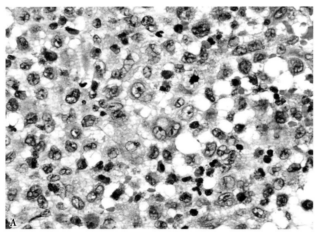
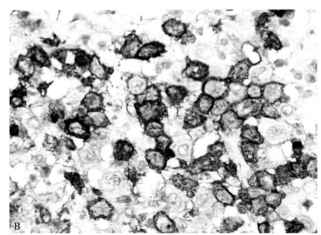

🌓 图6-7-26　眼眶朗格汉斯细胞组织细胞增生症病理图像

A. 瘤细胞呈圆形或椭圆形,胞浆丰富,胞核呈咖啡豆状或有核沟,其间有散在的嗜酸性粒细胞,HE×400;B. 瘤细胞对CD1a呈阳性表达,EnVision×400。

【鉴别诊断】临床诊断中主要应与皮样囊肿、骨化纤维瘤、骨肉瘤和黄色肉芽肿鉴别。

【治疗和预后】眼眶病变主要是局限性嗜酸性肉芽肿,大多数为单发性病变,治疗以手术切除或刮除为主,以获得病理诊断。激素治疗及放疗均有治疗效果,预后较好。近年有些学者发现糖皮质激素病变内注射或在残留病灶周边部直视下注射药物,有一定治疗效果,但注射时切勿将针头刺透硬脑膜进入颅内。汉-许-克病通常为多灶性病变,在经病理诊断证实的基础上,可给予适量的化疗或局部放疗。勒-雪病治疗比较困难,有学者认为全身应用糖皮质激素或联合化疗可缓解症状,预后较差,多数在发病后数周或2年内死亡。

四、成人眼眶黄色肉芽肿病

【概述】成人眼眶黄色肉芽肿病(adult orbital xanthogranulomatous disease,AOXGD)是一组比较少见的非朗格汉斯组织细胞增生病,常发生于眼睑皮肤、眶前和眶内等眶周组织,可累及泪腺,部分亚型伴有骨、心脏、肺和淋巴组织等全身组织或器官的病变。本病病因目前还不清楚,有报道认为可能与巨细胞病毒、染色体异常或免疫异常有关。根据病变累及的范围和临床病理学特征,本病分为四个亚型:成人黄色肉芽肿(adult-onset xanthogranuloma,AOX),成人眼周黄色肉芽肿合并哮喘型(adult-onset asthma and periocular xanthogranuloma,AAPOX),坏死性黄色肉芽肿(necrobiotic xanthogranuloma,NBX)和Erdheim-Chester脂质肉芽肿病(Erdheim-Chester disease,ECD)。本病主要发生于成年人,单眼或双眼发病,无明显性别差异。

【临床和影像学特点】

1. **成人黄色肉芽肿(AOX型)**　是发生于眶周的孤立性黄色肉芽肿性病变,不累及其他部位,病变主要位于眼睑和眼眶前部软组织。病史数月或数年,主要表现为眼睑肿胀,局限性或弥漫性皮肤黄色瘤样改变,可触及皮下结节状肿物,部分病变伴有泪腺增大,无明显压痛、眼球运动障碍或视力下降症状(图6-7-27)。偶有少数病变发生于双侧眼眶内(图6-7-28)。

2. **成人眼周黄色肉芽肿合并哮喘型(AAPOX型)**　是一种综合征,病变多位于眼眶前部,可累及眼外肌和泪腺,患者可有干眼症状;除合并哮喘外,常合并淋巴结肿大和副蛋白血症(图6-7-29)。

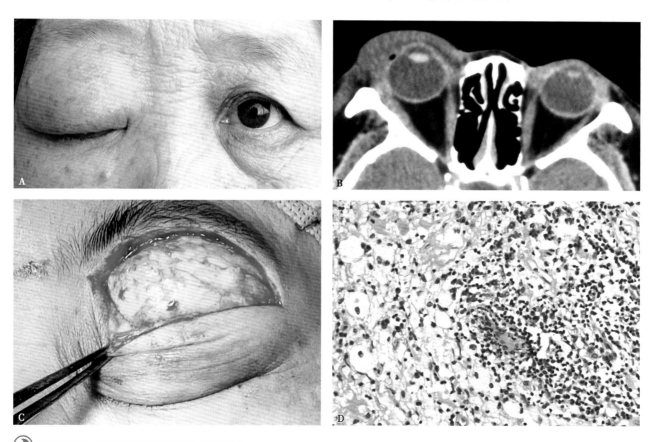

　图6-7-27　成人眶周黄色肉芽肿(AOX型)

患者女,49岁,右侧眼睑肿胀2年,逐渐加重,无明显疼痛。A. 外观照显示右眼上睑肿胀下垂,表面皮肤呈浅黄色;B. 横轴位CT图像显示右侧泪腺增大,局部突出眶缘外,眼睑组织增厚;C. 术中见皮肤及皮下组织呈黄色,质地较韧,波及眶隔;D. 病理图像显示病变中大量泡沫状组织细胞增生,伴有淋巴细胞和少量嗜酸性粒细胞浸润,HE×200。

3. **坏死性黄色肉芽肿（NBX 型）**　表现为眼睑和眼眶前部病变，眼睑皮肤易形成溃疡和纤维化（图 6-7-30），病变可累及面部、躯干或四肢皮肤，其他系统性病变包括副蛋白血症和多发性骨髓瘤等。

4. **Erdheim-Chester 脂质肉芽肿病（ECD 型）**　是最具有破坏性的一种亚型，病变在眼眶内呈弥漫性分布，可导致视力丧失，患者伴有骨痛和四肢长骨对称性骨硬化改变，病变可累及纵隔、心包、胸膜和肾周组织等。

5. **眼超声检查**　显示眼睑皮下或眼眶异常信号影，中低回声，边界欠清，可见血流信号。

6. **CT 检查**　多数病变显示眼睑增厚和眼眶前部异常信号影，有些病例可见眼外肌增粗和泪腺肿大（图 6-7-27B，图 6-7-29C）。少数病变发生于眼眶肌锥内，呈比较均质的中等信号，边界比较清楚（图 6-7-28B）。

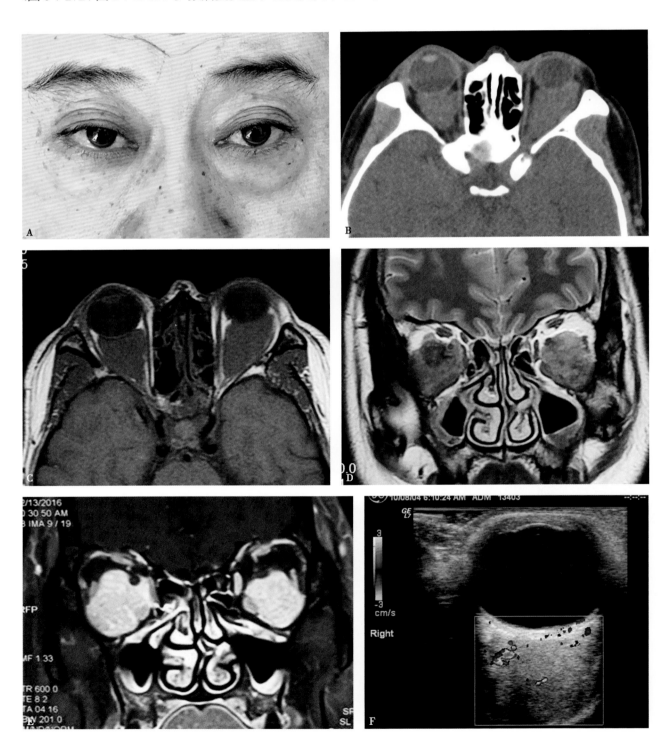

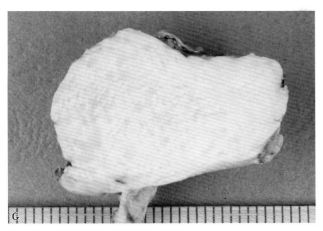

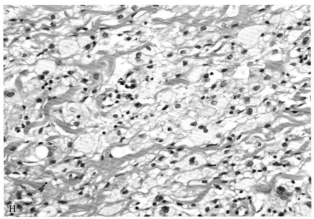

🌑 图6-7-28　双侧眼眶成人黄色肉芽肿

A. 患者男，48岁，发现双侧眼眶下方肿块5个月，伴复视；B. 横轴位眼眶CT图像显示双眼球后肌锥内类锥形占位病变，眼球受压；C. 横轴位MRI-T₁WI图像显示双眼眶内球后中等信号占位病变，边界清楚；D. 冠状位MRI-T₂WI图像显示双眼眶球后占位，边界清楚，包绕视神经，病变呈中低信号；E. 冠状位MRI-T₁WI增强图像显示病变均匀强化；F. 彩色多普勒超声图像显示球后类圆形占位病变，边界清楚，内回声均匀，少量血流信号；G. 大体标本切面呈实性，黄白色；H. 病变中有大量胞浆透明的泡沫状组织细胞，弥漫性分布，其间伴有少量淋巴细胞、浆细胞和纤维化，HE×200。

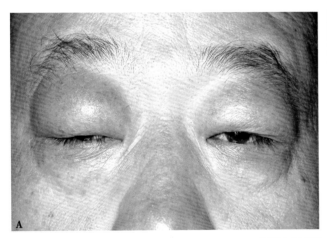

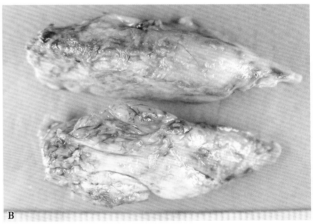

🌑 图6-7-29　成人眼眶周黄色肉芽肿合并哮喘型（AAPOX型）

A. 患者男，54岁，外观图显示双眼上睑肿胀10余年，反复肿胀，无疼痛，糖皮质激素治疗后好转；B. 病理大体图显示双眼上睑切除的肿物呈黄白色，边界不清，质地硬韧；C. 另外一例患者男，77岁，双眼眼睑肿胀10余年，泪腺区可触及肿物，病变加重2个月，有哮喘病史20余年，横轴位CT图像显示双侧眼睑软组织增厚，泪腺对称性肿大。

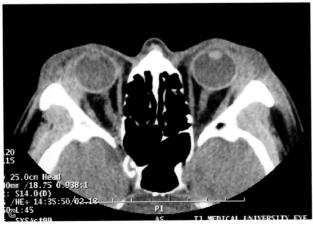

7. MRI检查　多数病变显示 T_1WI 和 T_2WI 呈中、低信号（图6-7-28C、D）。

【病理特点】病变主要位于眶隔前或眼眶内，肿物呈淡黄色或黄色橡胶样，质地硬韧，边界不清。病理特点为病变中有大量泡沫状组织细胞和Touton巨细胞，伴有数量不等的淋巴细胞、浆细胞浸润和不同程度的纤维化（图6-7-27D，6-7-28G、H，图6-7-31）。有些病变中可见大小不一、分化成熟的淋巴滤泡。NBX病变中可见纤维素样坏死，坏死灶周围有上皮样细胞和泡沫状组织细胞浸润，但无中性粒细胞（图6-7-30B）。泪腺病变主要表现为淋巴组织增生，少数病变伴有IgG4相关性疾病的特征。

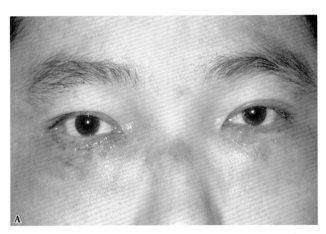
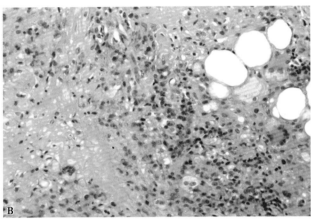

图6-7-30　坏死性黄色肉芽肿（NBX型）

患者男，30，双眼下睑红肿8个月，使用糖皮质激素治疗后病变减轻，皮下可触及结节性肿物。A. 外观照显示双眼下睑红肿，皮肤表面见溃疡；B. 病理检查显示病变中可见纤维素样坏死，周围有淋巴细胞和泡沫状组织细胞，HE×200。

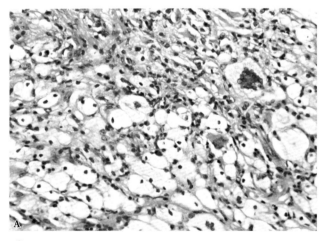
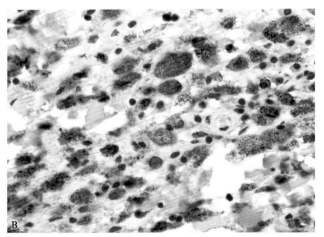

图6-7-31　成人眼眶黄色肉芽肿的病理

A. 病理图像显示眶隔前肉芽肿性病变，主要由大量泡沫状组织细胞和Touton巨细胞组成，有少量淋巴细胞、浆细胞浸润，HE×200；B. 免疫组织化学染色，病变中大量对CD68呈阳性表达的细胞，EnVision×400。

【鉴别诊断】

1. 幼年性黄色肉芽肿　病理形态上两者有相似特点，但幼年性黄色肉芽肿主要发生于幼儿或青少年的眼睑皮肤，呈丘疹状或结节状皮下肿物，病变局限，体积一般较小。

2. 皮肤黄色瘤　主要发生于眼睑皮肤表面，尤其好发于内眦部，表现为局限性黄白色斑块状病变，边界清楚。病理特点为皮下组织中有许多呈小灶状增生的泡沫状组织细胞，一般无Touton巨细胞。

3. IgG4 相关性疾病 文献中报道少数成人型眼眶黄色肉芽肿病可合并 IgG4 相关性疾病,两者可能存在某种相关性。

【治疗和预后】本病治疗主要包括局部或全身糖皮质激素治疗、手术治疗或联合免疫抑制剂治疗。对于大多数成人黄色肉芽肿(AOX 型),由于病变比较局限,主要采用手术切除,多数病变预后较好。文献报道其他三种亚型病变通常累及眼眶内,且伴有相关的全身病变,局部手术切除或单一的糖皮质激素治疗效果不佳,联合免疫抑制剂治疗后患者眼睑肿胀好转,哮喘等全身症状能够得到很好的控制。放射治疗的效果还不肯定,有文献报道放疗可造成细胞损伤,释放的组胺可能会引起组织细胞增生和加重疾病的发展。由于本病比较少见,有效的治疗方案还需要进一步观察。大多数 AOX 型预后较好,有些病变具有一定自限性。其他三种亚型通常合并全身其他部位或器官病变,尤其 Erdheim-Chester 脂质肉芽肿病(ECD 型)预后较差,双侧眼眶弥漫性黄色肉芽肿性病变要注意排除 ECD。

五、淀粉样变性

【概述】淀粉样变性(amyloidosis)是一种少见的疾病,其特点是淀粉样蛋白在组织内沉积导致器官结构和功能改变。淀粉样变性分为原发性和继发性两大类,原发性淀粉样变性通常累及全身多处器官和组织,以免疫球蛋白轻链型淀粉样变性(immunoglobulin light chain amyloidosis, AL)最为常见。AL 型淀粉样变性本质上来源于骨髓内克隆性浆细胞产生的免疫球蛋白(Ig),其发病机制与浆细胞增生性疾病或多发性骨髓瘤有关。继发性淀粉样变性比较少见,可继发于某些炎症或伴发于一些免疫性疾病。文献中报道部分患者有家族倾向,可能与遗传有关。眼部淀粉样变性比较少见,大多数为局限性病变,好发于眼睑、结膜和眼眶,但部分病例可能与多发性骨髓瘤有关或为全身性病变的一部分。

【临床和影像学特点】

1. 临床表现 多见于中青年,一般为单侧眼眶发病,患者可表现为泪腺肿大、眼外肌增厚、眼球运动障碍、眼球突出或眶内出血等症状,临床表现与病变部位和病变范围有关。有些患者同时累及眼睑和结膜,表现有眼睑肥厚、上睑下垂、皮肤表面有蜡黄色结节、睑结膜或穹窿部结膜下浅黄色斑块状肿物。有些患者首先表现为穹窿部结膜下或眼睑病变,随病变发展逐渐侵及眼眶内。

2. CT 检查 病变可位于眼眶前部或深部软组织内,显示眼眶内边界不清或不规则软组织占位影,可累及眼外肌,部分病变可见斑点状钙化(图 6-7-32)。

3. MRI 检查 显示病变形状不规则,呈等 T_1 等 T_2 信号;增强扫描呈中、轻度强化,信号似炎性假瘤的表现(图 6-7-33)。

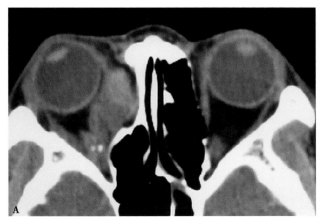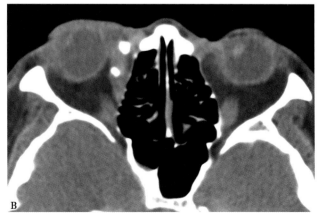

🔵 图 6-7-32 眼眶淀粉样变性的 CT 表现

A. 患者女,38 岁,横轴位 CT 图像显示右眼眶内侧不规则占位性病变,边界欠清,可见少量小圆形钙化斑;B. 患者女性,49 岁,右眼眶内肿物 12 年,横轴位 CT 图像显示右眼眶内侧占位性病变,可见圆形钙化斑。

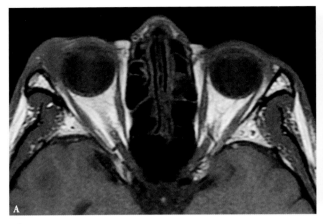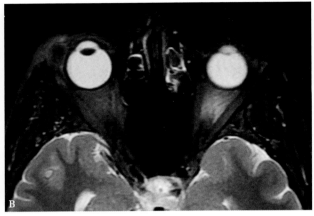

🌓 图 6-7-33　眼眶淀粉样变性的 MRI 表现

患者男，51 岁，右眼眶外上方肿物 4 年，时有红肿，无明显疼痛。A. 横轴位 MRI 图像显示右眼眶外上方肿物影，T$_1$WI 呈中低信号；B. 横轴位 MRI-T$_2$WI 图像显示病变呈低信号。

【病理】大体观察肿物无包膜，通常呈蜡黄色，边界不清。镜下特点为病变组织中和血管壁周围有大量无定形、均匀、嗜酸性红染的变性物质，刚果红染色呈砖红色，偏振光显微镜下呈特征性苹果绿色双折光（图 6-7-34）。有些淀粉样变性物质周围存在少量淋巴细胞、浆细胞或巨噬细胞浸润。电镜下显示淀粉样物质为无周期、无分支的细纤维。

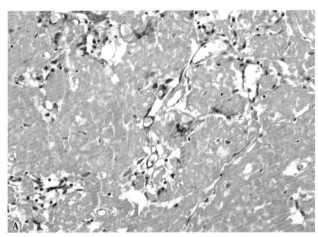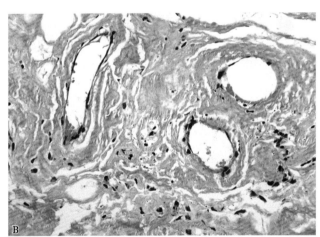

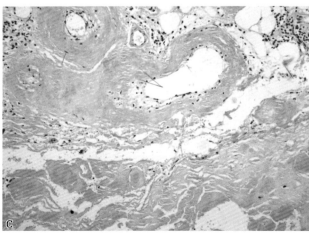

 图 6-7-34　眼眶淀粉样变性的病理

A. 肿物主要由均匀红染的团块状淀粉样物质组成，HE×200；
B. 淀粉样物质沉积在血管壁周围，HE×200；C. 刚果红染色这些变性物质呈砖红色，刚果红染色×200。

近年来一些新兴技术能够以较高的可信度与准确性进行病变前体蛋白的分类，从而指导临床治疗方案的选择。文献报道免疫荧光染色法比免疫组化有更高的检出率，有多种抗体可以协助鉴别淀粉样物质中轻链的类型。激光显微切割术联用质谱分析法检测嗜刚果红沉积物，能够对 98% 的病例进行准确分型。

【治疗和预后】眼部淀粉样变性的原因有多种因素，对于病理诊断为淀粉样变性的患者，首先要判断是系统性还是局限性淀粉样变性，要注意区分原发性淀粉样变性、继发性淀粉样变性、多发性骨髓瘤合并 AL 型淀粉样变性、遗传性或家族性淀粉样变性，以给予正确治疗和减少误诊。眼部淀粉样变性应根据病变部位和有无全身性病变进行个体化治疗，眼睑、眼眶或结膜下局限性病变可选择手术切除，但很难切除干净。本病预后与病变类型有关，治疗后应定期随诊。此外，通过 DNA 测序法可以直接得出病变的基因学证据，对淀粉样变性中遗传变异型的患者应对其家族成员进行筛查并加强随访。

第八节

眼眶内囊肿性病变

一、皮样囊肿

【概述】皮样囊肿（dermoid cyst）是眼眶最常见的囊肿性病变，属于迷芽瘤性病变，主要是由于胚胎发育过程中部分表皮细胞陷入眶内软组织或眶骨缝隙内，并持续性生长所形成的囊性肿物。本病主要发生于儿童或青少年，少数发生于成年人，因其发病与胚胎发育时表皮外胚层细胞残留相关，常见发生部位为额颧缝、额颞缝、额筛缝、眶鼻裂或泪囊沟。

【临床和影像学特点】

1. **临床表现**　眼眶前部的囊肿多数在出生后不久即可发现，常见于眉弓处、眶缘、外上眼睑、内眦部，表现为皮下囊性肿物，表面光滑，与表面皮肤无粘连，缓慢生长，无明显疼痛。眼眶深部的皮样囊肿相对少见，临床症状出现较晚，多在成年后发现，表现为缓慢进行性眼球突出或眼球运动障碍等症状。有些囊肿体积较大或病史较长，引起囊壁破裂和囊内容物溢出，继而引起周围组织急性炎症反应或慢性肉芽肿性炎症，患者可表现局部红肿疼痛（图 6-8-1）。

2. **眼超声检查**　显示囊肿呈圆形或椭圆形中低回声，边界清晰，内回声不均匀，有明显压缩性。彩色多普勒超声检查显示病变内无血流信号（图 6-8-2）。

3. **CT 检查**　眶周皮下或眼眶内低密度占位病变，与骨关系密切，骨质受压凹陷。囊肿多位于蝶骨大、小翼骨缝及额颧缝附近，呈边界清楚的圆形、椭圆形或哑铃状，周围有一环状高密度影。囊肿内成分密度低、不均质，囊内容物不被造影剂强化，少数可见液平面。眼眶深部的囊肿多发生于眶外壁，蝶骨大翼受压呈核桃皮样压迫改变。少数囊肿可以穿透骨壁至颞窝，甚至向颅内延伸，一侧在眶内，一侧在眶外，形成哑铃形肿物（图 6-8-3）。

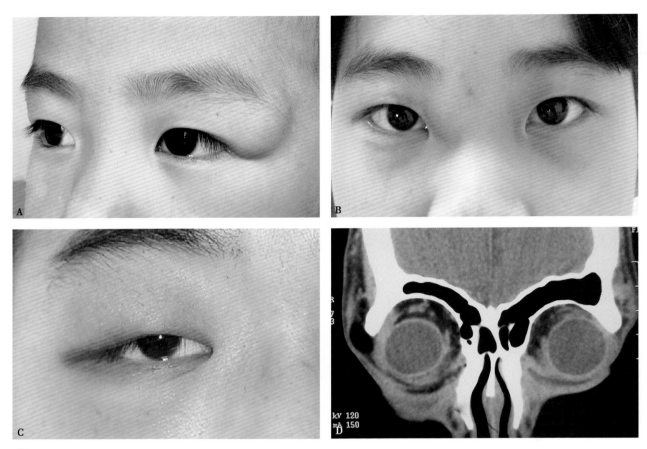

图 6-8-1 眼眶皮样囊肿患者的外观图

A. 表现为左眼颞上方皮下肿物；B. 右眼鼻上方皮下肿物；C. 右眼上睑颞侧红肿，上睑下垂；D. 图 C 患者的冠状位 CT 图像，显示右眼眶外缘低密度占位病变，周围软组织密度增高。

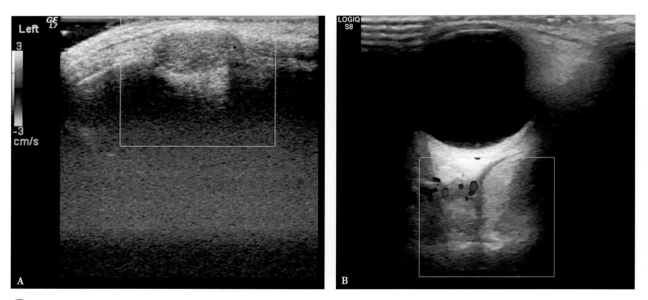

图 6-8-2 眼眶皮样囊肿的超声图像

A. 彩色多普勒超声图像显示眶外缘皮下低回声病变，边界清楚，内回声均匀，透声性好，后界显示清楚，病变内部无血流信号；B. 彩色多普勒超声图像显示球后低回声区，边界清楚，内回声欠均匀，病变内无血流信号。

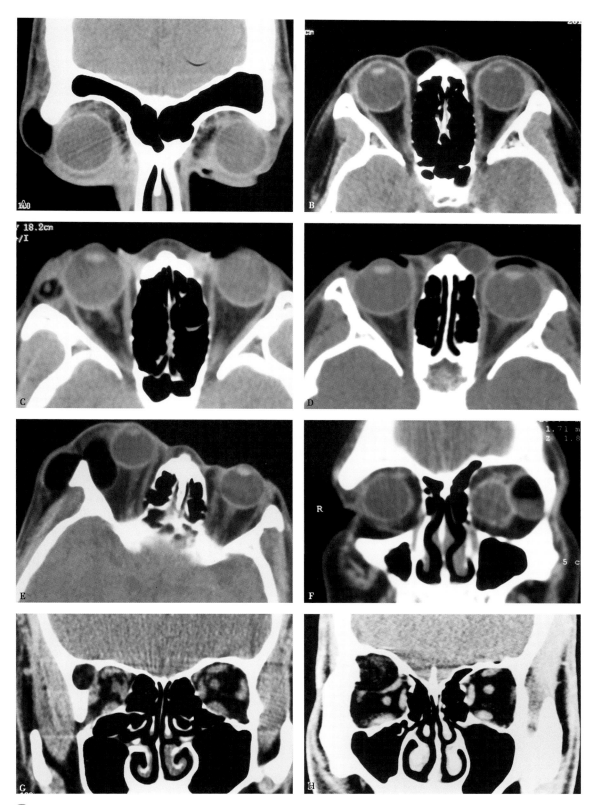

图6-8-3 眼眶皮样囊肿CT图像

A. 冠状位CT图像显示右眼眶前部颞侧眶缘低密度囊性肿物,呈类椭圆形,未见明显骨质缺损;B. 横轴位CT图像显示右眼内眦部皮下圆形低密度影;C. 横轴位CT图像显示右眼眶缘内椭圆形低密度影,内密度不均匀;D. 横轴位CT图像显示左眼内眦部皮下圆形肿物;E. 横轴位CT图像显示左眼眶外缘处哑铃形低密度占位病变,眶缘部分骨质缺失;F. 冠状位CT图像显示左眼眶内类圆形囊性病变,内密度不均匀,有液平,眼球壁受压;G. 冠状位CT图像示右眼眶外壁骨内低密度影,骨质凹陷、光滑,无虫蚀样改变;H. 右眼眶外壁蝶骨大翼骨质凹陷,内见不规则低密度影,骨凹光滑,无虫蚀样改变。

4. MRI 检查   皮样囊肿多表现为圆形或椭圆形，位于额颧缝附近，边缘清楚锐利，囊壁为上皮和纤维组织组成，在 T_1WI、T_2WI 均呈低信号，囊内容物因其成分不同信号不同，皮脂性物质或者液态油脂 T_1WI、T_2WI 均呈高信号，抑脂后信号降低（图 6-8-4）；其他软组织成分 T_1WI、T_2WI 可呈中等信号。增强扫描，囊内容物不强化，囊壁呈环状强化或不强化。MRI 显示皮样囊肿范围较 CT 更佳。

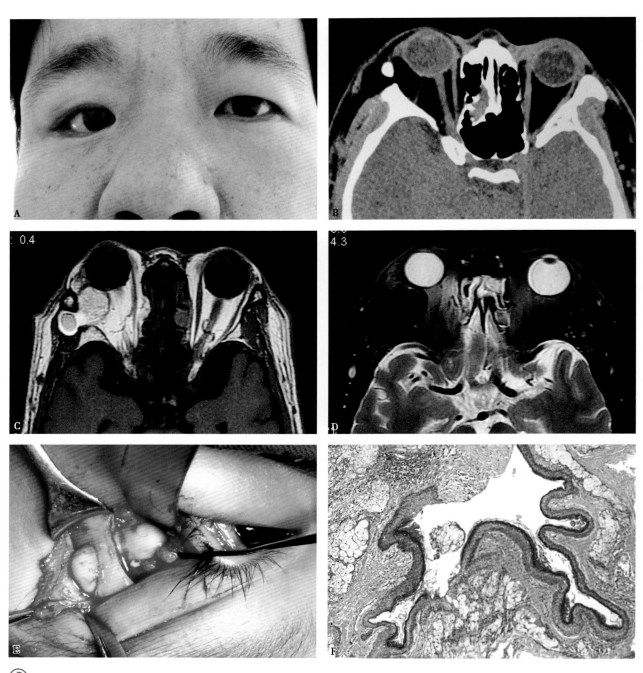

图 6-8-4   眼眶哑铃形皮样囊肿

A. 患者外观像显示右眼眶外上方扁平隆起，上睑轻肿胀，眼球突出，向下略移位，扪诊可及软性肿物；B. 横轴位 CT 图像显示右眼眶外上方低密度病变，经眶外壁骨孔延伸至眶外，呈哑铃状；C、D. 横轴位 MRI 图像显示 T_1WI 呈高信号，T_2WI 抑脂后为低信号；E. 术中可见眶外壁两侧囊肿；F. 病理检查证实为皮样囊肿，HE×40。

【病理】 大体观察，囊肿呈圆形或椭圆形，包膜完整，与周围组织容易分离。囊肿内通常含有牙膏状或黄白色油脂样物质和毛发。镜下囊肿壁由复层角化型鳞状上皮细胞和上皮下纤维组织组成，囊壁内含有毛囊、皮脂腺或汗腺等皮肤附属器（图6-8-5）。有些病史较长或囊肿体积较大者，通常伴有囊壁上皮细胞变薄或消失，囊肿内的皮脂样物可溢入周围软组织，并引起巨噬细胞性肉芽肿性炎症，使得囊肿与周围组织粘连。少数囊肿壁周围可发生钙化斑。多房性皮样囊肿罕见。

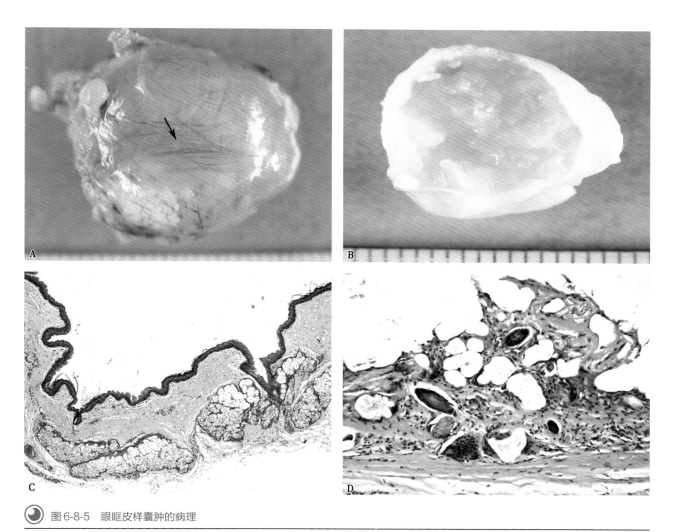

图6-8-5 眼眶皮样囊肿的病理

A. 肿物大体呈囊性，包膜完整，囊肿内含有许多毛发（箭头）；B. 大体标本切面显示囊内含有大量油脂样物质；C. 囊肿壁由复层角化型鳞状上皮细胞组成，囊壁周围可见毛囊和皮脂腺，HE×20；D. 囊肿壁上皮细胞消失，囊壁周围伴有巨噬细胞性肉芽肿，其间可见毛干碎片，HE×40。

【鉴别诊断】主要应与眼眶内表皮样囊肿和结膜上皮细胞囊肿鉴别。表皮样囊肿的囊内容物为灰白色干涸样角化物质，囊壁内无皮肤附属器结构。结膜上皮细胞性囊肿的囊内容物为半透明的液体性物质，囊壁上皮为黏膜上皮细胞，可见杯状细胞。临床上眼眶颞上方骨内皮样囊肿还需要与胆固醇性肉芽肿鉴别，皮样囊肿均有完整的薄膜，骨质改变以指压性凹陷为主，在骨内可以呈核桃内皮样改变，但骨质光滑无破坏。胆固醇性肉芽肿也可表现为颞上方不规则低密度影，眶内面位于骨膜下向眶内隆起，可见虫蚀状骨样改变。术中可见皮样囊肿有完整的包膜，囊内容为黄白色油脂样物质或含有毛发；而胆固醇性肉芽肿位于骨膜下，无明显的包膜，病变内为黄褐色物质（参见第九节胆固醇性肉芽肿）。

【治疗和预后】皮样囊肿体积较小、不影响容貌和眼部功能者可定期观察，不需急于手术治疗，有些囊肿比较稳定或有所缩小。囊肿较大或影响外观者可行手术切除。术中应将囊肿壁完整摘除。有些囊肿壁与周围组织粘连较紧，分离时应小心谨慎。大多数皮样囊肿完整切除后不会复发，但位于骨缝内的皮样囊肿不容易完整摘除，术后容易复发。少数眼眶皮样囊肿可伴发皮肤瘘管（图6-8-6）。

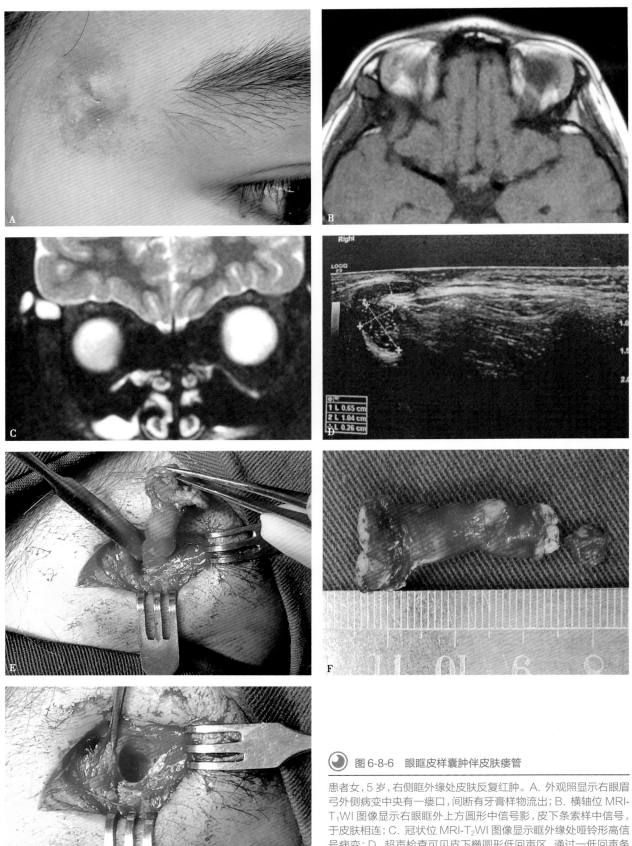

🌓 图 6-8-6　眼眶皮样囊肿伴皮肤瘘管

患者女，5 岁，右侧眶外缘处皮肤反复红肿。A. 外观照显示右眼眉弓外侧病变中央有一瘘口，间断有牙膏样物流出；B. 横轴位 MRI-T$_1$WI 图像显示右眼眶外上方圆形中信号影，皮下条索样中信号，于皮肤相连；C. 冠状位 MRI-T$_2$WI 图像显示眶外缘处哑铃形高信号病变；D. 超声检查可见皮下椭圆形低回声区，通过一低回声条带与皮肤相连；E. 术中梭形切除皮肤瘘口，分离显示连于皮肤与深部囊肿的瘘道；F. 手术切除的囊肿及窦道；G. 囊肿与窦道切除后显示骨质受压形成的骨孔。

二、表皮样囊肿

眼眶原发性表皮样囊肿（primary epidermoid cyst）非常少见，其发生机理与皮样囊肿相同，可能是由于胚胎时期少数表皮细胞异常陷入眼眶前部软组织或眶骨缝隙内，并持续缓慢生长所致，多发生于眼眶前部或眼睑皮下。有些表皮样囊肿属于继发性，其是由于外伤或手术引起的上皮植入所致。

眼眶表皮样囊肿影像学特点与皮样囊肿基本相同。囊肿呈圆形或椭圆形，囊内充满灰白色脱落的角化物质。囊肿壁衬覆以复层角化型鳞状上皮细胞，囊壁周围无毛囊、皮脂腺等皮肤附属器结构（图6-8-7）。囊肿体积较小者可定期观察，体积较大或影响外观者可行手术将囊肿完全切除，术后很少复发。

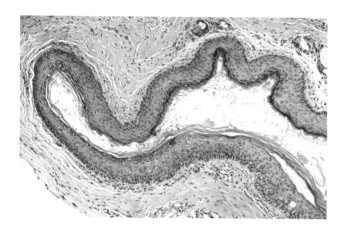

 图6-8-7 眼眶表皮样囊肿

囊壁衬覆复层角化型鳞状上皮细胞，囊肿内充满红染的角化物质，囊壁周围无皮肤附属器，HE×100。

三、黏膜上皮细胞性囊肿

【概述】眼眶内原发性黏膜上皮细胞性囊肿（primary mucosal epithelial cyst）比较少见，大多数属于迷芽瘤性病变，可能是由于部分胚胎性结膜上皮或上呼吸道黏膜上皮陷入眼眶内、持续生长所致。有些上皮细胞囊肿是由于结膜炎症、手术或外伤所致，称为获得性上皮细胞性囊肿（植入性上皮囊肿）。

【临床和影像学特点】囊肿多位于眼眶鼻侧前部软组织内，表现为眼睑皮下或眼眶前部中等硬度的圆形肿物，无明显疼痛。位于眼眶深部的囊肿可引起眼球突出或眼球移位。眼超声检查显示囊性病变，边界清楚，缺乏内回声，无血流信号。CT检查显示眼眶软组织内低密度、边界清楚的囊性肿物，眼眶骨壁无明显缺损（图6-8-8）。MRI检查显示 T_1WI 呈中等偏低信号，T_2WI 呈高信号（图6-8-9）。

【病理】囊肿可为单房性或多房性，囊壁较薄，形状不规则，囊腔内含有透明状或轻度混浊的液体。镜下囊壁衬覆有单层或数层非角化型鳞状上皮细胞，如囊壁上皮间含有杯状细胞可能是来源于结膜上皮（图6-8-9D）。如果囊壁上皮为柱状纤毛上皮，提示可能为呼吸道黏膜上皮细胞。

【治疗和预后】主要是手术彻底切除，术后很少复发。

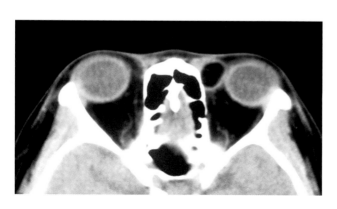

图6-8-8 眼眶黏膜上皮囊肿

横轴位CT图像显示左眼眶鼻侧囊性肿物。

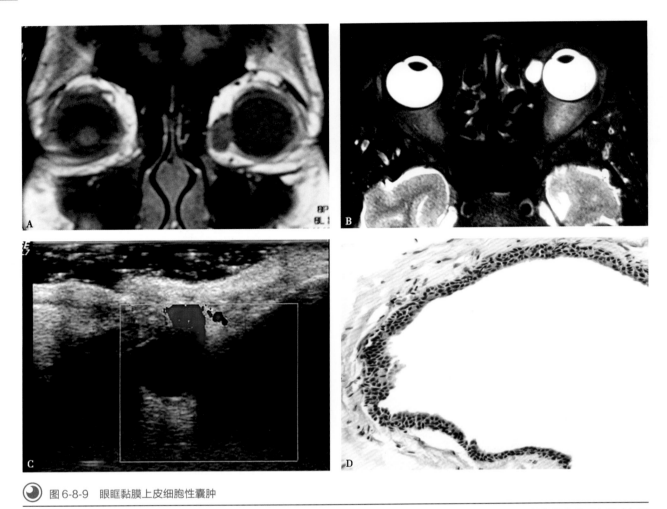

🌙 图 6-8-9   眼眶黏膜上皮细胞性囊肿

A. 冠状位 MRI-T$_1$WI 图像显示左眼球与眶内壁之间类圆形中信号占位病变,边界清楚;B. 横轴位 MRI-T$_2$WI 抑脂图像显示左眼球与眶内壁之间类圆形高信号占位病变,边界清楚;C. 超声图像显示眼球内侧圆形占位病变,边界清楚,内回声低弱,后界显示清楚,病变内部无血流信号;D. 病理图像显示囊肿壁由复层非角化型鳞状上皮细胞组成,其间含有杯状细胞,HE×100。

四、黏液囊肿

【概述】眼眶黏液囊肿(mucocele)属于继发性病变,主要与慢性鼻窦炎症有关。由于长期鼻窦炎症或者外伤使窦道开口堵塞、黏液物质和炎性细胞积聚在鼻窦内,继而导致鼻窦内压力增加,窦腔扩大,窦壁变薄或被侵蚀破坏,最终侵蚀到眼眶内形成黏液性囊肿。本病多发生于额窦和筛窦。

【临床和影像学特点】

1. 临床表现   好发于成年人,大多数患者伴有鼻窦炎病史。主要表现有头痛、眼球突出、眼球移位或视力下降。眼球移位的方向与囊肿的部位有关,额筛窦黏液囊肿常表现为眼球向外下方移位(图 6-8-10A)。

2. X 线检查   X 线平片显示额窦或筛窦扩大伴有眶上壁侵蚀的典型特征。

3. 眼超声检查   显示低回声囊性病变,内回声细密均匀,动态观察可有流沙样改变,病变内部无血流信号(图 6-8-10C,图 6-8-11F)。

4. CT 检查   受累的鼻窦腔扩大、鼻窦内均匀性混浊、相邻的眶骨壁破坏,囊肿自骨缺损处突入眼眶(图 6-8-10B,图 6-8-11B、C)。

5. MRI 检查   显示鼻窦和眶内异常信号,信号高低与囊肿内液体蛋白含量有关,蛋白含量低,囊内液稀薄,含水量多,信号强度近似水,信号为长 T$_1$ 长 T$_2$,T$_1$WI 呈低信号,T$_2$WI 呈高信号;蛋白含量增高,囊内液黏稠,信号为短 T$_1$ 短 T$_2$,T$_1$WI 呈中高信号,T$_2$WI 呈中低信号(图 6-8-11D、E)。

【病理】大多数黏液囊肿的囊腔内充满棕黄色、黏稠的物质。囊壁衬覆有假复层柱状纤毛上皮，有些囊壁上皮下伴有慢性炎性细胞浸润或纤维细胞增生（图 6-8-10D）。临床送检的组织中通常含有被破坏的骨板碎片。由于病史较长或囊内容物的压迫，囊壁上皮可以变薄或上皮细胞表面的纤毛消失，有些可发生鳞状化生。有少数眼眶内黏液囊肿无明显鼻窦炎病史，这些病例可能与眼眶外伤或先天性异常有关，鼻窦黏膜经眶骨缝隙突入眼眶内生长所致。

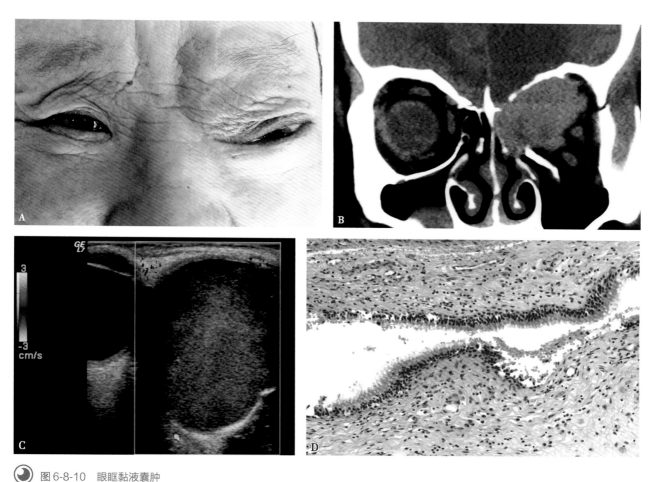

图 6-8-10　眼眶黏液囊肿

患者男，62 岁，左眼眶内上方肿块 5 年。A. 外观图像显示左眼球前突，向外下移位，上睑下垂，内上方运动受限；B. 冠状位 CT 图像显示左侧额筛窦病变向眶内突出，眶内组织受压向外下移位，眶下壁骨质不连续，眶脂肪疝入上颌窦（提示有外伤史）；C. 彩色多普勒超声图像显示眶内囊性病变，内回声低弱，呈细密流沙样征象，病变内部无血流信号；D. 病理图像显示囊壁上皮衬覆有假复层柱状纤毛上皮，囊壁周围伴有慢性炎症，HE×100。

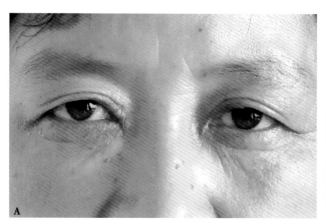

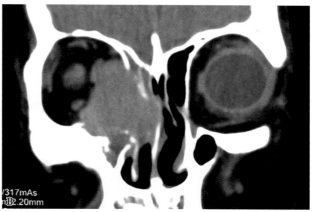

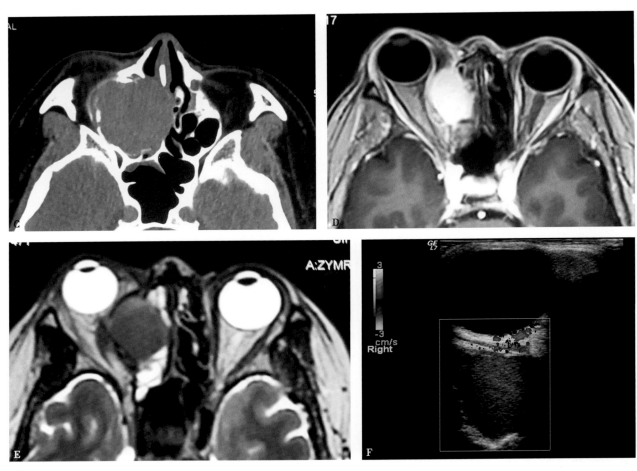

图6-8-11　眼眶黏液囊肿

患者女，47岁，右眼球突出5年。A. 外观图显示右眼球突出；B. 冠状位CT图像显示右侧上颌窦、筛窦腔充满软组织密度影，中心区CT值约42HU，向上突入眼眶内，眼眶内侧壁及眶下壁部分骨质受压、吸收；C. 横轴位CT图像显示右侧筛窦内占位病变，向眶内突入，内直肌受压向外侧移位，筛骨纸板骨质吸收；D. 横轴位MRI-T₁WI图像显示病变呈高信号，筛窦黏膜呈中等信号；E. 横轴位MRI-T₂WI病变呈中等信号，筛窦黏膜增厚呈高信号；F. 彩色多普勒超声图像显示球后低回声区，边界清楚，内回声细沙样弱回声，后界显示清楚，病变内部无血流信号。

　　【治疗和预后】眼眶黏液囊肿通常要采用手术治疗。手术方式有经鼻内镜鼻窦开放术和传统的鼻外路径，经皮囊肿切除并经鼻引流，对于单囊、形态规则的囊肿可以完整切除囊肿，手术要点是充分的开放引流。内镜下行鼻窦黏液囊肿造口术能有效引流囊肿内容物，远期疗效好，方法简单。但如果囊肿向眼眶内膨胀，伴有骨性突起，眶腔缩小，引流后不足以缓解眼球突出，应通过内上眶缘皮肤切口入路，将囊肿内鼻窦黏膜和突入眶内的骨质完全去除。大多数患者手术后预后较好，眼球突出和眼球移位得以改善。引流不充分或者引流口再次阻塞可引起囊肿复发。

五、血囊肿

　　【概述】血囊肿（hematic cyst）指由于眼眶内出血长期未能吸收，并被周围纤维组织增生形成包裹的囊性病变。眶内血囊肿的病因很多，主要包括：①外伤和手术后引起的眼眶出血；②眼眶淋巴管瘤、静脉曲张等血管发育异常；③眼眶骨纤维结构不良、动脉瘤性骨囊肿、胆固醇性肉芽肿；④某些全身性疾病或血液病。根据血肿发生部位分为眼眶内血肿和骨膜下血肿。

【临床和影像学特点】

1. **临床表现** 眼眶内血囊肿可以自发或发生于外伤后,主要表现为急性发病,短期内单侧眼眶进行性眼球突出、眶压增高,伴有胀痛、恶心、呕吐,眼球移位、眼球运动障碍或复视。有些眼眶深部血囊肿可挤压视神经及眼球壁,引起视力减退。眶尖部血肿可引起视力丧失。

2. **眼超声检查** 显示球后不规则的低回声或中低回声病变,边界清楚,血肿内有血凝块时回声可不均匀,病变内部无血流信号(图6-8-12A)。眶顶骨膜下血肿,由于眶骨的强反射形成二次反射,在球后形成两个低回声区(图6-8-13C)。

3. **CT检查** 多数显示眼球后肌锥内或肌锥外不规则或圆锥形、边界清楚、中等密度、均质的占位性病变(图6-8-12B)。骨膜下血肿多发生于眶顶,CT检查表现为眶顶部扁平软组织影,位于上直肌提上睑肌与眶顶骨壁之间,冠状扫描上呈基底较宽、下缘呈吊床样改变(图6-8-13B)。

4. **MRI检查** 病变形态同CT,信号因血肿形成时间不同而异,与颅脑硬膜外血肿演变过程相同,新鲜出血(<24h)T_1WI为低信号,T_2WI为高信号;出血早期(1~3d)T_1WI逐渐呈高信号,T_2WI为低信号;亚急性期(4~10d),T_1WI呈高信号,T_2WI呈中低混杂信号(图6-8-14)。晚期血肿(>15d)则T_1WI、T_2WI均呈均匀或不均匀高信号,随时间延长在高信号外围包绕低信号环。

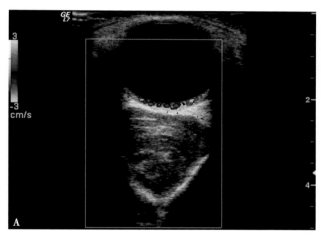
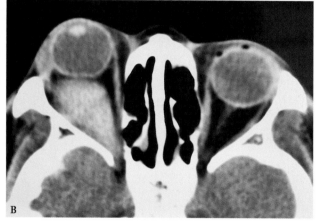

图 6-8-12 眼眶内血囊肿的超声和CT图像

A. 彩色多普勒超声图像显示球后低回声病变,边界清楚,内回声不均匀,后界显示清楚,病变内部无血流信号;B. 横轴位CT图像显示右眼球后肌锥内圆锥形占位病变,边界清楚,内密度均匀。

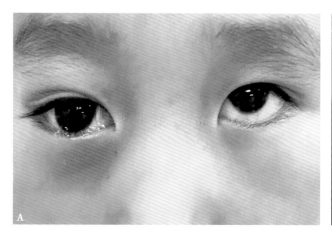
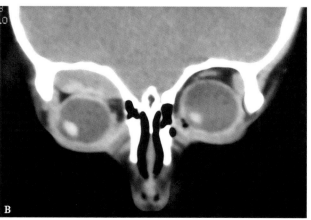

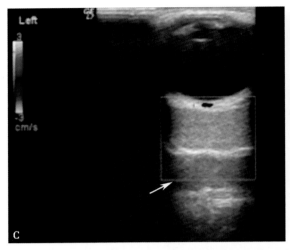
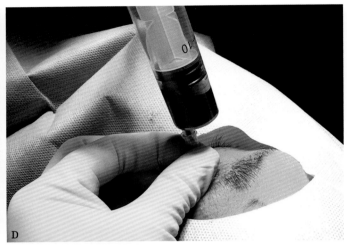
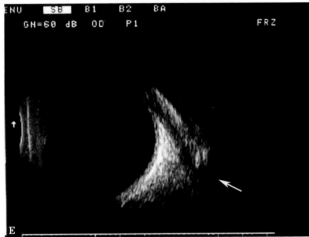

🔵 图6-8-13   眼眶骨膜下血肿

患者男，5岁，右眼肿、眼球突出2周。A. 外观图显示右眼球突出且向下移位，眼球运动上转受限；B. 冠状位CT图像显示右眼眶顶部见扁平吊床样软组织影，密度均匀；C. 彩色多普勒超声图像显示球后低回声区，经眶骨壁二次反射，形成两层低回声区（箭头），病变内部无血流信号；D. 经眉弓下缘穿刺抽吸出暗红色陈旧血；E. 抽吸后B超显示大面积低回声区消失，残余扁平线状低回声区（箭头）。

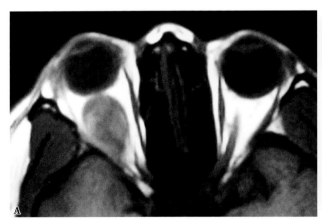
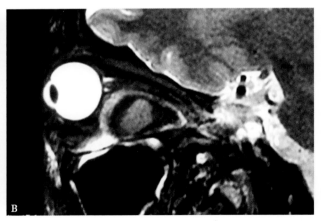

🔵 图6-8-14   眼眶血囊肿的MRI图像

患者，女，41岁，低头时右眼胀，约有半年病史，突发右眼球突出，伴疼痛5d。A. 横轴位MRI图像显示右眼球后肌锥内间隙可见圆锥性异常信号，囊性病变，前端达眼球后壁，后端达眶尖部，边界清楚，T_1WI呈中低信号；B. 矢状位MRI-T_2WI图像显示右眼球后方肌锥内间隙长椭圆形囊性占位病变，囊壁呈中信号，囊内容为中低混杂信号。

【病理】血囊肿表面通常被厚薄不一的纤维组织包裹,囊内含有新鲜或陈旧的血液,少量单核细胞、巨噬细胞或胆固醇结晶。有的囊壁内可见异常分布的血管,其可能由于眼眶内血管发育异常所致(图6-8-15)。

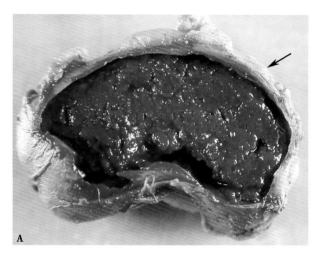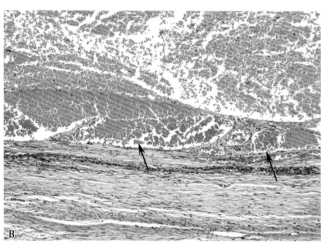

图6-8-15　眼眶内血囊肿的病理图像

A. 大体标本图像显示血囊肿的囊壁较厚(箭头),其内充满血凝块;B. 镜下可见血肿内充满红细胞,囊肿壁由厚薄不一的纤维组织组成,囊肿壁边缘可见异常扩张的血管(箭头),HE×100。

【治疗和预后】眼眶血囊肿通常有较完整的纤维组织囊壁,一般很难再吸收,眼球突出不能缓解。如果影响视功能或眼球运动,应考虑手术摘除,再加压包扎数天。急性或亚急性眼眶出血后形成的血肿,周围没有完整的纤维包膜,这些病例适合早期处理,采用穿刺抽吸出积血和加压包扎。骨膜下的血肿不凝,可以经皮抽吸后加压包扎,多数可以治愈;眶内血肿已形成凝血块抽吸困难,需手术清除。也有部分急性眶内出血的患者经休息后出血自发停止,不必采用穿刺治疗,只给予全身止血药止血,高渗脱水剂减轻眶部水肿。

六、骨囊肿

【概述】骨囊肿(bone cyst)是一种衬覆纤维组织和充满浆液或血性液体的骨内囊肿,病因不明,有些患者可由外伤、出血所致,患者可有骨折、严重外伤史或拔牙治疗史,是一种少见疾病。外伤后骨髓腔内出血形成界线性包裹,漏出液渗入囊内,进而局部骨质吸收和液化形成骨囊肿。多数为单房性骨囊肿,多房性骨囊肿少见。

【临床和影像学特点】

1. 临床表现　眼眶骨囊肿主要表现为眼球突出、眼球运动受限、眼球移位等,也可因压迫视神经导致视力下降。

2. CT检查　能够清晰地显示眼眶骨囊肿位置和形状,多为圆形或椭圆形,与眶骨贴附,界线清楚,囊内为低密度影,其内为血性液体(图6-8-16A)。个别病例可呈多囊性病变或表现眼眶局部骨质囊状破坏。

3. MRI检查　显示的信号强度可受囊内血性液体成分的影响,可因含有新鲜、陈旧出血或纤维间隔而呈现混杂信号。T_1WI图像中囊壁可呈高信号,囊内容物可呈中低混杂信号;T_2WI图像中囊壁呈中低信号,囊内容物呈高信号(图6-8-16B、C),抑脂后信号不减弱。眶顶的骨囊肿临床上常被诊断为"骨膜下血肿"。

　　【病理】通常表现为单房性囊肿,囊肿内含有淡黄色浆液或血性液体,囊壁内表面衬覆有较薄且光滑的纤维组织。镜下囊壁由比较疏松的结缔组织纤维组成,厚薄不一,可含有成纤维细胞、血管、反应性新生骨、含铁血黄素沉着、胆固醇裂隙或泡沫状组织细胞。囊肿壁周围为边缘整齐的骨壁,有时见纤细的骨嵴向囊内突出。囊壁外侧的骨皮质可显著变薄如蛋壳样(图6-8-16E、F)。

　　【治疗和预后】眼眶骨囊肿治疗多以手术治疗,完整切除囊肿,预后较好。

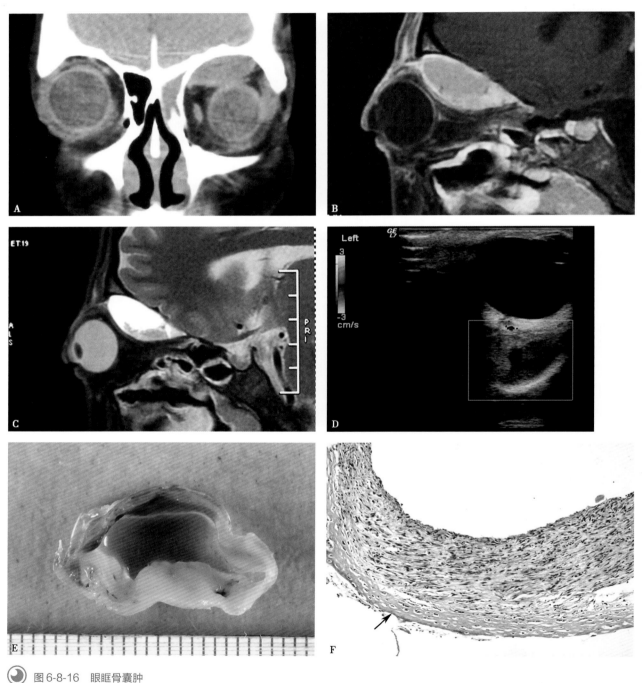

图6-8-16   眼眶骨囊肿

患者女,40岁,左眼渐进性眼球突出2周、视物重影,无明显疼痛,7年前曾有外伤史。A. 冠状位CT图像显示左眼眶上缘边界较清的低密度肿物;B、C. 矢状位MRI图像显示肿物位于眼眶上方骨膜下,边界清楚,T_1WI抑脂图像显示囊壁呈不均匀中低信号、囊内为中低混杂信号,T_2WI抑脂图像显示局部囊壁呈中低信号、囊内呈中高信号,混杂中信号;D. 彩色多普勒超声图像显示病变内回声不均,无回声腔隙中有团块状中低回声,病变内未见血流信号;E. 肿物大体切面呈囊性,囊内含有陈旧性血性液体流出,囊壁内面比较光滑;F. 病理图像显示囊肿壁由厚薄不一的结缔组织纤维组成,局部囊壁表层可见薄板状的骨样组织(箭头),HE×100。

七、先天性小眼球伴发囊肿

【概述】先天性小眼球合并眼眶囊肿（congenital microphthalmos with orbit cyst）属于先天发育异常性疾病，是胚胎时期的胚裂闭合不全引起。多发生于单眼，无明显性别或眼别差异，多数为散发病例和不伴有全身发育异常，一般无遗传倾向。文献中报道有些患者染色体分析发现有 3 号和 5 号染色体长臂易位，可单独发生或伴有其他先天性畸形。

【临床和影像学特点】

1. **临床表现** 多数患者出生时即有发现，一侧眼看不到眼球或眼球较对侧小，伴有小睑裂、小角膜等（图 6-8-17A）。严重的小眼球可被折叠的结膜或囊肿遮蔽而被误诊为无眼球。眼科检查可发现眼球结构发育异常，仅有极低视力或无视力。部分患者可以扪及囊性肿物，位于眼眶前部的囊肿多被下睑覆盖，呈蓝青色隆起，质地中等，透照实验阳性。

2. **眼超声检查** B 超检查可见体积较对侧眼小的眼球结构，相邻病变为囊性，椭圆形或不规则形，囊肿可有压缩性（图 6-8-17E）。有些病例可发现小眼球内无晶状体、视网膜脱离等眼球发育异常病变。彩色多普勒超声检查可见囊壁上散在点状血流信号，而囊腔内无血流信号。

3. **CT 检查** 可显示小眼球与囊肿的相对位置、形态和眶腔体积改变，患眼眼轴直径短于健眼，小眼球内密度多高于健眼，部分小眼球内可见钙斑。囊肿内 CT 值不均，可呈中低密度影，边界清楚，囊肿与玻璃体腔沟通者，密度可与小眼球基本一致（图 6-8-17B）。大部分患者可见不同程度的眶腔扩大。

4. **MRI 检查** 囊肿信号与玻璃体腔信号较一致，T_1WI 呈低信号，T_2WI 呈高信号，囊壁在 T_1WI 和 T_2WI 中均呈低信号（图 6-8-17C、D）。

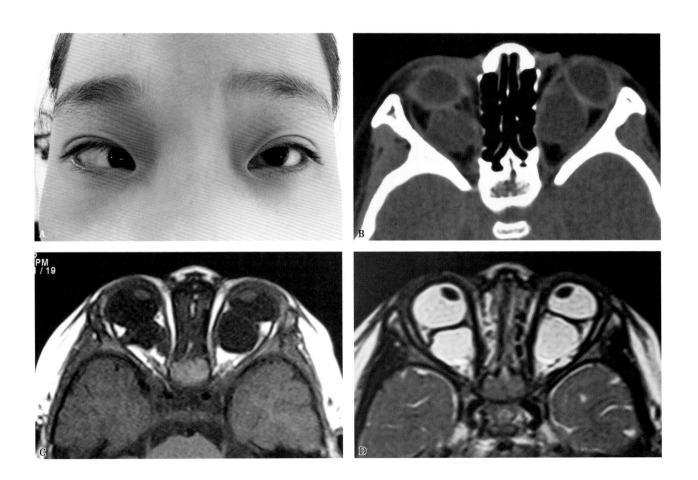

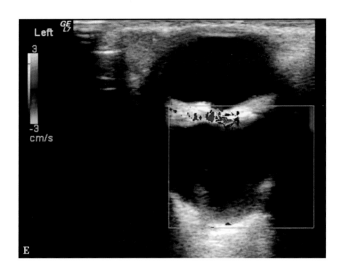

图 6-8-17 双眼先天性小眼球合并囊肿

患者女，16 岁，双眼自出生眼位不正，视力光感。A. 外观照显示双眼呈内斜视；B. 横轴位 CT 图像显示双眼眼球小，球壁变形，球后不规则囊性肿物，内密度 9.7 ~ 16.7HU；C、D. 横轴位 MRI 图像显示双眼球后异常信号，信号特征等同于玻璃体，后端可见视神经；E. 彩色多普勒超声图像显示双眼眼球小，球后有不规则低回声占位（囊肿）。

【病理】小眼球通常伴有眼内发育异常，包括角膜、虹膜睫状体、晶状体、视网膜、视网膜色素上皮和视神经发育异常，可伴有局灶性骨化或钙化。囊肿通常与眼球壁相连，巩膜壁不完整，使囊肿与视网膜下腔或玻璃体腔相沟通。囊肿内可含有稀薄的蛋白性液体或血性液体，囊肿壁内层衬覆有厚薄不均的神经胶质细胞，其外层通常为排列疏松的结缔组织纤维（图 6-8-18）。

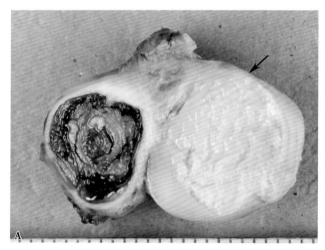
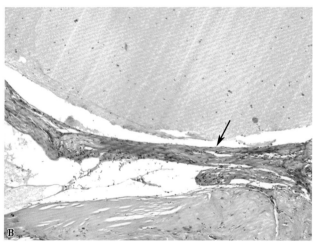

图 6-8-18 先天性小眼球伴囊肿

A. 大体标本显示小眼球发育异常，其后方连接一个较大的囊肿（箭头），囊肿内充满黄白色物质；B. 囊肿壁内层衬覆薄层神经胶质细胞（箭头），外层为疏松的结缔组织纤维，囊内充满红染的蛋白性物质，HE×40。

【治疗和预后】临床治疗主要以随诊观察和手术治疗为主。如患者眼球结构基本完整且有一定视力，同时影像学检查发现囊肿较小，生长缓慢，可随诊观察。如囊肿较大、眼球无功能、眶腔明显扩大或影响外观等可考虑实施手术治疗。有文献报道采取囊内液抽吸法，进行针刺囊肿后抽液，虽可以迅速缩小囊肿体积，但易复发。最常用的手术方式为同时摘除小眼球和囊肿，并进行义眼台植入术，后期安装义眼片。有文献报道对于眼球与囊肿连接范围较小或视神经未受累的病例，采取单纯囊肿切除，修补眼球壁，保留有功能的小眼球，有利于达到较好的外观并保证眼眶发育。

八、眼眶内植入性囊肿

【概述】眼眶内植入性囊肿是继发于皮肤表皮、结膜上皮或呼吸道上皮移位进入眼眶而形成的上皮细胞性囊肿，通常发生于眼部外伤或眼部手术之后。

【临床和影像学特点】

1. **临床表现**　患者有眼部外伤或眼部手术史。囊肿位置常靠近眼眶前部，可在眶隔前扪及肿块或沿着结膜穹窿部见透明或半透明的肿物（图 6-8-19A）。眶深部囊肿则可伴有眼球突出和移位。

2. **眼超声检查**　显示眼眶内肿物呈无回声暗区，边界清楚，内部无血流信号。

3. **CT 检查**　显示眼眶内圆形或椭圆形肿物，边界清楚，环形高密度囊壁影，内密度接近或略高于玻璃体（图 6-8-19B、C）。

4. **MRI 检查**　多数病变形态同 CT，信号同玻璃体信号，T_1WI 呈低信号，T_2WI 呈高信号。

【病理】囊肿内通常含有透明或混浊液体，囊壁较薄，通常衬覆有非角化型鳞状上皮细胞，有些上皮细胞间可见杯状细胞，提示可能来自结膜上皮植入（图 6-8-19D）。

【治疗和预后】手术完整摘除囊肿，预后良好。

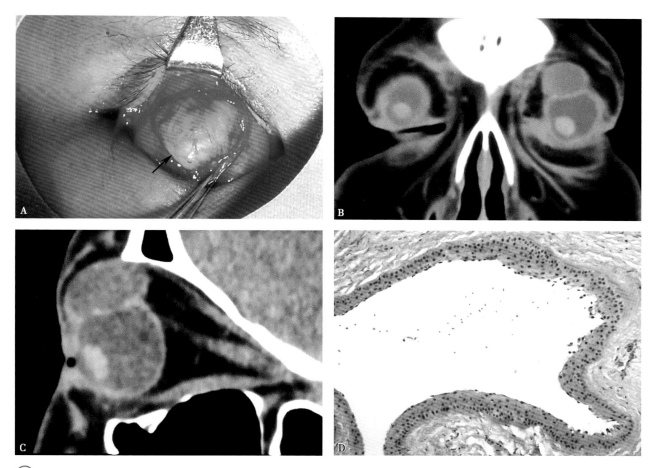

图 6-8-19　眼眶植入性囊肿

患者左眼斜视矫正术后 1 年，在眼眶上方扪及肿块。A. 外眼图显示眼球上方上直肌止点后球结膜下囊性肿物；B. 冠状位 CT 图像显示左眼球上方类圆形囊性病变，眼球壁受压变形；C. 矢状位 CT 重建图像显示病变位于上直肌止点位置；D. 病理图像显示囊肿壁衬覆有非角化型鳞状上皮细胞，HE×100。

第九节

眼眶炎性假瘤和非感染性眼眶炎症

一、特发性眼眶炎性假瘤

【概述】特发性眼眶炎性假瘤（idiopathic orbital inflammatory pseudotumor），又称为非感染性非特异性眼眶炎症（noninfectious nonspecific orbital inflammations），指由多种炎性细胞浸润和不同程度纤维化组成的非特异性炎性病变，且除外其他局部或全身的病变。本病病因目前还不十分清楚，多数学者认为其可能与自身免疫性疾病有关。目前眼眶炎性假瘤的分型主要根据病变累及部位，分为泪腺炎型、肌炎型、巩膜周围炎、视神经周围炎、弥漫性眼眶炎症和炎性肿块型。

【临床和影像学特点】

1. **临床表现**　本病多见于中年人，很少发生于儿童。炎性病变可发生在单侧或双侧眼眶，可累及眼眶内单一组织，如病变仅局限于眼外肌、泪腺或眼眶前部，也可弥漫性累及包括眼眶脂肪在内的多种组织。临床表现多与病变部位和病程有关。急性炎症发病较急，伴有不同程度的眼睑红肿、结膜充血、疼痛、眼球突出或视力下降。眼眶前部炎症可累及 Tenon 囊、视神经周围或后部巩膜表层组织。慢性炎症病史较长，通常表现为缓慢增长的单侧或双侧、泪腺或眼眶内局限性或弥漫性肿物样病变，边界不清。

2. **影像学表现**　通常与病变累及部位相关，泪腺炎型表现为单侧或双侧泪腺弥漫性增大，泪腺窝骨壁一般无明显破坏（图 6-9-1）。肌炎型表现为眼外肌的肌腹和肌腱不规则弥漫性肿大或增粗（图 6-9-2）。巩膜周围炎型表现为眼球后极部巩膜壁弥漫性增厚。弥漫性眼眶炎症和炎性肿块型通常表现为眼眶内弥漫性或局限性肿块影（图 6-9-3）。

【病理】急性、亚急性炎症的病理特点为病变组织水肿，有不同数量的中性粒细胞、淋巴细胞和浆细胞浸润，部分病变有少量嗜酸性粒细胞浸润。慢性炎症特点为在上述炎性病变背景中伴有不同程度纤维化。泪腺炎型特点为泪腺腺泡和腺管之间有大量淋巴细胞和浆细胞浸润，伴有泪腺导管周围或小叶间纤维细胞增生和不同程度腺泡萎缩（图 6-9-1D）。弥漫性眼眶炎症可广泛累及眼眶内脂肪、眼外肌等软组织（图 6-9-2B，图 6-9-3C）。

【鉴别诊断】特发性眼眶炎性假瘤需要与许多种眼眶内病变或肿瘤鉴别，而且不同分型的炎性假瘤应与相应的眼眶病变相鉴别。肌炎型炎性假瘤要与甲状腺相关眼病及发生于眼外肌的肿瘤鉴别，如淋巴细胞性肿瘤和转移癌等。泪腺炎型炎性假瘤应与泪腺上皮性肿瘤、淋巴组织增生性病变和恶性淋巴瘤相鉴别。弥漫型炎性假瘤的影像与特发性眼眶硬化性炎症、血管炎、淋巴瘤等非常相似，临床鉴别比较困难。巩膜周围炎和视神经周围炎型要与后部坏死性巩膜炎和视神经肿瘤鉴别。炎性肿块型应与眼眶软组织肿瘤鉴别，其主要依靠病理学检查。

【治疗】临床治疗的选择通常要根据患者具体情况和病变部位，大多数急性期患者首选治疗是选择糖皮质激素口服、静脉滴注、冲击疗法或眶周注射，治疗效果较好。病变后期或病史较长的患者由于病变内纤维组织增生和纤维化，形成瘤样肿块，对糖皮质激素治疗不敏感，应选择手术切除为主。有些病变停用糖皮质激素后或手术切除后反复复发，可选择放射治疗或联合疗法，如激素联合免疫抑制剂治疗，以减少复发率。近年来，对于难治性病例采用生物治疗取得一定的疗效。

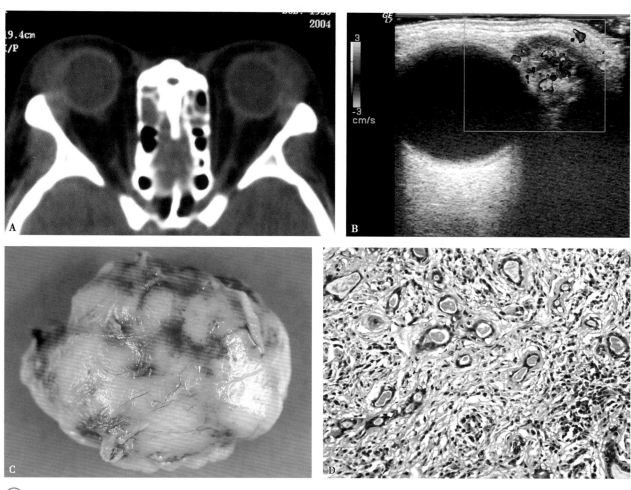

🌑 **图 6-9-1　特发性眼眶炎性假瘤，泪腺炎型**

患者女，47岁，双眼眼睑肿，眼眶外扪及肿块2年。A. 横轴位 CT 图像显示双眼眶泪腺肿大，部分突出眶外，边界清楚；B. 彩色多普勒超声图像显示眼眶外上方类圆形病变，内回声不等，边界较清，可见血流信号；C. 肿物大体呈椭圆形结节状，表面有较薄的纤维膜；D. 病理图像显示泪腺腺泡间质中有大量淋巴细胞、浆细胞浸润，伴有成纤维细胞增生，HE×200。

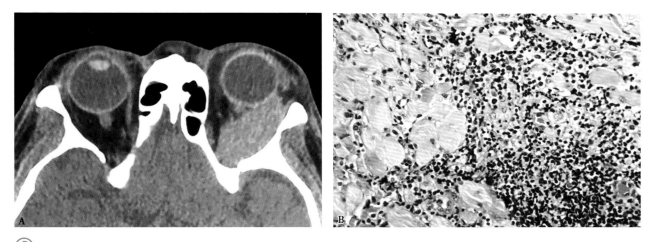

🌑 **图 6-9-2　特发性眼眶炎性假瘤，肌炎型**

A. 眼眶横轴位 CT 图像显示左眼眶内颞侧不规则形占位病变影，质地较均匀，边界欠清，包裹外直肌和视神经；B. 病理图像显示横纹肌纤维间有大量淋巴细胞、浆细胞浸润，HE×200。

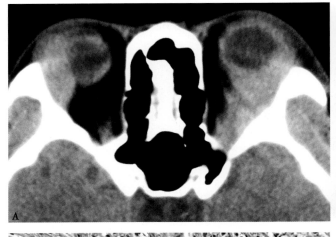

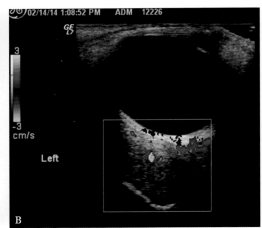

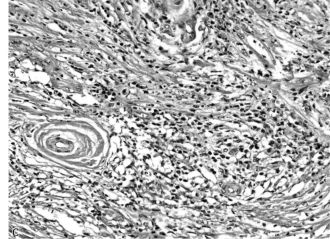

图6-9-3   特发性眼眶炎性假瘤,弥漫型

患者女,20岁,双眼眶内肿物伴眼球运动受限2年。A. 横轴位 CT 图像显示双眼眶占位病变,其中右眼泪腺区可见长椭圆形肿物,边界不清,肿物前端突出眶缘,左眼眶内颞侧弥漫性肿物,边界不清,肿物前端包绕眼球壁,与眼球呈铸形,后端达眶尖部;B. 左眼彩色多普勒超声图像显示眼球后弥漫性病变,边界不清,内回声低弱,可见血流信号;C. 病理图像显示大量弥漫性淋巴细胞、浆细胞浸润,其间可见粗大的胶原纤维增生,HE×200。

二、特发性眼眶硬化性炎症

【概述】特发性眼眶硬化性炎症(idiopathic orbital sclerosing inflammation)属于眼眶非特异性炎症的一种特殊类型,病因不清,可能与自身免疫性疾病有关。有些患者伴有特发性腹膜后纤维化、木样甲状腺肿或硬化性胆管炎。

【临床和影像学特点】

1. 临床表现   好发于中青年,单侧或双侧眼眶均可发病,可累及眼眶任何部位,最常见于泪腺和眶尖。大多数发病时间较短,表现为眼眶内肿物、眼球突出、眶周疼痛,伴有眼睑结膜充血水肿、视力下降或眼球运动受限。

2. 眼超声检查   显示眼眶内形态不规则的低回声性占位病变,不可压缩。

3. CT 检查   显示眼眶内弥漫性、边界不清的软组织密度影,常累及视神经和眼外肌,眼球向前突出,眼眶骨壁无明显破坏(图6-9-4)。

4. MRI 检查   多数病例显示 T_1WI 呈中低信号,T_2WI 呈中低信号,增强后呈中度至明显强化。

【病理】主要特点为病变内大量分化成熟的胶原纤维弥漫性增生,其间仅有少量的淋巴细胞、浆细胞、中性粒细胞浸润和成纤维细胞增生(图6-9-4E)。有些胶原纤维增生围绕在泪腺或小血管周围。

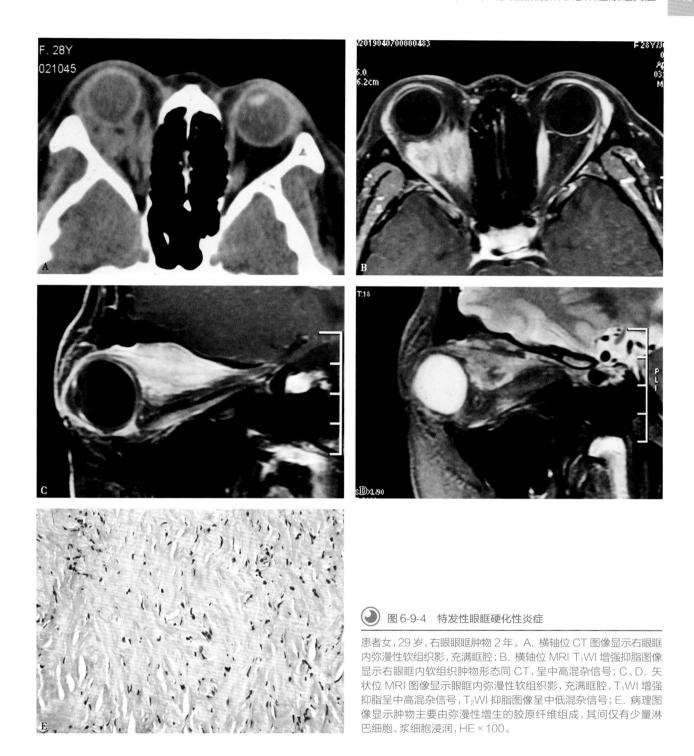

图6-9-4　特发性眼眶硬化性炎症

患者女，29岁，右眼眼眶肿物2年。A. 横轴位CT图像显示右眼眶内弥漫性软组织影，充满眶腔；B. 横轴位MRI T₁WI增强抑脂图像显示右眼眶内软组织肿物形态同CT，呈中高混杂信号；C、D. 矢状位MRI图像显示眼眶内弥漫性软组织影，充满眶腔，T₁WI增强抑脂呈中高混杂信号，T₂WI抑脂图像呈中低混杂信号；E. 病理图像显示肿物主要由弥漫性增生的胶原纤维组成，其间仅有少量淋巴细胞、浆细胞浸润，HE×100。

【鉴别诊断】本病应注意与其他类型炎症后纤维化鉴别，后者通常是在炎症基础上的逐渐纤维化，伴有较多的炎性细胞和成纤维细胞增生。本病与IgG4相关性疾病的鉴别为后者病变中有大量淋巴细胞、浆细胞增生，IgG4/IgG阳性细胞比值>40%，多数患者血清IgG和IgG4水平增高。

【治疗和预后】本病治疗比较困难，无明显特异性治疗，对糖皮质激素和局部放疗的效果不明显，有些病例停用糖皮质激素后病变复发。文献中报道有些病例使用免疫抑制剂治疗，有一定疗效。

三、Wegener 肉芽肿

【概述】Wegener 肉芽肿是以坏死性肉芽肿和血管炎为特征的肉芽肿性炎症,可分为全身性与局部性病变。全身性 Wegener 肉芽肿为多系统病变,主要累及上呼吸道、鼻窦、肺和肾脏。局部性 Wegener 肉芽肿通常局限于一个解剖学部位而未累及多系统,主要发生在上呼吸道和鼻窦,但多数病变最终可累及肾脏。本病是一个致死性疾病,肾衰是患者死亡的主要原因。

本病病因目前还不十分明确,多数学者认为是一种细胞介导的免疫性疾病,抗中性粒细胞胞质抗体(antinetrophil cytoplasmic antibody,ANCA)的水平与发病和疾病的严重程度密切相关,推测坏死性血管炎和内皮损伤是对中性粒细胞颗粒蛋白炎症和免疫反应相互作用的结果,从而引起肉芽肿性血管炎。文献报道 8%～16% 患者首诊表现为眼部病变,28%～87% 的患者最终将累及眼部。眼部病变包括结膜炎、巩膜炎、角膜溃疡、视网膜血管炎、视神经或眼眶病变。眼眶 Wegener 肉芽肿多是由于鼻窦病变的直接扩散,好发于中年,常伴有鼻窦炎病史。

【临床和影像学特点】

1. 临床表现　眼眶病变表现为眼球突出、眼痛、眼球运动障碍和眼睑红肿,病变发展较快。除眼眶外,病变还可累及结膜、巩膜、角巩膜、葡萄膜、视网膜和视神经等。角膜缘溃疡类似蚕食性角膜溃疡,其边缘呈穿凿样,逐渐向角膜中央蔓延和引起角膜穿孔。除眼部病变外,患者可表现全身不适、发热、乏力、消瘦、鼻黏膜增厚、鼻黏膜溃疡、口腔溃疡、咳嗽、呼吸困难、肺内多灶性阴影、肾脏蛋白尿或血尿等体征。

2. 全身表现　临床症状通常与病变累及器官有关,首诊症状可以表现为某一个系统或多个系统的病变体征。上呼吸道症状常是 Wegener 肉芽肿的首发和主要症状,胸部 CT 检查可见肺部结节状病灶阴影。

3. CT 检查　通常显示眼眶病变伴有鼻窦内密度较高的肿块影,鼻窦进行性狭窄闭塞和骨壁破坏(图 6-9-5A)。

4. MRI 检查　鼻窦或眼眶内软组织占位影,T_1WI 呈中高信号,T_2WI 呈中低信号,信号不均匀,可明显强化,可以较清楚地分辨病变和正常组织结构(图 6-9-5B、C)。

5. 实验室检查　抗中性粒细胞胞浆抗体(ANCA)是诊断 Wegener 肉芽肿的敏感指标。有典型临床表现的患者,ANCA 特异度很高,阳性率可达 98%。但应当注意少数局部性 Wegener 肉芽肿可表现为 ANCA 无明显增高。巨噬细胞移动抑制因子(MIF)在患者血浆中水平明显升高,可以作为一项诊断和检测指标。其他一些改变包括白细胞数目增高、轻 - 中度贫血、血沉增快、RF 阳性、CRP(C 反应蛋白)轻度升高,肝功能、肾功能异常等可为诊断该病提供参考,但不是特异性指标。

6. 本病最终诊断依靠病理学检查,对于具有典型临床特征和 ANCA 水平增高的患者应尽可能取做局部活检,以获得病理诊断。

【病理】Wegener 肉芽肿的病理特征为坏死性肉芽肿和血管炎。眼眶内病变表现为弥漫性、坏死性肉芽肿性炎症和血管炎,后者主要累及中小血管。病变中常可见到地图样坏死(图 6-9-5E、F)。炎性肉芽肿病变中可见中性粒细胞、淋巴细胞、浆细胞、上皮样细胞和巨噬细胞等多种类型炎性细胞浸润,偶见嗜酸性粒细胞。中性粒细胞可形成微脓肿或围绕在坏死的血管壁周围。炎性细胞浸润血管壁,有时可见血管壁纤维素样坏死。病变可广泛累及眼眶内脂肪组织,有些慢性病例可发生纤维化。

【治疗和预后】本病治疗主要是内科治疗,通常使用免疫抑制剂和糖皮质激素联合治疗,最常用的药物是环磷酰胺和泼尼松。近年来,一些学者使用肿瘤坏死因子多克隆抗胸腺细胞球蛋白或单克隆抗 T 细胞抗体治疗,有一定疗效,尤其对于难治性的病例。有些学者报道利妥昔单抗可以缓解症状,同时可以减少糖皮质激素及免疫抑制剂的使用剂量,从而减少不良反应。对于相关的眼部病变可给予药物或手术干预,以减轻眼部并发症或视力损害。对于首诊于眼科的患者,临床医生应注意早期诊断和与其他眼眶病变的鉴别,同时进行全身检查,避免贻误治疗。

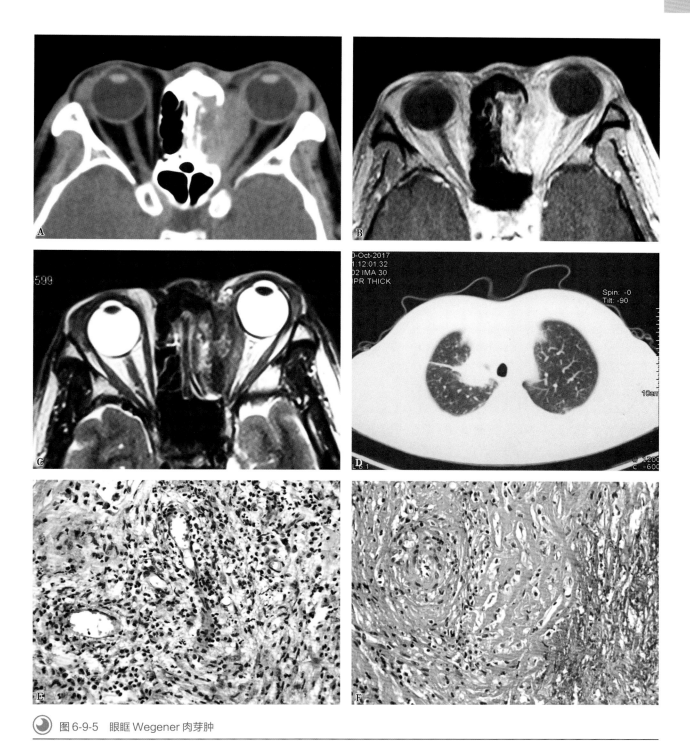

🌑 图6-9-5 眼眶 Wegener 肉芽肿

患者男，51岁，左侧鼻窦和眼眶肿物2个月。A. 横轴位 CT 图像显示左眼眶内和筛窦内不规则形占位病变，部分筛骨缺失，肿物充满筛窦向眶内延伸达视神经鼻侧，前端达眶缘，后端达眶尖部；B、C. 横轴位 MRI 图像形态同 CT，左侧筛窦内和左眼眶内视神经鼻侧可见异常信号影，T_1WI 呈中高信号，T_2WI 呈中低信号；D. 肺部 CT 图像显示右肺上叶尖端肿物，代谢异常增高；E. 病理图像显示小血管周围大量中性粒细胞浸润和血管壁坏死，HE×200；F. 局部病变中有小灶状纤维坏死；HE×200。

　　近年来一些文献报道早期病变经糖皮质激素及免疫抑制剂治疗，可明显改善预后，但有些患者在停用免疫抑制剂后病变复发。对于长期应用免疫抑制剂和糖皮质激素治疗的患者，容易出现药物毒性反应、继发感染和恶性肿瘤。本病是一种多系统受累而复杂的致死性疾病，全身性 Wegener 肉芽肿发展迅速，预后较差，有些晚期病变的治疗效果极差，多数死于呼吸衰竭或肾衰竭。

四、结节病

【概述】结节病又称为类肉瘤病（sarcoidosis），是慢性或亚急性泪腺肿大的病因之一，文献中报道大约 7% 的结节病患者表现泪腺增大。本病属于特异性肉芽肿性炎症，除泪腺外，还可累及眼眶其他部位、结膜、葡萄膜和眼睑。

【临床和影像学特点】多发生于中老年人，病变可发生于单侧或双侧眼眶泪腺或其他部位，前者常表现为眼眶外上方泪腺区肿物，边界清楚，触之较硬，无明显疼痛。CT 检查显示眼眶软组织中局限性结节状肿块，边界比较清楚，累及泪腺者表现为泪腺均匀性或结节状增大（图 6-9-6）。有些患者伴有眼部其他组织病变。

【病理】通常呈不规则结节状肿物，无完整包膜，质地较硬。病变组织中可见大量非干酪样坏死性上皮样细胞结节，边界清楚，主要由上皮样细胞、单核细胞、淋巴细胞和多核巨噬细胞组成；结节内无干酪样坏死。多核巨噬细胞的胞质内可见星形体和 Schaumann 小体（图 6-9-7）。

【鉴别诊断】结节病的诊断必须结合全身检查。全身结节病患者最常表现为肺门淋巴结肿大或肺内结节状病灶，常伴有全身发热、血管紧张素转换酶、免疫球蛋白、尿钙和血钙增高等阳性体征。除眼眶外，病变还可累及眼内葡萄膜、视网膜、视神经、结膜和眼睑皮肤。诊断结节病之前必须排除增生性结核和其他肉芽肿性炎症，应做较详细的临床和实验室检查，排除结核、细菌、寄生虫或真菌感染性病变。有些患者无全身结节病的临床体征，仅表现为泪腺或眼眶内局限性病变，此种情况下宜诊断为结节病样肉芽肿。但有人报道全身结节病的临床体征可发生于眼眶病变诊断若干年后。

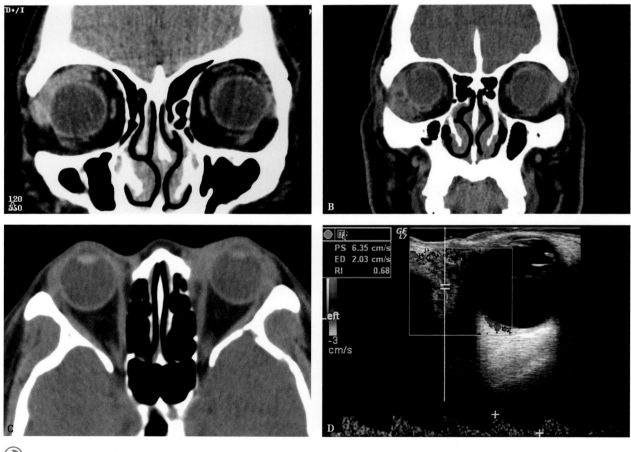

🔘 图 6-9-6　眼眶结节病

A. 冠状位 CT 图像显示右眼眶外上方泪腺增大，边界比较清楚；B. 冠状位 CT 图像显示右眼眶外下方占位性病变，边界不清；C. 横轴位 CT 图像显示左眼眶前部内侧中等密度占位影、边界较清；D. 上图患者的彩色多普勒超声图像显示病变内有血流信号。

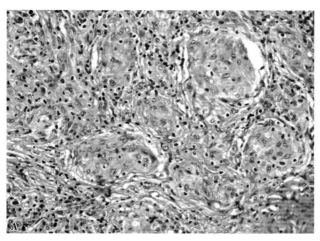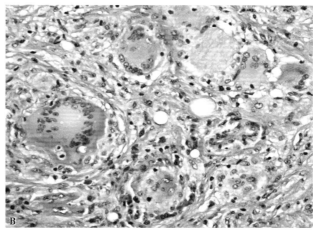

图 6-9-7　眼眶结节病的病理

A. 病变中有大量由上皮样细胞、淋巴细胞和多核巨噬细胞组成的肉芽肿性结节，HE×100；B. 肉芽肿性结节内可见许多多核巨噬细胞，结节之间有少量纤维细胞分隔，HE×200。

【治疗和预后】目前本病主要是采用糖皮质激素治疗，全身或局部使用糖皮质激素有较好疗效。对病变比较局限、激素治疗不敏感者应考虑手术完整切除，术后很少复发。

五、眼眶脂肪肉芽肿

【概述】眼眶脂肪肉芽肿（orbital lipogranuloma）是一种比较少见的软组织肉芽肿性炎症，又被称为石蜡瘤、石蜡肉芽肿、脂性肉芽肿、油性肉芽肿或油膏性肉芽肿等，其病理特点为在慢性肉芽肿性病变的背景中含有大量圆形的油脂样腔隙。大多数病变发生于鼻眼整形和鼻内镜手术后，由于术中使用含有石蜡或油膏的材料作为止血填塞物，这些油性脂滴可进入眼睑皮下或眶周组织，引起局部异物性肉芽肿性炎症。近年一些学者报道自体颗粒脂肪注射前额部后可引发眶周脂肪肉芽肿。眼眶皮样囊肿破裂后，囊内容物溢出亦可引起局部脂肪肉芽肿。特发性眼眶脂肪肉芽肿非常少见，其可能与某些疾病或外伤引起的眼眶脂肪组织变性坏死、类脂性物质溢出到细胞外间隙所引起的炎性反应有关。

【临床和影像学特点】主要表现为眼眶内或眶周软组织肿块，眶缘部可触及皮下结节状肿物，边界不清，眼睑肿胀、充血（图 6-9-8A）。眼眶深部病变可表现眼球突出或眼球运动障碍。CT 检查显示眶周或眼眶内软组织占位影，边界不清，其与邻近眼外肌组织密度相似，其内含有多发性脂性小泡（图 6-9-8B）。MRI 检查显示局限性不规则的软组织占位性病变，呈等 T_1 和等 T_2 信号影。

【病理】主要特点为慢性炎性肉芽肿性病变，其间含有大量大小不一、圆形的油滴样腔隙，其周围有数量不等的组织细胞、多核巨噬细胞浸润（图 6-9-8C）。有些特发性脂肪肉芽肿表现为眼眶脂肪细胞变性，其周围有大量淋巴细胞、多核巨噬细胞、单核细胞和少量嗜酸性粒细胞浸润。免疫组织化学染色，组织细胞对 CD68 呈阳性表达。

【治疗】对曾有鼻腔鼻窦手术或前额部自体颗粒脂肪注射史患者，眼睑肿胀、眶缘边界不清的肿块应考虑到眼眶脂肪肉芽肿可能。本病主要是选择手术完整切除，一般预后较好，很少复发。近年有学者报道对因自体颗粒脂肪注射到前额后引发的眶周脂肪肉芽肿，采用曲安奈德或泼尼松龙局部注射，有一定治疗效果。

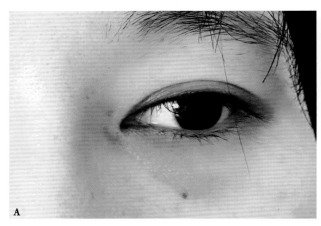

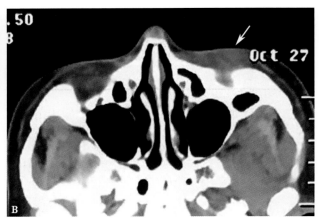

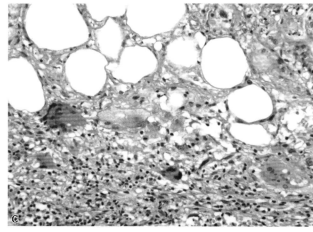

🌓 图 6-9-8　眼眶脂肪肉芽肿

A. 患者外观像显示左下睑局限性膨隆, 皮肤红肿; B. 横轴位 CT 图像显示左下睑皮下增厚软组织高密度影, 形状不规则, 边界不清 (箭头); C. 病理图像显示肉芽肿性病变, 其间含有大量圆形、油滴状腔隙和多核巨噬细胞, HE×200。

六、胆固醇性肉芽肿

【概述】眼眶胆固醇性肉芽肿(cholesterol granuloma of orbit)是指病变中含有大量胆固醇结晶和异物巨噬细胞的肉芽肿性炎症。大多数学者认为眼眶胆固醇性肉芽肿与局部外伤或骨发育异常引起的组织出血有关。由于出血导致红细胞膜破坏, 红细胞内血红蛋白析出或脂肪变性, 胆固醇从脂蛋白中析出、沉淀结晶, 导致异物巨噬细胞反应, 形成胆固醇性肉芽肿。鼻窦或邻近组织胆固醇性肉芽肿可蔓延到眼眶。本病比较少见, 临床诊断比较困难, 主要依靠病理诊断。

【临床和影像学特点】

1. 临床表现　多见于中年男性, 发病年龄 25～68 岁, 平均 40 岁。病史可从数周至数月, 好发于眼眶外上方或泪腺窝上方的眶额骨。主要表现为眼球突出和眼球向内下方移位, 眶周疼痛、复视、视力下降或眼睑肿胀。

2. CT 检查　显示眼眶外上方呈囊性、边界清楚的软组织肿块影, 其与脑组织密度相似, 伴有眶骨额骨的缺损(图 6-9-9A)。病变常呈膨胀性发展, 并进一步侵蚀邻近眶骨或侵及眼眶、额窦、泪窝。

3. MRI 检查　多数病变 T_1WI 和 T_2WI 均呈高信号影(图 6-9-9B、C)。

【病理】肿物表面常有较薄的囊壁, 囊内容物呈黄绿色豆渣样(图 6-9-9D)。镜下主要是由大量单核细胞、多核巨噬细胞组成的肉芽肿性炎症, 其间有大量胆固醇结晶裂隙或棕黄色的草酸盐结晶, 有时可见被破坏的骨板碎块或呈灶状分布的泡沫状组织细胞(图 6-9-9E、F)。

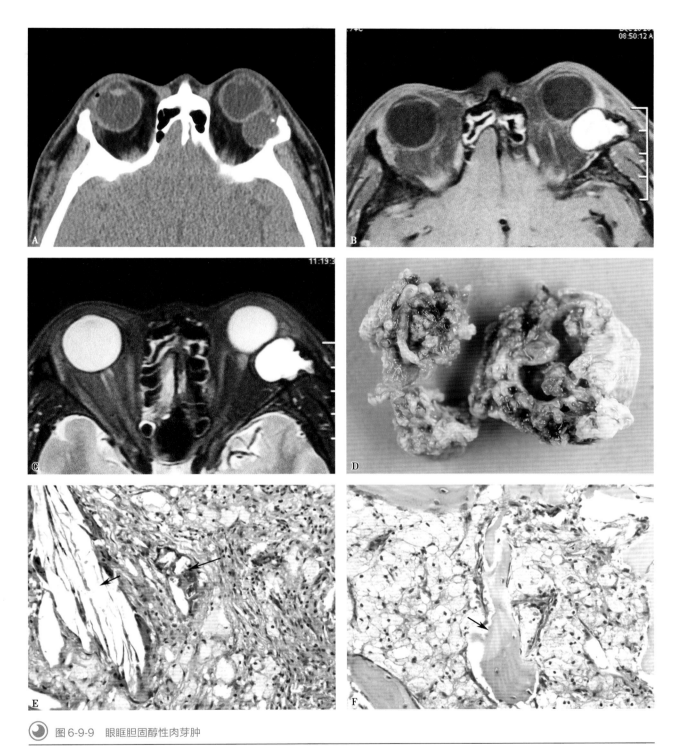

🌙 图 6-9-9　眼眶胆固醇性肉芽肿

患者男，36 岁，左眼球突出 1 个月。A. 横轴位 CT 图像显示左眼眶外上方不规则中低密度影，侵及眶外上壁，局部形成骨凹；B、C. 横轴位 MRI 图像显示病变形态不规则，相邻骨质不规则凹陷 T_1WI 和 T_2WI 抑脂图像均呈高信号；D. 肿物大体呈污黄色，中央可见囊性腔隙；E. 病理图像显示肉芽肿性病变中含有大量泡沫状组织细胞、胆固醇结晶裂隙（短箭头）和胆酸盐颗粒（长箭头），HE×200；F. 局部可见骨板碎片（箭头），其间大量泡沫状组织细胞，HE×200。

【鉴别诊断】本病主要应与伴有其他骨侵蚀性病变鉴别，包括泪腺癌、动脉瘤性骨囊肿、皮样囊肿、骨化性纤维瘤、朗格汉斯细胞组织细胞增生症、额窦黏液囊肿和转移癌等。泪腺癌或转移癌通常伴有明显疼痛和不规则骨破坏。动脉瘤性骨囊肿多发生于年轻人或儿童，可伴有骨破坏和出血。皮样囊肿可伴有骨壁凹陷或边缘骨增生，但一般不引起疼痛。如果眼眶手术中发现肿物呈囊性、囊内含有棕黄色黏液样物质和质地较脆的污黄色实性组织，且伴有邻近骨破坏的患者应考虑到本病可能性。

【治疗】主要是采用手术完整地切除肿物，根据肿物的位置，选择眉弓切口、前路开眶术或外侧开眶术，较充分地暴露手术视野有利于将病变完全切除，并且将邻近骨边缘的残留病变刮除干净。大多数病变手术切除后不复发。有些病变范围较大，且伴有骨畸形，需要在病变完全切除后进行整形手术。手术应尽可能将病变完全切除，避免肿物复发。

第十节

眼眶继发性和转移性肿瘤

一、眼眶内继发性肿瘤

（一）鼻窦肿瘤侵犯眼眶

【概述】眼眶周围有鼻窦相邻，其与鼻窦之间仅有一层较薄的骨板相隔。鼻窦的良性或恶性肿瘤不仅可直接穿透这些薄的骨板进入眼眶内，还可以通过骨板上血管和神经穿入部位进入眼眶内。与鼻窦肿瘤相关的眼眶内继发性肿瘤大多数来自上颌窦、筛窦、额窦或蝶窦。

【临床和影像学特点】

1. **临床表现**　患者可有或无鼻窦肿瘤病史，有些患者可伴有慢性鼻窦炎、鼻腔阻塞或血性鼻涕的体征。如肿瘤侵及鼻泪管可出现溢泪症状。眼部症状通常与不同鼻窦来源的肿瘤相关，大多数表现为眼球突出、眼球运动障碍、不同方向的眼球移位，伴有复视、视力下降、局部疼痛或麻木等体征。上颌窦肿瘤可推挤眼球向眶上方移位；筛窦或额窦肿块常将眼球推向眼眶外侧或下方。

2. **影像学检查**　显示鼻窦腔内混浊、鼻窦内占位性病变或肿瘤大部分位于鼻窦腔内，窦壁和邻近眼眶骨壁有明显破坏（图 6-10-1，图 6-10-2）。

【病理】鼻窦恶性肿瘤主要是鳞状细胞癌，癌细胞排列成巢状或片块状，常可见角化珠（图 6-10-1B）。对首诊为眼眶内侧鳞状细胞癌的病变，应首先排除鼻窦或泪囊部肿瘤。少数鼻窦黏膜上皮起源的鳞状细胞乳头状瘤或炎性息肉可由于反复复发或恶变，侵蚀邻近眼眶骨壁后侵入眼眶。嗅神经母细胞瘤、鼻窦黏膜下纤维肉瘤（图 6-10-2B）、恶性淋巴瘤等均可侵犯到眼眶内。

【治疗和预后】鼻窦肿瘤侵及眼眶有多种可选择的治疗方案，应根据肿瘤类型、肿瘤体积、肿瘤分化程度和患者全身情况综合考虑，必要时应请其他相关学科的医生联合诊治。一般认为单纯手术治疗的效果不佳，可根据患者的具体情况，选择手术切除、放疗或联合化疗的综合疗法为佳。一些学者建议可先行局部放疗，使肿瘤体积缩小后再行鼻窦、眼眶肿瘤的切除。鼻窦恶性肿瘤早期无明显临床症状，诊断比较困难。大多数侵入眼眶内的鼻窦恶性肿瘤为中、低分化的鳞状细胞癌，而且属于疾病的中、晚期。尽管近年来治疗方法的改进和术前或术后高电压放疗的应用，其预后仍然较差，文献中报道 5 年存活率为 30%～40%。

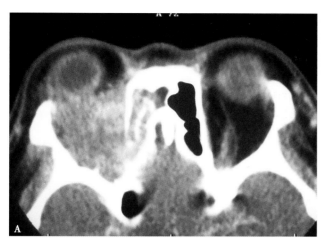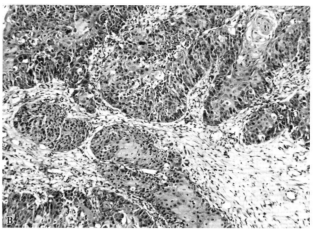

图 6-10-1　鼻窦鳞状细胞乳头状癌，侵及眼眶

A. 横轴位 CT 图显示右眼眶内占位病变，边界不清，右侧筛窦混浊部分筛骨纸板骨破坏；B. 眼眶内肿物切除后病理检查证实为鼻窦鳞状细胞乳头状瘤恶变，HE×100。

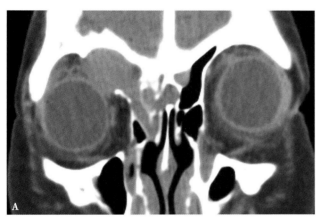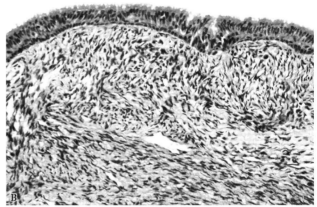

图 6-10-2　鼻窦黏膜下纤维肉瘤侵犯眶内

A. 冠状位 CT 图像显示右侧额窦和筛窦内软组织密度增高影，额窦下壁和眼眶顶骨骨质结构吸收，额窦内团块影突入眼眶，眼球向外下方移位；B. 病理活检证实为鼻窦黏膜下纤维肉瘤，鼻窦黏膜下大量长梭形瘤细胞，呈束状排列，有明显异型性，HE×200。

（二）眼睑或结膜的肿瘤

少数眼睑和结膜的恶性肿瘤可直接侵犯或蔓延到眼眶内，导致眼球突出及眼球运动受限。这些肿瘤包括浸润性生长的眼睑基底细胞癌、睑板腺癌、结膜鳞状细胞癌、黏液表皮样癌、Merkel 细胞癌或黑色素瘤等（图 6-10-3）。尤其是内眦部皮肤或结膜的恶性肿瘤更容易侵犯眼眶内。有些结膜淋巴细胞性肿瘤通常会累及眼眶内。少数结膜皮样脂肪瘤或血管性病变可以直接蔓延到眼眶内。

（三）眼球内恶性肿瘤和颅内肿瘤

眼内视网膜母细胞瘤、睫状体髓上皮瘤、脉络膜黑色素瘤及葡萄膜转移癌等均可侵透巩膜、角膜缘或经视神经和巩膜内血管神经穿入部位侵犯眼眶内（图 6-10-4，图 6-10-5）。如果影像学检查提示与眼球壁相连的眼眶肿物，应考虑到眼内肿瘤侵犯眼眶内的可能性，成年人患者中多数是来自脉络膜的黑色素瘤或转移癌，尤其要注意弥漫性脉络膜黑色素瘤更容易侵犯眼眶。某些颅内肿瘤，如颅内星形细胞瘤或脑膜瘤亦可经视神经蔓延到眼眶，或者侵透眼眶骨壁后进入眼眶内生长。

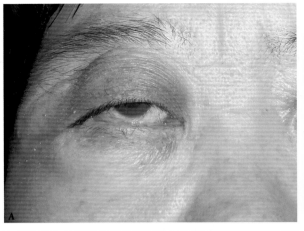
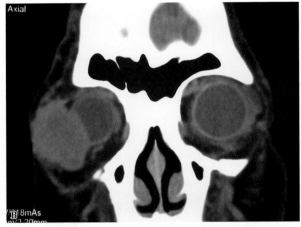
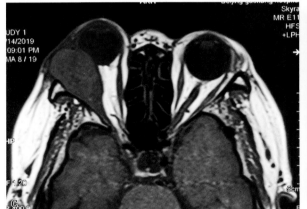
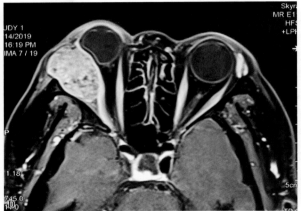
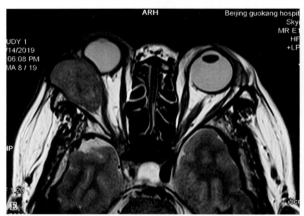
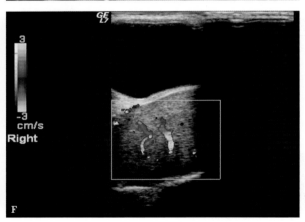
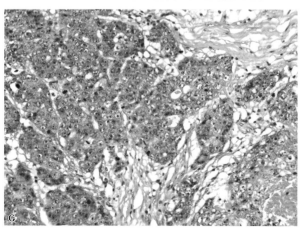

 图6-10-3 眼睑皮脂腺癌侵犯眶内

患者,女,53岁,右眼眼睑"皮脂腺癌",于当地先后4次手术,肿瘤再次复发1个月。A. 外眼图显示右眼球突出;B. 冠状位CT图像显示右眼睑肿块累及眼眶内,边界清,密度均匀;C、D. 横轴位MRI-T$_1$WI图像显示眼眶前部病变呈中等信号,增强抑脂图像显示病变信号显著增强;E. 横轴位MRI-T$_2$WI图像显示病变呈中高信号;F. 彩色多普勒超声图像显示球后病变呈低回声,边界清楚,内回声低弱均匀,病变内有较丰富血流信号;G. 病理检查证实为眼睑睑板腺癌,侵犯眶内,HE×100。

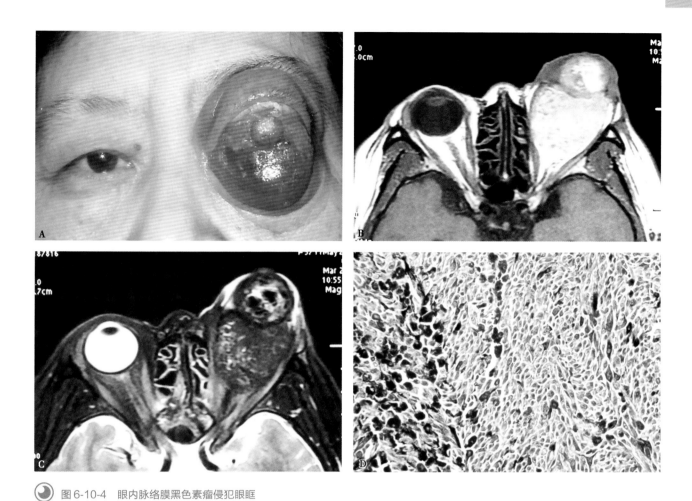

图6-10-4　眼内脉络膜黑色素瘤侵犯眼眶

患者女,58岁,左眼视物不见7年,眼球突出2年,近4个月病变加重。A. 外观像显示左侧眼球突出睑裂外;B、C. 横轴位MRI图像显示左眼眼球内和眼眶内弥漫性肿物,T_1WI呈不均匀高信号,T_2WI呈不均匀中低信号;D. 病理检查证实为脉络膜黑色素瘤,侵犯眼眶,HE×200。

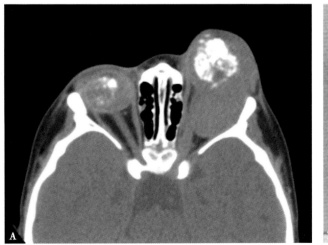

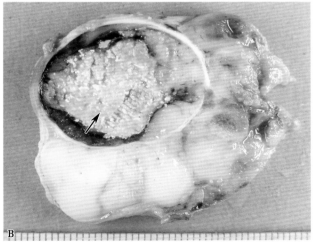

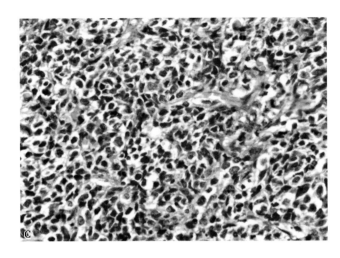

 图 6-10-5 视网膜母细胞瘤侵犯眼眶

A. 横轴位 CT 图像显示双眼视网膜母细胞瘤，眼内肿瘤有钙化，左眼侵犯眼眶内；B. 左眼眶内容标本的大体图像显示眼内肿物伴有大量坏死钙化（箭头），肿瘤侵犯眼眶内；C. 病理证实为低分化型视网膜母细胞瘤，HE×200。

二、眼眶转移性肿瘤

正常眼眶组织中没有淋巴管，所以眼眶转移性肿瘤均来自血源性转移，一般是经肺脏然后再转移到眼眶内。因此，眼眶转移癌患者应首先检查肺脏有无转移癌病灶。儿童和成年人眼眶转移性肿瘤的类型明显不同。儿童眼眶内转移性肿瘤主要是胚胎性或未分化性肉瘤，如神经母细胞瘤、Ewing 肉瘤、髓母细胞瘤。成年人眼眶内转移性肿瘤主要是癌，肉瘤很少转移到眼眶。

（一）神经母细胞瘤

【概述】神经母细胞瘤（neuroblastoma）为高度恶性的胚胎性母细胞瘤，主要发生于婴幼儿，少数可见于大龄儿童或成年人。原发瘤多发生于肾上腺髓质及腹膜后交感神经节。颅骨和眼眶是转移性神经母细胞瘤的好发部位。

【临床和影像学特点】

1. **临床表现**　单侧或双侧眼眶发病，多累及眼眶颞上方，主要表现为单侧或双侧眼球突出、眼球移位，眼睑与结膜充血、水肿，眼外肌麻痹等。病变发展较快，患儿伴有消瘦、乏力、发热或其他部位肿瘤。原发性病灶通常位于腹部肾上腺，部分位于纵隔或颈部。

2. **CT 检查**　显示眼眶内边界不清的不规则软组织占位影，邻近部位眶骨壁破坏，尤其多见于颞侧颧骨区域。

3. **实验室检查**　患者尿香草扁桃酸和血清神经元特异性烯醇化酶水平增高。

【病理】瘤细胞类似淋巴母细胞，小圆形或椭圆形，胞浆少，核深染。有明显异型性和病理性核分裂象。瘤细胞弥漫性分布，其间穿插少量纤维结缔组织或有出血坏死。在一些分化较好的部位常可找见瘤细胞呈假菊形团样排列，其特点是许多椭圆形或梨形瘤细胞呈放射状排列成环状，其中央为神经原纤维。电镜下可找见细胞内神经分泌小泡、神经微管及不典型的轴突纤维。免疫组织化学染色，瘤细胞对 NSE 呈阳性表达（图 6-10-6）。

【治疗和预后】眼眶转移性神经母细胞瘤可选择手术切除，术后根据患者病情给予局部放疗、化疗或糖皮质激素治疗。神经母细胞瘤是一个高度恶性的肿瘤，预后较差。

（二）眼眶转移癌

【概述】眼眶转移癌比较少见，原发性肿瘤主要是通过血液途径转移到眼眶。大多数患者伴有其他部位原发癌病史，发生于原发癌确诊后 3～5 年内。少数患者可首先表现为眼眶转移癌。成年人患者中，女性多见于乳腺癌，男性患者多为肺癌、肝癌、前列腺癌。其他癌瘤，如肾细胞癌、膀胱癌、甲状腺癌、胃癌、胰腺癌等亦可转移至眼眶内。少数患者同时伴有脉络膜转移癌。

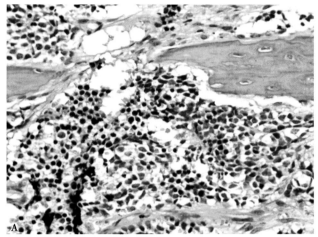
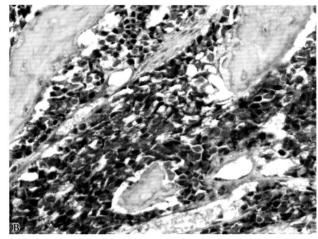
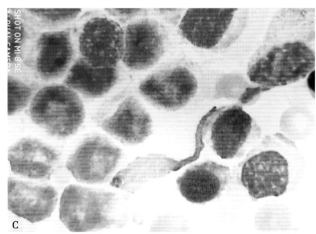

 图 6-10-6 眼眶转移性神经母细胞瘤

A. 瘤细胞圆形或不规则形,胞质较少,胞核深染,异型性明显,侵犯眶骨壁,HE×200;B. 瘤细胞对 NSE 呈阳性表达,EnVision×400;C. 骨髓细胞检查显示全片以神经母细胞瘤细胞为主,瘤细胞胞浆较少,核型不规则,核染色质粗糙呈网状,诊断为神经母细胞瘤骨髓转移。

【临床和影像学特点】

1. **临床表现** 大多数眼眶转移癌发生于单侧眼眶,表现为眼眶周围组织肿胀、结膜水肿、眼球活动受限、眼球突出或伴有疼痛,病变发展较快。少数病例由于瘤体中纤维组织瘢痕性收缩可引起眼球塌陷,这种情况尤其见于转移性乳腺硬癌。

2. **眼超声检查** B超显示眼眶内异常回声区、边界清楚或不清楚,血流信号丰富(图 6-10-7D、E)。

3. **CT 检查** 显示眼眶内不规则、中等密度、肿块状或弥漫性软组织占位影,有些病例伴有虫蚀状骨破坏(6-10-7A,图 6-10-8,图 6-10-9)。眼外肌受累可显示单条或数条肌纤维肿大。

4. **MRI 检查** 多数显示 T_1 呈低信号,T_2 呈中高信号(图 6-10-7B、C)。

【病理】眼眶内转移性癌可呈界线清楚或弥漫性生长的肿物,有些转移癌可累及视神经、眼外肌、泪腺或同时伴有眼内葡萄膜转移癌。大多数转移癌没有包膜,其病理组织学形态与原发癌的特点相似(图 6-10-7F,图 6-10-8C)。有些转移癌分化程度较低,可借助免疫组织化学染色或超微结构观察。临床上确有一些眼眶转移癌出现于原发癌被发现之前,甚至有些分化很差的眶内转移性癌很难判定原发癌的来源。对诊断困难的病例,应对患者进行较详细的全身检查和相关的实验室检查。

【治疗和预后】眼眶转移癌治疗主要是根据患者原发癌的性质和全身情况,选择局部放疗、化疗、激素治疗、生物治疗或联合手术治疗等方法。有些边界清楚的结节状肿物或伴有明显眼眶部疼痛的弥漫性肿物,可选择手术完全或部分切除肿物。大多数眼眶转移癌治疗比较困难,预后较差。

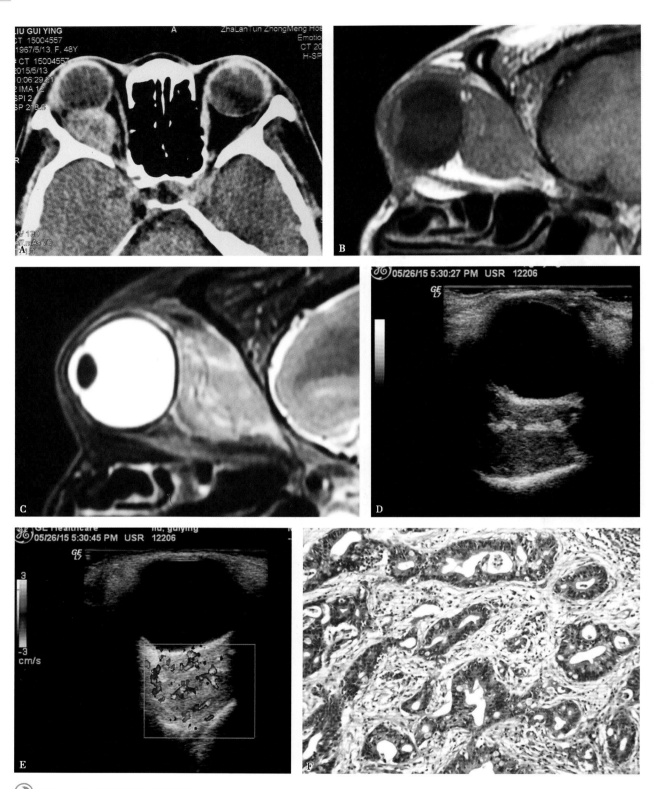

图 6-10-7　眼眶转移性胃贲门腺癌

患者女，48 岁，胃贲门腺癌手术后半年，右眼球突出 2 个月。A. 横轴位 CT 图像显示右眼眶肌锥内视神经外侧中等密度肿物；B、C. 矢状位 MRI 图像显示 T_1WI 呈低信号，T_2WI 抑脂图像呈不均匀的中低信号；D. 超声图像显示眶内团块状占位病变，内回声低弱不均，夹杂强回声影，透声性好；E. 彩色多普勒超声图像显示中低回声，病变内丰富的血流信号；F. 病理图像显示癌细胞排列成不规则腺管状，HE×100。

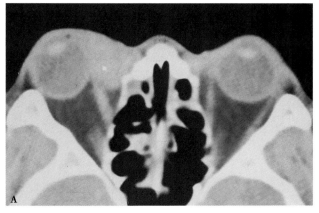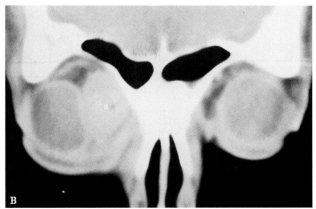

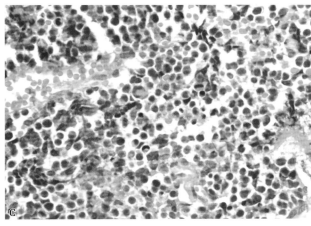

🌙 图 6-10-8 眼眶内转移性肺神经内分泌癌

患者男，47岁，右眼球突出，复视1个月。A、B. 横轴位和冠状位
CT 图像显示右眼眶内侧边界不清的中低密度肿物；C. 瘤细胞呈
圆形，胞浆少，胞核大小不一，有明显异型性，HE×200。

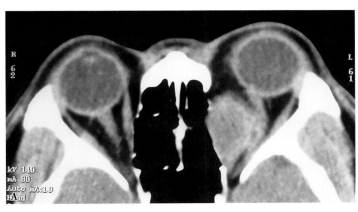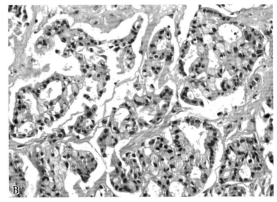

🌙 图 6-10-9 眼眶内转移性黏液腺癌

患者男，33岁，左眼视力逐渐减退6个月，腹部肿块和肺部阴影。A. 横轴位 CT 图像显示左眼眶内侧中等密度占位性病变，挤压视神经；
B. 病理图像显示瘤细胞排列成腺管或腺泡状，HE×200。

（三）白血病侵犯眶内

【概述】白血病（leukemia）是造血系统的恶性肿瘤，尤其急性粒细胞性白血病和慢性淋巴细胞性白血病容易侵犯眼眶和眶骨膜。急性粒细胞性白血病好发于儿童，可累及单侧或双侧眼眶、发病急、症状明显。有些患者可先有眼部症状，然后才出现血象和骨髓象的改变。急性粒细胞性白血病除血液病表现外，亦可出现白血病细胞的局限性增生，形成瘤性肿块，称为粒细胞性肉瘤（granulocytic sarcoma）或绿色瘤（chloroma），属于急性粒细胞性白血病的一个特殊类型。

【临床和影像学特点】主要发生于儿童或青少年，单侧或双侧眼眶发病，多数患者有白血病病史。眼部主要表现为短期内快速增长的眶周肿块或眼球突出，病变进展迅速，患者发病前可有发热、出血等表现。眼部肿块质硬，表面不光滑，不能推动，伴有眼球突出、运动受限甚至固定，眼睑和结膜充血水肿，睑裂闭合不全或暴露性角膜炎等体征。CT 检查可显示眼眶内不规则高密度肿块，边界不光滑，与周围正常组织分界不清，眼球受压变形显著（图 6-10-10，图 6-10-11）。超声检查显示眼眶内低回声肿块，边界清楚，内回声少，不可压缩，病变内有丰富血流信号。MRI 检查显示 T_1WI、T_2WI 均呈中等信号，增强扫描显示均匀强化（图 6-10-12）。血象检查可以发现白细胞增高，不同程度的贫血、血小板减少，涂片可见幼稚细胞。

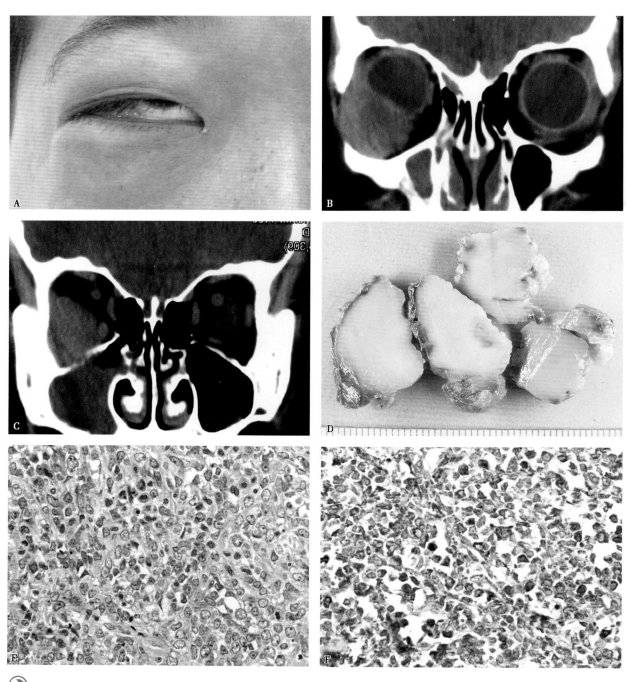

图 6-10-10　粒细胞性白血病侵犯眶内

患者男性，14 岁，2 年前患慢性粒细胞性白血病，行造血干细胞移植术，近 2 月发现右眼眶内肿物和视力下降。A. 外观像显示右眼球突出，眼球上移位，眼睑肿胀；B、C. 冠状位 CT 图像显示右侧眼眶颞下侧不规则肿物，边界尚清，密度均匀，与眼球关系密切，周围骨质有破坏和上颌窦密度增高；D. 肿物大体切面呈豆绿色；E. 瘤细胞圆形或不规则形状，胞浆中等，核膜较薄，染色质细，异型性明显，有少量幼稚的嗜酸性粒细胞，HE×400；F. 瘤细胞对 MPO 呈阳性表达，Envision×400。

【病理】不同类型白血病的临床表现、组织形态、免疫表型和遗传学特征不同。白血病的诊断需要结合骨髓和全身检查，患者曾患有白血病史有助于病理诊断和分型。大多数病例表现为眶内软组织中有大量白血病细胞的异常增生，瘤细胞类似淋巴母细胞、小到中等大小，胞质较少，胞核圆形或椭圆形，核膜较薄或可见凹陷，染色质细腻，核仁通常不明显（图6-10-10E，图6-10-11D，图6-10-12E）。瘤细胞通常呈片状或弥漫性生长，广泛累及眼眶内软组织或侵及眶骨壁。有些病例可同时累及眼球壁、视网膜或脉络膜。

【鉴别诊断】对于起病急、进展快的儿童眼眶肿瘤，主要应与转移性神经母细胞瘤、眼眶朗格汉斯细胞组织细胞增生症和眼眶横纹肌肉瘤鉴别，外周血涂片镜检、骨髓穿刺有助诊断。由于白血病的分类复杂，通常需要请血液病理科的大夫进行会诊。

【治疗和预后】患者确诊后应尽快到血液科接受治疗，根据白血病的分型，进行全身化疗、局部放疗、鞘内注射、骨髓移植或脐带干细胞移植。大多数白血病预后不良，眼眶受累预示病变更具侵袭力，早期的积极治疗可延长患者生存期。

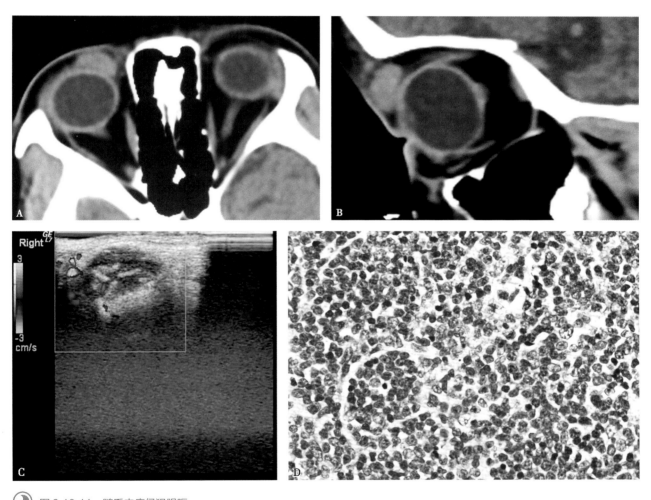

图6-10-11　髓系肉瘤侵犯眼眶

患者7岁，2年前诊断为急性髓性白血病M0型，并行半倍体外周血＋骨髓干细胞移植术，近1个月发现右眼内眦部上方肿物。A、B. 横轴位和矢状位CT图像显示右侧眼眶前部占位性肿物；C. 彩色多普勒超声图像显示眼睑皮下低回声结节，内回声不均，病变内部有血流信号；D. 病理图像显示瘤细胞胞体较大，胞浆少，胞核椭圆形或稍不规则，核染色质细腻，核分裂象易见，HE×400。

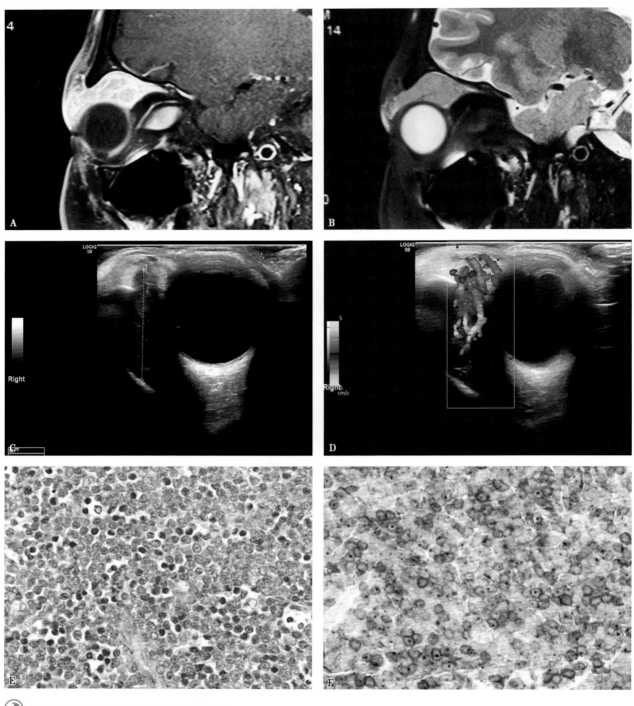

🌓 图 6-10-12　急性淋巴细胞白血病侵犯眼眶

患者男，22 岁，10 年前患有急性淋巴细胞性白血病，化疗 2 年，近 2 个月来右眼眼睑肿胀。A、B. 矢状位 MRI 抑脂图像显示眼眶外上象限占位病变，T_1WI 增强呈高信号，T_2WI 呈中等高信号；C、D. 超声图像显示右眼泪腺区低回声肿物，边界欠清，内回声不均，可见丰富血流信号；E. 病理图像显示瘤细胞中等大小，胞质稀少，胞核圆形，核染色质细腻，核仁不明显，HE×400；F. 瘤细胞对 CD10 呈阳性表达，EnVision×400。

（赵　红　林锦镛　潘　叶　张　蕾　赵　云）

参考文献

[1] 何小金, 邢莉, 刘红刚. 眼附属器 IgG4 相关性疾病的临床病理分析. 中华病理学杂志, 2014, 43(12): 799-804.

[2] 李静, 王玉川, 陈陆霞, 等. 眼附属器弥漫大 B 细胞淋巴瘤的临床及病理学分析. 中华眼科杂志, 2021, 57(05): 366-371.

[3] 李静, 程湧, 邓洵, 等. 视网膜血管增生性肿瘤的治疗分析和探讨. 中华眼科杂志, 2020, 56(4): 272-278.

[4] 林婷婷, 何彦津, 张虹, 等. 眼眶腺样囊性癌的治疗与预后分析. 中华眼科杂志, 2009, 45(4): 309-313.

[5] 林锦镛, 赵红, 杨振海. 眼眶嗜酸性粒细胞增生性淋巴肉芽肿的临床病理学观察. 中华眼科杂志, 2011, 47(5): 427-430.

[6] 林锦镛, 赵红, 杨振海, 等. 眼睑和眼眶血管平滑肌瘤的临床病理学特点. 中华眼科杂志, 2015, 51(8): 586-591.

[7] 王玉川, 王犁明, 郝朋, 等. 应用 BIOMED-2 引物检测眼附属器淋巴瘤 Ig 基因重排的初步研究. 中华病理学杂志, 2010, 39(01): 31-34.

[8] 王婷婷, 林婷婷, 刘勋, 等. 眼眶成人型黄色肉芽肿的临床分析. 中华眼科杂志, 2019, 55(5): 381-386.

[9] 黄晓明, 汪东, 林锦镛, 等. 眼眶异位脑膜瘤临床分析. 中华眼科杂志, 2018, 54(9): 665-670.

[10] 王玉川, 李静, 林锦镛. 成人眼眶黄色肉芽肿伴泪腺反应性淋巴组织增生的临床病理学分析. 中华眼科杂志, 2022, 58(9): 682-687.

[11] ANDREW N H, COUPLAND S E, PIRBHAI A, et al. Lymphoid hyperplasia of the orbit and ocular adnexa: a clinical pathologic review. Surv Ophthalmol, 2016, 61(6): 778-790.

[12] ARYASIT O, TIRASET N, PASSORN P P, et al. IgG4-related disease in patients with idiopathic orbital inflammation. BMC Ophthalmol, 2021, 21(1): 356.

[13] AHMED A H, FOSTER C S, SHIELDS C L. Association of disease location and treatment with survival in diffuse large B-cell lymphoma of the eye and ocular adnexal region. JAMA Ophthalmol, 2017, 135(10): 1062-1068.

[14] BLESSING N W, BERMUDEZ-MAGNER J A, FERNANDEZ M P, et al. Solitary fibrous tumor of the orbit: A case series with clinicopathologic correlation and evaluation of STAT6 as a diagnostic marker. Ophthalmic Plast Reconstr Surg, 2020, 36(2): 164-171.

[15] BULLER A, O'DONNELL A, BONSHEK R E, et al. Intramuscular lipoma of the eyelid: A case report. Eye (Loud), 2004, 18(7): 741-743.

[16] DETIGER S E, KARIM A F, VERDIJK R M, et al. The treatment outcomes in IgG4-related orbital disease: A systematic review of the literature. Acta Ophthalmol, 2019, 97(5): 451-459.

[17] EIDESOUKY M A, ELBAKARY M A. Orbital dermoid cyst: Classification and its impact on surgical management. Semin Ophthalmol, 2018, 33(2): 170-177.

[18] HERWIG M C, WOJNO T, ZHANG Q, et al. Langerhans cell histiocytosis of the orbit: five clinicopathologic cases and review of the literature. Surv Ophthalmol, 2013, 58(4): 330-340.

[19] HAYASHI K, KATORI N, OTSUKI Y, et al. Clinico-pathological study of three cases of infantile fibromatosis of the orbit. Int Ophthalmol, 2014, 34(5): 1097-1106.

[20] JACOBS S M, MCINNIS C P, KAPELES M, et al. Incidence, risk factors, and management of blindness after orbital surgery. Ophthalmology, 2018, 125(7): 1100-1108.

[21] KALANTZIS G K, VERITY D H, ROSE G E. Periocular implantation cysts: A late complication of ophthalmic surgery. Eye(Loud), 2014, 28(8): 1004-1007.

[22] MORA-HORNA E R, ROJAS-PADILLA R, LOPEZ V G, et al. Ocular adnexal and orbital amyloidosis: A case series and literature review. Int Ophthalmol, 2016, 36(2): 281-298.

[23] MADHURI B K, TRIPATHY D, RUCHI MITTAL R. Solitary orbital myofibroma in a child: A rare case report with literature review. Indian Journal of Ophthalmology, 2020, 67(7): 1240-1245.

[24] OLSEN T G, HOLM F, MIKKELSEN L H, et al. Orbital lymphoma-an international multicenter retrospective study. Am J Ophthalmol, 2019, 199: 44-57.

[25] SHEN J, LI H, FENG S, et al. Orbital solitary fibrous tumor: A clinicopathologic study from a Chinese tertiary hospital with a literature review. Cancer Manag Res, 2018, 10: 1069-1078.

[26] SWEENEY A R, GUPTA D, KEENE C D, et al. Orbital peripheral nerve sheath tumors. Surv Ophthalmol, 2017, 62(1): 43-57.

[27] STRIANESE D, TRANFA F, FINELI M, et al. Inflammatory myofibroblastic tumor of orbit: A clinic-pathological study of 25 cases. Saudi Journal of Ophthalmology, 2018, 32(1): 33-39.

关注人卫眼科公众号
新书介绍　最新书目